Carola Otterstedt

Der verbale Dialog

Für Begleiter von Schwerkranken, Schlaganfall-, Komapatienten und Demenz-Betroffenen mit Anregungen zur kreativen Gesprächsgestaltung

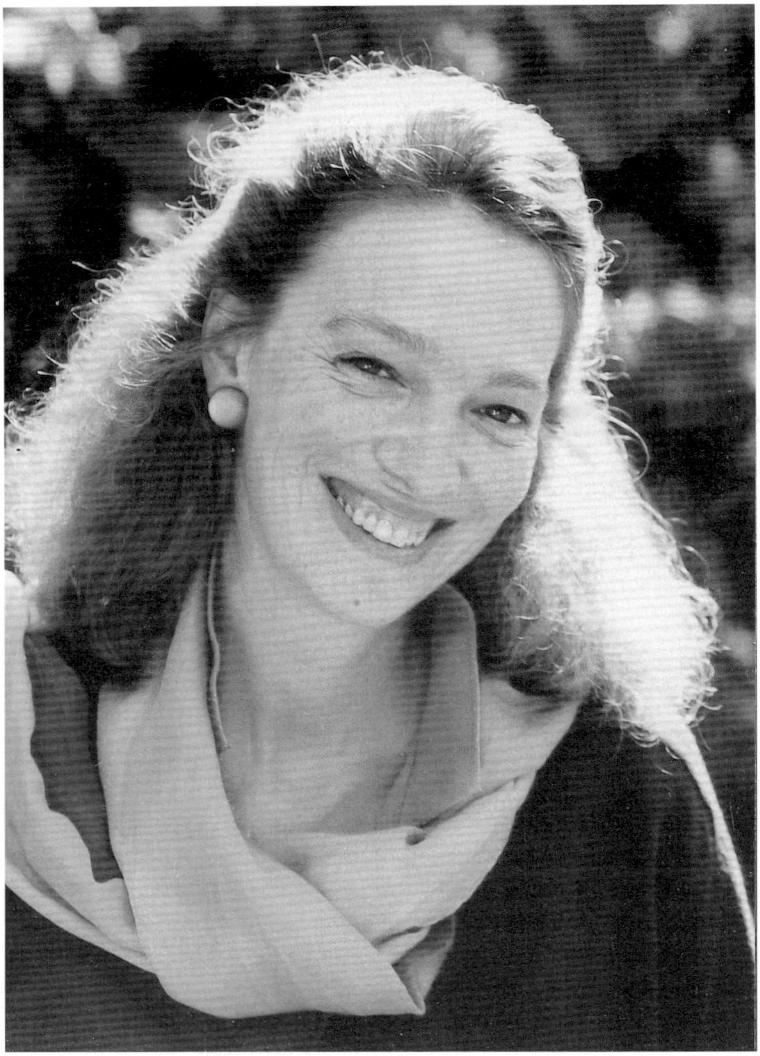

Dr. Carola Otterstedt

Carola Otterstedt

Der verbale Dialog

Für Begleiter von Schwerkranken, Schlaganfall-, Komapatienten und Demenz-Betroffenen mit Anregungen zur kreativen Gesprächsgestaltung

verlag modernes lernen - Dortmund

Abbildungsnachweis
Grafiken und Fotos: Carola Otterstedt
Abb. 49: Robert Steinberger
Abb. 55-70: Dr. Stefanie Böttger

Veröffentlicht in der Edition:
verlag modernes lernen • Hohe Straße 39 • D-44139 Dortmund

Titelgrafik: Carola Otterstedt, Sylvie Beauvineau
Gesamtherstellung: Löer Druck GmbH, Dortmund

Bestell-Nr. 1928

ISBN 3-8080-0570-X
(ISBN 978-3-8080-0570-5)

Inhalt

Vorwort ... **9**

1. Der Dialog im veränderten Alltag ... **15**
- Der veränderte Alltag daheim ... 17
- Chancen und Grenzen der Re-Integration in Partnerschaft und Familie ... 19
- Aufgaben übernehmen, Verantwortung tragen und die Freiheit, Hilfe annehmen zu können ... 24
- Einschränkungen der verbal-kommunikativen Fähigkeiten ... 25
- Von der kommunikativen Hilflosigkeit der Helfer ... 28
- Professionelle Kranken- und Sterbebegleiter im Dialog mit den Betroffenen und ihren familiären Begleitern ... 38
- Lebensqualität durch schmerzlindernde Medizin ... 47
- Die *Hospiz-Idee* ... 60

2. Leben aktiv gestalten wollen ... **67**
- Von Begegnungen und Abschieden ... 67
- Erwartungen, Bedürfnisse und Wünsche entwickeln ... 70
- Von der Ohnmacht der Betroffenen und der Begleiter ... 72
- Gefühle des Lebensweges, des Abschieds und der Trauer ... 80
- Der Atem, das Lachen und das Loslassen ... 86
- Die Bedeutung von *Hoffnung* in der letzten Lebensphase ... 89
- Betreuungsrecht und Patientenverfügung ... 91

3. Sinnvolles Erleben des Alltags ... **99**
- Von Raum und Zeit ... 101
- Körperkontakte ... 108
- Von der Körperlichkeit und vom eigenen *Selbst*bewusstsein ... 115
- Von sprechenden Augen und Händen: Eine persönlichkeitsorientierte Unterstützung der Körperpflege ... 117
- Über Geruchssinn und Geschmackssachen ... 126
- Den kranken und schmerzenden Körper sinnlich erleben ... 131

4. Die Gesprächsgestaltung ... **139**
- Mit dem ganzen Körper sprechen ... 140
- Zeit für die Begegnung finden ... 142
- Mit offenem Ohr und ehrlichem Interesse ... 144
- Geduld zum Zuhören entwickeln ... 145

Dem Schweigen lauschen können ... 146
Fragen zur Gewissheit der Krankheitsentwicklung ... 147
Begleitung von Menschen mit außergewöhnlichen Wahrnehmungen ... 153
Abschied ist ein Augenblick ... 155

5. Der Dialog zwischen Arzt und Patient – nicht nur für Ärzte ... 161
Arzt-Patienten-Dialog zwischen Wunsch und Wirklichkeit – eine Umfrage ... 161
Die Wahrnehmung von Zeit ... 163
Wie findet der Patient zum Sprechzimmer? ... 164
Sitzpositionen – eine wichtige Basis für den Dialog ... 165
Begrüßung und Abschied zwischen Arzt und Patient ... 166
Das Mitteilungsbedürfnis des Patienten ... 168
Modell *Patientenbegleitung* ... 170
Vertrauen schenkt Vertrauen ... 171
Was schätzt der Patient an seiner Arztpraxis? ... 176
Raumgestaltung als Basis einer erfolgreichen Kommunikation ... 181
Kommunikationskompetenz der Ärzte untereinander ... 194
Struktur und Inhalt im Arzt-Patienten-Dialog ... 195
Der Begriff der *Heilung* ... 210
Teamwork – eine Herausforderung für Arzt und Patient ... 213

6. Die vielfältigen Möglichkeiten der Kommunikation mit Schwerkranken: Dr. phil. Carola Otterstedt im Gespräch mit Dr. phil. Stefanie Böttger, Neuropsychologin ... 225

7. Kreative dialogische Gestaltungsmöglichkeiten ... 275
Das Licht besteht aus Farbe ... 276
Mit Farben das Leben ausmalen ... 278
Das Mal-Tagebuch ... 279
Farben legen ... 280
Sprechende Bilder ... 283
Von Geräuschen und Klängen ... 285
Das gesellschaftliche Ereignis: Das Hauskonzert ... 287
Singen und Musizieren ... 288
Das alternative Schlagwerk-Ensemble ... 288
Stimme und Stimmungen wahrnehmen ... 290
Das Stimmen-Duett ... 291

Die Geselligkeit ins Spiel bringen ... 291
Der Tierbesuchsdienst ... 294
Von Lesereisen und Hörspielen ... 294
Geschichten im Schreiben erzählen ... 296
Betrachten von Katalogen und Einkaufen auf Bestellung ... 297
Bilder anschauen und Geschichten lauschen ... 298
Die Foto-Session ... 299
Mit der Filmkamera auf Erlebnisreise ... 302
Die Spazierfahrt ... 302
Die Phantasiereise ... 305
Meditation und Gebet ... 308
Ein Glaubensbild ... 309
Annäherung an einen Meditationstext ... 312

8. Miteinander Abschiednehmen ... 315
Abschiedsbilder ... 315
Der Einfluss von Abschieden auf das Leben ... 333
Das Abschiednehmen in der letzten Lebensphase ... 335
Umgang mit Schuld und Vergebung ... 337
Menschen, die wir aus den Augen verloren haben, neu begegnen können ... 344
Das Abschiednehmen im Ordnen der persönlichen Dinge ... 345
Traditionelle Rituale als Hilfe in der Abschiedsgestaltung ... 350
Fürbitten als Begleitung ... 351
Entwicklung persönlicher Riten ... 353
Begleitung von Sterbenden: Über das Loslassen und das Gelöstsein ... 364
Stilles Gespräch mit einem Sterbenden ... 373

Literatur ... 377

Adressen ... 390

Index ... 397

Index der Übungen ... 407

Vorwort

Jede Begegnung mit einem Menschen ist eine einzigartige Begegnung. Jeder Dialog zwischen zwei Menschen ist ein einzigartiger Dialog. So kann es auch kein allgemeingültiges Modell für einen zwischenmenschlichen Dialog geben, das Begleitern als Vorbild dienen könnte. Aber dieses Buch möchte Ihnen Wege aufzeigen, die Sie leicht in Ihrer dialogorientierten Begleitung von Behinderten, Alten, Kranken und Sterbenden als Anregung übernehmen können. Neben dem inhaltlichen Teil dieses Buches finden Sie im Anhang auch eine ausführliche Literaturliste sowie eine Reihe von hilfreichen Adressen. Gönnen Sie sich für dieses Buch Zeit und Muße, damit Sie in Ruhe den Text lesen und das Übungsangebot genießen können.

Dieses Buch möchte all jene ansprechen, die Behinderte, Schwerkranke, Schlaganfall-, Komapatienten, Demenz-Betroffene und Sterbende sowie ihr soziales Umfeld (Familie, Freunde, Kollegen, u.a.) begleiten. Ärzte, Physio-, Ergo- und Psychotherapeuten, Logopäden, Pfleger, sowie Sozialarbeiter und -pädagogen, Seelsorger und ehrenamtliche Kranken- und Sterbebegleiter (z.B. Hospizhelfer, (Tier-)Besuchsdienstler), vor allem aber auch die Familienmitglieder werden die im Buch beschriebenen Alltagssituationen wiedererkennen und Anregungen der kreativen Gestaltung gerne in der Praxis ausprobieren.

Gerade wenn der Betroffene daheim gepflegt wird, verändert die ambulante Versorgung des Patienten auch den Alltag der Familie. Im 1. Kapitel dieses Buches kommen sowohl professionelle, als auch familiäre Begleiter zu Wort und zeigen auf, wie in einem ständig wechselnden Alltag der ambulanten Pflege ein Dialog zwischen Betroffenen, Angehörigen und Begleitern realisiert werden kann.

Nur wenn der Patient schmerzreduziert, schmerzfrei leben kann, ist es für ihn und seine Begleiter möglich, Dialoge und letztendlich das Leben zu genießen. Was bedeutet Schmerztherapie und Palliativmedizin? Ist *Hospiz* eine Schmerzklinik? Wann macht Morphium süchtig? Auf diese Fragen bekommen Sie Antworten und Hinweise, mit wem Sie das Thema vertiefen können.

Unabhängig davon, wie lange der Betroffene leben wird, ist eine einfühlsame, sensible Begleitung, die auch nach den Bedürfnissen des Betroffenen fragt, besonders wichtig. Welche Erwartungen, Bedürfnisse und Wünsche entwickelt der Patient? Wie begegne ich als Begleiter den ohnmächtigen Gefühlen des Betroffenen? Was mache ich, wenn der Betroffene mir von seinem Leben erzählt und plötzlich zu weinen beginnt? Kann Atmen und Lachen dabei helfen, *loszulassen*? Die Bedeutung von Hoffnung in kritischen Lebensphasen fordert auch den Begleiter besonders stark. Klare Informationen zum Betreuungsrecht und zur Patientenverfügung helfen dabei, ein Gespräch mit der gesamten Familie anzustreben.

Mit allen Sinnen erspüren wir unseren Alltag. Raum und Zeit sind wichtige Faktoren einer sensiblen Begleitung. Der Körperkontakt, so vielfältig er sich in der Pflege und in der Begleitung darstellt, so vielschichtig kann er vom Betroffenen wahrgenommen werden (z.B. als Grenzübertritt). Wie bereite ich einen Handkontakt mit einem Bettlägerigen vor, wie nähern sich unsere Hände und welche Form der Berührung ist weniger einschränkend, als vielmehr spürbar tragend? Die verschiedenen nonverbalen Funktionen der Handgeste werden in dem Buch *Der nonverbale Dialog* im Einzelnen beschrieben, hier aber bildet die einfühlsame körpersprachliche Begegnung die professionelle Basis eines gelungenen verbalen Dialogs zwischen Betroffenem und seinem Begleiter.
Form, Tempo und Ausdruck der nonverbalen Kommunikationselemente begleiten den verbalen Dialog v.a. als vorbereitende Gesten und als lautbegleitende Gebärden. Das äußerliche Bild ist Vorbereitung und Unterstützung des verbalen Dialogs, dessen Inhalte sich nicht allein auf pflegende, therapeutische und alltägliche Handlungen beziehen müssen. Das Buch will nicht nur Möglichkeiten der Verständigung aufzeigen, vielmehr Anregungen geben, um mit individueller Phantasie und Kreativität ein lustvolles, fröhliches, trauriges, erkennendes dialogisches Miteinander zu entwickeln.
Dieses Buch bietet Anregungen zur kreativen Gestaltungsmöglichkeit alltäglicher, wie auch außergewöhnlicher Handlungen, fordert und fördert Begleiter wie Betroffene, diese Handlungen in einem dialogischen Kontext zu leben. *Haben Sie schon mal ein Blatt der Zitronenmelisse gerochen, wissen Sie wie ihre Blattoberfläche, -unterfläche sich auf der Zunge anfühlt? Einen kranken und schmerzenden Körper noch sinnlich erleben wollen?* Dieses Buch möchte die Begleiter dazu einladen, immer wieder ihre Perspektive, ihren Standort zu wechseln und die Sichtweise des Behinderten, Demenz-Betroffenen, Schwerkranken einzunehmen. Es gilt, einfühlsam mit den Begleitern umzugehen, damit sie am eigenen Leib spüren, wie einfühlsam eine Hand sich bewegen kann. *Sinn*volle Dialoge im Alltag können helfen, die Phantasie, Kreativität, Spielfreudigkeit und den individuellen Humor jedes Einzelnen für seine professionelle Aufgabe als Begleiter zu entdecken. Jene, die als professionelle Begleiter auch den kreativen und *sinn*vollen Dialog in höchster Profession realisieren, haben die achtenswerte Fähigkeit, dem Betroffenen mehr Lebensqualität schenken zu können, eine Begleitung jenseits von *Waschen, Windeln, Magensonde und Tschüss* ... Der Wandel zu einer einfühlsamen, kreativen und sensiblen Begleitung von Schwerkranken, Demenz-Betroffenen etc. vollzieht sich weniger durch die Bedürfnisse der Betroffenen, als viel-

mehr durch die (Arbeits-) Bedürfnisse der Begleiter. Aus diesem Grund haben wir Begleiter die Verantwortung uns entsprechend der Bedürfnisse der Betroffenen zu wandeln.

„Klar, können wir miteinander reden. Red' mal etwas!" „Was denn?" „Na ja, irgendetwas ... " „Na gut, also worüber wollen wir reden?" – Gesprächsgestaltung meint Inhalt und Ausdruck. Das Gespräch gestalten heißt, Elemente des Gespräches kennen zu lernen, um so wieder sinngefüllt den Dialog bewusst gestalten zu können: Begegnung suchen, Geduld einüben, ein offenes Ohr und ehrliches Interesse finden, den ganzen Körper plaudern lassen, auch mal schweigen können, Fragen zur Gewissheit der Krankheitsentwicklung begegnen, aushalten und erweinen lassen können.

Dieses Buch kann leider nicht alle Dialogthemen der Kranken- und Sterbebegleitung vorstellen. Eines der Themen war mir jedoch besonders wichtig, so dass das Buch einen ersten Eindruck vermitteln kann, was Menschen mit außergewöhnlichen Wahrnehmungen wahrnehmen können und wie ihr Erleben sich auf ihre Kommunikationskompetenz und Gesprächskultur auswirkt. Wie können wir einen Menschen mit außergewöhnlichen Wahrnehmungen begleiten? Nicht die Solidarisierung bietet dem Betroffenen Hilfe: „Ich suche Menschen, die die Realität wahrnehmen. An ihnen kann ich mich orientieren und weiß dann meine Wahrnehmungen einzuschätzen ...". Menschen mit außergewöhnlichen Wahrnehmungen brauchen Begleiter, die dem Betroffenen vor allem vorurteilsfrei zuhören, die den Betroffenen trotz seiner veränderten Wahrnehmungsfähigkeit annehmen können und ihn und seine Wahrnehmungen nicht notwendigerweise analysieren und bewerten wollen.

Ein Kapitel in diesem Buch wurde der wichtigen Thematik des Dialogs zwischen Arzt und Patient gewidmet. Ergebnisse einer kleinen Umfrage werden vorgestellt sowie viele Anregungen aufgezeigt, wie in kurzer Zeit das Kommunikationsklima in einer Arztpraxis – zwischen Arzt und Patient, aber auch zwischen Arzt und Praxisteam – verbessert werden kann. Zeichnungen und Fotos illustrieren, was im Text detailliert beschrieben wird: Welchen Vorteil hat der Arzt, wenn er den Patienten vom Wartezimmer persönlich abholt? Wie sitzen Arzt und Patient sich im Sprechzimmer gegenüber? Welche Auswirkungen kann die Praxiseinrichtung auf das Gesprächsklima haben? Mit welchen kleinen Tricks kann man die Wartezeit der Patienten erlebnisreicher gestalten? Wie könnte Teamwork zwischen Arzt, Praxisteam und Patient aussehen?

Frau Dr. Stefanie Böttger ist Neuropsychologin eines Münchner Krankenhauses und arbeitet überwiegend mit Patienten, die sich aus den verschiedensten physischen Ursachen nur eingeschränkt verbal ausdrücken können. In einem Gespräch mit der Autorin ergänzt die Neuropsychologin die im Buch aufgezeigten Themen mit Beispielen aus der Praxis sowie leicht verständlichen Hintergrundinformationen. Einen Ausschnitt ihrer fortschrittlichen diagnostischen und therapeutischen Arbeit mit Tieren stellt Frau Dr. Böttger im Gespräch dar sowie mit Fotos über ihre Arbeit mit Patienten im Rahmen der Tiergestützten Therapie.

Singen Sie unter der Dusche, im Auto? Freuen Sie sich über eine kleine Biene, die versucht ihren ersten Blütenkelch anzusteuern? Riechen Sie manchmal an einer Rosenblüte am Wegesrand? Mit allen Sinnen leben ist nicht für jeden Menschen gleich wichtig, aber wir können *sinn*voll erlebbares Leben den Menschen anbieten, die von uns begleitet werden. Wenn der Betroffene aber klar ablehnt, ist auch dies zu akzeptieren.
Das Kapitel *Kreative dialogische Gestaltungsmöglichkeiten* möchte sowohl den Betroffenen, als auch die professionellen, die familiären und befreundeten Begleiter ansprechen. Es gilt nicht, alle Vorschläge in diesem Kapitel hintereinander weg umzusetzen und sich und den Betroffenen zu überfordern. Die hier vorgestellten Gestaltungsmöglichkeiten sind eine sinnesunterstützende Bereicherung, die entsprechend der körperlichen, seelischen, mentalen und sozialen Befindlichkeit des Betroffenen und Begleiters auch abgewandelt realisiert werden kann. Mit Hilfe dieser kreativen Gestaltungsmöglichkeiten kann ein alltäglicher Tag zu einem besonderen Tag verwandelt werden, Sterbende erhalten wieder die Gelegenheit zur Vorfreude und andere Betroffene lernen womöglich zum ersten Mal Sinnesempfindungen kennen, die ihr bisheriges Leben nicht zuließ. Die Kraft der (Vor)Freude, des Staunens, des Lachens, des Erinnerns und der Nachdenklichkeit, des Erzählens von *Früher*, auch der Trauer und anderer Empfindungen wird lebendig und mit dem momentanen Lebensgefühl verglichen, manchmal auch bewertet.

Kreative Gestaltungsmöglichkeiten helfen im Alltag, bei Geburts- und Feiertagen, in der Beschäftigungs-, Ergo- oder Physiotherapie spielerische Elemente lust- und lebensfroh zu integrieren. Entsprechend der Befindlichkeit kann der Betroffene einen aktiven gestalterischen Teil übernehmen, seinen Fähigkeiten entsprechend in das Spiel einbezogen werden oder auf Wunsch auch nur als Zuschauer teilnehmen. Als Begleiter sollte man die kreativen Gestaltungsmöglichkeiten vor dem Einsatz im Kollegen- bzw. Freundeskreis ausprobieren, um so auch den materiellen und zeitlichen Umfang abschätzen und die Vorbedingungen hinsichtlich der Befindlichkeit des Betroffenen abstimmen zu können.

In der Begleitung von körperlich, seelisch, mental oder sozial eingeschränkten Menschen erleben wir Abschiede: psychosozialen Rückzug, Umzug ins Alters-, Pflegeheim, Sterben und Tod. Das letzte Kapitel dieses Buches beginnt mit einem kurzen Einblick in eine Studie zum Thema *Abschied im Alltag* (Otterstedt, 1995). Eine Auswahl von authentischen Zeichnungen (Otterstedt, 1995), die die Probanden im Rahmen einer umfangreichen Interviewstudie erstellten, zeigt die Zuversicht in den alltäglichen Abschied, zeigt aber auch die Symbolik der herausragenden Abschiede bis hin zum Sterben und der Vorstellung vom *Leben danach*. Die Zeichnungen und Kommentare der Probanden laden jeden Leser auf eine überraschend schöne Weise ein, sich mit Abschiedsthemen des alltäglichen und herausragenden Lebens zu beschäftigen.

Das Kapitel *Miteinander Abschiednehmen* möchte demjenigen Leser Informationen an die Hand geben, der ein Gespräch mit einem Betroffenen, z.B. einem Sterbenden und auch seinen Angehörigen sucht. Nicht selten sind Menschen so von Schuldgefühlen gefangen, dass dies bereits ein gemeinsames Gespräch über alltägliche Themen hinaus verhindert. Die nicht seltene Folge: soziale Isolation und Einsamkeit. Was kann der Begleiter dem Betroffenen, der sich schuldig fühlt, anbieten? Nicht jedes Angebot wird angenommen, nicht jedes Angebot kann der Begleiter praktisch realisieren. Aber oft kann er den Betroffenen in Aktionen unterstützen, die dieser ohne beratende, helfende Hand nicht verwirklicht hätte: z.B. Ordnen von persönlichen Dingen, einen für den Betroffenen wichtigen Menschen treffen ...

In der Begleitung von Schwerkranken, Demenz-Betroffenen und Sterbenden ist die Einbeziehung der Angehörigen ein wichtiger Bereich der Kranken- und Sterbebegleitung. Nur so kann der Begleiter frühzeitig erkennen, ob die Angehörigen selber Begleitung wünschen, Kinder dringend Unterstützung benötigen und Missverständnisse, Schuldgefühle u.a. aufgefangen werden müssen. Entsprechend dem Alter, der körperlichen und seelischen Befindlichkeit, der familiären Aufgabenverteilung kann der Begleiter die Familienangehörigen, aber auch Pateneltern und Freunde in die Begleitung des Betroffenen einbeziehen, v.a. dann, wenn konkrete Anweisungen dem ungeübten Begleiter zeigen, wie er sich in welcher Situation verhalten soll. Förderlich ist es, wenn man jeden Menschen zunächst da einsetzt, wo seine Stärken, Fähigkeiten und Erfahrungen ihn befähigen, Gutes zu tun.
Aus der gemeinschaftlichen Kranken- und Sterbebegleitung kann eine gemeinschaftliche Meditation mit Fürbitten, traditionell oder auch individuell gestalteten Ritualen wachsen, die es dem aus dem Leben Gehenden und den Zurückbleibenden auf unterschiedlichsten Dialogebenen erlauben, den bevorstehenden Abschied und das Loslassen einzuüben.

Das Buch ist methodisch-didaktisch so aufgebaut, dass Teile bereits direkt als Unterrichtsmaterialien in Aus- und Weiterbildungsprogrammen umsetzbar sind (z.B. (Notfall-, Palliativ-) Mediziner, ambulante (Fach-, Haus-) Arztpraxen, (Ergo-, Physio-, Psycho-) Therapeuten, Logopäden, (Alten-, Kranken-, ambulante) Pfleger, (stationäre, ambulante) Hospize, etc.). In Kombination mit dem Buch *Der nonverbale Dialog* erhält der Leser Einblick in die Vielfalt des zwischenmenschlichen Dialogs. Speziell die Mediziner werden in dem entsprechenden Kapitel auf ihre Verantwortung einer guten Kommunikationskompetenz und ihre Leitungsfunktion in Klinik und Praxis angesprochen: Der Dienstleistungsbereich *Ärztliche Versorgung* wird zunehmend auch an der Kommunikationsfähigkeit des Arztes und seines Praxisteams gemessen werden.

Dieses Buch möchte *ein Begleiter für Begleiter* sein. Anregungen und praktische Tipps sollen professionellen, wie auch familiären Begleitern dienen. Gönnen Sie sich ein *Zeitfenster*, das Sie nur für sich nutzen werden: Spielen Sie die Übungen nach und probieren Sie die Anregungen aus. Lesen Sie dieses Buch in kleinen Portionen. Vielleicht fühlen Sie die Sympathie, die *Mit*gemeinschaft jener, die wie Sie einen Betroffenen begleiten. Vielleicht entdecken Sie in diesem Buch für sich auch die vielen kreativen Möglichkeiten zu malen, zu spielen oder zu meditieren. Probieren Sie, ihre Dialogbeiträge im Alltag sensibel, einfühlsam zu gestalten. Versuchen Sie die Reaktionen wahrzunehmen. Danken Sie mit einem Lächeln und trauen Sie sich auch, bei Betroffenen einfühlsam einen Dialog zu beginnen. Kreativ sein, schöpferisch sein, aber auch dem Schweigen und der Stille und Ruhe nachspüren sind wichtige Elemente einer mitfühlenden Begleitung. In diesem Buch stehen lebendige Aktivität und ruhende Anteilnahme für das Miteinander von Leben, Leiden und Sterben. Ich möchte Sie zu einem Dialog einladen, einem Dialog mit sich und Ihren eigenen Gefühlen, einem Dialog mit Ihren Lebens- und Leiderfahrungen, einem Dialog mit Ihren verbalen und kreativen Gestaltungsmöglichkeiten. Ich möchte Sie einladen, Ihre eigene schöpferische Kraft für sich und für die Begleitung eines Menschen zu entdecken.

Als Kranken- und Sterbebegleiter haben wir die Verantwortung, den Betroffenen nicht zu überfordern, stattdessen seinen Bedürfnissen folgend die Begleitung individuell und schöpferisch zu gestalten. Aus der Vielzahl der in diesem Buch dokumentierten Anregungen wird ein erfahrener Begleiter behutsam die Wahl treffen, nicht ohne dabei den Betroffenen genau zu beobachten, um so seine aktuelle emotionelle Beteiligung erkennen zu lernen. Nicht die Quantität von Aktivitäten bestimmt einen gelungenen Dialog, vielmehr die Qualität der Vorbereitung, der Begegnung und des Abschieds.

Alte und behinderte Menschen mit eingeschränkten Körperfunktionen, Kranke und Schwerstkranke, Demenz- und Koma-Betroffene sowie Sterbende werden aus lesetechnischen Gründen in diesem Buch vorzugsweise in der nicht-geschlechtlichen Form als *Klienten, Patienten* bzw. als *Betroffene* bezeichnet. Aus demselben Grund verzichtet die Autorin auf die Erwähnung der männlichen und weiblichen Form von *Ärzten, Begleitern, Patienten* etc.

1. Der Dialog im veränderten Alltag

Naturwissenschaftliche Erkenntnisse, medizinische Befunde, aber auch unsere Beobachtungsgabe, unsere Fähigkeit zwischen Selbst- und Fremdwahrnehmung zu unterscheiden und unsere professionellen Erfahrungen dienen als Orientierungshilfe im Umgang mit Schwerkranken, Schlaganfall-, Komapatienten und Demenz-Betroffenen sowie Sterbenden. Wie ist das Verhalten des Betroffenen, wie verändert sich sein Körper, seine Seele, sein Geist, sein Sozialverhalten? Es ist also in erster Linie der Betroffene, der uns Begleitern zeigt, in welcher Phase des Lebens, der Krankheit und des Sterbens er sich aktuell wahrnimmt, lebt.

Gerade in Zeiten starker emotioneller und seelischer Anforderungen sind alltägliche Regelmäßigkeiten hilfreiche Strukturen, um Ereignisse einordnen zu können. So können Schwerkranke, psychisch und mental eingeschränkte Patienten, Demenz-Betroffene sich besser im Alltag orientieren, wenn klare Strukturen den Tagesablauf gliedern. Änderungen der Strukturen und verändertes Verhalten der Mitmenschen können Furcht und Sorge bereiten, ein psychisches Gleichgewicht gefährden, Verwirrungen auslösen, den Genesungs-, aber auch den Sterbeprozess zusätzlich belasten.

Aber die Betroffenen sind nicht nur *alt, behindert* oder *krank*. Trotz aller nötigen Strukturen, trotz physischer, psychischer, mentaler und sozialer Einschränkungen, die Betroffenen haben Bedürfnisse nach einem alltäglichen Leben, und – entsprechend ihrer Persönlichkeitsentwicklung – auch nach außergewöhnlichen Erlebnissen.

Bitte stellen Sie sich einmal vor, Sie würden morgen zur Arbeit gehen und Ihnen würde mitgeteilt, Sie hätten Ihren Arbeitsplatz verloren, weil man Ihnen nicht mehr den physischen Kraftaufwand und die seelische Belastung zutraut. Sie würden nach Hause kommen und Ihr Partner meint es gut mit Ihnen, sagt: „Nein danke, aber ich schaffe die Hausarbeit schon alleine. Leg dich ruhig auf das Sofa und ruhe dich nur aus." Sie gehen am Nachmittag in den Sportverein und hören, dass sie ausgewechselt wurden. Spielkollegen schauen Sie besorgt an und letztendlich hören Sie, dass die anderen Ihnen das Spiel nicht mehr zutrauen. Andere sprechen davon, man wolle Sie nicht überbelasten ...

Mit dem Verlust von körperlichen Kräften verlieren viele Betroffene auch die Struktur des gewohnten Alltags und ihre sozialen Bindungen. Es gilt nun neue soziale Beziehungen aufzubauen und alte Beziehungen dort zu fördern, wo Offenheit besteht, Kommunikationshilfen einer Beziehung nützen und sie stützen können.

Nur selten können Menschen mit schweren Erkrankungen ihren gewohnten Lebensstil beibehalten. Die Krankheit schwächt sie oder die Behandlungen erfordern Zeit und Kraft. Aber viele der Menschen, die an einer nicht heilbaren Krankheit leiden, sind lange Zeit noch körperlich mobil und geistig aufnahmebereit. Dies betrifft beispielsweise auch jene Krebs-Patienten, die als *austherapiert* gelten und aus der Klinik entlassen werden. Die Deutsche Krebshilfe (s. Adr.) bietet Kurse, Betroffenen-Treffs und soziale Beratung an. Und doch ist es diese Zeit zwischen Klinik und Sterbephase, in der die betroffenen Patienten oft durch das Netz der Betreuung und Begleitung fallen. Jene Patienten, die in Kliniken oder Heimen versorgt werden, vermissen auf ihre Möglichkeiten abgestimmte Aufgaben- und Verantwortungsbereiche. Denn wenn wir Betroffenen eine sinnvolle Tätigkeit unterschlagen, nehmen wir ihnen jede Möglichkeit, ihr Leben als sinnvoll und lebenswert zu empfinden.
Das Leben von Menschen ist immer ein soziales Leben, das von *Geben* und *Nehmen* bestimmt ist. Nehme ich jemandem die Möglichkeit auch zu Geben, verliert er einen wichtigen Bereich, sein soziales Leben zu verwirklichen. Daher scheint es unumgänglich, Menschen in jeder Phase ihres Lebens eine Beschäftigung zu ermöglichen, in der sie ihren Fähigkeiten und ihrer körperlichen Konstitution entsprechend eine verantwortungsvolle Aufgabe übernehmen können.

Die Kunsttherapeuten eines Münchner Krankenhauses haben bereits zwei Großprojekte mit den Patienten und Mitarbeitern der Klinik umsetzen und so die Patienten in die Verschönerung der Räumlichkeiten des großen Hauses mit einbeziehen können. Neben der patientenorientierten therapeutischen Arbeit gibt es in dieser Klinik die freie Arbeit an Projekten, wie z.B. ständige Ausstellungen in einem unterirdischen Gang zur Strahlentherapie bzw. in einem Treppenhaus. In anderen Kliniken finden Patienten im Rahmen der Tiergestützten Therapie die Möglichkeiten, kleine Aufgaben in der Versorgung und Betreuung der Tiere zu übernehmen. Dies sind wichtige Momente der therapeutischen und sozialen Förderung der Patienten, die so die Möglichkeit erhalten, nicht nur den typischen Stations- und Therapiealltag zu erleben, sondern auch über die komplexen Handlungen in der Tierversorgung ihr Selbstwertgefühl entwickeln zu können.

Der veränderte Alltag daheim

Zunächst scheint es leichter, die Integration eines Schwerkranken o.a. Betroffenen in einer häuslichen Umgebung des familiären Alltags zu verwirklichen, als auf einer Klinik- oder Pflegestation. Die Räumlichkeiten, das soziale Umfeld und der tägliche Ablauf ist dem Betroffenen vertraut. Aber manchmal trügt dieser Eindruck auch. Wer es gewohnt ist, morgens aus dem Haus zu gehen, den Tag beruflich außerhalb des Hauses zu verbringen und nur abends und am Wochenende kleinere häusliche Verpflichtungen zu verrichten, vor allem dort aber seine Freizeit zu genießen, wird sich schwer tun mit der Umstellung, nun unvermittelt den ganzen Tag daheim zu verbringen. Neben den seelischen und körperlichen Veränderungen durch die Erkrankung sind es auch diese äußerlichen und sozialen Veränderungen, mit denen der Betroffene lernen muss umzugehen.

Alleinstehende vermissen den regelmäßigen sozialen Kontakt, den sie aus ihrem Berufsleben gewöhnt sind. Plötzlich haben sie Zeit, ihr eigenes und das soziale Leben in dem Wohnhaus sensibel zu registrieren und darauf zu reagieren. Das mag am Anfang angenehm erscheinen, ist aber letztendlich oft belastend, ist man doch bei vielen Kleinigkeiten auf die Hilfe von Freunden und Bekannten angewiesen. Auch empfinden viele Alleinstehende ein Leben inmitten von anderen Menschen als besonders belastend, da sie selber auf Grund der Erkrankung oder Behinderung gar nicht an diesem sozialen Leben teilnehmen können.

Stehen bestimmte Pflegemaßnahmen an, übernehmen ambulante Pflegedienste diese Aufgaben. Da diese Hilfe nicht nur zeitlich begrenzt ist, sollte der Betroffene schon aus diesem Grund motiviert sein, auch selbst kleine Tätigkeiten auszuüben. So kann er in Entscheidungen miteinbezogen werden, auch wenn es beispielsweise nur um die Farbe einer neuen Spülbürste für die Küche geht. So kann erneut Interesse an den schönen Dingen des Lebens erweckt werden.

- Welche Farben mag der Betroffene gerne?
- Kann er bei Bedarf Musik hören?
- Was mag er besonders gerne riechen, mag er Duftlampen?
- Welche Speisen, welches Obst oder welche Süßigkeiten bevorzugt er?
- Kann er sich selbstständig Fotoalben oder Bildbände anschauen?
- Welche Decke, welche Kleidungsstücke mag er besonders gerne anfühlen?

Die Beteiligung am alltäglichen Leben bedeutet für die Betroffenen, letztendlich auch für die Angehörigen und Freunde, aus einer herausragenden Situation, dem Aufenthalt in der Klinik oder der Akutversorgung, zu einem alltäglichen Lebensrhythmus zurückzukehren – soweit das Behinderung oder Krankheit zulassen. Dies kann nicht immer von der Familie allein bewältigt werden. Wer in dieser Situation nicht Hilfe annehmen kann, verschenkt möglicherweise kostbare Lebenserfahrungen, in dieser auch für Angehörige und Freunde außergewöhnlichen Lebenssituation.

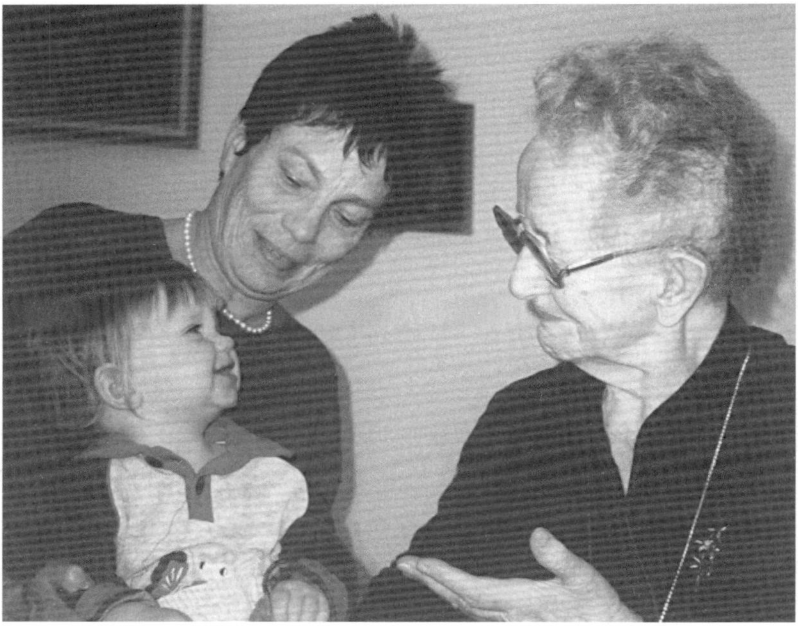

Abb. 1: Begleiter in Alten- und Pflegeheimen haben nicht immer die gleiche Ausdauer über viele Jahre einen Menschen zu betreuen. Diese Dame begleitete die Seniorin über 20 Jahre bis zu ihrem Tod. Ihre Besuche – auch mit ihrem Patenkind – waren für die Seniorin zu einem wichtigen sozialen Kontakt geworden. Die Geborgenheit der Patentante spürend, nimmt das kleine Mädchen lachend Kontakt mit der drei Generationen älteren Dame auf. Ein anregender Besuch im sonst eher ruhig dahingehenden Alltag des Altenheimes.

In Deutschland helfen *Grüne Damen* und andere ehrenamtlich arbeitende Besuchsdienste in Krankenhäusern und Pflegeheimen. Die weltweit bekannte Hospiz-Idee mit ihren auch in Deutschland weitverbreiteten Regionalvereinen hilft v.a. Betroffenen und ihren Angehörigen in der Sterbephase. Langfristige Begleitung ist eher eine Ausnahme. Ein frühzeitiger Kontakt zu den Vereinen ist trotz allem mitunter hilfreich, da sie in der Regel mit zahlreichen regionalen Sozialgruppen und ehrenamtlichen Begleitern zusammenarbeiten. Je präziser der Wunsch geäußert werden kann, umso leichter kann dem Betroffenen und seinen Angehörigen geholfen werden (s.a. Kapitel Die *Hospiz*-Idee). Gerade diese Vielfalt von persönlichen Wünschen macht die spannende und befriedigende Arbeit der ehrenamtlichen Helfer aus. Die ambulanten Hospiz-Vereine, aber auch Nachbarschaftshilfen und andere ehrenamtliche Helfer benötigen immer wieder neue Interessenten für den Helfer-Job. Nicht jeder muss sich z.B. für eine Nachtwache am Krankenbett berufen fühlen. Es werden auch Menschen gebraucht, die mit ihren persönlichen Talenten, wie z.B. Auto fahren, kleine Ausflüge organisieren, Spendenaufrufe verfassen, guten Kontakt zur Gemeinde pflegen, Ballonfahren, ein Schiff steuern, Tierbesuche organisieren, etc. die Bedürfnisse eines Betroffenen (oder z.B. die von zu kurz gekommenen gesunden Geschwisterkindern) erfüllen helfen.

Chancen und Grenzen der Re-Integration in Partnerschaft und Familie

Eine Integration des Betroffenen in alltägliche Abläufe normalisiert unter guten Voraussetzungen die familiäre, partnerschaftliche Situation. Die Aufmerksamkeit wird weg von ihm selbst zunehmend wieder so weit wie möglich gleichmäßig auf alle Familienmitglieder verteilt. Der Betroffene erhält so auch die Chance, das Leben nicht fortwährend in Bezug zu seiner Erkrankung, Behinderung etc. zu sehen, die Integration in den Alltag ermöglicht ihm vielmehr seine Lebensperspektive nicht isoliert sondern partnerschafts- und familienorientiert in sozialen Bezügen wahrzunehmen. Erst durch diese sozialen Bezüge gelingt es den Menschen, Trennungen, Abschiede in einem sozialen Kontext zu durchleben und zu betrauern. Eine isolierte Abschiedsgestaltung hingegen verhindert die Auseinandersetzung mit den Bedürfnissen, Enttäuschungen, Hoffnungen und Wünschen des Partners bzw. der anderen Familienangehörigen. Der Betroffene wäre gezwungen, diese wichtige Phase der Akzeptanz seiner Versehrtheit (Abschiednehmen von Lebensplänen, etc.) allein mit einem fiktiven Dialogpartner („Ich weiß ja schon, was meine Frau sagen würde ...") zu kommunizieren.

Im Gegensatz zur Situation in der Akut- und Reha-Klinik, in der der Betroffene einer von vielen Kranken ist und die Solidarität anderer erfährt, wird er im Alltag *draußen* seine Versehrtheit im realen Bezug zu den scheinbar *Gesunden* erleben. Er muss erkennen, dass er behindert, krank ist und von seinen Mitmenschen auch so behandelt wird – unabhängig von seinen tatsächlichen Talenten. Um aus dieser Wahrnehmung eine neue Lebensperspektive, einen neuen Lebensweg zu entwickeln bzw. seine letzte Lebensphase annehmen zu können, bedarf es einer einfühlsamen

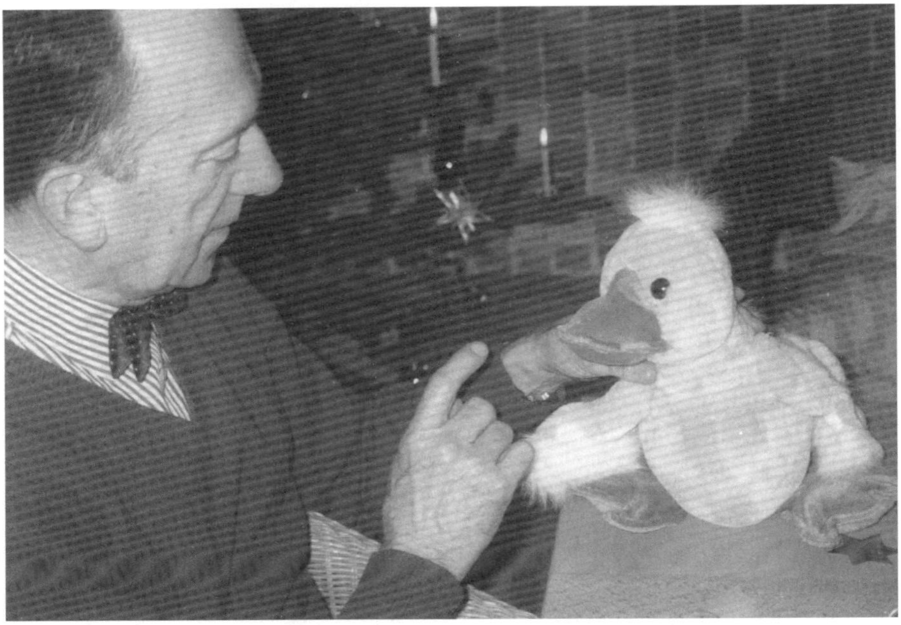

Abb. 2: Ein ernstes Gespräch mit dem Plüschvogel entspringt hier den vielen kleinen alltäglichen Rollenspielen, die helfen, den Alltag humorvoll zu leben.

Begleitung. Wichtige Unterstützung, viele praktische Tipps, den neuesten Stand von Rechtsmitteln, Medikamenten und Therapien speziell für die unterschiedlichen Behinderungen bzw. Krankheiten findet man in den Selbsthilfegruppen, die inzwischen oft zwischen den Bedürfnissen der Betroffenen und jenen der familiären Begleiter unterscheiden (s. Adr. NACOS).

Auch für schwer Erkrankte ist der „Alltag" oft mit kleinen Tricks und einiger Phantasie erreichbar. Vielleicht möchte der Betroffene einmal mit zum Einkaufen gehen. Ein Rollstuhl ermöglicht es vielen Patienten, noch lange selbst aktiv zu entscheiden, welches Gemüse frisch genug ist oder welchen Fisch er gerne einmal wieder essen würde. Auch wenn die Fahrt im Rollstuhl bereits mühsam ist, die Attraktivität neuer Eindrücke ist oft Motivation genug auch Beschwerden in Kauf zu nehmen.

Ein wenig anders kann dies bei Menschen in der angehenden Sterbephase sein. In der letzten Lebensphase ist es immer wieder nötig, sich mit seinem Leben, seiner Vergangenheit zu beschäftigen, um so vom Leben Abschied nehmen zu können. Dieser Weg verläuft in unterschiedlichen Phasen und ist von unterschiedlichen Bedürfnissen begleitet. So ist es nicht verwunderlich, wenn Betroffene in dieser Zeit weniger neue Eindrücke von außen wünschen, auch zunehmend weniger Besucher empfangen möchten, vielmehr öfter einfach ihren Gedanken nachhängen, mit Nahestehenden Erinnerungen austauschen und die Zeit frei von äußeren Wahrnehmungen verstreichen lassen.

Wenn im Rahmen der Pflegeversicherung die Pflege zeitlich so eingeschränkt ist, dass Ausflüge für die Helfer nicht machbar erscheinen, sollten der Betroffene und seine Betreuer sich nicht scheuen, beispielsweise bei Hospizgruppen oder Kirchengemeinden um ehrenamtliche Begleiter nachzufragen. Hospizhelfer oder auch andere ehrenamtliche Begleiter sehen ihre Aufgabe gerade darin, dem Betroffenen dieses Erleben und Mitentscheiden wieder zu ermöglichen.

Lebt der Betroffene in einer Familie, so verändert seine durch Krankheit oder Behinderung ungewohnte ständige Anwesenheit auch das Leben der anderen Familienmitglieder. Hat der Betroffene bisher nur in Ausnahmefällen den Familienalltag unter der Woche kennen gelernt, erlebt er ihn nun tagtäglich mit und die anderen Familienmitglieder fühlen sich mitunter beobachtet und in ihren Gestaltungsmöglichkeiten eingeschränkt.

Als besonders schwerwiegend wird die Veränderung in der Familie wahrgenommen, wenn die Hausfrau und Mutter erkrankt. Die Betroffene, die bisher die täglich anfallenden Arbeiten in eigener Regie in der Hand hatte, wird nun durch ihre eigene Pflegebedürftigkeit zu einer unfreiwilligen Zurückhaltung gezwungen. Oft sieht sie dann, dass ihr Partner oder ihre Familie mit den umfangreichen Aufgaben überfordert scheinen. Diese Situation braucht für alle Beteiligten sehr viel Geduld und Mut, bis jeder in der Familie sich mit seinen neuen Verpflichtungen angefreundet hat. In dieser Situation ist es oft besser, auch den Kindern altersgemäße Verpflichtungen zu übertragen (z.B. Flaschen, Papier, etc. wegbringen, Haustiere pflegen, Waschbecken säubern, etc.), die sie regelmäßig selbstständig ausführen. Auch wenn die Kinder auf Grund der Krankheit ihres Elternteils besonders beansprucht sind, durch eine klare Aufgabenverteilung schaffen wir dem Kind die Möglichkeit, selber etwas für die kranke Mutter tun zu können. Das Kind hilft so konkret der kranken Mutter und dem überlasteten Vater. Dies kann aber nur dann für das Kind ein positives Erlebnis werden, wenn die Eltern ganz klar immer wieder betonen, dass das Kind mit der Übernahme dieser Aufgabe alles getan hat, um die Eltern zu unterstützen. So kann das Kind sich mit Erledigung dieser Aufgabe erleichtert fühlen und bleibt nicht mit seinen Sorgen allein, wie um alles in der Welt es selber etwas tun kann, damit die Mutter wieder gesund wird! In der Trauerphase – sowohl vor, als auch nach dem Sterben eines Angehörigen – fragen sich die Kinder nämlich oft, was sie noch hätten tun können ... Es ist für das Kind sehr hilfreich, wenn die begleitenden Erwachsenen dem Kind einmütig und wahrhaftig erklären, dass eben diese Aufgabe, die das Kind in der Familie übernommen hat, genau der Beitrag war, der für die Mutter wichtig war. Dass es aber leider auch das Sterben und den Tod gibt, für den die Menschen nicht verantwortlich sind. Wichtig ist, dass das Kind begreift und emotional nachempfinden kann, dass sein Tun das Leben der sterbenden Mutter lebenswerter und schöner gemacht hat (z.B. dadurch, dass der Vater so mehr Zeit für seine Frau hatte). Die Absprache der begleitenden Erwachsenen untereinander ist in dieser Situation sehr wichtig.*

Schwerkranke Kinder, die bereits alt genug wären, den Vormittag im Kindergarten oder in der Schule zu verbringen, werden nun durch ihre Krankheit gezwungen, erneut zu Hause zu bleiben. Die Krankheit und der erneut enge Kontakt zur familiären Bezugsperson (in der Regel die Mutter) verändern die familiären Beziehungen. Der starke Bezug zu dem Elternteil, der auch Primär-Bezugsperson während der Klinikzeit war, evtl. auch für die Therapie zu Hause verantwortlich ist (Medikamente, Infusionen, Beatmung, etc.), bewirkt gleichzeitig eine erneute zeitliche, teilweise auch räumliche Trennung (z.B. Mutter schläft beim kranken Kind) zwischen den Elternpaaren. Durch eine längerfristige Konzentration der Aufmerksamkeit auf das kranke Kind ist die Beziehung zu den Geschwisterkindern sowie zum Partner gefährdet.
Durch eine intensive Betreuung durch die Eltern erfährt ein krankes Kind oft keine altersgemäße Spielweise bzw. keinen sozialen Kontakt mehr, wie es unter Kindern realistisch wäre. Der Sozialkontakt zu Gleichaltrigen ist stark eingeschränkt und wird nicht selten durch die Eltern abgelehnt, in der Sorge, das geschwächte Kind wäre durch die Kinder zusätzlich durch einen Infekt bzw. eine Kinderkrankheit gefährdet.

Die Re-Integration des Betroffenen zurück in die Partnerschaft und Familie ist nicht einfach, da sowohl beim Betroffenen selber, als auch bei den Familienmitgliedern eine große Unsicherheit besteht, wie viel man dem Betroffenen zumuten kann. Die eigenverantwortliche Übernahme einer Aufgabe ist für eine Förderung der Lebensqualität aber unbedingt notwendig.

* In bisher noch nicht veröffentlichten Trauerheften der Autorin, die direkt Kinder bzw. Jugendliche ansprechen, die einen Eltern- bzw. ein Geschwisterteil verloren haben, erfahren die jungen Leser, dass sie eine wichtige Aufgabe während des Sterbens ihres Angehörigen spielen bzw. gespielt haben. Mit Hilfe von Ritualen des Abschiednehmens unterstützt die Autorin in altersdifferenzierten Erzählstilen die Kinder und Jugendlichen, sich ihren eigenen vielfältigen Gefühlen der Trauer zu öffnen. Attraktive Illustrationen als Malvorlage sowie ein Kreativ-Teil laden die Kinder und Jugendlichen ein, ihre Gedanken, Erfahrungen und Erinnerungen auszumalen und niederzuschreiben.

Dies bedeutet aber, dass in der Familie die Rollen neu verteilt und gemeinsame Lebensräume neu entdeckt werden müssen, ohne dass der Einzelne seine Rückzugsräume vollständig verliert.

Wenn räumliche Möglichkeiten es zulassen, wäre es gut, wenn jedes Familienmitglied einen eigenen Raum besitzt, in den es sich jederzeit zurückziehen darf. Dieser Raum sollte respektiert werden. Ein schön gemaltes Schild, das immer dann hinausgehängt wird, wenn man mal allein sein möchte, ersetzt einen Schlüssel und zeigt gleichzeitig, dass die Familienmitglieder ihre Grenzen gegenseitig tolerieren. Neben den Privaträumlichkeiten ist ein Gemeinschaftsraum besonders wichtig und kann in diesen Zeiten, wo die Familie sich noch einmal ganz neuen Aufgaben gegenüber sieht, neu gestaltet werden. Es gilt, die Gemütlichkeit und Geborgenheit im eigenen Heim zu unterstützen und es dem Betroffenen möglichst einfach zu machen, auch mit seinen körperlichen Einschränkungen gut leben zu können. Vielleicht finden Sie einen bequemeren Sessel für ihn oder mit Hilfe des Hausarztes wird ein Pflegebett bestellt und dieses schön in das Wohnzimmer integriert. Auch bei der Umgestaltung der familiären Räumlichkeiten lassen Sie den Betroffenen mitentscheiden: Dem einen ist es zu viel Trubel im Wohnzimmer, der andere mag gerne seine ganze Familie um sich haben.

Neben der räumlichen Neuorganisation, ist es auch günstig, eine gemeinsame Freizeitgestaltung zu beginnen:

- Welche gemeinsamen Aktivitäten gab es früher?
- Wo liegen die Interessen heute?
- Was macht allen Beteiligten Spaß?
- Gibt es eine Zeit, in der alle regelmäßig zusammentreffen?

Wenn mehrere Menschen zusammenleben, können immer auch Unstimmigkeiten auftreten. Dies wird unter sogenannten normalen Umständen als selbstverständlich hingenommen. Wenn in der Familie ein Schwerkranker lebt, ist es nötig, so früh wie möglich zu erkennen, wann Probleme im Zusammenleben auftauchen. Denn: Wenn man den Betroffenen *vor Gefühlen schützen* möchte oder vor ihm *Probleme geheim halten* möchte, riskieren alle einen Vertrauensverlust.
Wir Menschen reagieren sehr sensibel auf Stimmungen, bewusst oder unbewusst. Der Betroffene ist bereits durch seine besondere Lebenssituation sensibilisiert und nimmt in der Regel Spannungen sehr schnell wahr, bezieht mitunter die Spannung auf sich selbst („Ich bin ja doch nur eine Last für euch ...") und kann depressive Stimmungen entwickeln. Kommt es nicht zu einer gemeinsamen Aussprache, entsteht Misstrauen und das gemeinsame Zusammenleben wird erschwert.

Aufgaben übernehmen, Verantwortung tragen und die Freiheit, Hilfe annehmen zu können

Ermunterung zur Übernahme von angemessenen Aufgaben und Verantwortung scheint für die Lebensqualität und das Selbst*bewusstsein* der meisten Menschen notwendig. Wie aber finde ich heraus, ob ein Patient derzeit wünscht, Aufgaben und Verantwortung zu übernehmen? Der beste Weg scheint, ihn ganz einfach zu fragen. Je selbstverständlicher wir mit den behinderten, kranken und sterbenden Menschen umgehen, umso mehr fühlen sie sich von uns respektiert, angenommen und in den Alltag integriert.

Bevor wir als Begleiter einen Betroffenen fragen, sollten wir uns bewusst machen, dass wir vielleicht auch eine Absage bekommen könnten. Erst wenn uns klar ist, dass diese Absage nicht persönlich gemeint sein muss, können wir sie auch gelassen annehmen. Wir können versuchen dem Betroffenen zu vermitteln, dass wir uns freuen, wenn er die Aufgabe übernimmt. Sieht er sich aber überfordert, dann bestätigen wir ihm, dass wir dies verstehen und akzeptieren können.

Wenn der Begleiter das Gefühl hat, dass der Betroffene das Angebot ablehnen möchte, ist es ratsam, zunächst einmal beiden Seiten Zeit zu geben. Der Begleiter kann versuchen, sein Verhalten zu reflektieren.

- Schätze ich die Kräfte des Betroffenen richtig ein?
- Kann ich seine zunehmende Konditionsschwäche akzeptieren?
- Wie zeige ich dem Betroffenen, dass ich sowohl seine Schwäche, als auch seine Stärken wahrnehme?
- Waren die Fragen vielleicht zu fordernd?
- Wo fühle ich mich als Begleiter selbst überfordert und wie könnte ich möglicherweise Hilfe von jemandem annehmen?

Suchen Sie nach einer Weile wieder das Gespräch mit dem Betroffenen:

- Vielleicht möchten Sie ihm eine schöne Blume mitbringen oder mit ihm eine Kerze anzünden
- Zeigen Sie dem Betroffenen, wie gerne Sie bei ihm sind, wie sehr Sie das Gespräch mit ihm genießen
- Fragen Sie den Betroffenen nach seinen Bedürfnissen:
  - Hat er bestimmte Wünsche zum Ablauf ihrer gemeinsamen Zeit?
  - Gibt es etwas, was er gerne unternehmen möchte?
  - Möchte er, dass sie gemeinsam die Unternehmung planen oder möchte er sich lieber überraschen lassen?

– Gibt es Aufgaben im Alltag, die er gerne übernehmen würde?

Versuchen Sie, ein ruhiges Gespräch zu führen, in dem Sie gemeinsam nach Möglichkeiten der Realisierung seiner Bedürfnisse suchen. Dort, wo Grenzen der Verwirklichung auftauchen, versuchen Sie die Gründe aufzuzeigen. Achten Sie darauf, wann Sie Ihre eigenen Grenzen erreichen, respektieren Sie diese und bitten Sie den Betroffenen um Verständnis.

Veränderte Partnerschaft bedingt auch eine veränderte Redekultur

In welcher Lebensphase auch immer, nicht enden wollende Diskussionen zwischen Partnern sind sicher nicht erstrebenswert. Oft erfahren wir, dass der gesunde Partner ständig Rücksicht, manchmal aber auch nur scheinbar Rücksicht auf den erkrankten Partner nimmt. Dies führt zwangsläufig zu einem emotionellen Ungleichgewicht sowie zu einer sozio-emotionalen Unzufriedenheit.
Für Aussprachen über unterschiedliche Vorstellungen, Verhaltensweisen und Lösungsstrukturen ist es manchmal hilfreich, einen unbeteiligten Dritten einzuladen, der den Dialog-Partnern hilft zu den primären Konfliktinhalten zurückzukehren. Auch wenn der kranke Partner schnell erschöpft ist oder sich nur eingeschränkt ausdrücken kann, auch der gesunde Partner hat mit Einschränkungen zu kämpfen, die allein schon durch eine physische und psychische Überbelastung entstehen können. Die unterschiedlichen Voraussetzungen der Beteiligten allein verhindern keinen Dialog. Es gilt aufzuzeigen, dass gerade die unterschiedlichen Voraussetzungen, wie unterschiedliche *Sprachen*, auch Möglichkeiten bergen: zum einen gemeinsame tiefe Trauer um den Verlust des altbewährten Gemeinsamen (vor dem Unfall, der Krankheit ...), zum anderen eine wachsende Neugier auf das noch ungewohnte Neue. Trotz aller Erschöpfung und Einschränkungen können Partner eine gemeinsame Kommunikationsebene entdecken. Ausgebildete Mediatoren und fachspezifische Sozialarbeiter, Seelsorger und Psychologen können auch kurzfristig helfend begleiten. Gerade wenn der Mittler eine Person des Vertrauens ist, aber keine gemeinsame Vorgeschichte mit dem Paar besitzt, scheint es einfacher, über zwischenmenschliche Probleme zu sprechen.

Einschränkungen der verbal-kommunikativen Fähigkeiten

Der Dialog ist eine komplexe Handlung mit nichtsprachlichen und sprachlichen Kommunikationselementen. Wir vermitteln unsere Inhalte nicht nur in Wörtern und Sätzen, v.a. der emotionale Anteil des Gesagten wird durch die Dynamik und Stimmhöhe, durch begleitende Geräusche (z.B. wahrnehmbares Einziehen der Luft, Schnaufer, etc.), durch Pausen, Füll- und

Bestätigungslaute (z.B. äh, hmmm), v.a. aber auch durch die kulturspezifische sowie durch die individuelle Körpersprache mitgeteilt. Sehen wir den Sprecher nicht, so kann es passieren, dass wir den Inhalt des Gesagten missverstehen. Sehen und hören wir unseren Dialogpartner nicht – beispielsweise beim Lesen eines Briefes –, fehlen uns zwei entscheidende Kommunikationsebenen. Die emotionale Botschaft des Briefes ist ohne Stimme und ohne Körpersprache des Schreibers leicht falsch zu interpretieren.
Das Bewusstsein, dass gesprochene Sprache, Stimmlage, Sprechtempo, Sprechrhythmus, Pausen sowie sprachbegleitende Laute wichtige Funktionen für das Verständnis der Inhalte besitzen, sensibilisiert noch einmal besonders für die differenzierte Kommunikation mit dem Kranken und seinen Kommunikationsebenen.

Vielleicht setzen Sie sich einmal mit Freunden zusammen und versuchen, sich nur mit Nonsens-Wörtern (das sind Wörter, die Sie erfinden können und keinen realistischen Inhalt haben) und Lauten zu verständigen. Vielleicht beginnen Sie mit konkreten Dialoginhalten und decken gemeinsam den Tisch, versuchen sich beispielsweise zu verständigen, welcher Käse auf welchem Teller auf den Tisch soll. Ob jemand zuvor eine Suppe möchte? Oder wird was zu Trinken gewünscht? Sie werden sehen, wie erstaunlich einfach die Verständigung auf Grund der Stimmhöhenunterschiede ist, aber auch deshalb, weil sich diese Gruppe bereits kennt.

Durch vielfältige Einschränkungen der physischen, psychischen, mentalen und sozialen Fertigkeiten kann der Betroffene aber in seiner verbalen Ausdruckskraft eingeschränkt sein. Das Wissen um die individuellen Einschränkungen der Ausdruckskraft erleichtert es dem Begleiter, Verständnis für diese begrenzte Ausdruckskraft zu entwickeln und Inhalte eines Dialoges schneller und richtig zu verstehen. So würde man eine gewisse *Mundfaulheit* normalerweise als eine bedingte Kooperationsbereitschaft interpretieren. Vor dem Hintergrund einer körperlichen Schwäche bzw. Einschränkung erkennen wir, dass hinter einer solchen begrenzten verbalen Sprachbeteiligung eben nicht eine verringerte Kooperationsbereitschaft, vielmehr eine physische, psychische, mentale bzw. soziale Problematik stehen kann.

Die verbal-kommunikativen Fähigkeiten können bei Menschen, entsprechend ihrer angeborenen oder erworbenen eingeschränkten Artikulation, individuell und vielschichtig ausgeprägt sein. Die folgenden Beispiele zeigen eine Auswahl aus der Vielfalt möglicher Ursachen für eine eingeschränkte verbale Kommunikation.

Einschränkung der physischen Talente	▶ kurzfristige Folge von Betäubungen an Artikulationsorganen bzw. im Mundraum (z.B. zahnärztliche Behandlung) ▶ sehr starkes Unwohlsein (z.B. Chemotherapie, Medikamente), Seekrankheit ▶ Folge eines diagnostischen bzw. therapeutischen Eingriffs (z.B. Magenspiegelung, künstliche Beatmung, Behandlung mit Valium) ▶ auf Grund großer physischer Anstrengungen (z.B. Aufrichten des Oberkörpers nach Abdomen-OP) ▶ Folge von Veränderungen im Körpersystem, z.B. Atemlosigkeit, Kreislaufschwäche, starke Schmerzen, Schockzustand, Spasmen, cerebrale Krämpfe, Bewusstlosigkeit, Koma, Locked-in-Syndrom ▶ angeborene Variation der Artikulationsorgane, Lähmung der Artikulationsorgane, z.B. nach Schlaganfall ▶ Folgen einer Erkrankung an den Artikulationsorganen (z.B. Kehlkopfkrebs, Zungenkrebs)
Einschränkung der psychischen Talente	▶ Verweigerung aus emotionalem Anlass (z.B. Ärger, Wut über den Dialogpartner, aber auch Überraschung, Glücksgefühl, positive, wie negative emotionelle Betroffenheit) ▶ kurzfristig als Folge akuter, besonders gesteigerter Emotionen (z.B. bei Freude, Schock, Angst, Verlustempfinden) ▶ Folgen eines Orientierungsverlustes (z.B. durch Altersdemenz) ▶ sprachliche Hemmung bei starken Angstzuständen, bzw. Angstphobien ▶ sprachliche Hemmung bei Halluzinationen, Psychose
Einschränkung der mentalen Talente	▶ angeborene geistige Behinderung ▶ Folgen einer Minderdurchblutung der für die Sprachbildung zuständigen Gehirnbereiche ▶ Folgen einer cerebralen Verletzung

	▸ Folgen einer cerebralen Erkrankung (z.B. Tumor, Demenz) ▸ Folgen einer cerebralen Veränderung (z.B. Demenz)
Einschränkung der sozialen Talente	▸ soziale Abkehr (z.B. als nonverbales Zeichen der Ablehnung der Person/des Verhaltens eines anderen bzw. als Zeichen des Schamgefühls wegen eigener Handlung, als Zeichen des sozialen Ausschlusses des Gegenübers) ▸ Folge einer stark eingeschränkten Sprachentwicklung auf Grund vernachlässigter Ansprache und Sprachförderung im Kindesalter (keine Ansprache durch Eltern, sich selbst überlassen bleiben) ▸ Verminderung des sprachlichen Ausdrucks, v.a. Sprachdynamik, Wortumfang durch Sucht (v.a. Alkohol, Betäubungsmittel, Tabletten) ▸ Reduzierung der Dialogbereitschaft durch individuelle soziale Ausgrenzung (Abkehr von Menschen, „Tiere sind die besseren Menschen"), teilweise Reduzierung auf Sprachimitation im Umgang mit Tieren ▸ soziale Ausgrenzung (z.B. in Jugendgruppe, als Ausländer)

Aus den oben beschriebenen Beispielen kann man bereits erkennen, dass zum einen die Ursachen von Einschränkungen der Kommunikation nicht ausschließlich einem Bereich zuzuordnen ist, zum anderen die verbale Kommunikation nicht losgelöst von der nonverbalen Kommunikation interpretationsfähig ist. So werden wir beispielsweise bei einem Menschen, der sich verbal nicht ausdrücken kann, zunächst nach nonverbalen Zeichen Ausschau halten, die es uns erleichtern, die Situation des Menschen besser einzuschätzen.

Von der kommunikativen Hilflosigkeit der Helfer

Veränderte Lebensweisen bedeuten nicht selten veränderte Verhaltensweisen. Diese veränderten Verhaltensweisen sind nicht immer für die Begleiter einzuschätzen. Auch wenn ein Patient auf Grund einer chronischen oder fortschreitenden Erkrankung wiederholt in einer Klinik behandelt und gepflegt wurde, seine Vorlieben und Abneigungen bereits bekannt sind, so erlebt das medizinische, therapeutische und pflegende Personal doch immer wieder auch Phasen der Verunsicherung, wenn der Patient auf Grund seiner Trauerprozesse oft sehr ambivalente Verhaltensweisen zeigt. Die stetig sich verändernde bzw. fortschreitend schlechter werdende Konstitution des Patienten kann bei ihm Ohnmacht, Wut, Hilflosigkeit auslösen, Gefühle, die Tag für Tag wechseln können. Die Einschätzung von Bedarf, Bedürfnissen und Wünschen ist in den stark wechselnden Phasen von Betreuern und Begleitern schwer einzuschätzen. Oft liest man in Krankenakten „Der Patient ist nicht kooperativ", was in der Fachsprache eine distanzierende, für die Betroffenen jedoch schon kritisierende Formulierung seiner Seelennot darstellt. In einem Gespräch mit den Ärzten, Therapeuten und Pflegern erfährt man in diesen Situationen, dass sie sich hilflos fühlen, das Verhalten des Patienten nicht nachvollziehen können, „und schließlich könne man so mit dem Patienten nicht arbeiten!". Die Hilflosigkeit der Helfer lässt Verhaltensweisen der Betreuer zu, die für Außenstehende kaum nachvollziehbar scheinen. Es folgen einige Beispiele aus der Praxis in der Begleitung schwerkranker Patienten mit fortschreitenden Ausfällen der Physis:

Dienstleistung Krankenpflege

Patient erlebt starke Übelkeit und hat daher keinen Appetit. Schwester (vorwurfsvoller Ton) zum Patienten: „Also das geht so nicht. Sie müssen das jetzt essen. Nicht, dass Sie wieder später klingeln und nach Essen fragen. Wir sind hier kein Hotel!"

Zeit des Schlafes, Zeit des Essens

Patient ist zur Frühstückszeit erneut in den Schlaf gefallen. Praktikantin hat das Tablett ans Bett gestellt, ohne den Patienten aufzuwecken. Pfleger bringt die Praktikantin wieder in das Zimmer, macht das helle Deckenlicht im Zimmer an und weckt den Patienten. „Sehen Sie," sagt er zur Praktikantin, „man kann die Patienten auch wecken. Wir müssen ein biss-chen Ordnung halten, sonst kommen wir mit unserer Arbeit nie durch. So Herr Huber, nun essen sie schön ihr Frühstück. Wir sind gleich wieder da und holen Ihnen sogar das Tablett ab." Pfleger und Praktikantin eilen aus dem Zimmer, ohne dem Patienten (noch vom Schlaf verwirrt) die Möglichkeit zur Antwort zu geben.

Krankenpflege und Stationsbesprechung – wie ist dies vereinbar?

Eine Patientin empfindet nach einer Therapie starke Übelkeit. Sie müht sich aus dem Bett, will die Pfleger nicht per Klingel rufen. Vor dem Stationszimmer hängt das Schild *Stationsbesprechung. Nicht stören!* Die Patientin will wieder gehen und muss sich auf dem Gang erbrechen. Andere Patienten und Besucher wollen ihr helfen und an das Stationszimmer klopfen. Patientin ist ihr Erbrechen peinlich und wehrt vehement ab, man solle die Pfleger ja nicht stören. Leise murmelt sie: „Das habe ich sonst später auszubaden!“ Sie versucht mit Papier das Erbrochene aufzuheben. Ein Zivi kommt zufällig vorbei und hilft.

Der Nachtpfleger

Eine Patientin ist am Nachmittag mit dem Notarztwagen in die Klinik eingeliefert worden und sinkt am Abend in einen tiefen Schlaf. Gegen 22 Uhr kommt der Nachtpfleger in das Zimmer. Er tritt ans Bett der schlafenden Frau und spricht sie laut an: „Frau Sommer, wachen Sie auf!“ Die Patientin schläft erschöpft und von Schmerzmitteln betäubt weiter, die anderen Patienten des Zimmers sind inzwischen wach. Der Pfleger beugt sich über das Bett und rüttelt Frau Sommer an der Schulter: „Frau Sommer?“ Die Patientin kommt halb aus dem Schlaf und schaut sich verwirrt um. Der Pfleger nimmt ihre Hand und schüttelt sie. „Frau Sommer, ich bin ihr Nachtpfleger. Wenn Sie irgend etwas brauchen oder nicht schlafen können, Sie können jederzeit nach mir klingeln!“ Frau Sommer schaut verwirrt und fällt in den Schlaf zurück.

Die Patienten vom eigenen Sterben distanzieren wollen

Die Patientin ist seit 2 Jahren regelmäßig für Chemotherapien auf der Station. Sie hat sich bewusst für den Klinikaufenthalt entschieden, als es ihr wieder schlechter ging. Sie fühlt sich auf der Station geborgen. Ihr Körper hat unbehandelbare Ödeme entwickelt, die außergewöhnlich umfangreich werden und den Körper stark belasten, der Patientin starke Schmerzen bereiten. Die Patientin durchlebt innerhalb von 14 Tagen die Phasen zum Lebensende, beschützt durch ihre Tochter und zwei weitere Begleiterinnen, die auf ihren Wunsch hin im Krankenhaus bleiben und wechselnd bei ihr übernachten. Das Pflegepersonal betritt immer seltener das Zimmer, die Tochter und ihre beiden Freundinnen übernehmen zunehmend pflegerische Handlungen, werden auch in die Handhabung der Morphiumpumpe eingeführt. Nur noch eine Schwester kommt ab und zu in das Zimmer, ruft von der Tür der Sterbenden laut zu (diese zum Teil im Schlaf oder ohne Bewusstsein): „Frau Schuhmann, wie geht‘s Ihnen heute? Was mögen Sie heute essen? Nicht wahr, Sie mögen so gerne ein Vanilleeis.“ Die Patientin kann seit Tagen nichts mehr zu sich nehmen. Die Schwester geht nun harsch ans Bett und löffelt der Patientin (schläft fest) Eis in den Mund. Die Patientin würgt und die Begleiterinnen bitten die Schwester, vom Füttern abzusehen. Bei einem Gespräch mit der Stationsleitung erfahren die Begleiterinnen, dass die Schwestern sich nicht mehr ins Zimmer trauen, weil doch die 3 Frauen jetzt für die Patientin sorgen. Sie würden sich zurückgesetzt fühlen und das, wo sie doch all die Jahre für die Patientin gesorgt hätten! Die Begleiterinnen laden die Schwestern ein, jederzeit ins Zimmer zu kommen um auch alleine mit der Patientin Abschied nehmen zu können. Dazu kommt es nicht mehr, weil der Zustand sich weiter verschlechtert und in den verbleibenden 7 Tagen die Schwestern sich kaum noch in das Zimmer trauen. Letztendlich versorgt nur noch eine Schwester und eine Begleiterin die Patientin, deren Körper nun für andere eine Herausforderung ist. In dieser letzten Phase versuchen die Begleiterinnen, der Patientin auch immer wieder den Raum alleine zu überlassen; sie wollen sie nicht ständig belagern ... In einer dieser viertelstündigen Ruhepausen betritt zufällig ein Arzt das Zimmer. Die Patientin ist zu dieser Zeit bereits vollkommen ruhig und nur selten noch klar. Ihre Patientenverfügung ist klar formuliert und liegt der Station vor. Sie wünscht keine lebensverlängernden Maßnahmen und ein bewusstes Sterben ohne Schmerzen.

Als die Begleiterinnen das Zimmer wieder betreten, hängt die Patientin an einem Tropf mit Valium und reagiert nur noch sehr schwach, kann den Blick nicht mehr fixieren. Auf Nachfrage erklärt der Arzt, er kenne die Patientin und wolle ihr mit dem Valium die Aufregungen ersparen. Sie wäre ja sehr nervös. Auf Nachfrage, wann er die Patientin das letzte Mal gesehen hätte, antwortet er: „Vor einer Woche." Man bestätigt ihm, dass zu diesem Zeitpunkt die Patientin nervös schien, aber nur die verschiedenen Phasen des Abschieds und der Trauer durchlief, die sie mit Begleitung gut gehen konnte. Seit Tagen aber war die Patientin vollkommen ruhig und schien die wenigen klaren Momente mit ihrer Tochter zu genießen. Der Arzt meinte, er wisse schon was er täte: „Ich gebe allen Patienten Valium, um sie von ihrem eigenen Sterben zu distanzieren! Und glauben Sie ja nicht, dass ich die einmal gesetzte Infusion wieder abhänge. Das bleibt so!" Ein Gespräch über unterschiedliche persönliche Vorlieben beim Sterben erreicht ihn nicht, zu sehr ist der junge Arzt darauf festgelegt, dass er als Arzt schon wisse, was er zu tun hätte. (Die herbeigeholte Chefärztin handelte nach dem Willen der Patientin und hängte die Infusion ab. Die Patientin konnte noch einmal bei klarem Bewusstsein Abschied von der Tochter nehmen.)

Die steile Hierarchie der Ärzte bringt Kollegen und Patienten in Not

Der Patient lebte seit vielen Jahren mit einer nicht diagnostizierbaren Erkrankung, die jedoch ein klares Symptombild zeigte. Sein Zustand verschlechterte sich phasenweise und ihm wurde empfohlen, diese Krisen in einer Klinik zu verbringen, die u.a. auch andere schwerkranke Patienten aufnahm. Die Klinik konnte dem Patienten eine unterstützende symptomatische Therapie anbieten. Der Patient – durch viele Klinikaufenthalte

durch Ärzte und Therapeuten nachhaltig verstört – konnte durch wiederholte Aufenthalte in dieser einen Klinik erneut Mut und Vertrauen fassen. Ihm wurde versichert, dass er jederzeit, wenn es ihm schlecht gehen würde, in die Klinik kommen könne. Der Patient schöpfte Hoffnung, dass er so mit der Krankheit wenigstens aufgehoben war. Er fühlte sich bei den Aufenthalten wohl, die Mitarbeiter der kleinen Klinik und er lernten sich kennen. Der Patient erlebte einige entspannte Aufenthalte bis zu jenem Zeitpunkt, an dem er erneut kurzfristig in die Klinik aufgenommen werden musste. Es stand ein kleiner chirurgischer Eingriff im Rahmen der Schmerztherapie an, der in einem benachbarten Krankenhaus gemacht werden sollte. Am 2. Tag seines Aufenthaltes war Chefvisite. Am Morgen noch war alles Nötige mit dem Stationsarzt besprochen worden, so dass der Patient nur den Chefarzt kurz begrüßen wollte, da sie sich ja bereits von den anderen Aufenthalten kannten. Als die Visite an sein Bett trat, reichte der Patient dem Chefarzt seine Hand, die jedoch nicht angenommen wurde. Stattdessen verblüffte der Klinikleiter auch sein Team, als er an dem Bett des Patienten vorbei ging und dabei mit einer abfälligen Handbewegung kommentierte: „Ach, lasst mich mit dem Patienten bloß in Ruh'!".
Die Visite verschwand aus dem Zimmer und der Patient fragte seine Zimmergenossen, ob sie das Verhalten verstanden hätten. Noch dachte er an ein Missverständnis, wurde aber vom Stationsarzt abends aufgeklärt: „Also," wand er sich, „der Chef meinte, bei Ihnen sei die Krankheit ja noch nicht wirklich diagnostiziert ... und wir sind dafür ja auch nicht das richtige Krankenhaus ... also, meint er, dass wir Sie nun so auch nicht weiter betreuen können ...". Dem Arzt schien es peinlich und er ging schnell aus dem Zimmer. Der Patient war umso mehr emotionell getroffen, als er gerade anfing wieder Vertrauen zu Ärzten und zum Therapie- und Pflegeteam zu fassen. Am nächsten Tag lud ihn der Stationsarzt ein, ruhig sein Mittagessen noch im Patientenzimmer einzunehmen, aber dann könne man für den Patienten nichts weiter tun ...
Die Ohnmacht blieb nicht allein bei dem Patienten, seinen Begleitern und Hausärzten. Nach etwa 4 Wochen erhielt der Patient vom Stationsarzt einige Unterlagen per Post, auf denen ein kleiner gelber Merkzettel klebte: „Es tut mir leid, dass wir für Sie den chirurgischen Eingriff nicht machen konnten!" Der Arzt, der sich mit dem Patienten jeden Tag Witze erzählt, der mit ihm eine schöne Gesprächsebene gefunden hatte, dieser Arzt konnte unter dem Druck der Klinikleitung nur Worte des Bedauerns finden, die mit dem eigentlichen Fehlverhalten seines Chefs nur sekundär etwas zu tun hatten.

Die ausgeblendete Realität der Helfer

Eine sehr kranke Patientin nahm eine weite, für sie sehr beschwerliche Fahrt in eine Diagnostikklinik auf sich. Zuvor hatte sie sich bei der Klinik versichert, dass nach Aktenstudium ihrer umfangreichen Arztbriefsammlung die Ärzte der Klinik es für sinnvoll hielten, dass sie käme. In der Klinik angekommen, wurden ihr vier Treffen mit verschiedenen Fachärzten vorgeschlagen. Das erste Gespräch verlief so, dass der Patientin ihre umfangreiche Arztbriefsammlung so ausgelegt wurde, dass sie wohl besondere Freude am Sammeln von Arztbriefen hätte, die Krankheit sich so zu ihrem Lebensmittelpunkt entwickelt hätte. Der Arzt, ein Psychiater wie die Patientin später erfuhr, wedelte während des Sprechens mit der Akte dicht vor der Nase der Patientin. Die Frage, wann denn die Krankheit begonnen hätte, konnte die Patientin kaum mit einem Satz beantworten. Als der Arzt hörte, dass die Patientin bereits in der Kindheit ernstlich erkrankt war, resümierte er vor ihr: „Ja das kennen wir schon: Patienten, die bereits als Kind krank waren, wollen auch als Erwachsene immer weiter krank sein.“ Als die Patientin daraufhin das Gespräch beenden wollte, verweigerte der Arzt ihr den Abschiedsgruß und informierte die koordinierende Ärztin darüber, dass die Patientin eine schwere Neurose hätte.

Die Patientin konnte sich nur zögernd entschließen, einen weiteren Arzt dieser Klinik zu besuchen. Das Gespräch mit dem nächsten Facharzt drehte sich allein um das Thema: „Warum fehlt bei diesem einen Arztbrief die erste und dritte Seite?“ Auch nachdem die Patientin erklären konnte, welche Daten auf den fehlenden Seiten standen – es war allein die Anschrift des Hausarztes, die bekannte Anamnese und die Unterschriften der Ärzte, deren Namen die Patientin auf der vorhandenen Seite notiert hatte –, wurde das Gespräch vom Arzt weiterhin auf dieses Thema begrenzt. Er kam zu dem Schluss: „Sie verheimlichen etwas und unterschlagen wichtige Arztbriefe.“ Der Neurologe untersuchte die Patientin und empfahl der an einer generalisierten Muskelschwäche leidenden Patientin: „Machen Sie doch einfach mal ein bisschen Sport!“ Als die Patientin berichten wollte, dass dies bereits vor 10 Jahren ernsthaft im Rahmen einer Kur versucht wurde, dies sich aber negativ auf ihre Kondition ausgewirkt hätte, unterbrach der Arzt sie: „Klinik ist Quatsch. Gehen Sie doch mal regelmäßig ins Fitnesszentrum!“ Die Patientin, die bereits nach kurzen Strecken nicht mehr gehen kann, verstummte. Daraufhin fühlte sich der Arzt animiert, ihr ein Angebot zu machen: „Oder wollen Sie heute Nachmittag noch eine Untersuchung?“ Die Patientin fragte, ob dies eine neue Untersuchung sei oder eine Wiederholung der vielen vorherigen; welche Fragestellung für ihn die Untersuchung habe. Der Arzt schaute sie verwirrt an: „Ich dachte nur, wenn Sie vielleicht noch einfach gerne eine Untersuchung hätten ...“.

Die Patientin bat um ein Gespräch mit der koordinierenden Ärztin. Diese versicherte ihr, man würde ja noch Blutuntersuchungen machen wollen und dann noch ein Gespräch beim Internisten. ... Nein, neue Fragestellungen oder Untersuchungen wären nicht dabei. Eigentlich alles, was bereits die Jahre über auch untersucht wurde. Die Patientin fragte, warum sie in diese Klinik hätte kommen sollen, wo doch – so sah es für sie aus – keine neue Fragestellung vorhanden wäre, die eine Diagnostik befürworten würde. Die Ärztin schaute sie an und meinte: „Mein Kollege, der Neurologe, meinte, es würde ein Blatt in ihren Arztberichten fehlen!" Sie bestätigte, als die Patientin fragte, ob das der Grund ihrer Anwesenheit hier wäre. Als sie nachfragte, ob die Ärztin nicht am Tag zuvor mit ihrer Hausärztin gesprochen hätte, verneinte diese und entließ die Patientin aus der Klinik.
Daheim erfuhr die Patientin von der Hausärztin, dass diese ein halbstündiges Telefonat mit der Klinikärztin geführt hätte, in dem sie beide besprochen hätten, welche Untersuchungen dringend wären. Die Klinikärztin hätte aber wohl auch den Verdacht geäußert, dass die Patientin wohl nur darauf aus sei, in den Frühruhestand geschickt zu werden. Diese Behauptung machte die Klinikärztin, ohne die Patientin überhaupt zu kennen und ohne, dass irgendwelche Unterlagen darauf hindeuteten. Die Hausärztin erklärte, dass die Patientin in einem Arbeitsverhältnis stehe und seit Jahren darum kämpft, in jedem Fall weiter arbeiten zu können.
Die Leugnung des Gespräches zwischen Klinikärztin und Hausärztin am Vortag des Klinikbesuches der Patientin, weist auf eine mögliche Hilflosigkeit der koordinierenden Ärztin hin. Diese Hilflosigkeit scheint für sie ebenso stark negativ besetzt zu sein, wie die Gesprächsentwicklung des Psychiaters. Hatte die Patientin zuvor noch eine Gesprächsbereitschaft signalisiert, war sie es nun, die die Beendigung der Begegnung beschloss. Der Psychiater verlor in diesem Moment die Leitung der Begegnung. Dies verwirrte den Psychiater möglicherweise so sehr, dass er momentan keine Antwort auf den Abschiedsgruß der Patientin fand. Er verweigerte sich ihr durch das Wegdrehen seines Körpers mit dem Bürostuhl. Der der Patientin zugewandte Rücken des Psychiaters schien eine Parallele der vor dem Gesicht gehaltenen Kinderhände: *Was ich nicht seh', ist auch nicht da!* Kaum war die Patientin aus dem Raum, konnte der Arzt seine Fassung wiederfinden und das Verhalten der Patientin nach seinem Sinn einordnen: *Die Patientin hat eine Neurose!* Sein Verhalten fand zusätzliche Sicherheit durch das solidarisch dialogische Handeln seiner Kollegin, die die Diagnose akzeptierte und der Patientin überbrachte.

Die Hilflosigkeit dieser *Helfer* zeigt sich in ihrem Verhalten, sowohl in der nonverbalen, als auch in der verbalen Kommunikation. Ein inhaltsvoller Dialog zwischen Arzt und Patient kann so kaum entstehen. Die hier aufgeführten Beispiele aus einer Diagnostikklinik zeigen nicht nur eine gefährliche Entwicklung der Überhöhung ärztlicher Einschätzung, sondern auch ein Versagen des diagnostischen Teams. Gerade wenn ein Kollege sich überfordert fühlt, muss ein kollegiales Kontrollsystem so funktionieren, dass das Teammitglied entlastet wird. Die Verantwortung ärztlicher Diagnostik ist zu groß, als dass eine Verkettung der hier beschriebenen medizinischen und menschlichen Unfähigkeit kontroll- und kritiklos agieren kann.

Wenn Helfer sich nicht helfen lassen,
leiden jene, die ihre Hilfe dringend benötigen.

Es scheint, dass die Angst vor eigenen Fehlern Helfer so sehr lähmt, dass vor allem im Rahmen der zwischenmenschlichen Kommunikation ein ausgeprägtes Fehlverhalten als Folge droht. Die durch die eigenen Ängste eingeschränkte zwischenmenschliche Wahrnehmung ist dann Grundlage weiterer Fehleinschätzungen, die das eigene Verhalten sowie das Verhalten des Gegenübers betreffen. Die Angst vor Versagen lähmt alle Sinne und kann so im wahrsten Sinne des Wortes sinnlos eigenes Leid und das Leid der Patienten sowie Verständigungs- und Verhaltensprobleme im Team verstärken. Die Zusammenarbeit im Team ist immer nur so gut, wie man sich verbal, vor allem aber nonverbal verständigen kann. Die Abhängigkeit des Patienten vom medizinischen, therapeutischen und pflegenden Team ist jedoch so elementar, dass die Helfer auch dem Patienten zu helfen beginnen, wenn sie durch eine geübte Selbst- und Fremdwahrnehmung[1] eigene und interaktive Schwächen in der Kommunikation und im Verhalten aufzudecken versuchen.

Konkrete Hilfen anhand von kommunikativen Beispielen aus der Praxis finden professionelle Begleiter auch in dem Buch der Krankenschwester und Psychologin Maria Langfeldt-Nagel. Ihr Lehrbuch *Gesprächsführung in der Altenpflege* bietet dem Leser reichhaltige praxisbezogene Beispiele zur Kommunikation mit Menschen in Abhängigkeit von Pflege und Medizin. Die Gesprächsbeispiele und Übungen sind so gut gewählt, dass das Buch auch für Begleiter aus nicht-gerontologischen Bereichen, für Ärzte, Therapeuten, Pfleger und Seelsorger ein Gewinn ist. Das Buch kann auch für interessierte Laien von Interesse sein, möchten sie sich intensiver mit der situationsabhängigen, differenzierten, sprachlichen und körpersprachlichen Kommunikation beschäftigen. Gerade auch jene Angehörige, die ihre Elterngeneration begleiten, vielleicht sogar selber pflegen, werden in diesem Buch hilfreiche Hinweise für eine gelungene Kommunikation finden.

[1] siehe Otterstedt: *Der nonverbale Dialog* (Wahrnehmungssensibilisierung) 2005

Die *Ohnmacht* Nahestehender in der Begleitung von Patienten

Wenn sich der erste Schock über die Diagnose legt, wenn der Alltag den familiären Begleiter fordert und parallel zur Begleitung des Patienten oft auch überfordert, dann entstehen aus dieser Überforderung zusätzliche Hilflosigkeit und Ohnmachtgefühle. „Ich kann ihm ja sowieso nicht helfen!“ Als professionelle Begleiter müssen wir den familiären Begleitern machbare Aufgaben übertragen. Aufgaben, die individuell auf die Talente der einzelnen Angehörigen und Freunde zugeschnitten sind. Das können beispielsweise Aufgaben sein, wie

- Einkaufen gehen, Gerichte für die Tiefkühltruhe kochen
- Wäsche waschen und zusammenlegen, Wohnung reinigen
- Ämtergänge, Anträge ausfüllen
- Kurzurlaube planen und schenken
- mit den Kindern einen Ausflug machen
- die Haustiere versorgen und sich mit ihnen beschäftigen
- besondere Wünsche der Angehörigen bzw. des Patienten versuchen zu erfüllen
- mit dem Angehörigen spazieren, essen gehen, o.a. ausgeglichene Aktionen machen (in der Natur Kraft holen, Schifffahren, Bergwandern, Heißluftballonfahrt, o.a.)
- dem Patienten aus der Zeitung, Kurzgeschichten, aus einem Lieblingsbuch, aus einem Witz-Buch, aus der Bibel vorlesen
- siehe auch Kapitel *Kreative dialogische Gestaltungsmöglichkeiten*

Aber auch im pflegenden und therapeutischen Bereich können Angehörige nach vorheriger Anleitung helfen. Dabei geht es jedoch nicht darum, das Pflegepersonal zu entlasten, vielmehr müssen dem Angehörigen immer wieder auch Aus- und Ruhezeiten gegönnt werden, die er für sein emotionelles Befinden und seine Kraft benötigt. Hierbei reicht meines Erachtens nicht die Nachfrage der Therapeuten und Pfleger: „Na, klappt‘s? Prima! Sie sagen einfach, wenn es Ihnen zu viel wird, ja?“ In der Regel überfordern sich die begleitenden Angehörigen, da sie sich ganz auf den Patienten einlassen wollen und so ihre eigenen Bedürfnisse oft übersehen. Dass die familiären Begleiter oft tagelang kaum etwas essen, ist nur eine Variante. Auch wenn die Angehörigen darauf achten, dass der Patient genug zu Trinken erhält, sie selber brechen nicht selten zusammen, gerade weil sie selber zu wenig Flüssigkeit zu sich nehmen. Die Aufgabe professioneller Begleiter sowie des gesamten Teams auf der Station sollte sein, dass der Angehörige zeitweise *arbeiten darf*, dass dann aber wieder andere die Aufgaben übernehmen. Auch muss darauf geachtet werden, dass je nach Bedürfnis von Betroffenen und Angehörigen der Patient auch Ruhezeiten für sich alleine hat.

Bei einer häuslichen Pflege ist die Überforderung der begleitenden Angehörigen noch viel riskanter, da trotz ambulantem Pflegedienst die Angehörigen in der Regel mit einer ständigen Versorgung des Patienten schnell überfordert sind. Eine professionelle Begleitung kann den Angehörigen helfen, ein geregeltes Maß in der Begleitung des Patienten zu finden, so dass jeder Beteiligte seinen Bedürfnissen entsprechend langfristig die sich verändernde Lebenssituation meistern kann. Auch in dieser Situation sind feste Zeiten für die verantwortliche Begleitung des Patienten vorteilhaft, können in dieser Zeit die anderen Familienmitglieder auch außerhalb des Hauses v.a. auch soziale Beziehungen weiter pflegen. Von einem angeregten Sozialleben der Angehörigen profitiert in der Regel auch der Patient.
Professionelle Begleiter sind v.a. wichtig, um immer wieder auch für die Mitglieder der Familie zu sorgen. Nicht selten erfährt man von begleitenden Angehörigen, dass die Mitglieder der Familie anscheinend selber gar nicht mehr krank werden dürfen: „Ich kann ja nicht klagen. Meinem Mann geht es ja viel schlimmer!“ Es ist nicht nur riskant, wenn der Betreffende dadurch sogar die ärztliche Untersuchung vermeidet. Vor allem wird so ein falsches Wertesystem entworfen.

Jeder Mensch
hat aber seine ganz individuelle und spezielle Gesundheit.

Und jeder Mensch erfährt nach und nach, allein durch den Alterungsprozess, Einschränkungen seiner Gesundheit. Wenn es ihm in dieser Entwicklung versagt bleibt zu leiden, zwingen wir ihn dadurch seine Emotionen und sein Leid zu verdrängen. Eine Akzeptanz gesundheitlicher Einschränkungen kann aber nur emotional erreicht werden.
Auch wenn es beispielsweise einem Elternpaar in den 70ern schwer fällt ihrer chronisch kranken Tochter von ihren sog. *Alters-Weh-Wehchen* zu erzählen („Dir geht es doch viel schlechter, da kann ich wirklich nichts über so ein bisschen Schmerzen sagen.“), die Eltern werden ihre sich verändernde Gesundheit und auch ihr Alter nur dann annehmen können, wenn sie Gesprächspartner finden, bei denen sie auch mal jammern können. Die Beziehung zu ihrer Tochter verharrt möglicherweise in der Beziehung *helfende Eltern – hilfsbedürftige Tochter*. Dass die Tochter den alternden Eltern eine Hilfe sein sollte, bleibt ein Wunschbild, solange diese Hilfe als eine rein körperliche Hilfe begriffen wird. Die Versehrtheit eines Familienmitgliedes fordert immer auch eine emotionelle Umorientierung der anderen Familienmitglieder. Jeder hat seine Bedürfnisse und

Wunschbilder der neuen Situation anzupassen. Dies gelingt mal besser, mal weniger gut. Die Abschiede von Wunschvorstellungen sowie die Entwicklung neuer Lebensperspektiven kann in musik-, tanz- und maltherapeutischen Rahmen ebenso begleitet werden, wie in sozial gewachsenen Strukturen, in Mensch-Natur-Tier-Begegnungen, v.a. aber in wahrhaftigen nonverbalen und verbalen Dialogen.

Professionelle Kranken- und Sterbebegleiter im Dialog mit den Betroffenen und ihren familiären Begleitern

Entsprechend der physischen, mentalen und sozio-emotionalen Konstitution des Betroffenen, scheuen es familiäre Begleiter oft, professionelle Begleiter zu engagieren. Kranken- und Sterbebegleiter erleben es nicht selten, dass Angehörige und Freunde sich hilfesuchend an professionelle Kranken- und Sterbebegleiter wenden, diese dann aber zunächst vom Betroffenen fernhalten wollen:

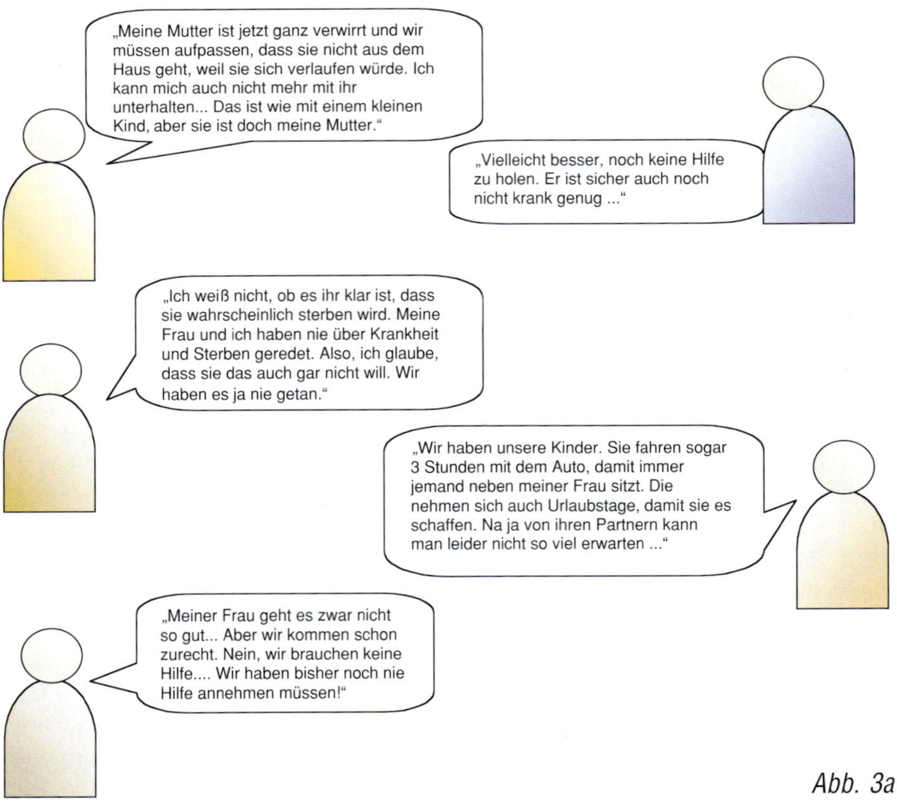

Abb. 3a

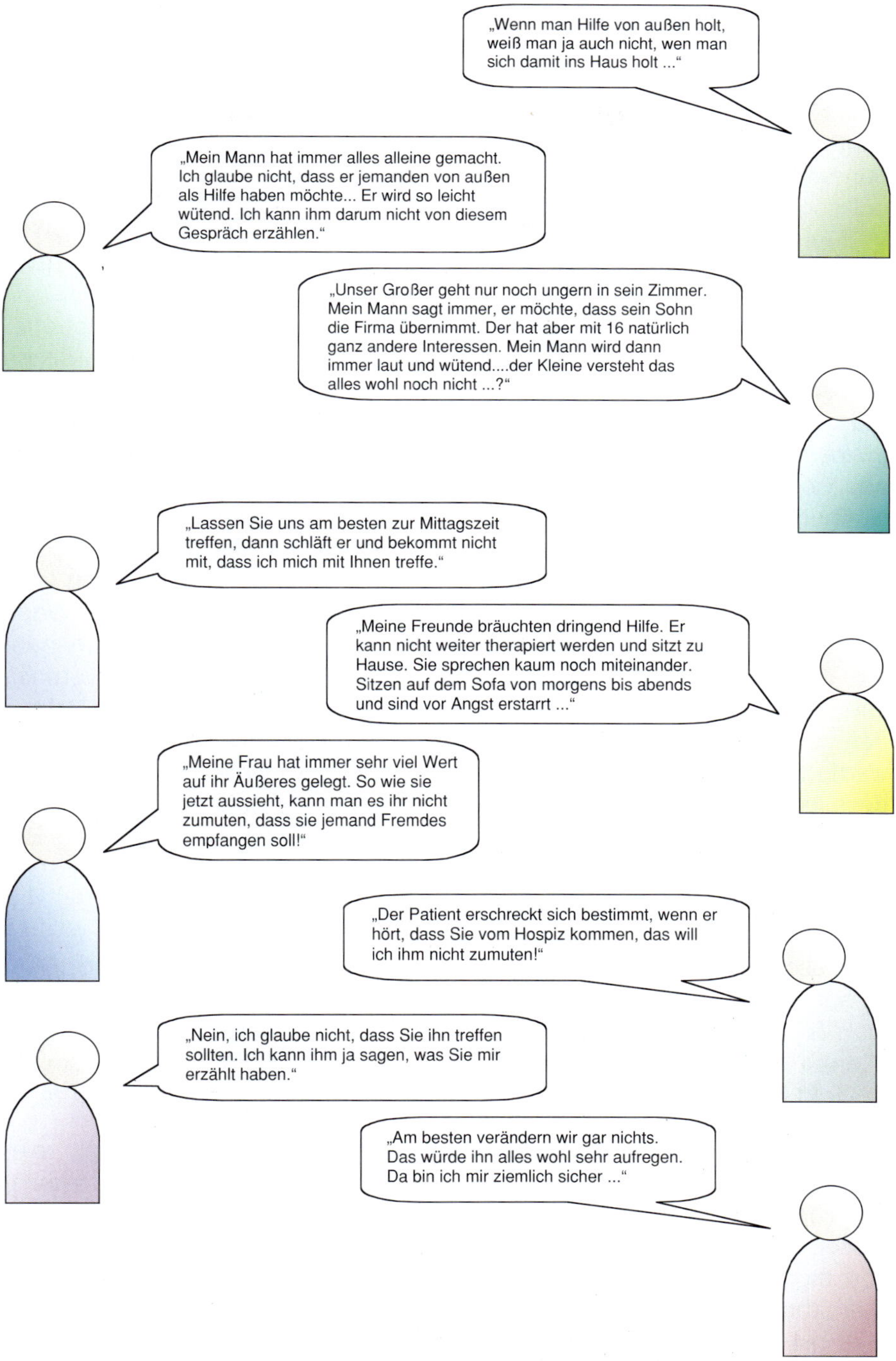
„Wenn man Hilfe von außen holt, weiß man ja auch nicht, wen man sich damit ins Haus holt ..."
„Mein Mann hat immer alles alleine gemacht. Ich glaube nicht, dass er jemanden von außen als Hilfe haben möchte... Er wird so leicht wütend. Ich kann ihm darum nicht von diesem Gespräch erzählen."
„Unser Großer geht nur noch ungern in sein Zimmer. Mein Mann sagt immer, er möchte, dass sein Sohn die Firma übernimmt. Der hat aber mit 16 natürlich ganz andere Interessen. Mein Mann wird dann immer laut und wütend....der Kleine versteht das alles wohl noch nicht ...?"
„Lassen Sie uns am besten zur Mittagszeit treffen, dann schläft er und bekommt nicht mit, dass ich mich mit Ihnen treffe."
„Meine Freunde bräuchten dringend Hilfe. Er kann nicht weiter therapiert werden und sitzt zu Hause. Sie sprechen kaum noch miteinander. Sitzen auf dem Sofa von morgens bis abends und sind vor Angst erstarrt ..."
„Meine Frau hat immer sehr viel Wert auf ihr Äußeres gelegt. So wie sie jetzt aussieht, kann man es ihr nicht zumuten, dass sie jemand Fremdes empfangen soll!"
„Der Patient erschreckt sich bestimmt, wenn er hört, dass Sie vom Hospiz kommen, das will ich ihm nicht zumuten!"
„Nein, ich glaube nicht, dass Sie ihn treffen sollten. Ich kann ihm ja sagen, was Sie mir erzählt haben."
„Am besten verändern wir gar nichts. Das würde ihn alles wohl sehr aufregen. Da bin ich mir ziemlich sicher ..."

Abb. 3b

In der Partnerschaft, in der Familie kann eine Sprachlosigkeit entstehen, die geprägt ist von den unterschiedlichen Tempi der Abschieds- und Trauerbewältigung im Angesicht einer schweren Demenz, Behinderung oder (nicht heilbaren) Erkrankung. Unterschiedliche Erwartungen an die Zukunft (z.B. Übertragung der Firma auf den Sohn, damit das eigene Lebenswerk über den Tod hinaus weiter besteht), aber auch eine Fixierung auf sog. familiäre Verantwortungen (z.B. erwachsene Kinder müssen zur Verfügung stehen) können einer gut gestalteten, einer zufriedenen Lebensphase im Wege stehen.

Ehepartner und Freunde fühlen sich oft im Gespräch mit dem Betroffenen hilflos und ohnmächtig. Nicht selten verstummen die Partner, sitzen im Krankenzimmer zusammen ohne sich verbal bzw. nonverbal auszutauschen. Nicht ein ständiges *Plappern* ist das Ziel, vielmehr eine gemeinsame Kommunikationsebene, die gemeinsam empfundene Pausen ebenso zulässt, wie ein gemeinsames Gespräch über Ängste, Wünsche, Hoffnungen, gemeinsames Lachen, gemeinsames Weinen.
Angehörige und Freunde sprechen oft Ängste aus, die sich auf die Ansprache, den Dialog mit dem Betroffenen über seine Lebenssituation (z.B. Verlaufsform einer Krankheit, bevorstehendes Sterben) beziehen. Wenn die Übung in einem gemeinsamen Austausch zu diesen lebensimmanenten Themen fehlt, sind die Beteiligten in der Akutsituation stark verunsichert. Die Partner scheuen es, diese Themen anzusprechen, befürchten den anderen zu verletzen („Du glaubst anscheinend, dass ich sterben werde!"), einen Vertrauensverlust zu erleben („Ich dachte, du glaubst auch, dass ich noch mal wieder gesund werden könnte!"), befürchten auch, dass sie den anderen überfordern („Ich will davon nichts hören!"). Diese Bedenken sind nicht immer ganz unangebracht. So ist es wichtig, das Gespräch einfühlsam zu beginnen („Weißt du noch, als Tante Martha damals so krank war ...") und Schritt für Schritt zu erspüren, ob der andere an diesem Tag Gedanken zu diesem Thema austauschen möchte. Geht er auf die Angebote nicht ein, bedeutet es nicht notwendigerweise, dass er das Thema ablehnt. Verstärkte Schmerzen, Übelkeit oder Müdigkeit können beispielsweise Gründe sein, warum ein Betroffener die Augen schließt, das Gespräch beendet und auf das Thema nicht eingehen mag.

Es ist nicht selten, dass der Betroffene, sein Partner, seine Freunde, dieselben Gedanken haben, sie aber gegenüber dem anderen nicht auszusprechen wagen. Ein professioneller Kranken- und Sterbebegleiter kann in dieser Situation ein hilfreicher Dolmetscher sein. Unbefangen, unabhängig von möglichen familiären Verstrickungen, kann der Außenstehende dem Betroffenen einfühlsam Gesprächsangebote zu den entsprechenden Themen machen. Oft bedarf es nur einer ersten kurzen Aussprache, die bereits die Möglichkeit des Dialoges zwischen den Partnern, Freunden schafft.

Immer wieder ist es für die Betroffenen, Angehörigen und Freunde schwer zu entscheiden, wann man professionelle Begleiter (z.B. Hospiz) ansprechen und die Angebote der Begleitung annehmen darf. Leider wird nach wie vor in der Gesellschaft (u.a. in Daily-Soaps und anderen Filmen) das Bild „Wir brauchen keine Hilfe, wir schaffen das alles alleine. Unsere Familie hält zusammen ..." besonders gefördert. Dies entspringt nicht so sehr der heutigen Realität, sondern vielmehr den im 19. Jahrhundert entwickelten Gesellschaftsnormen: „Man(n) weint nicht." „Nur eine intakte Familie ist eine gute Familie" „Hilfe von anderen zu benötigen, heißt Schwäche zu zeigen." „Sich durchbeißen und dabei lächeln ist besser, als sich jemand Fremdem anzuvertrauen und Hilfe annehmen zu müssen."
Diese nach wie vor stark beeinflussenden Gesellschaftsnormen entsprechen kaum noch der Realität, wo Alleinerziehenden weder ausreichende Kinderhortplätze, noch Nachbarschaftshilfen für eine engmaschige Begleitung zur Verfügung stehen. Die zunehmend große Gruppe von älteren Menschen in unserer Gesellschaft wird die Hilfe anderer in Anspruch nehmen müssen, da zum einen ihre jüngeren Angehörigen aus beruflichen Gründen oft in einer anderen Region leben, zum anderen diese ältere Generation auch gerne unabhängig von Verpflichtungen gegenüber der jüngeren Generation leben möchte. Aber gerade diese ältere Generation hat die oben beschriebenen Gesellschaftsnormen, u.a. auch durch die äußeren Bedingungen der Nachkriegszeit, verstärkt leben gelernt. Dies kann zu einem inneren Konflikt führen, der v.a. durch Aussagen, wie: *„Ich lass doch keinen Fremden in mein Haus!"* repräsentiert wird. Ist man dann doch auf Hilfe angewiesen, so wird dies nicht selten als Versagen empfunden, das eine positiv empfundene Begegnung erschwert. Nicht der eigene (starke) Wille alleine hilft beispielsweise die Folgen eines Schlaganfalles in den Alltag zu integrieren. Die positiv besetzte Annahme von professioneller (fremder) Hilfe zeigt eine höhere soziale Kompetenz, als der Rückzug aus dem sozialen Leben aufgrund persönlicher Einschränkungen, die mit fremder Hilfe behoben werden könnten (z.B. Hilflosigkeit beim Anziehen von Schuhen kann den Kontakt nach draußen verhindern, Rückzug aus dem sozialen Leben bei Problemen der verbalen Kommunikation).

Die durch Behinderung, Demenz oder (unheilbare) Krankheiten hervorgerufenen Veränderungen beeinflussen auch die kommunikative Kompetenz der Angehörigen und Freunde. Sowohl Krankheiten mit einer schlechten Prognose, als auch eine langjährige stark eingeschränkte Kommunikation mit dem Betroffenen (z.B. bei Demenz) kann auch die Begleiter verstummen lassen. Dies betrifft v.a. jene, die in einer 2er-Lebensgemeinschaft mit dem Betroffenen leben und von der Pflege und Betreuung des Betroffenen sehr in Anspruch genommen sind (z.B. Pflege am Tag und in der Nacht, wenig und oft unterbrochener Schlaf, kein Urlaub). Die familiären

Begleiter verstummen auf Grund physischer und psychischer Erschöpfung sowie sozialer Isolation. Viele familiäre Begleiter geben ihren Beruf auf, um den Angehörigen zu pflegen. Für eigene soziale Aktivitäten (z.B. Konzertbesuche, regelmäßige Hobbys, kreative Kurse, etc.) fehlt oft der zeitliche und finanzielle Rahmen. Vor allem aber ist die große körperliche und seelische Erschöpfung Grund für Absagen von Einladungen unter Freunden und Kollegen („Die können doch nicht nachempfinden, wie ich inzwischen mein Leben leben muss ...") sowie anderen sozialen Attraktionen.

Auch wenn bereits die Erschöpfung der pflegenden Angehörigen erste körperliche und seelische Symptome zeigt, die Verunsicherung, wann man Hilfe anderer in Anspruch nehmen darf, besteht für viele familiäre Begleiter: „Ich darf nicht schwach werden. Ich muss doch für meinen kranken Angehörigen da sein. Wenn ich krank werde, wenn ich fremde Hilfe annehmen muss, habe ich versagt."
Professionelle Begleiter können dem familiären Begleiter und der gesamten betroffenen Familie so helfen, dass mit der Unterstützung und Entlastung der Angehörigen auch indirekt dem sozialen Gefüge der Partnerschaft, Familie und dem Betroffenen selber geholfen wird. Je konkreter die Hilfestellungen, umso einfacher ist es auch für den begleitenden Angehörigen diese Hilfe dankbar anzunehmen. Es hat sich als besonders hilfreich herausgestellt, wenn der professionelle Begleiter die Familienmitglieder bittet, dass jeder für sich seine individuellen Bedürfnisse und Wünsche aufschreibt. Mit Hilfe dieser Notizen kann man sich gemeinsam über die Möglichkeit der Umsetzung beraten. Über die Hilfe für die Angehörigen hinaus kann sich ein Vertrauensverhältnis entwickeln, das es ermöglicht, mit dem Betroffenen ins Gespräch zu kommen. In diesen Gesprächen entstehen evtl. Fragen zur Weiterentwicklung der konkreten Versorgung, die einfühlsam durch Informationsweitergabe (z.B. über schmerzlindernde Therapien, Hospizhelfereinsätze) und konkrete Hilfsangebote (z.B. Gespräche, Begleitung, Betreuung von Kindern, etc.) beantwortet werden können.

Obwohl professionelle Begleiter in den meisten Fällen angefragt werden, bestehen zunächst eine Reihe von Verunsicherungen von Seiten der familiären Begleiter. Oft möchten sich die familiären Begleiter nur selbst informieren, das Gespräch vor dem Betroffenen aber geheim halten. Die Information ist ein wichtiger Teil der Arbeit professioneller Begleiter. Wenn der Betroffene bereits in einem Stadium ist, in dem er und seine Angehörigen dringend Hilfe benötigen würden, kann die Begrenzung des Gespräches allein auf den Kontakt zum Angehörigen ein Problem darstellen. Wenn trotz brisanter Situation der Angehörige einen Kontakt zum Betroffenen verwehrt, können professionelle Begleiter dem Angehörigen nur an-

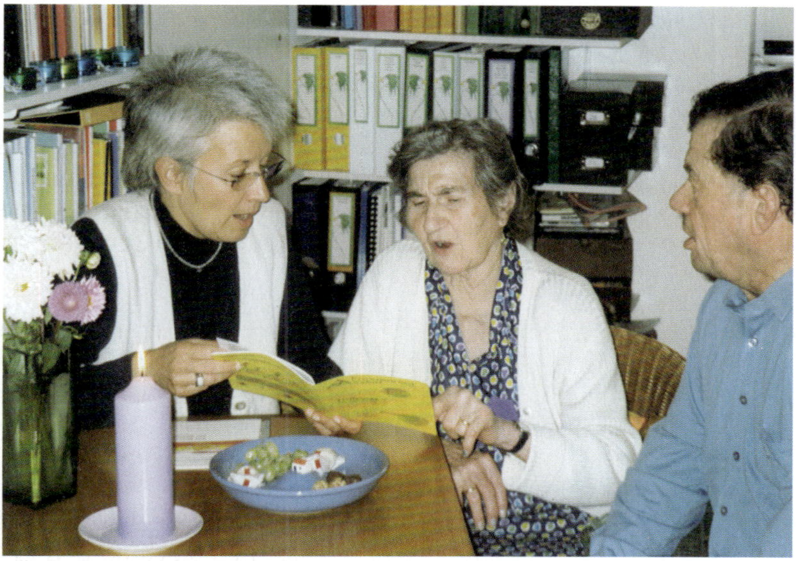

Abb. 4: Eine professionelle Kranken- und Sterbebegleiterin informiert über Möglichkeiten der umfassenden Unterstützung und sozialen Kontaktaufnahme mit karitativen Einrichtungen.[2]

bieten, dass er sich weiter Rat holen kann. Trotz der Hoffnung, dass mit jedem weiteren Gespräch Vertrauen aufgebaut werden kann, damit dem Betroffenen und seiner Familie optimale Hilfe gewährt werden kann, kommt es manchmal dazu, dass der Angehörige einem Zusammentreffen von professionellen Begleitern und dem Betroffenen nicht zustimmt.

Im Rahmen einer Akutsituation kann ein Gespräch mit dem Betroffenen dadurch behindert werden, dass die Partner nie über Krankheit und Sterben miteinander gesprochen haben. Der familiäre Begleiter weiß zu diesem Thema nichts über die Bedürfnisse des Betroffenen und vermutet verunsichert: „Dann will der Betroffene sich auch weiterhin nicht zu dem Thema unterhalten." Der Angehörige kann sich oft nicht vorstellen, dass das Gespräch mit einem Fremden für den Betroffenen eher eine Erleichterung darstellt, denn eine Zumutung. Die Loslösung von familiären bzw. freundschaftlichen Banden sowie die Verschwiegenheit des professionellen Begleiters, ermöglicht es dem Betroffenen auch Themen anzusprechen, die er sonst mit keinem Menschen besprechen konnte.

---

[2] Da wir schwer kranke und sterbende Patienten nicht zusätzlich belasten wollten, haben sich eine erfahrene Hospizhelferin sowie zwei rüstige Senioren dankenswerterweise für die Nachstellung authentischer Situationen zur Verfügung gestellt.

Der professionelle Begleiter versucht mit dem Angehörigen bzw. Freund ins Gespräch zu kommen, sich möglichst persönlich mit ihm zu treffen und so einfühlsam eine Vertrauensbeziehung aufzubauen. Wenn es für den Angehörigen nicht möglich ist und er es sich nicht zutraut, den Betroffenen mit dem professionellen Begleiter bekannt zu machen, ist es oft bereits für den Angehörigen eine Erleichterung, wenn der professionelle Begleiter ihn in seinem Alltag unterstützt. Über die alltägliche Begegnung kann sich so manchmal auch ein direkter Kontakt zum Betroffenen aufbauen.

Der Betroffene selber bestimmt, welche Menschen er um sich haben möchte, ob er mit Kranken- und Sterbebegleitern in Kontakt treten möchte. Weder Angehörige, noch professionelle Begleiter sollten sich dem Betroffenen aufdrängen. Um aber eine Entscheidung für oder gegen eine Begleitung treffen zu können, muss der Betroffene über das Angebot informiert werden. Weiß ein Patient nichts von der Beziehungspflege auf Palliativstationen, wird er dies möglicherweise mit eher negativ geprägten Klinikaufenthalten gleichsetzen. Hat der Patient bisher den Begriff *Hospiz* mit Sterben gleichgesetzt, könnte ein Gespräch über die vielfältigen Hilfsangebote von Hospizvereinen dem Betroffenen neue Erleichterungen für den Alltag, aber auch für die pflegerische und medizinische Betreuung aufzeigen.

Als Begleiter von schwerkranken und sterbenden Menschen ist es wichtig, die Ängste der sorgenden Angehörigen und Freunde anzunehmen. Oft spricht aus Formulierungen, wie z.B. „Der Patient will in Ruh' gelassen werden!“, die Angst einer Konfrontation mit den Themen Behinderung, unheilbare Krankheit, Sterben, etc. Diese Angst kann den Angehörigen selbst, den Betroffenen oder auch ihre Beziehung betreffen. Es ist für Außenstehende oft nur zu vermuten, ob der Betroffene oder die familiären Begleiter *in Ruh' gelassen werden wollen.* Angehörige und Freunde sagen in ersten Beratungsgesprächen oft: „Ich kann keine Entscheidungen für den Patienten treffen!“ und oft ist gemeint, dass sie selber keine Entscheidungen treffen können, so groß ist der Schmerz, die Trauer, die Angst vor dem, was noch kommen kann ...
Das Angebot der professionellen Begleiter, den Betroffenen und Angehörigen durch Informationen und Beratung Entscheidungshilfen zu geben, wird nicht immer angenommen. „Eigentlich hätte ich gar nicht hier herkommen sollen. Damit habe ich ja praktisch meinen Mann fallengelassen, als wäre ich sicher, dass er wirklich bald sterben wird.“ Emotionell sind viele Angehörige in einem Zwiespalt, der einerseits uneingeschränkte Solidarität mit den Wünschen des Patienten fordert, andererseits aber dringend Unterstützung wünscht und sich dabei an dem Gefühl orientiert, dass der Partner doch sterben könnte. In Gesprächen mit professionellen

Begleitern äußern einige Angehörige, sie hätten Bedenken, ob ihre Beschäftigung mit dem Sterben den Tod ihres Partners schneller herbeiruft. Diese Schuldgefühle belasten die Partner und auch ihr Gespräch mit den Betroffenen sehr. Eine Mutter hat eines Tages – nach langen vorausgehenden Gesprächen – aus vollstem Herzen ihrer schwerkranken erwachsenen Tochter gesagt: „Du darfst auch gehen! Ich werde dich nicht halten!" Die Tochter freute sich über diesen großen Schritt, bei dem ihre Mutter sie begleitete und gleichzeitig ihrer Tochter Mut machte, dass die schönen Bindungen zwischen den beiden erwachsenen Frauen sie nicht behindern sollten. Aber nach ein paar Stunden kam die Mutter sehr aufgeregt wieder an das Bett der Tochter und bat weinend, das Gesagte wieder zurücknehmen zu dürfen, zu groß war ihre Angst, dass ihre Tochter nun sterben müsste.
Auch wenn sich unsere Gesellschaft in Deutschland sehr bemüht, auf eine distanzierte Art ohne kulturelle Identität zu leben, auch wenn viele auf der Suche nach einer spirituellen Heimat sind – uralte Rituale, Natur- und Kultur-Regeln werden von Generation zu Generation weiter vermittelt, ohne sie in ein Konzept des Lebens einordnen zu können. Diese Angst der Mutter, ihr Kind durch ihren eigenen Freispruch zum Tod verurteilt zu haben, stand in keiner Relation zur körperlichen oder seelischen Verfassung der Tochter. Die Mutter erlebte eine Ambivalenz zwischen *dem Wunsch der Tochter, sie freizugeben, wenn sie sterben würde* und *dem eigenen Bedürfnis, die Tochter im Leben behalten zu können*. Mit viel Mut, Willens- und Liebeskraft schaffte es die Mutter, sich über ihre eigenen Bedürfnisse hinwegzusetzen, scheiterte jedoch an den nachfolgend einsetzenden Schuldgefühlen, möglicherweise so ihre Tochter dem Tod ausgeliefert zu haben.

Bei manchen Angehörigen beschränkt sich die Beratung auf Telefonate, Berührungsängste können so von den Anrufern besser gehandhabt werden. Und auch der Hilferuf scheint per Telefon auf Grund der Minimierung akustischer Signale wesentlich weniger real, als wenn der Angehörige sich für ein persönliches Gespräch entscheidet. Professionelle Berater, wie Sozialarbeiter, Sozialpädagogen und Psychologen erfahren, dass manche Angehörige ein paar Telefonate brauchen, bis sie auch den Weg zu einem persönlichen Gespräch finden. Der Weg zum Betroffenen allerdings ist dann noch ein weiterer Schritt, da auch der Betroffene selber – soweit er dazu in der Lage ist – sein Interesse an einer professionellen Begleitung äußern muss.

Für professionelle Begleiter gilt es, im nonverbalen und verbalen Dialog eine Vertrauensebene zu dem Betroffenen aufzubauen. Das kann vor allem dann scheitern, wenn der Patient oder der familiäre Begleiter bereits durch Erfahrungen mit professionellen Begleitern (hier die Mediziner, The-

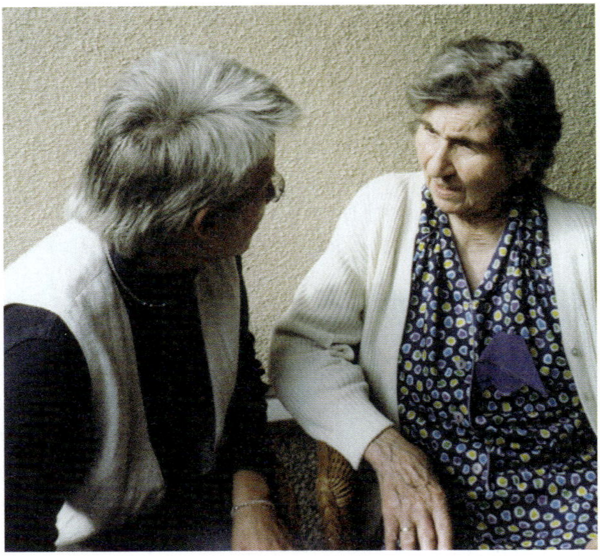

Abb. 5: Professionelle Kranken- und Sterbebegleiter haben in ihrer Ausbildung gelernt, dass zwischenmenschliches Vertrauen über Annehmen, Zuhören, professionelle Information und Hilfe wachsen kann.

rapeuten, Pfleger, Seelsorger) Vertrauen eingebüßt haben. Und doch haben auch in dieser Situation v.a. ambulant tätige professionelle Begleiter eine Chance, den Betroffenen und seine Angehörigen für eine Begegnung, ein Gespräch zu gewinnen.

Wichtig für die Planung eines Gespräches mit einem Betroffenen scheint, dass die professionellen Begleiter dem Angehörigen die Verantwortung für dieses Treffen abnehmen. Nicht der Angehörige oder Freund ist dafür verantwortlich, ob der Patient sich bei dem Besuch von außen wohl fühlt. Es ist wichtig, dass man verständlich machen kann, dass der begleitende Angehörige dem Patienten eine positive Chance der Begegnung bietet. Oft ist dies der erste Schritt für die Angehörigen, auch einmal Verantwortung abgeben zu dürfen. Wenn sich eine vertrauensvolle Begleitung entwickeln darf, dann kann diese es auch dem Angehörigen ermöglichen, für einige Stunden den Patienten in der Obhut des professionellen Begleiters zu lassen.

Schwieriger ist es, wenn die Beziehung zwischen Patient und begleitenden Angehörigen die Konstellation von *Herr* und *Knecht* angenommen hat, wenn der Angehörige die Rolle des Knechtes hat und beständig für sein Handeln (oder auch das eines anderen) verantwortlich gemacht wird. In diesem Fall ist oft nur eine sekundäre Begleitung des Patienten durch eine Unterstützung des Angehörigen möglich. In diesem Fall muss der Angehörige so gut wie möglich begleitet werden, auch wenn dies oft durch die hierarchische Beziehung zwischen Patient und Angehörigem beschränkt ist.

Lebensqualität durch schmerzlindernde Medizin

„Er war ganz tapfer und hat die großen Schmerzen klaglos ertragen." Körperliche Schmerzen ertragen, um so die Möglichkeit einer letzten Reifung zu erlangen? Hat sich in diesem traditionellen Glauben vieler Ärzte und Patienten mitunter ein *Kult des Leidens* entwickelt? Wer meint, weil Christus leidend sterben musste, dadurch das Ertragen von Leid im christlichen Glauben begründet sei, hat womöglich ein verzerrtes Bild vom Christentum. In einer vom christlichen Glauben geprägten Kultur müssen Schmerzen und Leiden nicht klaglos ertragen werden, denn gerade durch den Glauben an Jesus, der für uns litt, wurde uns ja die Hoffnung auf Erlösung von dem Leiden gegeben. Wir dürfen über Schmerzen klagen und wir dürfen auf Hilfe hoffen, im spirituellen, wie auch im praktischen Sinne. Das Gesetz, vor allem aber die Medizinische Ethik, fordert die Ärzte zu einer ausreichenden Schmerztherapie auf und sagt ganz deutlich: *Die Verweigerung der Schmerztherapie ist Körperverletzung.*

Wer Schmerzen hat, möchte fliehen, möchte am liebsten aus seiner *Haut fahren.* Wem nicht geholfen wird, der möchte oft lieber selber sein Leben frühzeitig beenden, als die starken Schmerzen weiter aushalten zu müssen.

Die schmerzlindernde Medizin (*Palliativmedizin*) kuriert nicht die Ursache des Schmerzes, möchte aber helfen Leiden zu lindern, um damit die Voraussetzungen für eine bessere Lebensqualität zu schaffen. Wie ein schützender Mantel (griech. *pallium*) versucht die *Palliativ*medizin schmerzstillende Medikamente um das Schmerzzentrum herum zu legen. Etwa 90% der behandelten Tumorpatienten können durch eine orale Medikamentengabe schmerz*reduziert* werden. Einige von ihnen erleben sogar eine Schmerz*freiheit*. Durch eine erfolgreiche Schmerztherapie kann der Betroffene seinen Alltag bei weitgehend klarem Bewusstsein erleben und aktiv gestalten.

Die moderne Schmerztherapie hat sich das Ziel gestellt, für den Patienten zumindest eine Schmerz*reduktion*, besser noch eine Schmerz*freiheit* zu erlangen. Obwohl die Schmerztherapie heute gute Erfolge zeigen kann, gibt es leider nach wie vor auch Schmerzformen, die auch für erfahrene Schmerztherapeuten ein Problem darstellen.

Bei einigen Tumorerkrankungen, aber auch bei einer Vielzahl von anderen Erkrankungen, können sehr starke Schmerzen auftreten. Die Aufmerksamkeit der Schmerztherapeuten gilt, neben den Schmerzen, den zusätzlich belastenden Symptomen wie Schlaflosigkeit, Atemnot, Husten, Wassereinlagerungen, Übelkeit, Erbrechen, Harnverhaltung und Verstopfung. Eine umfassende Behandlung der Schmerzen beinhaltet neben der Berücksichtigung von körperlichen Symptomen auch seelische und soziale

Faktoren. Ängste, Traurigkeit, depressive Stimmungen und soziale Einsamkeit können den körperlichen Schmerz verstärken und werden somit gleichberechtigt in die Behandlung miteinbezogen.

Der Freiburger Neurologe, Psychiater und Facharzt für psychotherapeutische Medizin Franz Kohl erläutert in einem seiner Fachartikel kognitive, sowie verhaltensmodifikatorische Therapieelemente bei Schmerzpatienten (Kohl, 2004:12). „Es ist durch zahlreiche Studienergebnisse der letzten Jahrzehnte gut gesichert, dass sowohl Verhaltens- wie auch Einstellungsfaktoren, kognitive Grundhaltungen und deren emotionale Begleitphäno-

SCHMERZEN		
Gedanken können Schmerzen beeinflussen und verändern. Beispiele - Angst vor Gedanken der Gefahr, Bedrohung („Ich habe wahrscheinlich unheilbaren Krebs!" „Die Ärzte sagen mir nicht alles!"), - Kontrollverlust („Ich kann nichts gegen die Symptome machen" „Ich weiß nicht wann und warum sie auftreten"), - Hoffnungslosigkeit („Keiner kann mir mehr helfen!")	**Gefühle** können Schmerzen beeinflussen und gestalten. Beispiele - Niedergeschlagenheit - Leere - Traurigkeit - Erschöpfung - Wut - Ärger - Enttäuschung - Angst - große Anspannung - Hoffnungs- und Hilflosigkeit spüren	**Verhalten** wird beeinflusst durch den Schmerz, kann ihn aber auch beeinflussen. Beispiele - physische Inaktivität („wie versteinert fühlen." „Sich nicht spüren können.") - psychische & mentale Schonhaltung - sozialer Rückzug - Bewegung (z.B. regelmäßiges Walking) kann den inaktiven Zirkel durchbrechen helfen.

Abb. 6: Welchen Einfluss haben Gedanken, Gefühle und Verhalten auf unser Schmerzempfinden? Kann der Patient durch professionelle Betreuung die den Schmerz beeinflussenden Faktoren erkennen, hat er die Chance, Gedanken, Gefühle und Verhalten so zu gestalten, dass der Umgang mit Schmerzerlebnissen bzw. eine partielle Beeinflussung der Schmerzsymptomatik möglich wird.

mene einen erheblichen Teilfaktor zur Entstehung, Aufrechterhaltung und auch Behandlung bei den Schmerzpatienten darstellen können. Spielen die genannten Faktoren bei akuten Schmerzen oft eine geringe Rolle, so nehmen sie zusammen mit anderen psychosozialen Faktoren bei chronifizierten Patienten ein zunehmend bedeutenderes Ausmaß an. Zielgruppe sind somit insbesondere Schmerzkranke mit dysfunktionalen Gedanken (also beispielsweise übertrieben kategorischen, katastrophisierenden oder sonst die Wahrnehmung und das Erleben ungünstig verzerrenden Kognitionen) deren Schmerzerleben meist nachteilig durch vielfältige 'ungünstige Gedanken' beeinflusst ist."

Bedingungen, die den Schmerz verstärken oder ihn auch hemmen, werden von Patienten oft als nicht beeinflussbar erlebt. Dieses Gefühl von *Kontrollverlust*, so Kohl (2004:13), hat ebenfalls eine hohe Bedeutung für die Schmerzbewältigung. Chronischer Schmerz kann dabei als so überwältigend interpretiert werden, dass er die Einstellung von Hilflosigkeit und Hoffnungslosigkeit bis hin zum absoluten Kontrollverlust begünstigt. Das Gefühl der Hilflosigkeit kann zusätzlich zu einer Generalisierung führen, die Emotionen wie Angst, Wut, Ärger, Ohnmacht und Depressionen automatisieren. Kohl sieht Möglichkeiten der einfühlsamen Gedankenumkehr: gemeinsam mit seinem Team versucht der Arzt und Therapeut den Patienten so zu unterstützen, dass dieser mit Hilfe des Teams zum *Experten im Umgang mit dem Schmerz* wird. Durch die Anforderung und Erfolge im Selbstmanagement, können Veränderungsprozesse entstehen. Das Umfeld des Patienten wird erweitert und es werden Voraussetzungen geschaffen, um zum einen Entspannungs- und Schmerzdistanzierungsfähigkeiten zu vertiefen, zum anderen aber auch Angebote der psychotherapeutischen Begleitung annehmen zu können. Wie immer gilt: dem Betroffenen werden Angebote gemacht, Wege der Hoffnung aufgezeigt, letztendlich kann aber nur der Patient entscheiden, welche Alternativen er im Rahmen seiner Möglichkeiten versuchen möchte.

Wichtig für eine schmerztherapeutische Behandlung ist eine gute, vertrauensvolle Beziehung zu dem Arzt sowie gerade bei älteren und schwerstkranken Menschen eine Begleitung, die die regelmäßige Einnahme der Medikamente ermöglicht. Die schmerztherapeutische Behandlung kann erfolgreich sein, wenn

- eine vertrauensvolle Beziehung zwischen Arzt und Patient besteht
- die Einnahme der Medikamente regelmäßig nach einem festgesetzten Zeitplan erfolgt
- eine individuelle Dosierung sich an dem tatsächlichen Schmerzgrad orientiert und unter Kontrolle eine Reduktion bzw. Zunahme der Medikamente erfährt, sobald sich der Schmerz verändert

- die Medikamente rechtzeitig genommen werden, bevor der schmerzstillende Effekt der letzten Dosis vergangen ist (Prinzip der Antizipation). Nur so ist es möglich einen sog. *Medikamentenspiegel* aufrecht zu erhalten, der ein schmerzfreies Erleben des Alltags, und damit eine höhere Lebensqualität, ermöglicht
- Nebenwirkungen vorbeugend behandelt werden. Einige schmerzstillende Medikamente können z.B. Übelkeit oder Verstopfung verursachen. Abführmittel bzw. Medikamente gegen Übelkeit bieten dann eine gute Prophylaxe. Aber auch Cortison ist ein weiteres Begleitmedikament, denn es kann z.B. durch seine appetitsteigernde Wirkung zum Wohlbefinden beisteuern

In der Regel wird der Arzt dem Patienten eine orale Therapie, das heißt Tabletten oder Tropfen, vorschlagen, um dem Betroffenen einen größeren Bewegungsraum zu ermöglichen. Kann der Patient nicht mehr schlucken oder verträgt er aus anderen Gründen keine Tabletten, eignen sich manchmal auch Zäpfchen (rektale Einnahme). Neben diesen Möglichkeiten können schmerzlindernde Medikamente aber auch durch eine Spritze unter die Haut (subcutan) bzw. in die Vene (intravenös) gegeben werden. Wird über längere Zeit das Medikament mittels einer Flüssigkeit in die Vene geleitet, nennt man dies eine *Infusion*. Auch ist es möglich, die Medikamente über einen dünnen Schlauch (Katheter) an die schmerzverursachende Stelle (z.B. Nähe des Rückenmarks) zu bringen und mittels einer kleinen Pumpe die Dosierung individuell zu regulieren. Mit Medikamenten präparierte Pflaster geben den schmerzstillenden Wirkstoff über die Haut in den Körper ab und sind ebenfalls individuell einzusetzen, wassertauglich und nebenwirkungsarm. Individuell auf das Schmerzempfinden des Patienten abgestimmt, gibt es auch Kombinationen der Darreichungsform: z.B. Schmerzpflaster für eine gleichmäßige Schmerzlinderung und zusätzliche Tabletten bei akuter Schmerzverstärkung.

Neben der Darreichungsform unterscheidet man die Medikamente insbesondere nach ihren Wirkstoffen. Als Beispiel eine kleine Auswahl an Schmerzmitteln (siehe Abb. 7, S. 51).

Ein wichtiger Wirkstoff in der Palliativmedizin ist das Morphium. Im Rahmen gesellschaftlicher Entwicklungen und dem kulturellen Umgang mit Morphium als Ersatzdroge, kam der Wirkstoff leider zu unrecht in die Kritik. Wie jede Droge, ob Nikotin, Alkohol o.a., sind die o.g. Wirkstoffe keine Mittel, die missbraucht werden sollten. Morphium erweist sich seit Jahren als sicheres, vielseitiges und vor allem für viele Patienten als zuverlässiges Schmerzmittel. Für Schmerzpatienten besteht keine Suchtgefahr. Ein Schmerzpatient ist zwar *abhängig* von diesem Medikament, da er ohne das Medikament starke Schmerzen erleiden müsste, jedoch wird er

nicht-opioide Schmerzmittel	mittelstarke, opioide Schmerzmittel	starke, opioide Schmerzmittel
besonders günstig bei Knochenschmerzen und bei entzündlichen Begleiterscheinungen z.B. Acetylsalicylsäure (Aspirin), Paracetamol (Ben-u-ron), Metamizol (Novalgin).	bei stärkeren Schmerzen, nicht durch die links erwähnten Mittel therapierbar z.B. Codein, Tramadol, Tilidin (Valoron-N)	bei sehr starken Schmerzen, die auf die links genannten Mittel nicht ansprechen, z.B. Morphium (oral: MST; rectal: MSR, Injektionen: MSI), Buprenorphin (Temgesic)

Abb. 7: Schmerzmittel

keine psychogene Abhängigkeit erleben. „... eine richtig durchgeführte Schmerztherapie mit Opioiden macht nicht psychisch abhängig. Dies erklärt sich vor allem dadurch, dass die Arzneimittelhersteller diese Substanzen gegenüber dem ursprünglichen Opium so verändert haben, dass weniger Nebenwirkungen auftreten. Es ist gelungen, dass die Wirkstoffe im Körper nicht so schnell anfluten und länger wirken. Auch weiß man heute, dass Menschen, die an Schmerzen leiden, an den schmerzleitenden Nervenbahnen spezielle Empfänger (Rezeptoren) für opiumartige Medikamente haben, die Letztere an sich binden – so kommt dann die schmerzlindernde Wirkung zum Tragen. Wenn hingegen Menschen ohne Schmerzen Opioide nehmen, binden diese an Rezeptoren, die Glücksgefühle vermitteln – einer der Prozesse, die den Weg zur psychischen Drogenabhängigkeit bahnen.“ (Deutsche Gesellschaft zum Studium des Schmerzes, 2003:11f)

Da das Morphium in der Behandlung von starken Schmerzzuständen eine herausragende Stellung besitzt, kann v.a. Patienten dann gut geholfen werden, wenn die Therapie frühzeitig eingesetzt wird und nicht erst im Spätstadium der Erkrankung die Behandlung begonnen wird. Gerade Krebserkrankungen entwickeln sich durch die guten Therapiechancen immer mehr zu einer chronischen Erkrankung. Diese Erkrankung kann aber nur dann gelebt werden, wenn eine adäquate und ausreichende Schmerztherapie geleistet wird. Es ist heute keine Ausnahme mehr, dass Krebskranke über 5 Jahre mit Tumoren leben, und, gestützt von einer erfolgreichen Schmerztherapie mit Morphium, gleichzeitig ihrem Beruf und ihrem Alltag nachgehen können. Und wenn diesen Menschen bereits im chronischen Stadium ihrer Erkrankung die Zuversicht einer guten schmerztherapeutischen Begleitung zuteil wird, werden sie auch mit mehr Mut ihrer Krankheit bzw. ihrer letzten Lebensphase begegnen können.

Neben Morphium könnte eine andere wohlbekannte Heilpflanze für Schmerzpatienten von großem Nutzen sein. Aber auch beim Hanf haben sich gesellschaftliche Vorurteile vor den dringlichen Nutzen als Therapeutikum gestellt. Aus einigen Hanfpflanzen kann man wirkstoffreiche Cannabinoide gewinnen. Diese Cannabinoide wurden in den letzten Jahrzehnten durch ihre psychogene Wirkung, z.B. im Cannabis-Produkt *Hasch*, bekannt. Aber ähnlich wie bei Morphium, besitzen Cannabinoide einen hohen therapeutischen Wert. Die Nebenwirkungen der Chemotherapien oder vieler Schmerzmedikamente beispielsweise, wie Übelkeit und Erbrechen, werden bereits in England und Amerika erfolgreich mit einem standardisierten Cannabinoid-Medikament behandelt. Schmerzhafte Spasmen v.a. der von neurologischen Erkrankungen betroffenen Patienten können durch die spasmuslösende Wirkung der Cannabinoide behandelt werden. Die Fachtagung *Cannabis und Cannabinoide als Medizin* (Köln, November 1997) hat gezeigt, dass nun auch in Deutschland die Hanfpflanze als Medikament zunehmend wiederentdeckt wird (Grotenhermen / Hupperts; s. Adr.).
Parallel zu einer medikamentösen Behandlung werden auch Strahlentherapie (z.B. bei Knochen- oder Hirnmetastasen) oder kleine Operationen (z.B. Unterbrechung schmerzleitender Fasern im Rückenmark) als schmerzlindernde Maßnahmen erfolgreich eingesetzt.

Schmerzmittel, v.a. die opioid- und cannabinoidhaltigen Medikamente müssen durch einen Arzt verschrieben werden. Nach wie vor gibt es noch zu wenige gut informierte Hausärzte und erfahrene ambulante Schmerztherapeuten in Deutschland. Betroffene können sich aber beispielsweise bei Kliniken oder auch Hospiz-Vereinen beraten lassen, wo in ihrer Nähe ein Schmerztherapeut praktiziert. Schön wäre es natürlich, wenn Hausarzt und Schmerztherapeut kooperieren und gemeinsam den Patienten daheim begleiten können.

Schmerzempfinden ist ein komplexes Erleben der körperlichen, seelischen, geistigen und sozialen Kräfte. Der Patient spürt nicht nur seine körperlichen Schmerzen und sein seelisches Leiden, er erlebt auch Konzentrations- und Gedächtnisprobleme, Erschöpfung und Schwäche, ggf. auch Nebenwirkungen der Schmerzmittel, wie Schwindel und Übelkeit. Eine eingeschränkte körperliche, seelische und geistige Flexibilität kann zu sozialen Verhaltensunsicherheiten, letztlich zu einer sozialen Isolation führen, mit Auswirkungen auf das Selbstwertgefühl, was u.a. die Wahrnehmung von körperlichem Schmerz und Unwohlsein verstärken kann.
Die Schmerztherapie ist eine fachübergreifende Therapie und erfordert eine einfühlsame Begleitung des Patienten und eine professionelle Aufklärung der Angehörigen und des sozialen Umfelds. Angehörige können oft gut in die Therapie mit eingebunden werden: z.B. Dokumentation der Einnahme der Schmerzmittel, Assistenz beim Einnehmen der Medikamente.

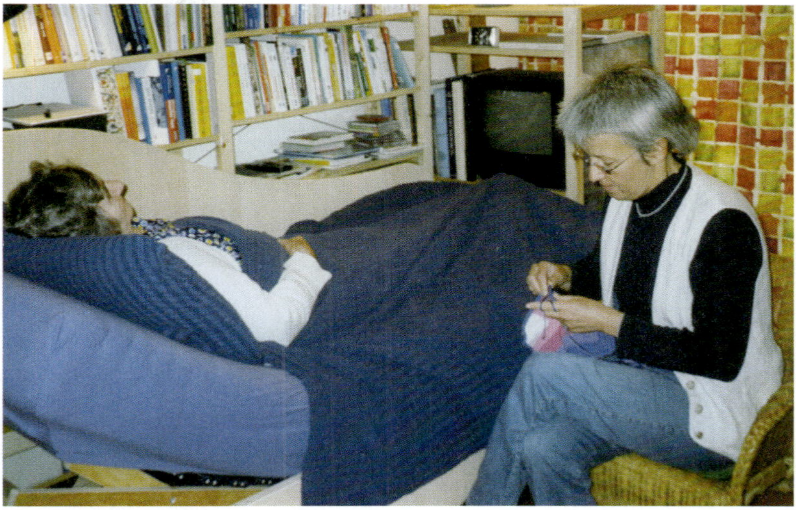

Abb. 8: Angehörige und professionelle Begleiter können mitunter allein durch ihre ruhige Anwesenheit im Raum entspannend auf den Betroffenen wirken, der so seine innere Ruhe finden und durch Muskelentspannung oder auch Schlaf Schmerzen besser ertragen kann.

Die Schmerztherapie wird in Deutschland durch ambulante und stationäre Palliativstationen sowie in stationären und ambulanten Hospizvereinen vertreten. Nicht nur Tumorpatienten, schwerstkranke und sterbende Patienten können sich palliativmedizinisch beraten lassen. Die Beratung und therapeutische Begleitung steht allen Schmerzpatienten offen.

Flankierend zu der palliativmedizinischen Betreuung, werden dem Patienten unterschiedlichste Zusatztherapien angeboten. Z.B. durch regelmäßige Entspannungsübungen kann der Patient die Wirkung der Medikamente unterstützen. Mit den nachfolgenden Techniken der begleitenden Therapien hat man in Deutschland bereits Erfahrung.

Schmerz-Meditationen

- Texte zu sog. Schmerz-Meditationen können vor allem dann hilfreich sein, wenn der Begleiter sich entspannen kann und in mittlerer Stimmlage ruhig und ohne Hast die Texte lesen mag. Meditationstexte werden heute vielfältig angeboten. Speziell zum Thema *Schmerz* bieten sich beispielsweise die Texte *Den Schmerz erforschen* (Levine 1999:181-186) und *Alles frei fließen lassen* (Levine 1999:189-192) an.
- verschiedene Techniken zur *Förderung der Entspannung* von Körper, Geist und Seele, z.B. Atem fließen lassen nach Qi Gong, Yoga, Auto-

genes Training, Feldenkrais, diese Angebote sollten immer zunächst mit einem kundigen Arzt besprochen werden.

Akupunktur

Akupunktur kann bei verschiedenen Schmerzphänomenen besonders hilfreich sein. Sicher ist es wichtig sich gut zu informieren, welche Erfahrung der Arzt in der Akupunktur besitzt.

Bewegungstherapie

Auf die körperlichen Fähigkeiten abgestimmte Übungen im Bewegungsbad, beim leichten Schwimmen, Wandern und Radfahren können zu einem neuen Körpergefühl, zur seelischen Zufriedenheit und Ausgeglichenheit führen. Der Körper wird durch regelmäßige, aber nicht überfordernde Übungen beweglich gehalten, eventuelle Verspannungen werden gelockert. Dies ist v.a. nach langanhaltenden starken Schmerzen, daraus resultierenden Schonhaltungen und Verspannungen wichtig.

Physiotherapie

Professionelle Unterstützung bei körperlichen Übungen zum Erhalt bzw. zum Ausbau von körperlichen Fähigkeiten, besonders unter der Schmerztherapie, die es ermöglicht Bewegungen zu machen, die zuvor auf Grund starker Schmerzen nicht möglich waren.

Atemgymnastik

Bei starken Schmerzen verändert sich auch die Atmung. Sie wird flacher, oft hyperventiliert der Patient, das heißt, das Volumen beim Einatmen ist größer als beim Ausatmen. Unter einer ausreichenden Schmerztherapie ist es dem Patienten wieder möglich, auch gezielt eine tiefe Bauchatmung zu betreiben und zu lernen, wie er bei Schmerzattacken, aber auch bei bestimmten Bewegungen (sich im Bett aufrichten, vom Sofa aufstehen, sich aus der Bückhaltung aufrichten, etc.) entsprechend seines Atemtyps richtig atmen kann (s.a. Kia / Schulze-Schindler, 1999[3]).

Massage, Manuelle Therapien

Mit Hilfe der klassischen Massage wird die Durchblutung einzelner Körperbereiche gesteigert, die Muskelspannung wird reguliert und kann so zu einer körperlichen und seelischen Entspannung führen, was wiederum eine positive Wirkung auf das Schmerzempfinden hat. Manuelle Therapien (z.B. Cranio-Sakraltherapie, Osteopathie, Lymphdrainage, o.a.) orientieren sich direkt an dem Skelettaufbau bzw. dem Lymphsystem des Menschen und können so symptomentsprechende bzw. ganzheitliche Schwerpunkte in der Therapie setzen. Die etablierte Fuß-Reflexzonen-Massage orientiert sich am Abbild des Körpers, das auf die Füße übertragen wurde. Sowohl Funktionsstörungen, als auch Verspannungen und andere Symptome werden so für den Therapeuten am Fuß des Patienten spür- und beeinflussbar. Bei der klassischen Lymphdrainage erfolgt die den Lymphabfluss fördernde Massagetechnik direkt in den betroffenen Körperregionen. Diese Technik entspricht nicht den kräftigen Handgriffen anderer Massageformen, vielmehr muss der Therapeut mit sehr zarten Bewegungen die dicht unter der Hautoberfläche laufenden Lymphbahnen erreichen. Weniger bekannt, jedoch oft viel effektiver als die klassische Lymphdrainage, ist die Lymphdrainage mit Hilfe der Fuß-Reflexzonen-Massage. Therapeuten für Fuß-Reflexzonen-Massage müssen sich hierfür noch einmal weiterbilden, da die Technik der Lymphdrainage auch hier besondere Handtechniken erfordert.

Musiktherapie, Mal- und Kunsttherapie

Krankheiten machen sprachlos. Nicht nur die Betroffenen, auch die Angehörigen finden oft kaum Worte für das durch die Krankheit veränderte Familiengefüge, den veränderten Alltag und die veränderten Verantwortungsbereiche. Sowohl für die Betroffenen, als auch für gesunde (Geschwister)Kinder und Ehepartner gibt es die Möglichkeit einer Begleitung im Rahmen der sog. kreativen Therapien. Das Angebot in Kliniken bezieht sich oft allein auf den Betroffenen. Mit Hilfe des betreuenden Hausarztes können aber auch Familienmitglieder eine psychologische Begleitung im Rahmen der Kreativtherapien beantragen (s.a. Kpt. Kreative Gestaltungsmöglichkeiten, Adr.).

Progressive Muskelentspannung (nach Jacobsen)

Bei dieser Technik ist es wichtig, dass bei Patienten mit chronischen Schmerzen auf eine sanfte Anspannung geachtet wird, statt einer sonst allgemein angewandten starken Anspannung.

Seelsorgerische Begleitung

Eine gute seelsorgerische Begleitung setzt keine Kirchenzugehörigkeit u.a. voraus. Vor allem speziell in der Kranken- und Sterbebegleitung ausgebildete Seelsorger bieten auf Anfrage behinderten, kranken, alten und sterbenden Menschen sowie deren Angehörigen und Freunden eine Begleitung an. Der Seelsorger wird nach Wünschen und Bedürfnissen des Betroffenen oder dessen Angehörigen fragen. Dies können Gespräche über den eigenen Glauben, Austausch spiritueller Erfahrungen, aber auch gemeinsames Beten, Segnung und auch Feiern der Messe (bzw. des Gottesdienstes) am Krankenbett sein. Auch koordinieren und helfen Seelsorgerdienste und Gemeinden im sozialen Bereich bzw. beraten, wo man sich Hilfe holen kann.

Schmerzdistanzierung

In medizinischen Trance- und Hypnosetechniken ausgebildete Ärzte können Patienten helfen, sich dem Schmerz nicht nur ausgeliefert zu sehen (s.a. Literatur von Loebel; Adr. ZÄN).

Schreiben

Zum einen ist es ganz wichtig ein sogenanntes Schmerz-Tagebuch zu schreiben, in dem sowohl Art und Dosis der angewendeten Schmerzmittel steht, als auch eine kurze Beschreibung der erfolgten Wirkungsweise. Diese Aufzeichnungen sind für den Arzt eine wichtige Information, inwieweit die Medikamente dem Patienten wirklich helfen. Der Patient kann mit Hilfe des Schmerz-Tagebuches erkennen, ob und wann er die Medikamente genommen hat (Vermeidung von Doppel-Dosierung). Auch ist dieses Tagebuch für ihn eine Gedankenstütze im Gespräch mit dem Arzt und hilft, rechtzeitig ausgehende Medikamente nachzubestellen.
Das Schmerz-Tagebuch kann aber auch die Funktion haben, die Empfindungen bei durchbrechenden Schmerzen, ihren Symptomen, körperlichen und anderen Einschränkungen niederzuschreiben. Neben den belastenden Erfahrungen, können in diesem Buch auch Erwartungen, Hoffnungen und Wünsche ihren Platz finden. Das Tagebuch kann auf vielfältigste Art gestaltet sein (s. hierzu auch *Kreative Gestaltungsmöglichkeiten*).
Wenn das Schreiben schwer fällt, dann können wir Symbole anbieten, wie beispielsweise Smilies mit unterschiedlicher Schmerzmimik, siehe hierzu *Der nonverbale Dialog* (Otterstedt, 2005, Kapitel: Hilfreiche Schritte zu einem gelungenen Dialog, Schmerzen erkennen und begleiten).

Sportliche Elemente und Erleben des Körpers in einem anderen Element

Elemente aus sportlichen Aktivitäten dienen der Erhaltung und Stabilisierung der Muskulatur, aber auch der entspannten Wahrnehmung des eigenen Körpers z.B. in dem Element *Wasser.*
Jene Patienten, die noch gehen können, können durch gemäßigten Ausdauersport ihre Kondition langfristig sichern. Vor allem Spazierengehen und Radfahren, aber auch Schwimmen sind günstig. Die Wahl der Sportart sollte sich aber immer nach Vorlieben und Fähigkeiten ausrichten. Leider gibt es in Deutschland viel zu wenig Warmwasserbecken mit freiem Zugang für schwerkranke Menschen. Oft sind die Schwimmgelegenheiten Reha-Kliniken oder Therapeutischen Praxen angeschlossen. Das warme Wasser, das den schwerkranken und immobilen Menschen trägt, ermöglicht es ihm – ohne Kraftaufwand – seine Arme, Beine ein wenig zu bewegen und sich ausgestreckt auf dem Wasser tragen zu lassen. Ganz flach auf der Wasseroberfläche liegend, nimmt man den eigenen leichten, fast schwebenden Körper wahr, begegnet mitunter Gedanken der Loslösung von bedrückenden Gedanken, von Schmerzen, vom Leid, mitunter

auch der Loslösung vom Irdischen. So ist es einerseits vorteilhaft, dem Patienten in diesem Rahmen so viel Freiraum wie möglich zu bieten, damit er auch einmal ganz für sich sein kann. Auf der anderen Seite ist es aber auch wichtig, dass der Patient eine Person seines Vertrauens um sich spürt, der er seine Gedanken bei Bedarf mitteilen kann. Neben Entspannung kann das Wasser aber auch für Spiele mit leichten Styroporbällen oder Luftballons genutzt werden. Auch ein Spiel zu verschiedenen Bewegungsrhythmen – z.B. sich wie in *slow-motion* bewegen – animiert zur Bewegung, zum Gleichgewicht halten und vielen anderen förderungswürdigen Talenten. Die sportlichen Elemente unterstützen die Schmerztherapie sekundär, u.a. durch eine verbesserte Muskelkraft. Einen direkten Einfluss auf ein reduziertes Schmerzempfinden erreicht man mit viel Lächeln, Lachen und Juchzen, z.B. beim Spiel im Wasser.

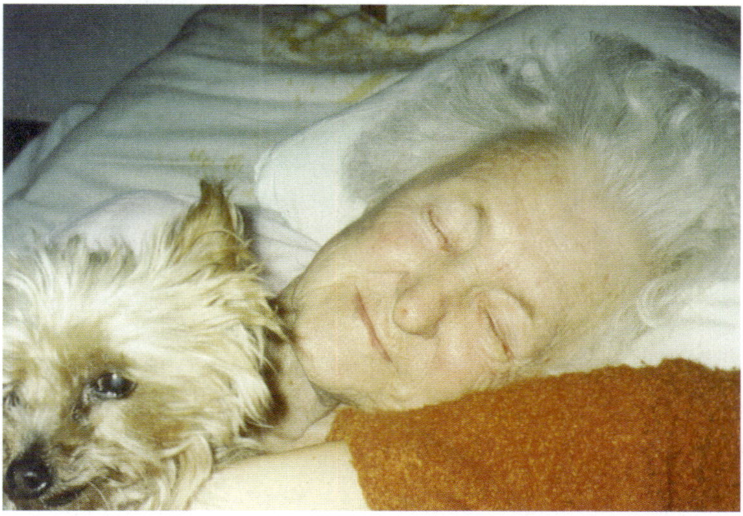

Abb. 9: Auch die Anwesenheit eines bereits bekannten Haustiers, seine Körperwärme, der ruhige Atem und sein angenehmer Geruch, können helfen, dass Betroffene sich entspannen und so eine schmerzreduziertere Zeit erleben können.

Tiergestützte Begleitung

In der Begegnung mit Tieren widmet sich der Mensch intensiv der zwischenartlichen Kommunikation („Versteht mich denn jetzt das Kaninchen?"). Durch die Konzentration auf die Mensch-Tier-Begegnung, die vielen amüsanten, aufregenden und sozialen Attraktionen, ist die Aufmerksamkeit ganz auf die Tiere und das soziale Ereignis gerichtet. In einem Pflegeheim, in dem wir an einem sehr schwül-heißen Nachmittag wie gewohnt mit Hunden und Kaninchen den Tierbesuchsdienst gestalteten, waren wir selbst als Begleiter nach 3 Stunden erschöpft, die 30 z.T. schwerstkranken Senioren bedauerten allerdings, dass wir das Treffen beenden mussten. Wir hatten zwar den Tieren abwechselnd Ruhepausen gegönnt, die Senioren aber waren so sehr bei dem Event, dass sie in sehr fröhlicher Stimmung zurück auf ihre Stationen gebracht wurden. Der Heimleiter erzählte mir zum Abschied, dass an einem so schwül-heißen Tag normalerweise öfters der Notarzt gerufen werden muss. Es war 18 Uhr und keiner der Senioren hatte an diesem Tag nach einem Arzt gefragt.

Tiere können nicht die Ursache von Schmerzen beseitigen, ihre Anwesenheit aber lässt Beschwerden besser ertragen. Der soziale Aspekt, das miteinander Kommunizieren und Handeln, animiert so stark, dass durch die angenehmen Empfindungen körperliche Beschwerden oft nur noch gedämpft wahrgenommen werden. Mehrmals wurde berichtet, dass das Streicheln eines Kaninchens für die von Rheuma betroffenen Hände wohltuend sei. Es ist möglicherweise nicht nur die Konzentration auf das Tier und andere Aktionen, die die Schmerzen weniger stark wahrnehmen lassen. Man darf wohl davon ausgehen, dass unterschiedliche Wahrnehmungen (Schmerz, Tierfell spüren) unterschiedliche Nervenimpulse Richtung Gehirn senden und möglicherweise Phänomene, wie das *gate control*, die Wahrnehmung von Schmerzen beeinflussen. Um dies nachvollziehen zu können, versuchen Sie das nächste Mal, wenn Sie sich beispielsweise am Arm gestoßen haben, so schnell wie möglich Ihre Hand (nicht schmerzende Stelle) von einer Person Ihres Vertrauens streicheln zu lassen. Nach kurzer Zeit werden sie den eigentlichen Schmerz nur noch gedämpft bemerken. Dieser Effekt hält jedoch nur solange an, wie Sie gestreichelt werden, und auch da ist die Wirkung begrenzt. Diese Wirkung machen sich auch Eltern zu Nutze, die z.B. hingefallene Kinder mit Streicheln zu beruhigen versuchen. Dieser *gate control*-Effekt wirkt auch beim Streicheln von Tieren, denn der Mensch, der ein anderes Wesen streichelt, empfängt gleichzeitig durch die Streichelbewegung die sanfte Massage in der Berührung von Fell, Federn, o.a.

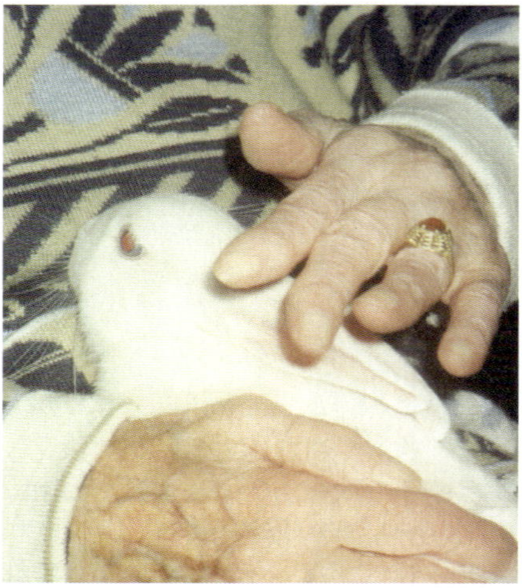

Abb. 10

Die Entwicklung einer speziellen Schmerztherapie für Kinder hinkt noch weit hinter der der Erwachsenen hinterher. Immer wieder haben behandelnde Ärzte geklagt, dass die schmerztherapeutische Versorgung von Kindern mit Schmerzmitteln für Erwachsene ein zu hohes Risiko birgt. Junge Schmerzpatienten haben lange Zeit keine Lobby gehabt. Zunehmend entstehen in Deutschland Hospize für Kinder, zunehmend werden die Forderungen nach Schmerzmitteln, die speziell für den in der Entwicklung befindlichen Körper geeignet sind, lauter. Eine Gruppe von Kinderärzten, Kinderkrankenschwestern, Psychologen, Pädagogen, Physiotherapeuten, Sozialarbeitern, Eltern und Ehrenamtlichen haben sich in einem Verein zusammengeschlossen, der die Förderung der palliativmedizinischen Versorgung von Kindern unterstützen möchte.
eigenes leben – der Name des Vereins ist Programm. „Leben nach eigenen Vorstellungen – Spielen, Lachen, laut Sein, Träumen, Pläne Machen für die Zukunft. Jedes Kind lebt *eigenes leben* auf seine Weise, allein und in Gemeinschaft mit seiner Familie, Freunden und Spielkameraden. Für Eltern bedeutet *eigenes leben* ihre eigenen Pläne und Träume mit denen ihrer Kinder in Einklang zu bringen: Eigene Pläne – Kinderpläne, eigene Zeit – Kinderzeit, eigene Wünsche – Kinderwünsche. Körperlicher Schmerz bedeutet für Kinder Angst, Einsamkeit und Hilflosigkeit – Schmerz nimmt Raum und Kraft für Selbstbestimmung, Gestaltung und Freude – Schmerz zerstört *eigenes leben*. Unheilbare Krankheit nimmt Zukunft – darf aber nicht auch noch Gegenwart zerstören! Symptome unheilbarer, lebensverkürzender Erkrankungen ersticken *eigenes leben* der Kinder. Ohne fremde Hilfe wird die Krankheit übermächtig, hat alles im Griff, kann das Kind, elterliche Lebensperspektiven und oft genug auch die Einheit der Familie zerstören." (aus der Homepage www.schmerzen-bei-kindern.de, 9/2004) „*eigenes leben* will, dass Kinder ihr *eigenes leben* frei von Schmerzen leben können und möchte Kindern mit lebensverkürzenden Erkrankungen und ihren Familien die Hilfe geben, die sie jetzt für ein aktives *eigenes leben* brauchen. Der Verein hat sich zum Ziel gesetzt, Mängel bei der Versorgung von Kindern mit Schmerzen und lebensbedrohlichen Erkrankungen aufzuspüren und Abhilfe zu schaffen." In Zusammenarbeit mit pharmazeutischen Firmen versucht der Verein *eigenes leben* e.V. die Entwicklung der palliativen Versorgung von Kindern und Jugendlichen zu fordern und zu fördern, wohl wissend, dass wenn das Kind Schmerzen erleidet, die Eltern des Kindes ebenfalls das Leid in sich tragen. Der *schützende Mantel* der Palliativmedizin sollte für diese Zielgruppe besondere Unterstützung und Geborgenheit bieten.

Die *Hospiz*-Idee

1967 gründete die englische Krankenschwester, Sozialarbeiterin und Ärztin Cicely Saunders in einem Londoner Vorort das erste moderne Hospiz. Das St. Christopher's Hospice in Sydenham bot in den 60er-Jahren vor allem den Krebskranken, aber auch anderen Sterbenden, die Möglichkeit einer differenzierten Schmerztherapie und einen wieder neu zu entdeckenden Umgang mit schwerkranken und sterbenden Menschen. Die Patienten im Hospiz lagen und liegen auch heute noch in großen hellen 4- bzw. 6-Bett-Zimmern. Der Tagesablauf kann von den Patienten weitestgehend selbst bestimmt werden. Der Begriff *Hospiz* stammt aus dem Mittelalter und steht für das Wort *Herberge*. In diesem Sinne möchten die zahlreichen stationären und ambulanten Hospize den Sterbenden in ihrer letzten Lebensphase eine Herberge bieten, in der sie *bis zuletzt leben* können.
Leben bis zuletzt ist auch das Motto der inzwischen internationalen Hospizbewegung. Hospize in der ganzen Welt versuchen die Sterbenden und ihre Angehörigen so zu unterstützen, dass es ihnen möglich wird, auch die letzte Lebensphase lebenswert und mit einer optimalen Lebensqualität zu erfahren.
In den 70er-Jahren herrschte in Deutschland zunächst noch eine ablehnende Haltung gegenüber den *Hospizen*, da Kirche und Staat befürchteten, die Patienten würden zum Sterben gedrängt werden und die Betreuer würden langfristig der ausschließlichen Arbeit mit Sterbenden seelisch nicht gewachsen sein. Inzwischen haben wir es gerade der guten Informationsarbeit und der praxisbezogenen Hilfsangebote vieler Hospizvereine in Deutschland zu verdanken, dass auch Themen wie *Sterben* und *Tod* sowie *Begleitung* wieder in der Gesellschaft wahrgenommen und diskutiert werden. 1996 gab es in Deutschland 30 stationäre Hospize, 6 Tageshospize, 268 ambulante Hospize und 183 Hospizinitiativen (Quelle: *Hospizführer* 1997). Stationäre *Hospize* gehen Partnerschaften mit Krankenhäusern ein, indem sie z.B. eine stillgelegte Station für ihre Räumlichkeiten übernehmen. Und dringend notwendige ambulante Hospize in ländlichen Gebieten werden nach und nach durch Fördervereine realisierbar.

Die Hospize versuchen Sterbende und ihre Familien nicht nur in der letzten Lebensphase des Betroffenen hilfreich zu begleiten. Hospize möchten durch ihre Dienste frühzeitig dem Sterbenden ermöglichen, dass er seinen ganz eigenen Weg des Lebens und Sterbens gehen kann. Dass er vielleicht auch für sich entdecken kann, dass das Leben mit einem unheilbaren Leiden trotz allem lebenswert sein kann. Auf lebensverlängernde Maßnahmen wird verzichtet, aber eine Erleichterung des körperlichen Leidens wird durch eine umfassende Schmerztherapie angestrebt. Der Sterbende soll nicht *am Leben*, sondern *im Leben* gehalten werden.

Da körperliches Leiden, vor allem starke Schmerzen, eine seelische Auseinandersetzung mit der Sterbephase sowie ein bewusstes Sterben behindern könnte, ist die Schmerztherapie (Palliativmedizin) ein wichtiger Bestandteil der Begleitung in Hospizen. Eine aktive Sterbehilfe wird von den Hospizvereinen nicht unterstützt, da die Erfahrung zeigt, dass Sterbende, die eine wirkungsvolle Schmerztherapie erhalten, nicht von sich aus nach dem Tod verlangen, wenn gleichzeitig auch eine optimale pflegerische und seelsorgerische Begleitung vorhanden ist.

In der sogenannten *Bezugspflege*, die die Hospizvereine anbieten, entwickelt sich eine Beziehung zwischen dem Betroffenen, seinen Angehörigen und den speziell ihn betreuenden Hospizmitarbeitern. Grundlage für diese Arbeit ist, dass nicht der Hospizhelfer, der Pfleger, Arzt oder Seelsorger den Alltag des Sterbenden bestimmt. Vielmehr werden die begleitenden Helfer vom Betroffenen selbst angeleitet, denn in dieser wichtigen Phase seines Lebens geht es primär um seine persönlichen Bedürfnisse. Die *Hospiz*-Bewegung unterstützt ein würdevolles Sterben, als Respekt vor dem gelebten Leben und dem natürlichen nächsten Schritt: dem Sterben. Sterbende sollen nicht einfach still und leise verschwinden, vielmehr in ihrem Übergang begleitet werden, ähnlich der Begleitung durch die Hebamme bei einer Geburt.

Allgemeines Dienstangebot eines Hospizes

- Der Sterbende und seine Angehörigen sind gleichermaßen Adressaten der Begleitung.
- Die Begleitung wird nach Wünschen und Bedürfnissen des Patienten, wenn möglich gemeinsam mit Angehörigen und Freunden durch ein interdisziplinäres Team von Pflegern, Ärzten, Hospizhelfern, Sozialarbeitern, Seelsorgern, Körper-, Musik-, Kunsttherapeuten usw., gestaltet.
- Es wird angestrebt eine Begleitung und einen abrufbaren Dienst für 24 Stunden am Tag und für 7 Tage in der Woche zu organisieren, denn besondere Momente des Lebens und Sterbens kennen keine geregelten Arbeitszeiten.
- Die Mitarbeiter des Hospizteams haben, ihren Aufgabengebieten entsprechend, umfassende Kenntnisse und Erfahrungen in der Schmerzbekämpfung, aber auch in der Behandlung der übrigen Symptome, wie Erbrechen, Übelkeit, Durchfall, Atemnot oder spezielle Ernährungsprobleme. Die betreuenden Angehörigen oder Freunde können in der Symptomkontrolle eine große Hilfe sein und aktiv miteinbezogen werden.
- Ehrenamtliche Helfer werden in Hospizhelfer-Seminaren einfühlsam auf ihre Tätigkeit als Sterbebegleiter vorbereitet. Aufgrund ihrer Persönlichkeit und ihrer Talente sind sie flexibel einsatzbereit. Sie helfen Sterben-

den und ihren Familien, indem sie auch Ämtergänge, Einkaufswege oder kleinere Arbeiten im Haushalt übernehmen. Sie sind nicht eine günstige Haushaltskraft, vielmehr werden sie zum Vertrauten der Familie, der z.B. auch mal die Kinder betreut, wenn die Eltern Zeit für sich brauchen. Oft entwickelt sich durch regelmäßige Besuche eine vertrauensvolle Beziehung, die es dem Betroffenen und seiner Familie erleichtert, die Hilfe des Hospizhelfers gerne anzunehmen. Die Hospizhelfer werden selber seelsorgerisch begleitet und nehmen kontinuierlich an Fortbildungen teil. Sie sind ein wichtiger Teil des Hospizteams, ohne den der Dienst eines Hospizes nicht aufrechtzuerhalten wäre.

- Der Dienst ist für den Patienten kostenfrei. Medizinische und pflegerische Betreuung werden von den Krankenkassen unterstützt.
- Der Dienst der Hospize dauert über den Tod des Patienten hinaus. Angebote von Trauergruppen und Gedenkfeierlichkeiten für die Verstorbenen sind nur einige der Beispiele, wie Hospize den Hinterbliebenen weiter eine Begleitung anbieten wollen.
- Die Hospize sind keine Konkurrenz zu bereits bestehenden Diensten, Kliniken, Hauspflegediensten, Sozialstationen, usw. Hospize hoffen auf eine professionelle Kooperation, da die Sterbenden auf eine umfassende und gute medizinische und pflegerische Betreuung angewiesen sind.

Wie könnte denn nun so ein erster Kontakt zu einem Hospiz aussehen? Sterbende oder ihre Angehörigen und Freunde haben vielleicht bereits von der Arbeit der Hospizvereine gehört, besitzen die Anschrift eines Hospizvereins oder erfragen diese bei einer Seelsorgestelle oder einem der Sozialdienste. Da Hospize nicht nur begleiten, sondern auch beraten, ist es für die Mitarbeiter des Hospizteams ganz selbstverständlich, wenn ein Betroffener oder sein Angehöriger sich zunächst einmal nur beraten lassen möchte. In den meisten Hospizen werden sie dann mit einem Sozialpädagogen oder einer Hospizschwester sprechen. Diese Hospizmitarbeiter versuchen die Fragen der Interessenten zu beantworten oder ggf. für die Sterbenden weitere Informationen an anderer Stelle einzuholen. Gerne bieten die Hospize auch ein persönliches Gespräch an und kommen, wenn es dem Betroffenen recht ist, auch dafür nach Hause oder in die Klinik, um gemeinsam zu besprechen, ob und in welcher Form der Hospizverein den Betroffenen weiter beraten oder sogar begleiten kann.

Wenn der Sterbende oder seine Angehörigen eine Begleitung durch das Hospizteam wünschen, versuchen alle Beteiligten im Gespräch herauszufinden, ob der Betroffene eine stationäre oder eine ambulante Begleitung bevorzugt. Es wird dem Betroffenen zugesichert, dass jede Entscheidung auch später noch entsprechend der gesundheitlichen Weiterentwicklung geändert werden kann.

Der ambulante Hospizdienst

Nach wie vor gibt es in Deutschland zu wenig wirtschaftliche, praktische, seelische und gesellschaftliche Anerkennung der häuslichen Pflege. Die ambulanten Dienste der Hospizvereine versuchen hier eine Unterstützung gerade dieser Familien, indem sie eine häusliche Pflege und Begleitung anbieten.

Stellen wir uns einmal vor, dass ein Familienvater von den Klinikärzten erfährt, dass sie einen nicht therapierbaren Krebs diagnostiziert haben. Die Ärzte bereiten diesen Patienten darauf vor, dass er nun in den nächsten Tagen nach Hause entlassen werden kann. Der Betroffene selbst ist in diesem Moment nicht nur durch die Diagnose emotionell stark belastet, zusätzlich soll er für seinen durch die Erkrankung stark veränderten Alltag zu Hause Pläne entwickeln. Er ist begrenzt mobil, schwach und muss sich häufig hinlegen. Er kann sich nicht vorstellen, wie es zu Hause weitergehen soll. Er hat Angst vor den Schmerzen, die sich noch verstärken könnten. Wenn diese Familie ein Hospiz hinzuziehen würde, dann könnte der ambulante Dienst des Hospizes auf die für diese Familie spezifischen Fragen und Probleme eingehen und gemeinsam mit allen Familienmitgliedern herausfinden, welcher Weg speziell für sie geeignet wäre. Wenn der Betroffene und seine Angehörigen weiter durch den ambulanten Dienst begleitet werden möchten, wird diese Familie durch eine Hospizschwester und einen Hospizhelfer betreut. Nur so kann sich eine vertrauensvolle Basis entwickeln, die die Grundlage dafür bildet, dass die Familie, vor allem aber der Betroffene, sich in dieser sensiblen Lebensphase einem zunächst fremden Begleiter anvertrauen mag. Das Angebot des ambulanten Hospizes wird sich nach und nach der Entwicklung des Lebens und der Erkrankung des Sterbenden anpassen. Dabei stehen neben der Beratung zur wirtschaftlichen und sozialen Absicherung, insbesondere die medizinische, schmerztherapeutische, pflegerische und seelsorgerische Betreuung im Vordergrund. Wie und in welchem Umfang die Begleitung durch das Hospiz gestaltet wird, bestimmt der Betroffene selber.

Das stationäre Hospiz

Auch wenn ein Betroffener sich zunächst für den ambulanten Dienst entschieden hat, kann es bei Bedarf auch einmal zu einem Aufenthalt in einem stationären Hospiz kommen. Stationäre Hospize können auch eine Palliativstation (Station für Schmerztherapie) beherbergen und sind oft räumlich mit Krankenhäusern verbunden. Wenn die Schmerzmedikamente ambulant nicht gut einzustellen sind, dann kann es mitunter vorteilhaft sein, dass der Betroffene für ein paar Tage auf die Palliativstation geht, wo eine kontinuierliche Überprüfung des Therapieerfolges möglich ist. Nach einer erfolgreichen Medikamenteneinstellung kann er dann wieder nach Hause und wird weiter durch den ambulanten Dienst betreut. Auch während des stationären Aufenthaltes wird die Verbindung zwischen dem ambulanten Dienst und dem Betroffenen, beispielsweise durch den Hospizhelfer (Besuche, weitere Unterstützung der Familie zu Hause) aufrechterhalten.

Sowohl die Sterbenden selber, als auch die Angehörigen oder der ambulante Dienst, können ein stationäres Hospiz jederzeit um Hilfe bitten, wenn der Aufenthalt im eigenen Heim nicht mehr geeignet erscheint. Der Hausarzt hilft, das medizinische Team im Hospiz fachlich zu informieren und in der Regel kann der Betroffene innerhalb von ein paar Tagen ein Bett im stationären Hospiz erhalten. Jeder Sterbende wird von einer bestimmten Hospizschwester betreut. Die Bezugspflege ist ein wichtiges Element im Konzept des stationären Hospizes. Der Betroffene soll sich möglichst wenig auf wechselnde Pfleger einstellen müssen. Seine persönliche Hospizschwester (bzw. sein Pfleger) wird mit ihm noch vor seinem Umzug ins Hospiz Kontakt aufnehmen und ihn bereits bei seiner Ankunft im Hospiz empfangen. In einigen Hospizen wird diese Ankunft besonders nett gestaltet. Die Hospizschwester hat bereits das Bett mit einer farblich individuellen Überdecke hergerichtet und frische Blumen stehen auf dem Tisch neben dem Bett. Sie wird den Betroffenen persönlich vom Krankenwagen abholen und zu seinem Zimmer begleiten. In der Regel stehen Zweibettzimmer zur Verfügung und einige wenige Einzelbettzimmer. Einige Hospize haben die Möglichkeit, durch Neubauten auch architektonisch auf die Bedürfnisse von Schwerkranken und Betroffenen einzugehen. Generell aber versuchen stationäre Hospize durch bewusste Gestaltung von Licht, Farbe und Formen eine angenehme Atmosphäre zu schaffen.
Der Betroffene wird Zeit haben, sich zunächst von seinem Umzug zu erholen. Später wird sich ihm der ihn begleitende Hospizarzt vorstellen. Und nach und nach hat der Betroffene die Gelegenheit, seine Wünsche und seine Bedürfnisse zur Gestaltung seines Alltags dem Hospizteam zu berichten. Die Mitglieder des Hospizteams bringen sich mit ihrer Professionalität (medizinische, pflegerische und psychosoziale Begleitung) und auf Wunsch auch mit ihren individuellen Talenten (z.B. Musizieren, Manuelle Therapien, spirituelle Begleitung) ein.
Den Angehörigen stehen in der Regel nicht nur ein gemeinschaftlich genutzter wohnlicher Tagesraum zur Verfügung, sondern darüber hinaus auch Schlafmöglichkeiten, wenn sie einmal im Hospiz übernachten möchten. Eine stationseigene Küche für die Bedürfnisse der Betroffenen, der Angehörigen und des Hospizteams ist ebenso selbstverständlich, wie ein Raum der Ruhe (Kapelle oder Meditationsraum) und ein Raum der Trauer und des Gedenkens an die bereits Verstorbenen.

Der Aufenthalt in einem stationären Hospiz wird über die Krankenkasse abgerechnet. Das große Angebot der Hospizdienste wird vor allem aber über Fördervereine der Hospizarbeit zu finanzieren versucht. Spendengelder sind dringend nötig, um ein individuelles Angebot für jeden Sterbenden und seine Angehörigen aufrechterhalten zu können.

Vereinzelte stationäre Hospize haben ihr Aufgabengebiet erweitert. Einige Hospize betreuen Menschen, die an nicht behandelbaren neurologischen Erkrankungen, beispielsweise Muskelerkrankungen oder schweren Lähmungen leiden. Dies bedeutet oft eine jahrelange Begleitung Betroffener und ihrer Angehörigen. Im Ursprung hatte sich jedoch die Hospizbewegung aus dem Notstand der vielen Krebspatienten entwickelt, die mit starken Schmerzen nur ungenügende Begleitung im Sterben fanden. Seit den 80er-Jahren sind zu diesen Betroffenen noch jene hinzugekommen, die an Erkrankungen im Zusammenhang mit der Immunschwäche AIDS leiden. Im Rahmen der Begleitung von Krebs- und AIDS-Patienten bieten stationäre Hospize Dienste an, die dem Betroffenen und seinen Angehörigen v.a. in der letzten Phase des Sterbeprozesses Beistand bieten.

Kinderhospize in Deutschland

Im Herbst 1998 wurde das erste stationäre Kinderhospiz in Deutschland, das Haus *Balthasar* in Olpe, eröffnet. Die Kinderhospize verstehen sich als Hilfe für unheilbar kranke Kinder und deren Familien. Die Angebote des Hospizes *Sternenbrücke* in Hamburg zeigen, wie vielfältig die Aufgaben eines Kinderhospizes sind: Beförderungsfahrzeug, ambulante Begleitung, Kurzzeitpflege, stationärer Aufenthalt, Sterbebegleitung, Hilfe zum Leben für die Familie und Trauerbegleitung. Die Kinderhospize möchten eine Ergänzung zu der häuslichen Betreuung sein. Betroffenen Kindern und ihren Familien soll im Kinderhospiz für mehrere Wochen ein zweites Zuhause geboten werden, in dem die Eltern und die Geschwister sich von den häuslichen Pflege- und Betreuungsaufgaben erholen können, gleichzeitig aber das kranke Kind betreut werden kann. Durch dieses Konzept möchten die Kinderhospize verhindern, dass sterbende Kinder in Heimen untergebracht werden müssen, statt weiter mit ihrer Familie zusammenzuleben. Den Familien werden wiederkehrende Kurzzeitaufenthalte in den Kinderhospizen angeboten.
Über diese direkte Hilfe für die betroffenen Kinder hinaus, sehen einige Hospize auch ihre Aufgabe darin, Kinder und Jugendliche an den Themenbereich *Sterben und Tod* heranzuführen und in die Kinderhospizarbeit zu integrieren (s. Adressen *Kinderhospize*).

2. Leben aktiv gestalten wollen

Die Deutsche Sprache ist so strukturiert, dass wir erst am Ende, mit den letzten Wörtern, den Sinn eines Satzes erfassen können. Manchmal ist es schwer die Geduld aufzubringen, hinzuhören und abzuwarten, bis unser Gegenüber den Satz vollendet hat. Erst dann aber haben wir die Möglichkeit zu begreifen, was der andere uns mitteilen will.
Der Titel dieses Kapitels heißt *Leben aktiv gestalten wollen.* Wenn aber eben das Ende dieses Satzes den Sinn verbirgt, dann ist es gerade diese bezeugte *Absicht einer schöpferischen Mitgestaltung*, die hier im Mittelpunkt der Aussage steht: wir wollen gestalten, im Leben, das heißt auch in Zeiten des Alters, der Krankheit und des Sterbens. In allen Lebensphasen schöpferisch tätig sein zu wollen, kann Absicht und Motivation unseres Handelns werden. Unsere eigene Kreativität, eigene Gestaltungsmöglichkeiten zu entdecken, kann besonders auch in außergewöhnlichen Lebensphasen helfen, den emotionellen, wie auch den praktischen Anforderungen zu begegnen. Wenn wir Trennungen, alltägliche und herausragende Abschiede, aber auch das Sterben als wichtige, als sinngebende Teile unseres Lebens erfahren, dann haben wir vielleicht auch Lust, diese Lebensmomente und Lebensphasen kreativ und schöpferisch mitzugestalten.

Von Begegnungen und Abschieden

Am Anfang eines Abschieds steht immer eine Begegnung.

Haben Sie schon einmal probiert, sich von einem Menschen zu verabschieden, den sie zuvor noch gar nicht begrüßt haben? Ich meine jetzt nicht, dass Sie sich unbedingt zur Begrüßung die Hand gegeben haben oder ihm mit einem Grußwort begegnet sind. Wir begrüßen einander bereits, indem wir miteinander Augenkontakt aufnehmen. Dabei huschen ganz unwillkürlich unsere Augenbrauen kurz in die Höhe und der andere weiß, dass ich ihn wahrgenommen habe. Oft beginnen wir über irgendein mehr oder weniger belangloses Thema zu plaudern, wie beispielsweise das Wetter. Wenn es draußen regnet, dann können wir ruhig sagen: „Jetzt regnet es schon wieder!“, und unser Gesprächspartner wird dies bestätigen. Es ist günstig, am Anfang thematische Aussagen zu wählen, die beide Gesprächspartner bestätigen können, denn so kann man nach und nach Vertrauen aufbauen und auch Themen ansprechen, über die man auch mal unterschiedlicher Meinung sein darf. Eine Begegnung ist also nicht einfach plötzlich da. Sie wird in der Regel sensibel aufgebaut, so wie man sich langsam, Schritt für Schritt nähert.

***Wir können nur denjenigen verabschieden,
den wir willkommen geheißen haben.***

Diese Phase der langsamen Vorbereitung praktizieren wir sowohl bei der Begrüßung, als auch beim Abschied. Denn würden wir uns zum Abschied vom anderen unvermittelt abwenden und ihn ohne Gruß verlassen, so würden wir Irritationen, Missverständnisse oder sogar Ablehnung provozieren. Ein Abschied wird sorgsam, wenn auch in der Regel unbewusst, vorbereitet. Man rückt mal langsam auf die Sesselkante vor, hat bereits des Öfteren und für längere Zeit den Blickkontakt unterbrochen und vielleicht mit einem gedehnten „Ja also, ...“ bereits den bevorstehenden Abschied angekündigt. In der Regel versuchen wir dann den Abschied in dem Sinn zu gestalten, wie die Begegnung verlaufen ist. Nachdem man beispielsweise gerade besonders persönliche Erfahrungen ausgetauscht hat, wäre ein reserviertes Händeschütteln sicherlich irritierend. Die Herzlichkeit der Begegnung wird in der Form des Abschiedsgrußes wieder zum Ausdruck gebracht. Das Interesse an dem anderen zeigen wir u.a. in Wünschen zu seinem Wohlbefinden: „Und ich wünsche Ihnen dann, dass Sie die nächste Nacht vielleicht besser schlafen können!“ Und oft ist es uns ein Anliegen, auf ein erneutes Wiedersehen hinzuweisen: „Ich freue mich schon auf unser nächstes Wiedersehen!“

***Die Begrüßung legt eine Grundlage zur Begegnung.
Und ein gut gelungener Abschied ermöglicht uns
eine erneute Begegnung.***

Die Hoffnung auf ein mögliches Wiedersehen ist im Umgang mit unseren Abschiedsgefühlen eine hilfreiche Basis. Das Bild des Wiedersehens entspricht unserer alltäglichen Erfahrung vom Vergehen und Wiederkehren der Natur. So wie wir nach jedem Herbst und Winter die Natur im Frühjahr und Sommer erneut erblühen sehen, geben uns die alltäglichen Erfahrungen von Abschieden, die zu einer Wiederbegegnung führen (z.B. morgendlicher Abschied und abendliche Rückkehr nach der Arbeit) immer wieder den Mut zur Hoffnung auf ein Wiedersehen.

Während unseres Lebens begegnen wir jedoch auch unvorhersehbaren Abschieden. Diese Abschiede fordern uns emotional besonders stark. Das unvorhersehbare Sterben eines nahestehenden Menschen (z.B. durch Unfall, Gewaltverbrechen) ist ein Beispiel dafür, wie die Hinterbliebenen noch lange die Anwesenheit des Verstorbenen assoziieren („Es klingelte und ich dachte, da kommt jetzt der Franz heim.“, „Immer wenn ich in die Stube gehe, denke ich, die Mutter sitzt jetzt doch im Sessel.“). Das Alltägliche und die Selbstverständlichkeit des Wiedersehens ist eine wichtige emotionale Basis des Lebens, umso mehr entsteht eine nachhaltige Irritation der Wahrnehmung verschiedener Sinne (Tast-, Geruchs-, Seh-, Hör-Sinn), wenn es zu einem unerwarteten Nicht-Wiedersehen kommt. Die damit einhergehenden emotionellen Irritationen sind v.a. für Kinder und Jugendliche schwer einzuschätzen und können langfristig zu einer Verunsicherung ihres emotionellen Gleichgewichts, v.a. aber zu eingeschränkten Vertrauensbeziehungen führen: „Auch wenn mein Opa noch gesund ist, aber ich geh‘ einfach davon aus, dass ich meinen Opa nächstes Mal vielleicht nicht wiedersehen kann. Er kann ja auch einen Herzinfarkt bekommen, wie meine Oma. Die war sogar noch nicht so alt wie er. Es ist besser so, dann bin ich nicht so traurig, wenn es passiert.“ „Also, unsere Eltern haben sich scheiden lassen. Wir sind dann immer mal zu unserem Vater gekommen. Wir haben ziemlich lange gewartet, aber er ist nicht nach Hause gekommen. Er hat noch ein Brot eingekauft. Es sind dann Polizisten zu uns gekommen. Wir lassen keinen in die Wohnung.

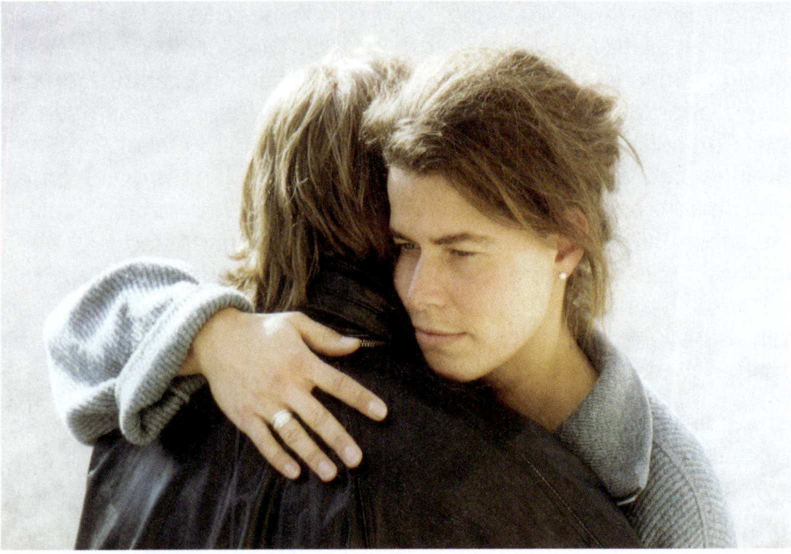

Abb. 11: Auch der alltägliche Abschied ist ein wertvoller und wichtiger Abschied.[3]

[3] Im Rahmen einer Studie zum Thema *Begegnung & Abschied* (Otterstedt, 1993) stellten die hier abgebildeten und andere Studenten verschiedene Begrüßungs- und Abschiedssituationen dar.

Die haben dann durch die Tür gesagt, dass er einen Unfall gehabt hat...". Unser Vertrauen auf ein selbstverständliches Wiedersehen wird vor allem dann besonders beansprucht, wenn das Sterben, und damit der Abschied von dem Betroffenen, nicht vorhersehbar und bewusst zu gestalten war. Der uns nahestehende Mensch geht morgens aus dem Haus, zur Arbeit und kehrt nicht, wie tagtäglich erlebt, abends zurück.

Jeder Abschied ist ein individueller Abschied. Jeder Abschied ist ein wertvoller Beitrag zu den vielen wertvollen Begegnungen mit diesem bestimmten Menschen. In der Begleitung von schwerkranken oder sterbenden Menschen gestalten wir die Abschiede bewusster als bei der alltäglichen Trennung. Die Abschiede in der Kranken- und Sterbebegleitung werden uns wertvoll, ohne dass wir nun jeden Abschied als *finalen Abschied* zelebrieren müssten, was Begegnungen und Abschiede auf Dauer auch eher belasten würde.

Erwartungen, Bedürfnisse und Wünsche entwickeln

Begegnung mit Menschen meint immer auch Begegnung mit dem eigenen Ich. Wie auch in einer alltäglichen Begegnung entstehen Erwartungen, Bedürfnisse und Wünsche, wenn wir einem Menschen begegnen, der sehr krank ist oder der im Sterben liegt. Diese Erwartungen, Bedürfnisse und Wünsche sind von unseren gemeinsamen Erfahrungen und Erlebnissen geprägt. Erwartungen unterscheiden sich u.a. je nach Altersgruppe, Persönlichkeitsentwicklung sowie sozio-emotionalen Aspekten des Betroffenen und dessen Begleiter: z.B. wird ein junges Kind an seinen schwerkranken oder sterbenden Vater andere Erwartungen stellen, als ein erwachsenes Kind an sein Elternteil. Als Ehepartner oder Lebensgefährte haben wir besondere Bedürfnisse, die die partnerschaftliche Beziehung betreffen und als Freund oder professioneller Sterbebegleiter entwickeln wir Wünsche, die z.B. aus gemeinsamen Interessensbereichen entstanden sind.

Es ist wichtig, eigene und gemeinsame Erwartungen, Bedürfnisse und Wünsche zu entwickeln, denn nur sie geben uns eine Vorstellung davon, was wir zu erhoffen wagen. Sie konkretisieren unsere Pläne für die Zukunft und helfen uns, vergangene und jetzige Erlebnisse neu zu betrachten. Eine 56-jährige schwerkranke Patientin gibt uns einen Einblick in ihre Erwartungen, Bedürfnisse und Wünsche:

Erwartungen sind ganz konkrete Vorstellungen, die sich in der Regel aus gemeinsamen Erfahrungen entwickelt haben.

Bedürfnisse entwickeln sich aus den gemeinsamen Erfahrungen und den eigenen Erwartungen.

Und die Wünsche sind die Weiterentwicklung unserer Gedanken, nachdem wir Erfahrungen gemacht haben, Erwartungen und Bedürfnisse entwickeln konnten.

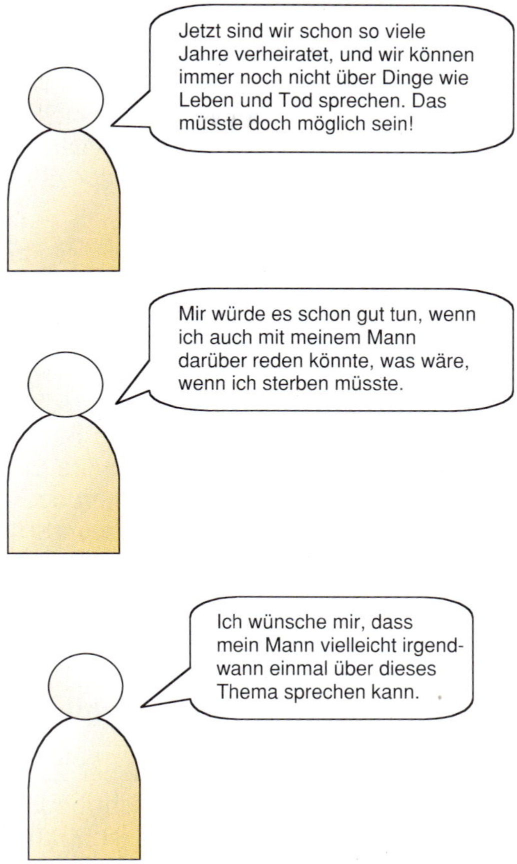

Abb. 12

Nachdem wir unsere Erwartungen und unsere Bedürfnisse kennen gelernt haben, können wir auch unsere Wünsche formulieren. Wünsche sind nicht nur zukunftsweisend, sie stützen insbesondere unsere Hoffnungen an ganz besondere *Ziele* in unserem Leben. Wenn wir ungeübt sind unsere Erwartungen, Bedürfnisse und Wünsche für uns zu entdecken, dann kommt es uns mitunter vor, als würde unser Leben ohne Höhepunkte, ohne anregende Erlebnisse *dahinplätschern.* (Witwer (64 Jahre): „Was habe ich schon von meinem Leben zu erwarten?") Trauen wir uns allerdings Wünsche zu formulieren, dann entwickeln wir Ziele und diese erwecken in uns eine Hoffnung, die unseren Alltag lebendiger werden lässt.

Kranke, alte und sterbende Menschen zu betreuen, meint einfühlsam *im Leben* zu begleiten. Einerseits versuchen wir den Betroffenen nicht vom Leben auszuschließen, andererseits ist der Schwerkranke und Betroffene

in einer besonderen Lebensphase, die ihn emotionell sehr stark beansprucht. Als Kranken- und Sterbebegleiter versuchen wir den Betroffenen zu unterstützen: Nicht *unsere* Erwartungen, Bedürfnisse und Wünsche sind der Maßstab der Kranken- und Sterbebegleitung, vielmehr *seine* Erwartungen, Bedürfnisse und Wünsche leiten uns. Wir können Angebote machen. Er aber ist derjenige, der die Auswahl trifft und uns den Weg aufzeigt.
Dies scheint eine fast überwältigende Aufgabe, insbesondere dann, wenn es sich um eine Familie handelt, in der es viele verschiedene Erwartungen, Bedürfnisse und Wünsche gibt. Sich ganz auf *den Gehenden* einzustellen, gemeinsam mit ihm nach seinem Tempo und Rhythmus gehen, das scheint kaum in einer Familie möglich, wo Partner- und Elternschaft gelebt werden will und Kinder unterschiedlicher Altersstufen aufwachsen. Und trotzdem kann Krankheit und Sterben in der Familie gut gelebt werden – dann, wenn alle Beteiligten ihre Erwartungen, Bedürfnisse und Wünsche äußern dürfen. Ihre Realisierung kann gemeinsam mit Vertrauenspersonen (Paten, Verwandte, Freunde und Hospizhelfer) versucht werden. Vor allem aber kann das gemeinsame Erleben und Abschiednehmen in der letzten Lebensphase als eine wichtige und spannende gemeinsame Wanderung gelebt werden.

Von der Ohnmacht der Betroffenen und der Begleiter

Und dann gibt es da immer wieder Zeiten der Leere. Als Betroffener, als Angehöriger, können Sie es nicht begreifen, dass Ihre Familie nun ganz plötzlich selber davon betroffen ist: Krankheit, Behinderung, Demenz, Sterben ... Grad noch meinten Sie, es ist zu schaffen ... Andere müssen ja auch mit der Krankheit, Behinderung, mit Demenz und mit der lähmenden Diagnose leben. Und dann sagen die Ärzte, eine Therapie würde nicht mehr helfen, es besteht keine Hoffnung mehr. Von der intensiven Betreuung nun in eine Situation, die zunächst jeden im Alltag zu überfordern scheint:
Sie holen sich ein Fachbuch aus der Bücherei, ein anderes bekommen Sie von Freunden, Sie lesen einen Artikel in der Zeitschrift und sehen einen Beitrag im Fernsehen. Und dann wird Ihnen plötzlich alles zu viel. Der Alltag scheint sich nur noch um diese Krankheit, dieses einzige Thema zu drehen. Wehe, einer der Freunde kommt mit einem noch so gut gemeinten Rat!
Da ist die Leere. Man sitzt im Sessel daheim, schaut in die Weite, durch Häuser, Bäume und Menschen hindurch und denkt nichts, fragt nichts, ist einfach leer. Das Essen schmeckt nicht mehr und irgendwann lässt man es einfach sein. Was soll man noch beim Arzt? Auch er ist doch *ohne Macht*.

Ohne Hilfe, ohne Macht fühlen wir uns ohnmächtig. *Es* geschieht mit uns. Wir spüren nicht mehr den Boden unter unseren Füßen. Wir spüren nicht mehr das Vertrauen in unser Selbst.

Wenn wir in unserem Leben großen Anforderungen begegnen, spüren wir in uns nicht immer sofort die Kraft, diesem Neuen zu begegnen. Wir ziehen uns zurück und vergessen schnell, wo unsere eigentliche *Macht* steckt. Wir fühlen uns *ohnmächtig*. Dann sind es häufig andere Menschen, die uns ansprechen, unser Selbst mit aller Macht erneut fordern. Die Kinder beispielsweise überlassen ein trauerndes Elternteil nicht seiner Ohnmacht, denn der Haushalt muss erledigt werden. Der Arbeitsalltag oder auch ein Haustier fordern uns heraus.
Es ist wichtig, seinen Gefühlen der Ohnmacht und Leere begegnen zu können. Sie gehören zum Abschied und zur Trauer. Um aber immer wieder einen Weg aus den Zeiten der Ohnmacht zu finden, ist ein geregelter Alltag ein gutes Mittel. Stellen Sie sich den Wecker und bleiben Sie nicht einfach jeden Tag bis mittags im Bett. Legen Sie die Jogginghose beiseite und ziehen Sie sich auch zu Hause gute Kleidung an. Gehen Sie einmal am Tag in die Natur und machen einen kleinen Spaziergang. Es gibt Menschen, die uns in Zeiten der Ohnmacht begleiten können. Ein guter Begleiter versucht nicht das Gefühl der Ohnmacht und der Leere wegzureden oder den Betroffenen auf *andere Gedanken* zu bringen. Jede Trauer braucht ihre Zeit. Und wenn wir nicht an ihr festhalten, dann wird auch die Trauer um den bevorstehenden oder um den bereits geschehenen Abschied sich verwandeln.
Wie der Betroffene, so kann auch der Sterbebegleiter selber Ohnmacht erleben. Wir fühlen uns ohnmächtig im Angesicht von großem körperlichen, mentalen, seelischen oder sozialen Leid, das ein anderer Mensch erleben muss. Wir fühlen uns überfordert und *ohne Macht* zu helfen. In so einer Situation brauchen wir als Helfer Hilfe. Jeder Sterbebegleiter kann besonders gut dann begleiten, wenn auch er begleitet wird. Überall dort, wo professionelle Sterbebegleiter vermittelt werden, beispielsweise in Hospizvereinen, werden diese Sterbebegleiter auch durch ausgebildete Supervisoren betreut. In Gruppensitzungen oder Einzelgesprächen mit einem Supervisor kann der Sterbebegleiter seine Erfahrungen und Erlebnisse ansprechen, die in ihm Gefühle von Ohnmacht und Überforderung auslösen. Aber auch die schönen Erfahrungen sowie hilfreiche Verhaltensweisen in der Begleitung werden in diesen Begegnungen mit anderen Sterbebegleitern ausgetauscht. Der Helfer braucht ebenso wie der Betroffene ein offenes Ohr, dem er seine Sorgen und seine Erlebnisse anvertrauen kann.

> ***Wer nicht hilft, benachteiligt andere.***
> ***Wer hilft, benachteiligt sich selbst.***
> ***Ist man sich dieses Dilemmas***
> ***nicht bewusst, stirbt die Seele.***
> ***Hat man sich davon befreit,***
> ***ist sie unsterblich.***
>
> Anthony de Mello
> *Zeiten des Glücks*

Die Ohnmacht des Begleiters ist eng verbunden mit seinen Erwartungen, Bedürfnissen und Wünschen, um der Rolle als Helfer gerecht zu werden. Was ein *guter* Begleiter ist, wird bestimmt von der Professionalität und der Persönlichkeit des Begleiters. Wie man einen Menschen in Krankheit und im Sterben gut begleiten kann, wird in vielen Seminaren und durch viele Sachbücher bereits gut vermittelt. Das persönliche Engagement und die innere Ruhe und Gelassenheit in der Begleitung bringt jedoch jeder Einzelne auf seine ganz spezifische und individuelle Art und Weise mit. Die Auseinandersetzung mit der eigenen individuellen Gesundheit, seinem eigenen Leben und Tod ist eine wesentliche Vorbereitung für die Begleitung. Einen Menschen begleiten heißt, ihm vertrauensvoll folgen zu können, ohne dabei sich selber zu verlieren, gleichzeitig aber seine eigenen Erwartungen, Bedürfnisse und Wünsche zeitweise zurückstellen zu können.
Und trotz einer guten Vorbereitung zu einer Begleitung werden die Helfer immer wieder mit den Grenzen ihrer eigenen Möglichkeiten konfrontiert. Dies betrifft die körperlichen, mentalen, seelischen, aber auch geistigen und spirituellen Fertigkeiten. Man wird gefordert, sich auch den Einschränkungen seiner Fertigkeiten zu stellen und emotionelle Erlebnisse in einem professionellen Rahmen zu bewerten. Es gilt, neben der Begleitung anderer, sich auch Zeit für sich selber nehmen zu können.

Wer begleitet stellt sich auf den anderen ein und vernachlässigt häufig dabei seine eigenen Erwartungen, Bedürfnisse und Wünsche. Gerade wenn eine Begleitung über längere Zeit andauert, muss der Sterbebegleiter immer wieder Zeiten finden, in denen nicht er, sondern ein anderer den Betroffenen begleitet. Diese *Auszeit* kann dann der Sterbebegleiter für sich, für die Erfüllung seiner Erwartungen, seiner Bedürfnisse und seiner Wünsche nützen. Dies wird jedoch nicht immer einfach zu realisieren sein, denn häufig sind diese Erwartungen, Bedürfnisse und Wünsche gerade auch mit dem Leben des Betroffenen verbunden. Auch und gerade als Sterbebegleiter sollten wir lernen, uns in Situationen der Ohnmacht anderen anzuvertrauen. Durch die Sympathie und das Mitgefühl anderer werden wir die Ohnmacht besser leben lernen.

Als Sterbebegleiter lernen wir aber auch noch eine andere Ohnmacht kennen. Die Ohnmacht scheinbar nicht helfen zu *dürfen*. Wir werden beispielsweise gebeten, Freunden, die einen Betroffenen und seine Angehörigen kennen, beizustehen. Die Freunde und die Ehefrau wissen, dass der Betroffene bald sterben wird, nur mit dem Betroffenen selber hat keiner gesprochen. Der Arzt hält sich zurück, denn die Ehefrau meint, ihr Mann würde es nicht *überleben*. Der Freund spricht mit dem Betroffenen nicht über Krankheit und Sterben, denn „Das ist doch die Sache der Eheleute, da will ich mich nicht einmischen". Und die Ehefrau des Freundes macht sich Sorgen: „Was könnte man dem Betroffenen noch Gutes tun (gute Pflege, Schmerztherapie, usw.)?" Als Sterbebegleiter werden wir versuchen zunächst mit der Ehefrau des Freundes, die uns angesprochen hat, zu sprechen. Wir versuchen zu erfahren, wer derzeit alles den Betroffenen begleitet, ob er eine Vertrauensperson um sich hat, ob jemand ihm das Angebot machen kann, auch über Themen wie *Leben und Sterben* zu sprechen. Aber das Gespräch zeigt, dass kein Mensch aus dem Umkreis des Betroffenen mit ihm über diese Themen sprechen mag oder kann. Vielleicht kann der Sterbebegleiter sogar mit dem Freund oder der Ehefrau des Betroffenen selber sprechen, ihnen das Vertrauen geben, dass ein Gesprächsangebot für ihren Mann vielleicht eine Erleichterung wäre. Aber da begegnet man mitunter dann wieder einer Angst gegenüber diesen Themen. Die Ehefrau: „Mein Mann hat diese Themen noch nie angesprochen, also werde ich das auch nicht tun." Der Sterbebegleiter kann anbieten, die Angehörigen oder Freunde auf so ein Gespräch mit dem Betroffenen vorzubereiten, oder aber auch selber einmal den Betroffenen zu besuchen. Und dann sind vielleicht die Bedenken doch zu groß und die Ehefrau und Freunde lehnen dankend ab. Der Sterbebegleiter hat Angebote gemacht und ist durch die vielen Gespräche mit den Angehörigen und Freunden emotionell betroffen, erschöpft, enttäuscht, wütend. Er hat die Hilflosigkeit und Angst der anderen in der Begegnung mit dem Sterbenden bemerkt. Aber er konnte ihnen nicht das Vertrauen vermitteln, das ihnen hätte Mut machen können, dem Betroffenen ein Gesprächsangebot zu machen. Der Sterbebegleiter fühlt sich machtlos, denn ein direktes Zusammentreffen mit dem Sterbenden wurde von den Angehörigen abgelehnt. Er fühlt in sich die Ohnmacht und beginnt zu überdenken, wo seine Fehler in dieser Begleitung lagen.
Das Gefühl versagt zu haben, ist eng verbunden mit unseren eigenen Vorstellungen von und Erwartungen an unsere(r) Arbeit als Begleiter. Eine gute Begleitung meint nicht in jedem Fall, dass ich den Betroffenen selber begleiten muss. Eine gute Beratung der Angehörigen und Freunde ist eine hilfreiche und damit gute Begleitung von Menschen, die z.B. vom

Sterben eines ihnen nahen Menschen betroffen sind. Wenn wir aber merken, dass wir mit unserer Art und Weise die Menschen, die wir beraten und begleiten wollen, nicht erreichen, beginnen wir unsere Fähigkeiten zu überprüfen.

Nicht jeder Kranken- und Sterbebegleiter ist der richtige Begleiter für den kranken, behinderten, sterbenden Menschen und seine Angehörigen. Charakteristische Unterschiede beispielsweise im Sprachgebrauch, in nonverbalen Ausdrucksweisen und Erlebniswelten, können Vertrauen erwecken oder aber auch den Aufbau von Vertrauen verhindern. Wenn ein Sterbebegleiter in einer Begleitung rechtzeitig erkennt, dass er nicht *die gleiche Sprache spricht* wie die Menschen, die er zu begleiten versucht, dann besteht eine gute Möglichkeit dem zu begleitenden Menschen einen anderen Kollegen zu empfehlen. Es gilt eigene Grenzen zu erkennen, Bemühungen loszulassen und einen professionellen Umgang in der Begleitung leben zu können.

Der Sterbebegleiter ist gut aufgehoben, wenn er eine Gruppe von Kollegen kennt, in der er Situationen wie diese besprechen kann. Durch den Austausch von Möglichkeiten der Entwicklung einer Begleitung begegnen wir nicht nur neuen Ideen im Umgang miteinander, sondern werden durch die Sympathie und Solidarität der Gruppe in unserem Selbst gestärkt. In einer Gruppe oder alleine, in einer Zeit der Besinnung können Begleiter die Quellen ihrer eigenen Kraft und auch deren Grenzen ausfindig machen. Wenn Sie mögen, benennen Sie doch einmal die Wurzeln Ihres persönlichen *Baumes der Stärke*.

Und wenn wir die Wurzeln der eigenen Kraft kennen, so können wir uns auch darauf besinnen, wann wir uns wohlfühlen. Denn nur wenn wir als Begleiter uns wohl und gestärkt fühlen, spüren wir dauerhaft die Kraft, anderen beizustehen und sie zu begleiten.

Wer einen Menschen begleiten möchte, wird dies langfristig umso besser gestalten können, je weniger er über seine eigenen Kräfte hinausgeht. Daher ist es nicht nur wichtig, in der Selbst- und Fremdwahrnehmung (s. Otterstedt, *Der nonverbale Dialog*, 2005) geübt zu sein, sondern auch seine eigenen Kraftquellen, aber auch die Grenzen seiner Ressourcen sensibel zu registrieren und zu akzeptieren. Dies muss nicht notwendigerweise immer im Rahmen von Seminaren zur Selbsterfahrung etc. geschehen, oft sind gerade Aktivitäten, die thematisch gar nicht die Arbeit als Kranken- und Sterbebegleiter berühren, zum Lernen eigener Grenzen, v.a. aber auch eigener Talente besonders gut: z.B. Walken, Schwimmen (eher: Ausdauer- als Extremsport), Chorsingen (spiritueller Gesang, Gospelchor, etc.), Musik machen, freier Tierkontakt, Nebenjob an der frischen Luft, in der Natur (z.B. regelmäßiges Ausführen eines Hundes, z.B.

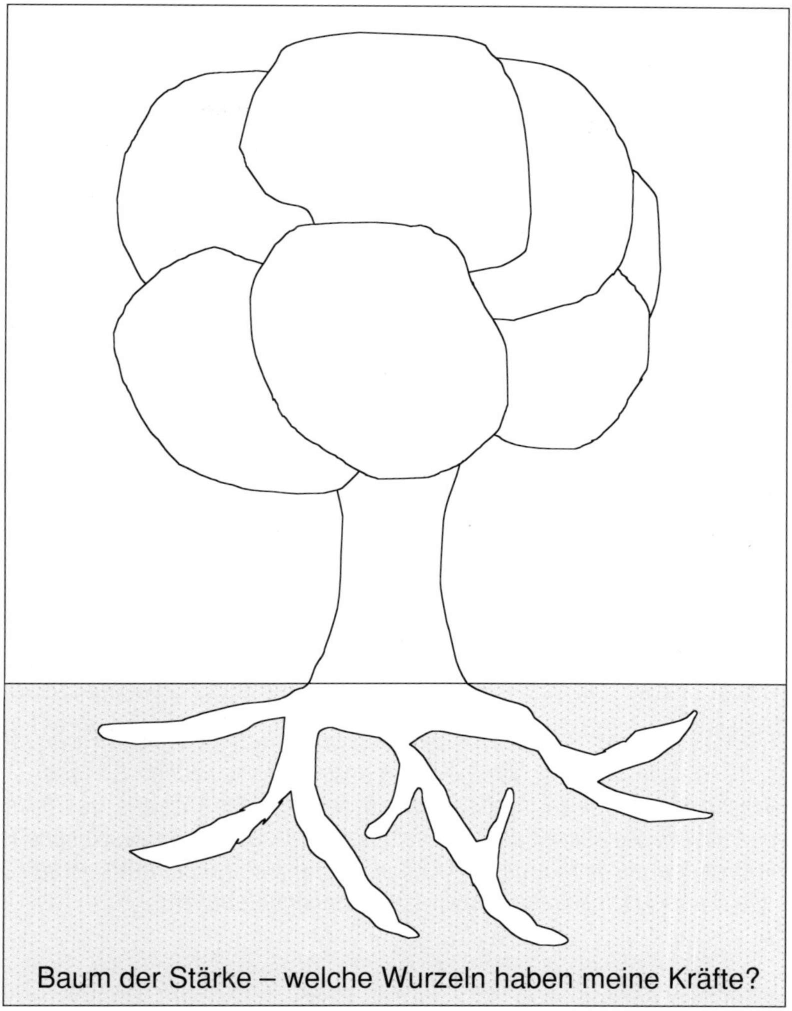

Abb. 13a: Was gibt Ihnen die Kraft in Ihrem Alltag, ihr persönliches und berufliches Leben zu bewältigen? Was hilft Ihnen in schwierigen Situationen zu bestehen, Abschiede zu gestalten und zu leben?

für Senioren, etc.), Tanzen (z.B. Biodanza), Malen, etc. Versuchen Sie sich von der Statik zum dynamisch Bewegten, vom Akademischen, Geleitetem hin zur freien Gestaltung, vom singulären Agieren, hin zur Kreativität in der Gruppe zu entwickeln. Leitende Motive sind dabei *die freie Gestaltung* sowie das *Getragenwerden* durch eine gewachsene Gruppe, die *Anregung durch die und die Entfaltung in der Natur*, das *bewegt Sein* und *bewegt Werden*.

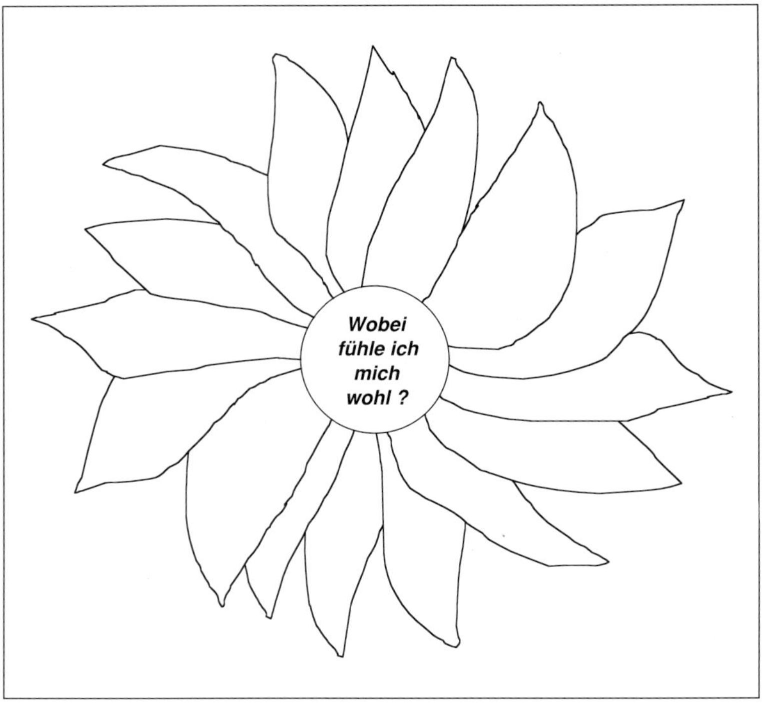

Abb. 13b: Wie können Sie Ihr Wohlbefinden unterstützen? Welche Farbe gibt Ihnen Kraft? Welche Blumen-, Aroma- oder andere Düfte riechen Sie gerne? Welchen Geschmack verbinden Sie mit angenehmen Gefühlen? Welche Oberfläche berühren, streicheln Sie gerne? Welche Laute der Natur, welche Geräusche und Klangwelten hören Sie besonders gerne? Finden Sie für jedes Blütenblatt Farben & Begriffe, die Sie an kraftgebende Sinneswahrnehmungen erinnern.

In den letzten Jahren sind eine ganze Reihe hilfreicher Bücher erschienen, die sich der Unterstützung unserer Ressourcen auf sinnesbelebende Weise annehmen. Eines sei als Beispiel für viele andere genannt: *Das Leben meint es gut mit Dir, Anregung zur Lebenslust* (Krüger, 1999). Dieser Titel ist Anregung und Aufforderung zugleich, denn die Begleitung von Kranken und Sterbenden meint nicht, dass wir uns solidarisch vom lustvollen Leben abkehren. Erst unsere Vitalität ermöglicht es dem kranken und sterbenden Menschen unsere Begleitung anzunehmen; vorausgesetzt, dass unsere Lebenslust nicht notgedrungen offensichtliches Thema der Begegnung ist, vielmehr unsere Kraft als Basis der zwischenmenschlichen Begegnung spürbar wird. Das Annehmen der Hilfe eines anderen Menschen ist für die meisten Kranken emotional leichter, wenn sich der Begleiter lebens- und kraftvoll, gleichzeitig einfühlsam dem Tempo des

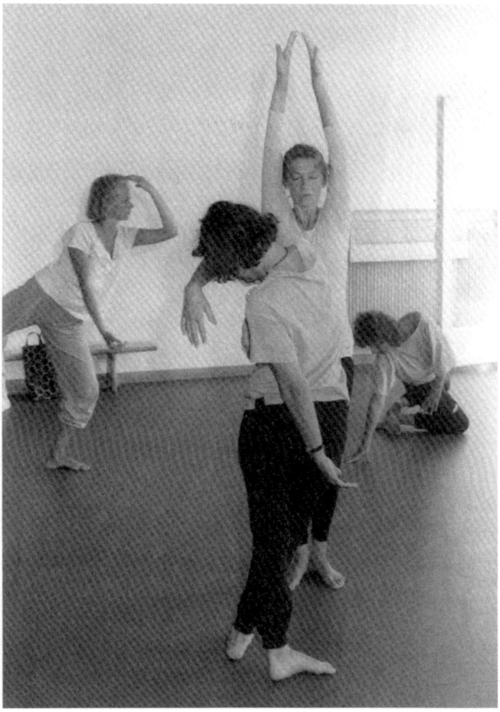

Abb. 14: Die freie Gestaltung unserer Talente entfaltet sich in Tanzimprovisationen, wo jeder seine Talente einbringen kann, ohne auf das Getragenwerden durch die Gruppe verzichten zu müssen. Die Einheit von Musik, Sprache, Bewegung und visueller Ausdruckskraft kann z.B. durch rhythmischen Sprechgesang, Percussion und Melodie, Pantomime und Tanz, Malen des Bewegungsausdrucks sowie Tanzen nach Bildern und Plastiken, realisiert werden.

Kranken oder Sterbenden angleichen kann. Wer mag sich schon auf einen geschwächten Begleiter stützen? Ein professioneller Begleiter wird immer auch auf seine eigene physische und psychische Gesundheit achten und sich nicht in einem *Rollenspiel des Mitleids* dem geschwächten Kranken bzw. Sterbenden in einer unrealistischen Solidarität anbiedern. Gerade für Sterbende scheint ein Abschied vom Leben dann realisierbar, wenn der Begleiter – das *Leben* symbolisierend – sich diesem Abschied *„Ich gehe, du bleibst hier im Leben“* nicht verschließt. Verständlicherweise sind gesundheitliche Einschränkungen des Begleiters somit kein geeignetes Gesprächsthema; außer der Kranke oder Sterbende spricht dies an und auch dann sollte man zunächst einfühlsam zwischen Suggestivfrage, gesellschaftlichem Ritual oder (begrenztem) Interesse differenzieren. Auch aus diesem Grund sind Gesprächsthemen, wie „Ach, ja mir tun meine Beine ja auch immer so weh, wenn ich gehe ...“ etc. in einer professionellen Begleitung Tabu. Versuchen Sie wahrhaftiges Interesse für Ihr Gegenüber zu entwickeln und Gesprächsthemen, wie z.B. „Was gab es denn heute zum Mittag?“ oder einen gesteigerten Aktionismus („Und jetzt hol‘ ich mal schnell eine Vase ... und wie viele Flaschen Wasser soll ich mitbringen ...?“) zu vermeiden.

Üben Sie, sich etwas Gutes zu tun, sich eine Viertelstunde pro Tag nur auf sich zu besinnen, so werden Sie auch die Pausen und wahrhaftigen Zugänge in der Begleitung anderer erleben können.

Gefühle des Lebensweges, des Abschieds und der Trauer

Die Schritte auf unserem persönlichen Lebensweg sind bestimmt durch Entscheidungen, die wir mit dem Verstand versuchen zu erklären. Neben dem Verstand sind es aber insbesondere unsere Emotionen, die jedem Schritt in unserem Leben erst ihren individuellen Ausdruck geben.

Übung

Wenn Sie mögen, bitten Sie eine Person Ihres Vertrauens, Ihnen bei einem kleinen Rollenspiel zu helfen. Besprechen Sie zuvor miteinander den folgenden Inhalt und Ablauf des Spiels. Suchen Sie sich für das Rollenspiel am besten einen ungestörten Raum.

- Sie legen sich flach auf das Bett und schauen entspannt in den Raum.
- Der Rollenspielpartner steht am Ende des Bettes. Nach einer kurzen Zeit der Besinnung und Konzentration beginnt er mit dem Spiel.
- Er wird zunächst von einer Seite an das Bett treten und, ohne Sie anzuschauen, ganz schlicht sagen: „Frau Meier, würden Sie bitte einmal das Bein anheben?" Gleichzeitig wird er mit beiden Händen behutsam ihr Bein anheben und dadurch den Fuß aufstellen.
- Er tritt wieder zurück und stellt sich ans Ende des Bettes auf seine Ausgangsposition. Und wieder gönnen Sie sich beide eine kleine Pause der inneren Sammlung.
- Ihr Rollenspielpartner tritt von der anderen Seite her an das Bett und sagt den gleichen Satz, vollzieht die gleiche Handlung, diesmal aber wird er mit Ihnen Augenkontakt aufnehmen.
- Besprechen Sie beide, welche Variante wie auf Sie gewirkt hat. Ob Sie irgendeinen Unterschied für sich gemerkt haben, ob sie auch über Ihren Körper Unterschiede bei den zwei Varianten gespürt haben.

Wenn Sie wollen, können Sie nun noch eine Ergänzung anschließen.

- Legen Sie sich wieder auf das Bett und Ihr Rollenspielpartner wird sich wieder auf seine Position am Bettende stellen. Nehmen Sie sich erneut Zeit zur inneren Sammlung.

- Ihr Rollenspielpartner wird nun wieder mit dem gleichen Satz und der gleichen Handlung an Ihr Bett treten, diesmal aber mit viel Wut und Ärger in der Stimme.
- Wieder gönnen Sie sich beide eine kleine Pause, bevor Ihr Partner auf die andere Bettseite tritt und mit einer freudigen, lustigen und beschwingten Stimme handeln wird.
- Nehmen Sie sich beide hinterher Zeit über Ihrer beider Erfahrungen zu sprechen. Wo haben Sie gemerkt, dass die emotionelle Stimmung auf die Handlung abfärbte? Wie haben Sie die, wenn hier auch gespielten, Emotionen körperlich erreicht? Bieten Sie Ihrem Rollenspielpartner an, eigene Erfahrungen zu machen und übernehmen Sie nun den Part des Aktiven.

Unsere Gefühle ermöglichen uns eine zusätzliche Orientierung in den rationalen, vom Verstand geprägten Umwelten. Objektiv nimmt der Rollenspielpartner jedes Mal mit dem gleichen Satz das Bein und stellt den Fuß auf. Auch wenn der Unterschied von Blickkontakt sowie emotioneller Prägung der Stimme ebenfalls objektiv bemerkbar ist, die subjektive Wahrnehmung der Übertragung auf die Handlung – beispielsweise heftiger oder sanfter Griff am Bein –, ist oft nur von dem Liegenden erlebbar.

Gefühle sind ein wichtiges Ausdrucksmittel, das wir nicht unterdrücken sollten, wollen wir von unserer Umwelt nicht missverstanden werden. Ärgere ich mich über einen Mitmenschen, zeige dies aber nicht und entferne mich irgendwann, ohne dass dieser meine Handlung nachvollziehen kann, habe ich die Chance verpasst, meine Gefühle als Ausdrucksmittel zu nutzen. Sicherlich geht es nicht darum, seinen Gefühlen in jeder Situation freien Lauf zu lassen, denn das Miteinander von Menschen kann nur dann gut gelebt werden, wenn man auch Rücksicht auf andere nimmt und nicht *mit der Tür ins Haus fällt*. Aber sich seiner eigenen Gefühle bewusst werden, ist sicher ein guter Schritt, um diese Erfahrungen in der Begegnung mit anderen und dem Abschied von anderen einzusetzen.

Emotionen haben ein Gesicht. Gefühle scheinen vom Gesicht des Gegenübers ablesbar, vom Spiel seiner Mimik – seine Empfindungen scheinen erkennbar. Tonfall, Sprachmelodie, Körperhaltung, -orientierung und -bewegung sowie Blickbewegung geben Informationen über den Gemütszustand wieder (s.a. Otterstedt, 1993). Wir erkennen in der Regel, ob ein Mensch traurig ist, verärgert, erstaunt, verängstigt oder belustigt und freudig erregt.

Wenn Betroffenheit ein Teil des Lebensweges ist, dann verwundert es uns nicht, dass wir in der Begleitung all jenen Gefühlen begegnen, die wir auch aus dem alltäglichen Leben kennen. Manchmal sind wir überrascht, vielleicht auch erschrocken, denn die Gefühle werden, wie in allen herausragenden Situationen unseres Lebens, auch in der Begegnung mit einer schweren Krankheit und dem Sterben häufig besonders stark zum Ausdruck gebracht.

- Ein einfühlsamer Vater, der an einer nicht mehr therapierbaren Erkrankung leidet, sonst immer sehr zurückhaltend, beginnt jetzt plötzlich verärgert und wütend in seiner Familie herumzuschreien.
- Eine Nachbarin, die bei jeder Kleinigkeit anfing sich zu beschweren, hat sich mit ihrer Erkrankung ganz zurückgezogen.
- Ein alter Herr, der immer unzufrieden schien, konnte erst durch seine schwere Krankheit und dem nahen Lebensende auch versöhnliche Gefühle wiederentdecken.

Wir wundern uns, wie Gefühlsäußerungen sich ändern können. Menschen, die mit schwerer Krankheit und Sterben konfrontiert sind, begegnen auch ihren emotionalen Grenzen. Dies betrifft nicht nur den Patienten selber, sondern auch dessen näheres soziales Umfeld.

Gefühlsäußerungen haben ein auslösendes Moment. Tränen fließen, wenn wir an einen Verlust denken. Wir lassen sie aber auch fließen, wenn jemand uns eine lustige Situation erzählt. In besonders emotionellen Zeiten, in denen ein uns naher Mensch stirbt, erleben wir aber auch unsere Gefühle, wie sie ganz unvermittelt, scheinbar ohne Bezug zu einer Ursache, aus uns herausbrechen. Oft haben wir dann das Gefühl wir haben vielleicht unangemessen reagiert. Es entstehen Missverständnisse: Wie kann man sich beispielsweise *so* über ein paar Holzteller aufregen, die in der Spülmaschine kaputtgingen? Oder warum ist man plötzlich wütend, wenn die Kinder lachend und freudig jauchzend in ein Spiel vertieft sind, obwohl doch ihre Mutter oben im Bett schwerkrank im Sterben liegt? Wir sind manchmal durch Gefühlsäußerungen anderer verletzt, die nicht mit unserer momentanen Gefühlswelt übereinstimmen.

Jeder von uns hat ein ganz individuelles Tempo und eine eigene Art der Trauergestaltung. Menschen in ihrer letzten Lebensphase begleiten heißt, sich ganz auf ihre Art und ihr Tempo der Trauerarbeit einzulassen. Mit Trauern beginnen wir nicht erst, wenn die Trennung vollzogen ist. Wie auch bei einem alltäglichen Abschied, beginnen wir uns auch bei herausragenden Abschieden bereits vor der tatsächlichen Trennung emotional und praktisch auf den Abschied vorzubereiten.

Modelle, die verschiedene Trauerphasen aufzeigen, versuchen darzustellen, dass wir in der Trauergestaltung emotional unterschiedliche Phasen durchlaufen können. Die Gefühle des Betroffenen stehen in dieser Lebensphase in erster Linie in Bezug zu seiner Auseinandersetzung mit dem Verlust von Lebensqualität und seinem bevorstehenden Sterben. Diese Auseinandersetzung verläuft nach keinem regelmäßigen Muster und entspricht dem persönlichen Entwicklungsprozess.

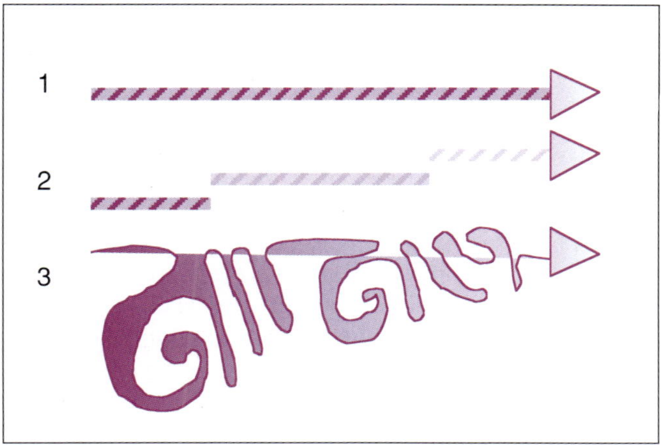

Abb. 15: Die lineare Darstellung (1) entspricht keiner realen Entwicklung, die immer auch von äußeren, oft unvorhergesehenen Einflüssen beeinflusst ist. Auch wenn wir manchmal den Eindruck haben, dass Entwicklungsprozesse sich in Phasen und Sprüngen (2) vollziehen, bei genauer Betrachtung würde der Entwicklungsprozess sich eher als die Visualisierung eines lebhaften Weges (3) mit Schleifen, Umwegen und Wiederholungen offenbaren, der jedoch eine eindeutige Tendenz zur Weiterentwicklung besitzt (s.a. Ebert/Godzik: Reifeprozeß zum Sterben, 1993).

Der Betroffene kann verschiedene Phasen der inneren Akzeptanz seiner Krankheit und eines möglichen bevorstehenden Sterbens durchlaufen. Die Sterbe- und Trauerforscherinnen Elisabeth Kübler-Ross und Verena Kast haben diese Phasen in ihren Modellen sehr ähnlich beschrieben:

nach Elisabeth Kübler-Ross	**nach Verena Kast**
1. Phase des Nicht-Wahrhaben-Wollens 2. Phase des Zorns 3. Phase des Verhandelns 4. Phase der Depression 5. Phase der Zustimmung	1. Phase des Nicht-Wahrhaben-Wollens 2. Phase der aufbrechenden Emotionen 3. Phase des Suchens und Sich-Trennens 4. Phase des neuen Selbst- und Weltbezugs

Neben den hier aufgezeigten *Phasenmodellen der Trauerarbeit* haben andere Autoren ebenfalls versucht die unterschiedlichen Schritte der Trauerarbeit in Modellen aufzuzeigen (s.a. Ebert/Godzik). Modelle wie diese können jedoch nicht das Wahrnehmen des Betroffenen und das Gespräch mit ihm ersetzen. Es ist der Betroffene, der uns Sterbebegleitern Zeichen geben wird, wie er sich fühlt und welchen Weg er gerade zurücklegt. Diese Phasen werden von dem Betroffenen nicht numerisch nacheinander durchlaufen, vielmehr, vor allem bedingt durch neue Krankheitsschübe, gibt es viele Schritte vor und zurück, wird mitunter wieder ganz von vorne begonnen, so dass der Weg eher einem verschlungenen Waldpfad ähnelt, als einem geraden Highway. Aber wichtig: Kein Betroffener *muss* alle diese Phasen durchlaufen, um für sich gut und stimmig mit seiner Situation zu leben. Auch wird kein Betroffener äußern: „Mir geht es gerade nicht so gut, weil ich mich in der Phase des Nicht-Wahrhaben-Wollens befinde." Stimmungswechsel in der Trauergestaltung spielen sich in der Regel unbewusst ab, äußern sich aber verschlüsselt in sprachlichen und körperlichen *Botschaften.* Diese *Botschaften* sind für uns als Kranken- und Sterbebegleiter insbesondere dann erlebbar, wenn wir uns ganz auf den Betroffenen einlassen können, ihn verbal wie auch nonverbal wahrnehmen mögen. Es ist nicht in erster Linie wichtig zu definieren: „Aha, jetzt ist er wohl gerade in der Phase des Suchens und Sich-Trennens!" Aber wenn wir eine Ahnung davon haben, welche emotionalen Anforderungen der Betroffene durchlebt, dann haben wir vielleicht mehr Verständnis für den einen oder anderen Gefühlsausbruch und beziehen nicht jede emotionale Regung auf uns selber.

Als Kranken- und Sterbebegleiter versucht man, sich nicht nur einfühlsam gegenüber den Gefühlen des Betroffenen zu verhalten, es ist auch wichtig, seine eigenen Gefühle sensibel wahrzunehmen.
Wenn man als naher Angehöriger einen Schwerkranken oder Sterbenden daheim begleitet, können persönliche Gefühlsausbrüche der Überforderung belastend wirken. Auf der einen Seite soll man beispielsweise für die schwerkranke und sterbende Großmutter da sein, dann kommen die Kinder aus der Schule, wollen erzählen, essen und ihren Hobbys nachgehen, und am Abend soll dann noch das warme Essen für den Ehemann bereitstehen. Wo bleibt da die Zeit zu trauern über den bevorstehenden Abschied von der eigenen Mutter?
Es kracht: Die Tür hat man zugeschlagen, geschrieen, ob die Kinder denn nicht *einmal* allein die Hausaufgaben machen können. Man fühlt sich völlig erschöpft, die Verspannungen im Nacken wollen auch unter einer warmen Dusche nicht verschwinden. Wieder hat man sich einen blöden Schnupfen eingefangen und dann diese Niedergeschlagenheit, Reizbarkeit, Leere und Verzweiflung. Wahrscheinlich ist man gar nicht fähig einen Haushalt und die Kinder richtig zu führen. Die Nachbarin war doch

auch in so einer Situation, die hat das alles mit links gemacht, aber man selber ... Selbstzweifel kommen auf.

Die Zeit des Abschieds und des Sterbens ist kein Alltag im Sinne des ganz normalen Lebens. Sowohl der Sterbende, als auch seine Angehörigen, Freunde und Bekannten erleben diese Zeit mit all ihren Sinnen. Eigentlich braucht man viel Zeit, die man gemeinsam mit dem Betroffenen verbringt, aber auch viel Zeit für sich, damit die Abschiedsgestaltung und Trauer bereits vor dem Abschied beginnen darf. Aber das Leben geht weiter und das ist gut, denn Sterben und Trauer sind Teile des Lebens. Und doch ist es wichtig, Prioritäten zu setzen. Was ist jetzt wichtig für mich als Trauernder? Und wie bekomme ich Hilfe, damit der Alltag nicht vernachlässigt wird? Es ist gut Gefühle zeigen zu können, die auch mal sagen wollen: „Ich bin überlastet! Ich bin an meinen Grenzen angelangt und *ausgebrannt!*“ Diese emotionalen Zeichen sollten wir ernst nehmen und rechtzeitig Hilfe von anderen annehmen, und beispielsweise Paten, Verwandte, Freunde oder Hospizhelfer bitten, einmal die Kinder zu betreuen oder bei Einkäufen o.a. zu helfen.

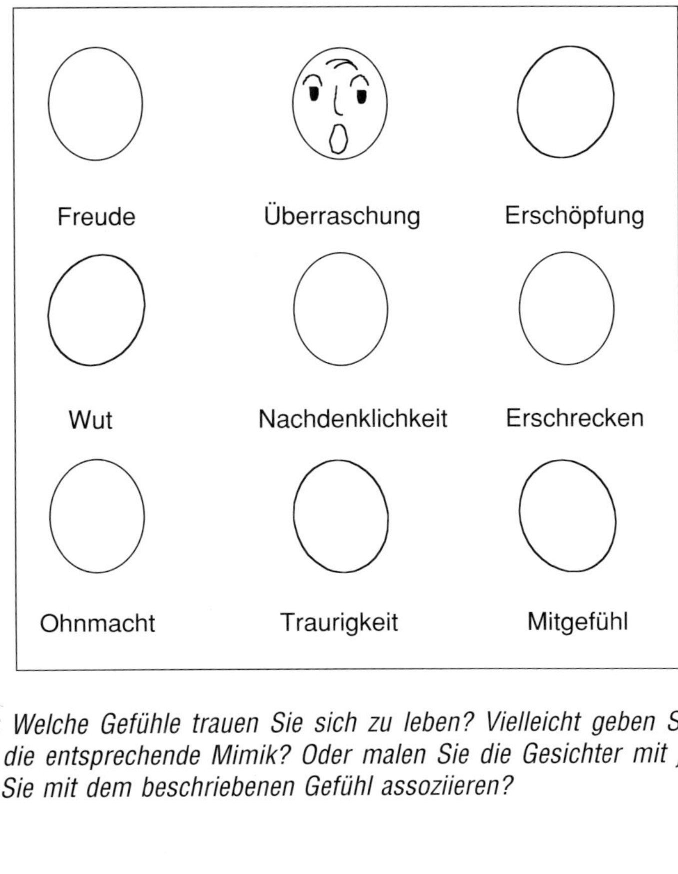

Abb. 16: Welche Gefühle trauen Sie sich zu leben? Vielleicht geben Sie den Gesichtern die entsprechende Mimik? Oder malen Sie die Gesichter mit jener Farbe aus, die Sie mit dem beschriebenen Gefühl assoziieren?

Als professioneller Kranken- und Sterbebegleiter, der nicht familiär mit dem Betroffenen verbunden ist, haben wir alternative Möglichkeiten zu helfen. Wir können uns emotional öffnen und die Familie gerade da entlasten, wo sie besonders viel Freiraum für ihre eigene Trauergestaltung benötigt. Aber auch als professioneller Kranken- und Sterbebegleiter kommen wir an unsere emotionellen Grenzen. Es entwickelt sich beispielsweise eine tiefe Bindung zu dem Betroffenen und wir empfinden eine große Trauer durch sein bevorstehendes Sterben. Ein anderes Beispiel: Wir erleben in unserem eigenen Familien- oder Freundeskreis, dass jemand stirbt. Auf der einen Seite sind wir in unserem eigenen Trauerprozess ichbezogen mit unseren Gefühlen beschäftigt. Auf der anderen Seite versuchen wir in der Begleitung, unsere eigenen Bedürfnisse denen des Betroffenen unterzuordnen. Dies ist ein emotioneller Zwiespalt. Wenn es irgendwie zu realisieren ist, würde die Übernahme der Begleitung durch einen professionellen Kollegen die bessere Lösung sein. So erhalten wir als Trauernde die Zeit und Freiheit, die wir nun benötigen, auch unsere Gefühle zu *er*leben.

Der Atem, das Lachen und das Loslassen

Ihr Oberkörper hebt sich, ihr Rumpf hebt sich, sie atmen tief ein, um im nächsten Moment mit einem seufzenden „Puuuhh!" den ganzen Atemstoß wieder von sich zu geben. Wenn uns etwas seelisch *drückt*, wir uns belastet fühlen und endlich eine Minute ganz für uns gefunden haben, dann erlauben wir uns dieses so erleichternde *Puuuhh*. Wir lassen mit dem Seufzer all unsere Muskeln erschlaffen, die Arme und die Mundwinkel hängen. Die kostbare Atemluft, die wir gerade noch eingesogen haben, lassen wir mit Freude schon wieder los. Der Atem kommt, der Atem geht. Durch Nase oder Mund lassen wir ihn sanft oder gehetzt, je nach Belastung, in uns einströmen. Und nur mit einer kleinen Verzögerung geben wir ihn wieder zurück. Wir hauchen an die kalten Fensterscheiben, wir pusten das Licht einer Kerze aus oder wir lassen unseren warmen Atem in der kühlen Winterluft Kapriolen schlagen. Abgesehen aber von diesen wenigen bewussten Momenten im Leben, lassen wir die Luft wie selbstverständlich in unseren Körper hinein und hinaus, nehmen sie auf und geben sie wieder ab, lassen sie erneut los.

Atmen heißt sowohl annehmen,
als auch loslassen können.

Übung

Vielleicht suchen Sie sich einmal einen ruhigen Ort, legen sich bequem auf eine Wolldecke, mit einem Kissen unter dem Nacken und den Kopfhörern eines Walkmans über den Ohren. Lassen Sie sich von ruhiger angenehmer Musik oder einem Wellenrauschen (auf Kassette/CD erhältlich) entspannen. Trauen Sie sich ruhig Ihre Augen zu schließen und versuchen Sie sich auf die Musik oder das Wellenrauschen zu konzentrieren. Nach und nach versuchen Sie dann den Weg ihres Atems zu verfolgen. Fließt die Luft über Ihre Nase oder Ihren Mund in Ihren Körper? Wo spüren Sie den Atem hinströmen? Hebt sich Ihr Oberkörper oder Ihr Bauch beim Einatmen? Spüren Sie auch, wie sich Ihr Brustkorb bei jedem Atemzug zur Seite dehnt? Auf welchem Weg fließt der Atem aus Ihrem Körper wieder hinaus? Spüren Sie den warmen Atem auf Ihren Lippen, an Ihren Nasenflügeln? Versuchen Sie ruhig und gleichmäßig zu atmen. Wenn Sie sich wieder zum Sitzen erheben möchten, richten Sie sich bitte langsam auf, damit Ihnen nicht schwindlig wird.

Der Fluss des Atems ist für uns Menschen ein Zeichen des Lebens: Der erste Atemzug des Neugeborenen, der Übergang in das Leben hinein, und der letzte Atemzug eines Menschen, der den Übergang vom Leben, vom Sterben in den Tod auch uns Außenstehende erleben lässt. Manchmal verändert sich der Atem bereits vor dem eigentlichen Übergang. Der Betroffene bemerkt den schwächeren Fluss oder er hat krankheitsbedingt Beschwerden, den Atem zu kontrollieren. Der Atem ist auch der Lebensatem. Der rhythmische Wechsel oder die Unterbrechung des Atemflusses sind körpersprachliche Signale, die uns in der Begleitung Hinweise geben können, ob der Betroffene Schmerzen empfindet, sein allgemeiner Zustand sich verschlechtert, aber auch, ob er vielleicht unbequem liegt oder ängstigende Träume durchlebt (s. hierzu auch Otterstedt, *Der nonverbale Dialog*, 2005). Atem bedeutet Hoffnung, Hoffnung auf eine weitere regelmäßige und beschwerdefreie Atmung oder auch Hoffnung auf einen ruhigen letzten Atemzug.

Mit jedem Atemzug stehen wir an der Schwelle – zu einem guten Lachen!

Ein tiefer Atemzug ist die Vorbedingung zu einem offenen Lachen; den Kopf zurückgelegt, sich den Bauch mit beiden Händen halten und die Augen tränenreich zusammenkneifen. Das ist einer der wichtigsten Ausdrucksweisen einer guten Begleitung. Wie im Leben, so wäre es traurig, wenn wir in Zeiten der Krankheit oder in der letzten Lebensphase auch nur einen Tag ohne Lachen und Humor vergehen lassen würden. Lachen kann man nicht auf Befehl, aber Humor kann man in sich entdecken und pflegen. Und jeder Mensch trägt die besten humorigen Anekdoten mit sich, denn am besten lässt es sich immer noch über sich selber lachen. Wenn wir Kleinigkeiten im Alltag unsere Aufmerksamkeit schenken, dann entdecken wir auch die vielen kleinen Humoresken, die wir selber erleben und über die es sich so schön gemeinsam lachen lässt. „Möchtest du noch mal etwas Lustiges von mir hören ...?" Diese Frage wird dann schnell zu einem Markenzeichen für Ihre ganz persönliche humorvolle Note. „Der Narr ist ein Ausdruck unserer ursprünglichen Natur, eine wesentliche Quelle unserer Kreativität, Gesundheit, Wandel und Humor. Er steht für die Schöpferkraft und die Spielkraft in uns, für eine innere Heiterkeit, die uns immer aufs Neue das Spiel und das Lachen im Leben entdecken lässt. Er ist jenseits aller Bewertungen, voll unbegrenzter Neugierde und Aufmerksamkeit. Er ist eine Null – d.h. der Null-Punkt in uns, ein Augenblick der Fassungslosigkeit, in dem wir eins sind mit unserem Herzen und unserem Körper – ganz da, lebendig und authentisch. Humor ist ein Zeichen wahrer Freiheit." (Gilmore, 2000:23)

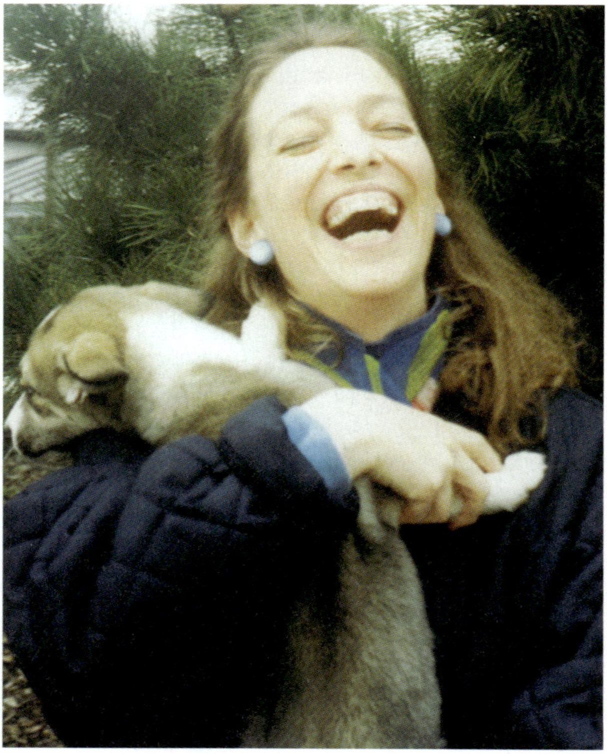

Abb. 17

Lachen ist wie das Licht – wichtig, lebenswichtig. Erst das Licht ermöglicht es, Dinge zu sehen, zu erkennen und das Tageslicht gibt unserem Körper die nötige Wärme.

Durch das tiefe Einatmen beim Lachen können wir wieder unseren Körper von innen her spüren. Das Lachen ist eine Kurzgymnastik für Bindegewebe, Sehnen, Gelenke und Muskulatur, mit einer angenehmen Wirkung auf unser seelisches Befinden. Diese Wirkung kann jedoch nur dann als angenehm empfunden werden, wenn wir nicht mit Witzen und aufgesetzter Humorigkeit eine traurige Stimmung zu verdrängen versuchen.

Humor
ist kein besonderer Anlass,
vielmehr kann er zu einer Lebenseinstellung werden.

Wenn wir die Kleinigkeiten unseres Alltags mit einem humorigen Auge betrachten, dann werden wir einen großen Schatz an authentisch humorvollen Anekdoten zu erzählen haben. Der Humor wird wie ein wohltuender tiefer Atemzug Teil unseres Alltags. Ein Alltag, der eine gesicherte Basis bildet, um auch traurige Stimmungen zulassen und leben zu können.
Erfahren wir den Humor als eine neue Lebenseinstellung, zumindest aber als einen wichtigen Teil unseres alltäglichen Lebens, dann ist uns das *Loslassen* zu einem erfreulichen Begleiter geworden. Wir haben die vielen kleinen humorigen Alltäglichkeiten in unserem Leben dazugewonnen. Und mit jedem tiefen Atemzug beim Lachen lassen wir auch gerade Gewonnenes – den Atem – wieder los. Wir haben keine Möglichkeiten den Atem über längere Zeit nur für uns zu behalten. Jeder Versuch, ihn nicht mehr herzugeben, scheint uns absurd, denn nur durch das *Loslassen* des Atems, wird uns die Möglichkeit des neuen Atmens geschenkt.

Die Bedeutung von *Hoffnung* in der letzten Lebensphase

Der alltägliche Abschied ist geprägt von dem Prinzip Hoffnung auf ein Wiedersehen. Die alltägliche Erfahrung, dass ein Wiedersehen möglich ist, gibt uns das Vertrauen, um *das Wiedersehen* als eine selbstverständliche Komponente in unserem Leben zu sehen. Ausgehend von der alltäglichen Erfahrung, dass wir damit *rechnen* dürfen uns jederzeit wieder zu begegnen, werden unerwartete Trennungen vor allem dann als *Vertrauensbruch* erlebt, wenn der Tod plötzlich eintritt und zu einem Abschiednehmen keine Zeit blieb.

Immer in Abwägung mit unserer Lebenserfahrung, bilden Erwartungen, Bedürfnisse und Wünsche die Grundlage für unsere konkreten Hoffnungen. Wenn wir krank sind, hoffen wir auf Gesundung. Wenn keine Gesundung realistisch scheint, hoffen wir auf Erleichterung der Beschwerden. Wir hoffen auf Unterstützung und Begleitung durch andere. Wir hoffen, dass einem Menschen, der leidet, sein Leid erträglich gemacht werden kann. Wir hoffen auch ganz konkret, dass ein sterbender Elternteil noch Zeit für seine Familie gewinnt, und dass Partner einen guten Weg in dieser gemeinsamen Lebens- und Abschiedsphase finden. Wir hoffen, dass ein Mensch in seiner letzten Lebensphase für sich zur Ruhe kommen kann. Wir hoffen für ihn, dass er loslassen und ruhig den Übergang vom Leben in den Tod vollziehen kann. Hoffnungen sind innige Wünsche, Bitten für einen bestimmten Menschen: *Fürbitten*, die in die Zukunft gerichtet sind.

Nehmen wir einem Menschen das Recht auf Hoffnung, nehmen wir ihm die Zukunft.

Wer von uns kann aber sagen, dass ein sterbender Mensch keine Zukunft hat? Gewachsen aus seiner Lebenserfahrung, seiner kulturellen und religiösen Heimat, entwickelt jeder Mensch ein Bild davon, was er als das *Danach* bezeichnen würde. Auch wenn manche Menschen von einem *Nichts* sprechen, das sie nach ihrem Tod erwarten werden, so ist es diese spezielle Zukunft, die sie aus ihrem Lebenskontext heraus zu erwarten *hoffen.*

Hoffnungen zu motivieren und erleben zu lassen sind eine wichtig Aufgabe der Begleitung. Hoffnungen sind Teil des Lebens und Teil des Sterbens. Ohne Hoffnung versagen wir uns eine Zukunft im Leben und eine Zukunft über das Sterben hinaus. Versteht der Mensch nicht auch in den sogenannten *Kleinigkeiten des Lebens* hoffnungsvolle Momente zu entdecken, bleibt sein Leben hoffnungs- und ziellos. Nehmen wir gar einem Kranken oder Betroffenen die Hoffnung, nehmen wir ihm die seelische Lebenskraft, im Sinne der *Seins*kraft. Patientin: „Der Arzt hat gesagt, dass die Chemotherapie nichts mehr bringen wird, aber ich geh in eine andere Klinik und mach dort weiter! Ich weiß, dass ich es doch noch schaffen werde. Nee, ich werde jetzt noch nicht sterben!" Manchmal fällt es uns als Begleiter schwer, das lebenshungrige Hoffen von Betroffenen zu begleiten, v.a. wenn uns seine Hoffnungen unwirklich scheinen. Es ist nicht an uns, ihn zu korrigieren oder aber in seinem Tun noch zusätzlich zu motivieren, aber als Begleiter können wir seine Wünsche respektieren. Dieser Betroffene spürt in sich die Kraft, der Erkrankung entgegenzutreten. Er ist im Moment ein Kämpfer oder auch nur ein Mensch, der noch Zeit braucht, andere Wege der Hoffnung zu entwickeln, die mit seiner neuen Lebensphase übereinstimmen.

Die schwierigen Zeiten einer Partnerschaft entstehen immer dann, wenn die Partner unterschiedliche Entwicklungsphasen durchleben. Eine schwere Erkrankung fordert sowohl den Betroffenen, wie auch seinen Partner auf, sein eigenes Leben wie auch die Partnerschaft zu reflektieren. Man kommt sich näher oder aber auch durch schnelle Entwicklungen der Erkrankung, Auseinandersetzung mit Verlustängsten und Todesnähe, ist *Gangart* und *Tempo* der Partner plötzlich unterschiedlich geworden. Die Partnerschaft wird in dieser Lebensphase besonders hart gefordert. Eine zusätzliche Belastung besteht dann, wenn eine Familie zu versorgen ist, wirtschaftliche oder andere Probleme die Beziehung belasten. In dieser Zeit ist das Vertrauen beider Partner zueinander und die Übung des partnerschaftlichen Dialogs besonders wichtig. Und wenn dann aber der Betroffene selber (noch) nicht über seine Krankheit, seine Gefühle und Sorgen sprechen mag, wenn er und sein Partner die Entwicklung seines Gesundheitszustandes unterschiedlich wahrnehmen, dann wird auch der begleitende Partner besonders belastet. Denn seine Aufgabe ist es abzuwarten, bis der Betroffene für ein Gespräch *gereift* ist. Eine gemeinsame Entwicklung von Hoffnungen für die Zukunft ist dann erst möglich, wenn auch ein gemeinsames Gespräch möglich wird. Für den begleitenden Partner kann es hilfreich sein, sich jetzt einen vertrauensvollen Gesprächspartner zu suchen, der allein für ihn und seine Gedanken und Sorgen da ist.

***Entwicklungen brauchen Zeit
und eine gute Begleitung.***

Betreuungsrecht und Patientenverfügung

Eine Krankheit kann einen Menschen nicht nur körperlich verändern, manchmal verändert sie auch seine geistigen Fähigkeiten und er gilt laut Gesetz nicht mehr als handlungsfähig. Nach Absprache mit dem behandelnden Arzt sowie einem weiteren, begutachtenden Arzt, kann bei einem Erwachsenen durch das Vormundschaftsgericht ein sogenannter *Betreuer* eingesetzt werden. In der Regel wird der Betreuer der Lebenspartner oder das erwachsene Kind des Betroffenen sein. Aber wenn es keine Menschen in dem Umfeld des Betroffenen gibt, die diese Aufgabe übernehmen können, so werden über das Gericht Berufsbetreuer eingesetzt. Das können Rechtsanwälte, Sozialpädagogen oder andere neutrale Betreuungspersonen sein. *Betreuungsvereine*, die auch im öffentlichen Telefonbuch zu finden sind, vermitteln ebenfalls diese Fremdbetreuer.

Wenn wir als Sterbebegleiter beispielsweise einen alleinstehenden Menschen betreuen und gemeinsam mit dem Pflegedienst den Eindruck bekommen, dass der Betroffene sein Leben nur noch schwer regeln kann, haben wir die Möglichkeit beim Gericht um einen Betreuer zu bitten. Haben wir jedoch erst einmal diesen Antrag gestellt, hat das Gericht die Aufgabe diesem Antrag nachzugehen. Ein Verfahren, das einmal läuft, kann nicht wieder zurückgenommen werden. Allein der Betroffene oder sein zukünftiger Betreuer haben das Recht bei Gericht die Aufhebung der Betreuung zu beantragen. Dies macht deutlich, dass allein schon die Antragstellung bei Gericht eine große Verantwortung birgt.

Im Rahmen der Begleitung entscheidet der Betreuer über die Art und Weise der Begleitung des Betroffenen. Er entscheidet an Stelle des Betroffenen über medizinische und pflegerische Maßnahmen, im Rahmen dessen, wie es auch der Betroffene selber zuvor vermochte. Diese Entscheidungen sind vor allem deshalb problematisch, da in den meisten Fällen der Betreuer das Vorleben und die Wünsche des Betroffenen nicht kennt. Fast bei jeder anstehenden Entscheidung arbeitet der Betreuer zum Schutze des Betroffenen mit dem Gericht zusammen. Dies ist sehr zeitaufwendig und beispielsweise im Klinikalltag oft unrealistisch, da es zu einem zögerlichen und unflexiblen Handeln führt. Aus diesem Grund handeln Ärzte auch mal ohne gerichtliche Genehmigung, damit Therapien durchführbar werden. Problematisch wird es jedoch am konkreten Beispiel der sogenannten *lebensverlängernden Maßnahmen.* Hier sind sich die Gerichte oft uneinig, welche Maßnahmen nun *lebensverlängernd* sind. Und gerade in dieser Phase, wo der Betroffene sich in der Sterbesituation befindet, würde er eines besonderen Schutzes durch den Betreuer bedürfen.

Ganz anders sieht es für einen Betroffenen aus, der seinem Lebenspartner oder einem anderen ihm nahe stehenden Menschen die Vollmacht gegeben hat (z.B. durch eine *Patientenverfügung* s.u.), so dass dieser im Falle einer Handlungsunfähigkeit seine Rechte vertreten und nach seinem Willen handeln kann. Diese Vollmacht sollte handschriftlich verfasst sein und mit Ort, Datum und Unterschrift sowie Namen und Anschrift des Bevollmächtigten versehen sein. Vor Gericht werden Vollmachten und Patientenverfügungen, die von einem Notar bestätigt wurden, eine höhere Wertigkeit zugesprochen. Nutzen Sie als Sterbebegleiter die Gelegenheit, den Betroffenen auf diese Möglichkeiten hinzuweisen und machen Sie ihm Mut, immer wieder mit dem Menschen, dem er sein Vertrauen schenkt, über seine Bedürfnisse und seine Wünsche zu sprechen, die er im Falle einer Handlungsunfähigkeit realisiert sehen möchte. Je genauer der Bevollmächtigte dem Arzt gegenüber die Bedürfnisse des Betroffenen wahrheitsgemäß vermitteln kann, umso eher wird dieser ihn als Bevollmächtigten respektieren. Sowohl Vollmachtsregelungen, als auch Patientenverfügungen unterliegen rechtlich – entsprechend der gesellschaftlichen Weiterentwicklung zu diesem Thema – ständig dem Wandel. Aktuelle Anregungen zum Thema *Betreuungsrecht* in Deutschland, Österreich und in der Schweiz finden Sie unter den Adressen zum gleichnamigen Stichwort (s.a. Kallis, 2004). Lassen Sie sich aber darüber hinaus immer auch durch einen Notar individuell beraten.

Jeder Mensch, der Krankheit und Sterben als Teil des Lebens sieht, wird sich vernünftigerweise mit dem Sinn und den Möglichkeiten einer Patientenverfügung auseinandersetzen wollen. Die Patientenverfügung, oft auch *Patiententestament* genannt, ist ein Schreiben, in dem jeder seinen persönlichen Willen bekunden kann, wie er sich im Falle eines Unfalls oder einer Erkrankung die Handlungen der ihn behandelnden und betreuenden Menschen wünscht. Dabei geht es speziell um die Situation, in der der Betreffende sich selber nur schlecht oder gar nicht mehr verständlich machen kann.
Vorschläge zu einer Patientenverfügung sind beispielsweise bei Hospizvereinen, aber auch bei den Kirchen erhältlich. Persönliche Anmerkungen und Zusatzformulierungen helfen den Ärzten bei der Einschätzung des tatsächlichen Willens des Patienten. Denn nach wie vor sind Ärzte gesetzlich nur bedingt gezwungen, den persönlichen Willen des Betroffenen zu respektieren. Ein Notarzt wird zunächst das Unfallopfer versorgen und nicht im Geldbeutel nach einer Patientenverfügung suchen. Im Grundsatz wird ein Arzt im Rahmen seines ärztlichen Auftrags nach seinem eigenen Gewissen handeln. Hinzu kommt die Furcht der Mediziner, sie könnten von den Hinterbliebenen auf unterlassene Hilfeleistung verklagt werden. Daher besitzt die Patientenverfügung in Deutschland zunächst nur eine *beratende* Funktion. Nach einem bestehenden Urteil darf jedoch ein Arzt, dem der Inhalt der Patientenverfügung bekannt ist, dieser nicht zuwiderhandeln, auch wenn ihm dieses Handeln unsinnig erscheint. Befreit ist der Arzt allerdings aus dieser rechtlichen Bindung, wenn die Verfügung ihm ein gesetzeswidriges Handeln, wie beispielsweise die Tötung, vorschreiben möchte.

Sollten Angehörige den Eindruck haben, dass ein Arzt der ihm bekannten Patientenverfügung zuwiderhandelt und klärende Gespräche zu keiner Veränderung seines Handelns führen, haben sie (wenn sie laut Patientenverfügung die Bevollmächtigten sind) die Möglichkeit den Arzt von seiner Behandlungspflicht zu entbinden. Von diesem Recht wird leider zu wenig Gebrauch gemacht. Angehörige haben oft Angst einen Arzt zu wechseln: lange Beziehung zum Arzt, ortsbezogene Abhängigkeit von diesem einen Arzt, Angst als schwierige Angehörige zu gelten, usw. Das Nicht-Handeln kann für den Betroffenen aber ein verlängertes körperliches Leiden bedeuten. Die Angehörigen selber leiden aber auch an seelischer Not, wenn sie sich nicht trauen, den Willen des Patienten durchzusetzen. Angehörige sollten sich in solchen Fällen mit professionellen Begleitern besprechen. Hospizvereine, Seelsorger, Kranken- und Sterbebegleiter dürfen zwar nicht den Angehörigen zur Arztwahl auffordern, können jedoch sowohl Hausarzt, als auch Angehörige beratend unterstützen. Nach wie vor gilt jedoch, alles Mögliche zu unternehmen, dass der Betroffene in seinem Sinne so gut wie möglich weiter von dem ihm bereits bekannten Arzt betreut werden kann.

Fragen und Empfehlungen, die es Ihnen erleichtern, eine persönlich formulierte Patientenverfügung zu erstellen:

- Von welchem Ihnen nahestehenden Menschen würden Sie sich in einem Notfall gerne vertreten sehen? Diesem Menschen sollten Sie vertrauen können, das heißt es sind v.a. die Menschen für diese Aufgabe geeignet, die weder einen finanziellen noch materiellen Nutzen von Ihrem Leben bzw. Sterben haben. Führen Sie mit den eventuell in Frage kommenden Menschen mehrere Gespräche zu diesem Thema, damit Sie deren Gedanken zu Leben und Tod kennen lernen können und spüren, ob diese ihre Wünsche unabhängig von ihrer eigenen Meinung auch durchsetzen würden. Sicher ist es vorteilhaft einen Menschen als Vertreter zu wählen, der auch ein Gespräch mit einem Arzt nicht scheut und versuchen würde ihre Wünsche durchzusetzen. Es ist wünschenswert, aber nicht notwendigerweise wichtig, dass Ihr Vertreter für alle Zeiten diese Funktion behalten wird. Bei jedem können veränderte Lebensumstände dazu führen, dass man Verpflichtungen auch abgeben muss. Sie haben jederzeit die Möglichkeit, Ihre Patientenverfügung neu zu schreiben. Eine gewisse Kontinuität ist jedoch wünschenswert.
- Möchten Sie diesem Menschen andere Menschen zur Seite stellen? Dies kann für Ihren Vertreter aus drei Gründen vorteilhaft sein: emotionelle Solidarität, Beratung vor Entscheidungen, praktische Unterstützung. Wenn Sie Ihrem Vertreter andere Menschen zur Seite stellen, dann sollten Sie aber allein Ihrem Vertreter die Vollmacht für Entscheidungen geben. Es ist für Ärzte einfacher, wenn Sie die Namen und Adressen der Berater ebenfalls notieren und ihnen eine beratende Funktion attestieren und den Arzt damit gegenüber diesen Menschen auch von der Schweigepflicht entbinden.
- Machen Sie die Menschen, die Sie in einem Notfall vertreten werden miteinander bekannt. Vielleicht benutzen Sie einen schönen Ausflug in die Natur dazu, bei dem Sie sich alle und Ihre Vorstellungen von Leben und Sterben kennen lernen.
- Wenn Sie Vertrauen in Ihre Angehörigen haben, erzählen Sie diesen von der Patientenverfügung und Ihren Vertretern. Es ist sowohl für Ihren Vertreter, als auch für den Arzt und Ihre Angehörigen unangenehm, wenn sie von Ihren Vorkehrungen nicht informiert sind. Die meisten Ärzte gehen davon aus, dass ein naher Verwandter (Partner, Kind, El-

ternteil) die Vertretung übernimmt. Schützen Sie sich vor Missverständnissen und erklären Sie Ihren Angehörigen, dass Sie sie z.B. mit einem Vertreter außerhalb der Familie entlasten möchten.

- Ganz wichtig: Der Verfasser der Patientenverfügung muss bei klarem Bewusstsein sein und eine eigene Willensbildung sollte möglich sein. Wenn dies durch zeitweilige Bewusstseinsstörungen u.a. nicht möglich ist, sollte die Patientenverfügung zu einem mental klaren Zeitpunkt verlesen und unterzeichnet werden. Wenn ein Arzt bzw. Notar diese Unterzeichnung vor Ort noch bestätigt, sollte es keine Zweifel geben.
- Nutzen Sie die Patientenverfügung oder ein als solche bezeichnetes Beiblatt, um für den Notfall Ihre Wünsche näher zu beschreiben, denn wenn Ihr Vertreter nicht einen ständigen Einblick in Ihr Privatleben hat, wird er über Ihre Hinweise sehr dankbar sein. Lassen Sie sich durch folgende Fragen anregen: Was sind Ihre Lieblingsspeisen? Was trinken Sie gerne? Mögen Sie Süßes? Welche Musik regt Sie an, welche Musik entspannt Sie? Möchten Sie Kontakt zu einem Tier haben? Sehen Sie gerne Fernsehen? Welche Sendungen bevorzugen Sie? Mögen Sie gerne mit anderen Menschen ein Zimmer teilen oder sind Sie lieber für sich alleine? Mögen Sie Blumen? Hören Sie gerne Radio? Mögen Sie gerne Besuch haben und interessieren Sie sich für Geschichten aus dem Alltag anderer? Welche Fotos würden Sie gerne um sich haben? Sind Sie religiös? Beten Sie gerne? Würden Sie gerne einer Messe, einem Gottesdienst beiwohnen? Würden Sie sich über den Besuch von einem Seelsorger freuen? Von welchen Menschen möchten Sie gerne Besuch haben? usw. Ihre Wünsche können eine individuelle bedürfnisorientierte Betreuung ermöglichen und zeigen Ihrem Vertreter und den Ärzten, dass Sie sich bereits ausführlich mit der Situation beschäftigt haben.
- Wenn Sie bereits Erfahrungen in der medizinischen Diagnostik und Therapie gemacht haben, werden Sie vielleicht auch einige Wünsche haben, die die medizinische Betreuung betreffen: z.B. In welchen Situationen möchten Sie re-animiert bzw. nicht re-animiert werden? Möchten Sie in jedem Fall lebensverlängernde Maßnahmen? Gibt es bestimmte Diagnostikverfahren, die Sie nicht tolerieren? Möchten Sie in jedem Fall z.B. weitere Chemotherapien? Diese Fragen sind wichtig für Menschen, die bereits eine schwere Erkrankung haben und viele erschöpfende Diagnostik- und Therapieverfahren kennen lernten. Sie haben sich evtl. für bzw. gegen bestimmte Maßnahmen entschieden und sollten dies dann auch deutlich niederschreiben. Auch diese Wünsche werden in jeder Situation noch einmal hinterfragt, da der Betroffene natürlich nicht alle Situationen vorhersehen kann. Wichtig ist allerdings, dass mit der Aufzeichnung der Wünsche der Arzt eine Diskussionsgrundlage hat, die er unbedingt wahrnehmen muss.

- Was ist für Sie *Lebensqualität*? Versuchen Sie zu allen Bereichen – Körper, Geist, Seele, Emotionen, soziales Leben, Kommunikation – einen Gedanken aufzuschreiben.
- Vor welcher Lebenseinschränkung haben Sie Angst? Was macht Ihnen bei Krankheit und Sterben Angst?
- Möchten Sie unbedingt schmerzfrei sein, möchten Sie lieber entspannt atmen können, auch wenn dies vielleicht zur Folge hat, dass Sie evtl. etwas früher sterben könnten?
- Es ist wichtig, dass Sie unter der Patientenverfügung sowohl Ihren Namen, Ihre Adresse und Telefonnummer, als auch die der Vertreter und Berater schreiben. Ergänzen Sie auch Namen, Anschrift und Telefonnummer Ihres Hausarztes und evtl. Ihres Facharztes. Zum Schluss unterzeichnen Sie das Dokument mit Ort und Datum.
- Es ist überaus wichtig, die Patientenverfügung regelmäßig zu überdenken. Nehmen Sie jedes Jahr zu einem fixen Datum Ihre Patientenverfügung zur Hand und überprüfen Sie, ob die Aussagen so für Sie noch stimmig sind. Setzen Sie dann mit Datum erneut Ihre Unterschrift unter das Dokument. Auf Grund der jährlichen Unterschriften erkennt der Arzt im Notfall, dass die Patientenverfügung z.B. nicht aus einer depressiven Stimmung heraus geschrieben wurde, vielmehr dass Sie sich bereits über lange Zeit hinweg mit diesem Thema beschäftigen und dem Inhalt nach wie vor zustimmen.
- Es ist unbedingt wichtig, dass die Patientenverfügung bei den Ausweispapieren im Geldbeutel oder gut auffindbar neben dem Bett liegt. Eine Kopie der Patientenverfügung erhält der Vertreter und die Berater. Die Übereinstimmung der Papiere ist für die Ärzte ein weiterer Hinweis, dass die Vertrauenspersonen im Auftrag des Betroffenen handeln.
- Geben Sie sowohl Ihrem Haus-, als auch Ihrem Sie regelmäßig behandelnden Facharzt eine Kopie Ihrer Patientenverfügung. Und sollten Sie in die Klinik gehen müssen, so übergeben Sie beim Anamnesegespräch dem Stationsarzt eine Kopie der Patientenverfügung, die er in Ihre Akte heften soll. Damit sind die Ärzte offiziell informiert und müssen sich nach den niedergeschriebenen Wünschen richten. Auch wenn manchmal Klinikärzte beim Überreichen der Patientenverfügung noch schmunzeln („Na, haben Sie kein Vertrauen zu uns? Diese kleine Operation ist doch bloß Routine."), seien Sie gewiss, gerade auch diese Ärzte wissen, dass eine Patientenverfügung jederzeit eine gute Grundlage in der Not ist.

Neben der Patientenverfügung ist im Notfall vor allem für die behandelnden Ärzte der persönliche Eindruck, den der Vertreter macht wichtig. Treten beispielsweise die bevollmächtigten erwachsenen Kinder mit unterschiedlichen Vorstellungen zur weiteren Betreuung des im Sterben liegenden Elternteils auf, wird sich der Arzt fragen müssen, welches der Kinder nun den wahren Willen des Betroffenen vertritt. Eigene Interessen der Bevollmächtigten sind die große Gefahr in der Realisierung des eigentlichen Willens des Betroffenen. Je öfter und ausführlicher Gespräche im Vorfeld stattfinden, desto besser werden die Bevollmächtigten später diese Wünsche gegenüber dem Arzt unzweifelhaft vertreten können. Viele Ärzte sind in Situationen, in denen sie den Betroffenen nicht selber fragen können, verunsichert. Einige bestimmen einfach so, wie sie es selber für richtig halten. Dann ist es nicht immer einfach für den Vertreter, z.B. eine bereits vom Arzt eigenmächtig angehängte Infusion wieder abhängen zu können. Mit einer Patientenverfügung in der Hand und etwas Durchsetzungskraft kann man aber die Wünsche des Patienten durchsetzen.

Nur ein Tipp: Oft werden Diskussionen zwischen Arzt und Vertreter direkt am Bett des Patienten geführt. Dies ist für den Betroffenen sehr belastend. Verlagern Sie diese Gespräch zumindestens auf den Flur, besser aber so weit weg, dass der Betroffene diese Auseinandersetzung nicht miterleben muss. Auch sollte die ärztliche Frage nicht lauten: *„Was meinen Sie, sollen wir Ihre Mutter noch operieren?“*, vielmehr gilt es zu fragen: *„Wissen Sie, wie Ihre Mutter in dieser Situation entscheiden würde?“* So können wir sprachlich einfühlsam den Betroffenen in die Entscheidungen miteinbeziehen und zeigen dem Menschen gegenüber unseren Respekt, dass er so mutig und vorausschauend war, eine Patientenverfügung aufzusetzen. Neben dem Respekt gegenüber dem Betroffenen und seiner Entscheidungskraft, unterstützt die zweite Formulierung auch die Trauerarbeit der Angehörigen positiv, die sich sehr oft im nachhinein Vorwürfe machen, ihre Entscheidungen könnten vielleicht den Tod verursacht haben. Diese Formulierung aber macht deutlich, dass alle bemüht sind, allein den Willen des Betroffenen zu erkennen. Der Angehörige hat somit im Sinne des Betroffenen gehandelt und nicht eigenmächtig entschieden. In den sensiblen Phasen der Trauerarbeit muss der Begleiter erkennen, welche Funktion mögliche Selbstvorwürfe für den Trauerprozess des Angehörigen haben könnten.

3. Sinn*volles* Erleben des Alltags

Der Tag ist ein Tag, ist ein Tag, ist ein Tag.
Die Nacht ist wie ein Tag, wie ein langer Tag,
und hoffentlich wieder einmal eine gute Nacht.

Krankheit verändert das Leben, für den Betroffenen und für die Menschen, die ihn begleiten. Der wohlbekannte Alltag verändert sich mit der Befindlichkeit des Menschen. Körperliches und seelisches Leiden wollen gepflegt werden. Schmerzen und Ängste hindern am unbekümmerten Tagesablauf und ruhigen Schlaf. Oft fehlen alten und kranken Menschen Impulse im Tagesablauf: Jeder Tag erscheint wie der Tag zuvor. „Was für einen Tag haben wir heute?“, fragen sich Kranke, von Demenz Betroffene, für die der Tag, die Woche keine Struktur mehr besitzen. Symptome der Krankheit, aber auch innere Unruhe und seelische Nöte können den Schlaf verhindern. Eine Nacht wird zum Tag, einem Tag mit noch weniger Strukturen, unendlich lang scheinend und voller Einsamkeit, z.B. in einem Krankenhaus, wo vertraute Menschen besonders fehlen. Nicht nur der Betroffene selber kann derartige verwirrende Veränderungen von Tag und Nacht erleben. Auch bei häuslicher Pflege sehen sich die Familienmitglieder durch 24-Stunden-Pflege und Begleitung aus ihrem alltäglichen Rhythmus gebracht. Die Betreuung des kranken, alten oder von Demenz betroffenen Familienmitglieds verändert die eigene Tagesstruktur. Plötzlich scheint die Zeit für alltägliche Dinge nicht mehr zu reichen, kleine Pausen für die eigene Erholung kommen zu kurz und die intensive Begleitung führt dazu, dass man kaum noch Freunden und anderen Menschen außerhalb des eigenen Zuhauses begegnet. Und dann lassen Gedanken über die Zukunft einen nicht zur Ruhe kommen, keinen Schlaf finden, denn mitten in der Nacht heißt es: aufstehen, für den Betroffenen da sein, ihn wenden, die Windeln wechseln oder einfach auch nur die Hand halten. Tag für Tag, Nacht für Nacht.

Vor allem die Zeit des Sterbens ist für alle Beteiligten, für den Betroffenen, wie auch für die, die ihn begleiten dürfen, eine intensive Zeit. In Zeiten, in denen wir emotionell intensiv wahrnehmen, brauchen wir aber auch immer wieder unsere Freiräume, Distanz zu anderen, um unseren Gefühlen Raum und Zeit zu geben, um das Erlebte nachzuempfinden und für unser Leben etwas Gutes und Lebenswertes entdecken zu können. Zu viel Nähe, kein Raum für eigenes Erleben, macht das gemeinsame Erleben zunichte und führt zu Aggressionen gegen sich und andere. *Jede Pflanze braucht ihren Raum, um zu wachsen.*

Übung

Wenn Sie mögen, machen Sie mit einer Person Ihres Vertrauens ein kleines Spiel.

- Setzen Sie sich auf Stühlen so gegenüber, dass ihre Knie nur 50 cm voneinander entfernt sind. Halten Sie sich exakt aufrecht auf dem Stuhl, stellen Sie bitte Ihre Füße nebeneinander vor sich und legen Ihre Hände ruhig in den Schoß.
- Stellen Sie einen Wecker auf 10 Minuten und bleiben Sie in dieser Sitzposition bis der Wecker läutet. Behalten Sie während der gesamten Zeit zu Ihrem Spielpartner Blickkontakt, das heißt, Ihre Augen dürfen sich nicht vom Blick des anderen abwenden, die Augenlider sich nicht länger als zum Blinzeln schließen. Sie können ruhig miteinander sprechen, aber versuchen Sie weiter den Augenkontakt zu halten und bleiben Sie in der exakt aufrechten Sitzposition, mit ruhigen Füßen und Händen.
- Besprechen Sie anschließend, wie die körperliche Einschränkung und der unentwegte Blickkontakt auf Sie beide gewirkt haben.

Dieses kleine Spiel versucht mit wenigen Möglichkeiten zu simulieren, wie Menschen, die stetig präsent sind, für einen anderen in seinen Entfaltungsmöglichkeiten eine große Einschränkung, manchmal sogar eine Belastung werden können. Sowohl für den Betroffenen, als auch für seine Begleiter gilt, dass jeder sich Freiräume suchen muss. Für den Betroffenen ist es manchmal viel angenehmer, wenn ein Begleiter nur im Raum ist und sich mit einer Arbeit beschäftigt. Unangenehmer ist es wohl für die meistens Menschen, wenn jemand einem ständig die Hand hält und im Gesicht forscht, wie es einem jetzt gerade geht. Natürlich ist das Handhalten, das sich Anschauen in vielen besonderen Momenten angenehm und hilfreich, wenn aber der Begleiter nie von dem Betroffenen lassen kann, kann dies auch als unangenehm empfunden werden.

Es bedarf einer einfühlsamen Begleitung herauszufinden, welches Verhalten über welche Zeitspanne für den Betroffenen situativ das richtige ist. Eine permanente enge Begleitung kann gerade auch den familiären Begleiter erschöpfen. In Pausen schöpft dieser dann wieder neue Kräfte, Mut und Freude, v.a. auch wenn er, entlastet von den alltäglichen Aufgaben, alleine oder unter Freunden wieder einmal nur sich und seine Bedürfnisse *er*leben darf. Bei der Verwirklichung dieser Freiräume können Hospize und andere ehrenamtliche Helfer helfen.

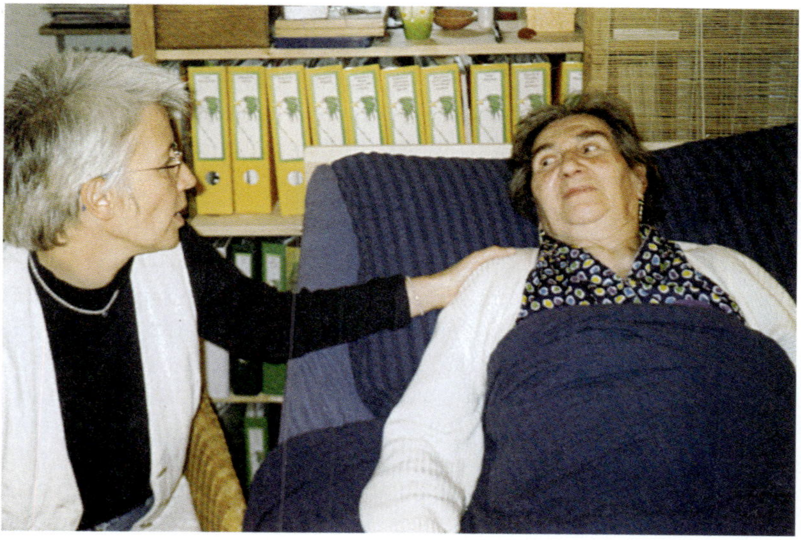

Abb. 18: Eine vertrauensvolle Beziehung lässt sich oft besser mit respektvoller Distanz aufbauen, als wenn man dem Betroffenen zu nah kommt. Hier signalisiert die Seniorin mit dem angespannten Körper und einem unbewegten Blick, dass ihr die Nähe der Begleiterin in der Körperregion und in der Intensität eher unangenehm ist. Auch ist die Position der Begleiterin ungünstig, da die Seniorin eine anstrengende Augen- und Kopfhaltung einnehmen muss, damit ein Blickkontakt möglich wird.

Von Raum und Zeit

Raum schaffen.
Zeit suchen und sammeln.
Raum und Zeit für sich und andere haben.

Die Wahrnehmung von Raum und Zeit steht immer im Verhältnis zu unserer eigenen Bewegung. Erst, wenn wir uns mit unserem Körper bewegen, erleben wir unseren Körper als Raum, als Körperhülle, empfinden wir Muskeln, Sehnen und die Haut, die uns umhüllt. Erst wenn wir uns mit unserem Körper durch einen Raum bewegen, nehmen wir dessen Dimensionen, seine Weite, seine Größe und seine Atmosphäre wahr, denn wir erleben ihn aus verschiedenen Perspektiven. Durch unsere Bewegung nehmen wir unsere Umgebung wahr, werden die Bilder unserer Umgebung in uns lebendig, bewegen wir uns auch emotional. In einem Bett liegend haben wir nur einen begrenzten Rahmen um uns zu bewegen und den Raum um uns wahrzunehmen. Unsere Perspektive ändert sich nur gering. Wären da nicht die Lichtverhältnisse, die sich im Laufe des Tages verändern und die Schatten im Raum in Bewegung setzen, unser räumlicher Eindruck wäre sehr eingeschränkt. Das menschliche Bedürfnis nach veränderbaren visuellen Reizen motiviert zunehmend Kliniken, ihre Intensivstationen und Krankenzimmer farblich und z.B. durch Wechselbildrahmen umzugestalten.

Eine junge Mutter (38 Jahre): „Die Zeit vergeht heute so schnell. Schon ist wieder ein Viertel des neuen Jahres vorbei. Als Kinder waren uns die Ferien so unendlich lang vorgekommen. Und heute versucht man in der Zeit so viel wie möglich zu schaffen." Wenn wir unserem Handeln Strukturen geben, Aufgaben zu erfüllen haben und in unserem Tun einen Sinn sehen können, scheint die Zeit uns viel zu kurz. Können wir in unserem Leben keinen Sinn erkennen, haben keine konkrete Aufgabe, kein Ziel, keine Hoffnung, dann scheint das Leben wie in Zeitlupe an uns vorbei zu ziehen. Wir messen aber die Zeit auch an unseren vergangenen Leistungen, wie wir sie in Erinnerung haben. Körperliche, seelische und geistige Kräfte sind Maßstäbe für unser Zeitempfinden, wie auch die daraus resultierende Bewertung unseres Wohlbefindens. „Früher habe ich noch viel mehr am Vormittag schaffen können!"

***Jedem Menschen ist ein Tag von 24 Stunden geschenkt.
Nicht deren Quantität kann er bestimmen,
aber ihre Qualität.***

Manchmal erleben wir eine kurze, aber sehr intensive Begegnung mit einem Menschen, die uns tief beeindruckt. Diese besondere Erfahrung mit einem Menschen kann kein Argument der Zeit („Ihr habt euch doch nur so kurz kennen gelernt!") gering schätzen. Zeit scheint dann relativ zu werden, wenn intensives Erleben im Mittelpunkt der Erfahrung steht. Zeit ist ein Maßstab, der vom Menschen als Kommunikationsmittel entwickelt wurde. So können wir uns nach der Uhr verabreden und treffen. Zeit bedeutet aber für jedes Leben, für jeden Menschen eine individuelle Erfahrung, in jedem Moment und auf sein ganzes Leben bezogen. Das Symbol der Zeit erinnert uns daran, dass es auch für uns irgendwann Zeit ist, sich aus diesem Leben zu verabschieden. Aber wann es für uns Zeit ist, dass ist mit unserem Zeitmaß nicht zu erfassen. Das intensive Erleben in seiner Lebenszeit scheint jedoch von einem viel höheren Wert, als der relative Zeitfaktor der biologischen Lebenszeit. Gelingt es uns Momente unserer ganz persönlichen Lebenszeit intensiv für uns zu entdecken, dann kann dies für unser Leben befreiend sein. Wir machen uns frei von einem Zeitmaß von außen, denn durch das bewegte und intensiv gelebte Leben wird unsere ganz persönliche Lebenszeit bestimmt.

Durch Erschöpfung, Müdigkeit oder auch körperliche Einschränkungen, sind alte, kranke und sterbende Menschen oft auf einen relativ geringen Bewegungsraum angewiesen: Die Wohnung, ein Zimmer, einen Sessel, das Bett. Mit jeder weiteren Einschränkung des Lebensraumes wird der verbliebene Raum für den Betroffenen Teil seiner Intimsphäre. Solange man sich noch bewegen kann, einen Raum verlassen, einen Sessel wechseln kann, scheint es nicht weiter bemerkenswert, wenn sich ein Besucher mal auf *dem eigenen* Sitzplatz niederlässt. Aber wenn man nur auf diesen einen Raum, diesen Platz angewiesen ist, ist jede Übertretung, Vereinnahmung des Platzes bereits eine *Grenzverletzung*, derer sich der Betroffene (der auf Hilfe und Zuneigung angewiesen ist) nur schlecht erwehren kann. Diese Grenzverletzung erscheint uns, die wir uns durch den Raum frei bewegen können, zunächst übertrieben. Aber wenn unser einziger Lebensraum der Sessel oder das Bett ist, dann ist es angenehmer, wenn wir gefragt werden, bevor sich einfach jemand auf die Bettkante setzt.

Ist der Betroffene auf das Bett angewiesen und in seiner Ganzkörperwahrnehmung durch Erschöpfung oder Krankheitssymptome stark eingeschränkt, kann sich mitunter sein Privatraum allein auf bestimmte Teile seines Körpers beschränken. Als Begleiter haben wir vielleicht manchmal Probleme nachzuempfinden, warum beispielsweise das gerade aufgeschüttelte Kopfkissen nun immer noch nicht richtig liegt, die Schräge des Rückenteils nicht ganz so ist, wie vom Betroffenen bevorzugt, das Polster unter den Knien anscheinend etwas zu sehr links verschoben ist usw. Dieser kleine, dem Betroffenen noch verbliebene Raum ist wichtig und man sollte ihm Achtung und Respekt schenken. Dies ist natürlich nur dann möglich, wenn auch der Betroffene Achtung und Respekt für den Begleiter erübrigen kann. Haben Sie als Begleiter einmal das Gefühl, der Betroffene bittet Sie überraschend häufig, das Kissen aufzuschütteln o.a., dann könnte dies auch ein Signal sein, dass der Betroffene Sie vielleicht braucht: einfach da sein, gemeinsam sprechen, weinen oder lachen, u.a. Wenn Sie sich als Begleiter jedoch von dem Betroffenen *herumkommandiert* fühlen, versuchen Sie dies in einem ruhigen Moment anzusprechen. Oft entpuppt sich eine schroffe Umgangsform als große Verunsicherung darüber, nun im Alter oder in der Krankheit Hilfe annehmen zu müssen. Warten Sie mit dem Gespräch nicht so lange, bis sich keiner von Ihnen mehr traut, dem anderen seine Wahrnehmung mitzuteilen. Und fühlen Sie sich auch mal so frei und mutig und tauschen Sie sich mit anderen Sterbebegleitern über Ihr Verhalten aus.

Betroffene, die nur im Bett liegen, haben einen besonders begrenzten Lebensraum. Es wäre schön, wenn gemeinsam mit dem Betroffenen und seiner Familie besprochen werden kann, ob und zu welchen Zeiten der

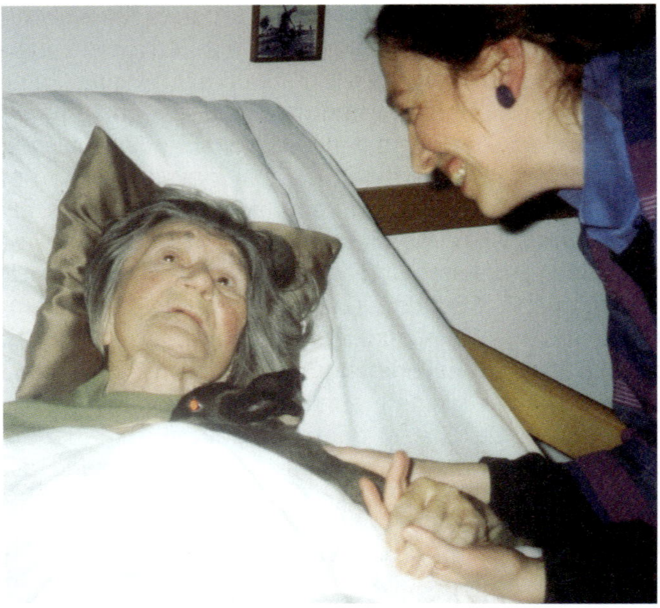

Abb. 19: Der begrenzte Lebensraum Bett konzentriert Wahrnehmungen und Gefühle auf 2 qm Leben. Auf diesem kleinen Raum müssen (Alp)Träume, Alltägliches, Besonderes und Begegnungen mit Menschen Platz finden. Hier ist es besonders wichtig, die unterstützende Hand[4] zu bieten, damit die Seniorin sich frei fühlen kann, mit ihrer Hand eigene Weg zu gehen.

Betroffene mit seinem Bett in einen gemeinsamen Raum der Familie umsiedeln kann. Oft verändert sich diesbezüglich auch das Bedürfnis der Betroffenen im Laufe der letzten Lebensphase. Gespräche über den gemeinsamen Lebensraum sind also immer wieder ein Thema in der Familie.

Es kann auch sein, dass der Betroffene durch seine Erkrankung oder eine große Erschöpfung nach und nach weniger Kontakt zu seinem Körper aufbauen kann. Durch geringe Körperbewegung, aber auch durch Nervenübertragungsstörungen und Lähmungen, ist bei einigen Betroffenen das Körpergefühl eingeschränkt. Das Erleben der noch verbliebenen Sinne kann sich mitunter intensivieren. Dies ist dann auch auf den eigenen Lebensraum übertragbar. Z.B. kann bei einer Ganzkörperschwäche die Wahrnehmung der Augen und Ohren besonders intensiv sein. Anreize für das Auge oder die Ohren bilden dann die Grundlage eines Raumemp-

[4] Die *unterstützende Hand* liegt immer unter der Hand des Betroffenen und kann ihm so tragend Halt vermitteln. Wenn wir unsere Hand einfach auf die des Patienten legen, kann dieser sich eingeengt fühlen und benötigt viel Kraft und Selbstbewusstsein, sich aus dieser Lage selbst zu befreien.

findens. Wenn man diese Reizangebote über den Tag bzw. die Woche strukturiert, kann gleichzeitig ein Angebot gemacht werden, damit der Betroffene auch ein eigenes Zeiterleben aufbauen kann, das nicht allein von Essens- und Medikamenteneinnahme bestimmt ist. Es ist jedoch wichtig, dass der Betroffene selber immer wieder das für ihn richtige Maß an Reizen bestimmt. Manchmal haben Betroffene aber nicht die Möglichkeit uns direkt mitzuteilen, wie sie es gerne hätten. Betroffene im komatösen Zustand beispielsweise sind genauso auf angenehme Reize angewiesen, wie andere Patienten. Neben pflegerischen und medizinisch-therapeutischen Eindrücken wäre es schön, wenn wir auch ihnen angenehme, stressfreie Erlebnisse, z.B. ruhige oder heitere Musik, aber auch Farben anbieten würden (s.a. Otterstedt, *Der nonverbale Dialog*, 2005).

Anreize für Auge und Ohr

- Sessel oder Bett so stellen, dass der Betroffene aus dem Fenster schauen kann.
- In Blickrichtung eine kleine Blumenvase mit einer besonderen Blume stellen.
- In Blickrichtung (nicht seitlich oder hinter dem Bett) einen Wechselbilderrahmen mit großen gut erkennbaren und farbigen Bildmotiven. Die Bildmotive können z.B. wöchentlich ausgewechselt und vom Betroffenen ausgesucht werden.
- Bestimmte Tageszeit für das Vorlesen aus der Tageszeitung oder aus einem Buch bzw. Hören von Musik oder Literaturkassetten gemeinsam entdecken. (Für das wöchentliche Vorlesen bieten sich auch gerne ehrenamtliche Helfer an. In der Regel besser kurze Erzählungen, oder Gedichte (z.B. Galgenlieder von Christian Morgenstern), als lange Texte.)
- Hörspiele oder bestimmte Sendungen im Hörfunk (z.B. Gottesdienst, Messe) anhören.
- Bettdecke, Bademantel und Nachthemd öfter wechseln oder auch einmal neue Muster und Farben kaufen. Aber gerade die Muster und Farben mit dem Betroffenen absprechen, denn sie wirken stark auf unsere Stimmungen und unser Wohlbefinden (Motive aus der Natur mit weniger starken Farbkontrasten wirken ausgleichend und entspannend).
- Medikamente in einen schönen Korb oder eine schöne Schachtel legen.
- Angenehmes Licht durch Leuchten (möglichst mit Helligkeitsregler) gestalten.
- Vorhänge oder Jalousien so gestalten, dass einerseits von außen keiner hereinschauen kann, aber andererseits der Betroffene jederzeit, auch

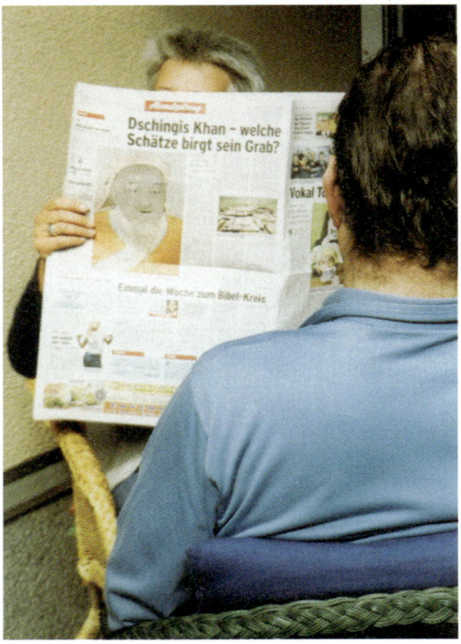

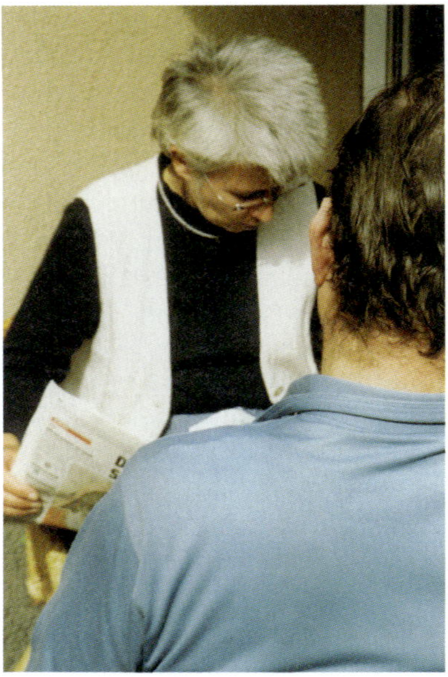

a) *b)*

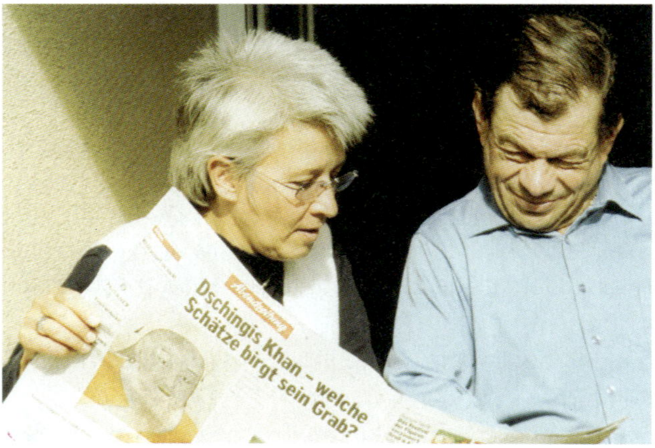

c)

Abb. 20a-c: Das Vorlesen einiger Berichte aus der Tages- bzw. Wochenzeitung genießen viele Betroffene, die auf Grund der nachlassenden Seh- und Muskelkraft nicht mehr selbstständig lesen können. Das durch die Zeitung verdeckte Gesicht (a), aber auch der gesenkte Kopf des Vorlesers (b) schließen den Zuhörer vom Erlebnis aus. Schwerhörige sind auf eine deutlich sichtbare Lippensprache angewiesen, die am besten bei einer frontalen Sitzposition erkennbar ist. In diesem Fall sollte der Vorleser sein Gesicht nicht verdecken und immer wieder auch den Augenkontakt zum Zuhörer suchen. Wenn Vorleser und Zuhörer nebeneinander sitzen, kann der Zuhörer in die Auswahl der Texte miteinbezogen werden und hat die Möglichkeit, Bilder anzusehen (c).

in der Nacht (sollte er wach liegen) die Möglichkeit hat hinauszuschauen.

Raum geben, Raum nehmen. In der Begleitung meint „für den Betroffenen *da sein*" oft auch ihm *nahe sein.* Wir versuchen behutsam, uns ihm zu nähern und nach und nach seine Bedürfnisse kennen zu lernen, den Körperkontakt einfühlsam aufzubauen. Und doch meinen wir oft: „Ich habe ihm doch nur die Hand gehalten." oder „Ich habe versucht ihr das Kissen besonders angenehm hinzulegen." Hände und Gesicht sind besonders starke nichtsprachliche Ausdrucksmittel. Der Kopf und das Gesicht werden oft als die dem *Sein* nahen Körperteile bezeichnet und über die Hände erspüren wir sensibel Nähe und Distanz zu unserer Umwelt, Wärme und Kühle, ob wir gehalten oder losgelassen werden. Als Begleiter bedarf es einer einfühlsamen Betreuung, wollen wir die Bedürfnisse eines Betroffenen herausfinden.

- Wie legt der Betroffene seinen Kopf hin?
- Wird sein Kopf im Nacken angenehm gestützt?
- Hat er auch einmal die Möglichkeit seine Wange an das Kissen anzulehnen?
- Bei welcher Lagerung entspannt sich das Gesicht oder die Körpermuskulatur des Betroffenen?
- Wenn wir als Begleiter dem Betroffenen die Wange streicheln oder ihm die Hand auflegen möchten, dann ist dies eine Geste, nicht unbedingt eine dauerhafte Berührung. Geben Sie dem Betroffenen seinen Raum wieder zurück.
- Wie halten wir als Begleiter die Hand des Betroffenen?
  - Wenn wir unsere Hand unter seine Hand legen, kann er sich getragen fühlen und jederzeit seine Hand von unserer lösen. Dies ist u.a. auch dann nötig, wenn unterschiedliche Körpertemperaturen die Begleiterhand z.B. als unangenehm warm bzw. kalt empfinden lassen.
  - Wenn unsere Hand oder unsere Hände die Hand des Betroffenen liebevoll umschließen ist dies für ihn in der Regel angenehmer, wenn gleichzeitig eine Bewegung abläuft, wie z.B. zartes Streicheln der Handoberfläche. Ein unbewegliches und langes Verharren der Hände kann wie ein Festhalten empfunden werden.
- Gönnen Sie sich und dem Betroffenen auch Pausen. Können wir uns auch als Begleiter mit unseren Blicken und unseren Händen von dem Betroffenen lösen, ihn sich und seinem Weg überlassen, ihm Raum zum Gehen geben?

Körperkontakte

Jeder Mensch, ob gesund oder krank, kann tagtäglich erleben, wie sich sein Körper verändert. Er verändert sich unter anderem durch äußere Einflüsse, wie beispielsweise Sport oder Verletzungen, vor allem aber durch den natürlichen Alterungsprozess. Ob wir eine Veränderung als *gut* oder *nachteilig* empfinden, ist durch unser eigenes und von der Gesellschaft geprägtes Ideal von Schönheit und Gesundheit bestimmt.
Wenn unsere Körperlichkeit nicht gerade Teil unseres Berufes ist, nehmen wir in der Regel Veränderungen unseres Äußeren nur dann bewusst wahr, wenn diese Veränderungen von unserem Ideal abweichen. Das erste graue Haar oder auch eine neuentdeckte Falte fordern zu einer emotionalen Auseinandersetzung mit der altersbedingten Veränderung unserer Körperlichkeit heraus. Eine kurierbare Verletzung oder Erkrankung wird uns die Versehrtheit unseres Körpers kurzfristig vor Augen führen. In Momenten und Phasen unseres Lebens, in denen wir mit dieser Verletzbarkeit unseres Körpers konfrontiert werden, haben wir die Chance, das schrittweise Loslassen von unserem bisherigen körperlichen Ideal und unseren körperlichen Kräften zu üben, gleichzeitig sind wir aber auch aufgefordert, uns einen neuen liebevollen Bezug zu unserem Körper zu suchen. Menschen mit einer chronischen Erkrankung, die ständig neue Symptome und stetig weitere Einschränkungen der körperlichen Möglichkeiten entwickelt, sind besonders gefordert, den Kontakt zu ihrem sich durch die Krankheit verändernden Körper nicht zu verlieren.

Die Komplexität der Prozesse in unserem Körper verändert auch das äußere Erscheinungsbild des Körpers. Einmal erscheinen wir blass, ein anderes Mal steigt uns das Blut in den Kopf. Unsere Haut wirkt durchsichtig und manchmal auch glänzend durch die Transpiration.
Wir sagen: *„Ihre Augen leuchten und strahlen heute."* Und wir erkennen an den Augen unseres Gegenübers, wie er sich fühlt, ob er erschöpft ist oder große Schmerzen hat. *Das Auge ist des Leibes Leuchte* (Matthäus-Evangelium 6,22) und spiegelt nicht nur unser körperliches, sondern vor allem auch unser seelisches Wohlbefinden.
„Ich fühl' mich soweit wohl in meiner Haut." Dies sagen vor allem jene Patienten, die ihre seelische Kraft wahrnehmen können, obwohl gleichzeitig äußere Veränderungen an ihrem Körper spür- und sichtbar werden.

Gerade die durch eine Krankheit bedingten körperlichen Veränderungen, fordern eine seelische Auseinandersetzung mit dieser Krankheit, die hier den *natürlichen* Alterungsprozess zu überholen scheint. Jeder Mensch hat seine ganz individuellen Möglichkeiten, körperliche Veränderungen in sein Lebenskonzept zu integrieren. Nicht immer meint die Integration ein Akzeptieren der Veränderung. Mitunter, für einen Begleiter kaum verständ-

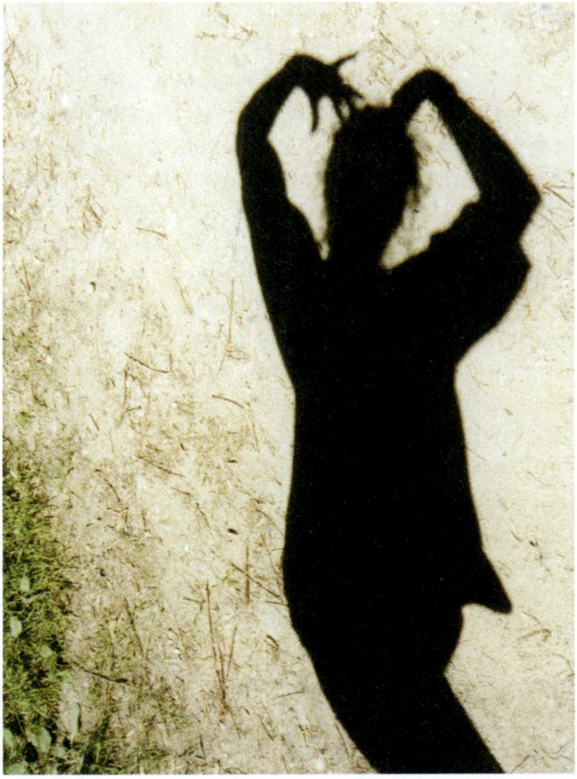

Abb. 21: Körper und Schatten – ob zu Fuß, per Rolli oder vom Bett aus. Ein bisschen Sonne, eine Kamera und Schattenspiele mit dem eigenen Körper sind spontan und leicht zu initiieren. Wie sieht mein Schatten aus und wo bleibt im Schatten mein Wesen, mein Ausdruck, welchen Einfluss haben Krankheit und Alter auf meinen Schatten, mein Bild?

lich und nachvollziehbar, wird eine neue Veränderung abgelehnt, verdrängt oder durch einen Rückzug in die soziale Isolation zu verstecken versucht. Für den einen ist eine durch einen Tumor notwendig gewordene Amputation weit weniger schlimm, als der durch eine Chemotherapie entstandene Haarverlust. Ein anderer kann den Haarverlust akzeptieren, aber Veränderungen auf seiner Haut, auch wenn sie von der Kleidung verdeckt bleiben, irritieren ihn in seinem Körperselbstbewusstsein. Krankheitsbedingte Veränderungen sind eine besondere Herausforderung an unseren Kontakt und unsere Liebe zu unserem eigenen Körper. Zusätzlich zum *normalen* Alterungsprozess, fühlen wir uns oft ohnmächtig der Krankheit ausgeliefert. Die ständigen Veränderungen des Körperbildes können eine anhaltende seelische Erschöpfung auslösen, die zusätzlich das Annehmen des neuen Körperbildes behindert. Für den Betroffenen ist in dieser Zeit ein vertrauensvolles Gespräch wichtig. Nur er, der Kranke, kann vielleicht in diesen Gesprächen für sich erkennen, worin der Grund für sein verändertes Körpergefühl liegt. Oft gehen wir als Begleiter vorschnell davon aus, dass der Betroffene aus kosmetischen, ästhetischen Gründen seinen veränderten Körper ablehnt. Oder wir meinen in der Ablehnung ein Zeichen zu erkennen, dass der Kranke die Ursache seiner Erkrankung nicht akzeptieren kann. Aber gerade in diesem intimen Bereich des Körpergefühls sollten wir uns als Begleiter bewusst machen, dass jeder Kontakt zu seinem eigenen Körper eine sehr individuelle Begegnung ist. Aus diesem Grund wird nur der Betroffene selber uns mitteilen können, wenn er dies gerne möchte, wann und ob er einen neuen Zugang zu seinem veränderten Körperbild finden kann. Als Begleiter können wir manchmal mit einem sehr behutsamen Gesprächsangebot dem Betroffenen unsere Anteilnahme und unser aufrichtiges Interesse zeigen: „Ich kann mir vorstellen, dass diese ständigen Veränderungen für Sie sehr anstrengend sind. Möchten Sie mir erzählen, wie Sie damit gerne umgehen würden?“ Geben wir dem Betroffenen die Chance, für sich nachzuspüren, welche Alternativen im Umgang mit den Veränderungen er besitzt.

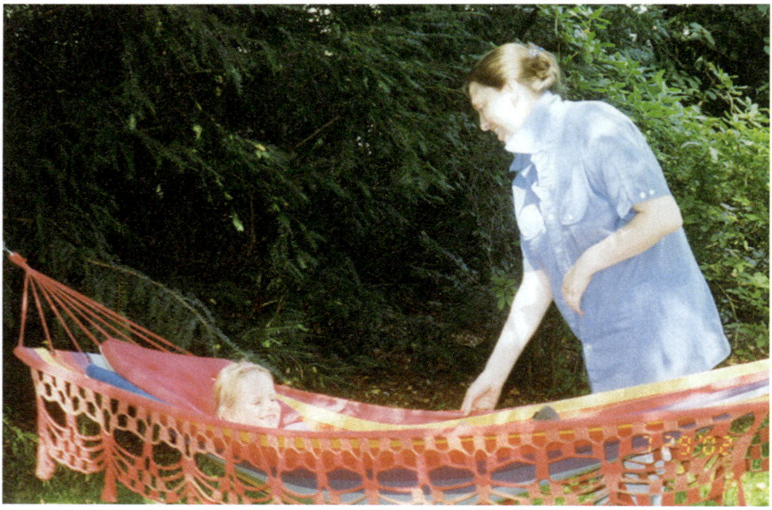

Abb. 22: Kinder lieben es geschaukelt zu werden. Dieses Bedürfnis nimmt mit zunehmendem Alter ab, aber auch erschöpfte Menschen erleben das Getragenwerden durch eine Hängematte oft als sehr angenehm. Je nach Befindlichkeit des Betroffenen (evtl. Schwindel, Übelkeit) gilt, allein das Körpergefühl in der stillen Hängematte zu genießen bzw. mit langsamen und sanften Bewegungen möglicherweise eine tiefere Atmung oder innere Prozesse zu unterstützen.

Die durch Veränderungen erhöhte Sensibilität birgt auch Vorteile. Kranke Menschen haben z.B. aufgrund der durch die Krankheit ausgelösten besonders ausgeprägten Wahrnehmung oft ein sensibles Gespür dafür, welche körperlichen Veränderungen zu dem bereits bekannten Krankheitsbild *gehören* und welche Veränderungen eine neue Entwicklung im Krankheitsprozess ankündigen. Erfahrene Ärzte nehmen die Hinweise der Patienten aus diesem Grund ernst, bitten den Patienten weitere Beobachtungen mit in das Gespräch einzubeziehen.

Übung

Das persönliche Körperbild

Legen Sie sich zunächst einen Bleistift, ein paar schöne Buntstifte (oder auch Wasserfarben) sowie ein Blatt Papier zurecht. Und vielleicht gönnen Sie sich etwas Ruhe und Zeit und spüren einmal Ihrem Körper nach und malen sich Ihr eigenes Körperbild aus. Mit Hilfe der beiden abgebildeten Körperseiten können Sie dann Schritt für Schritt versuchen, die folgenden Fragen malend zu beantworten:

- Welche Stellen an Ihrem Körper spüren Sie gerade? Kreisen Sie sie mit einem dünnen Bleistiftstrich ein.
- Welche dieser Stellen empfinden Sie als angenehm, welche als unangenehm? Bitte benutzen Sie dafür entsprechend unterschiedliche Farben und Farbnuancen.
- Gibt es andere Bereiche an Ihrem Körper, die Sie erst durch bewusste Berührung als angenehm bzw. unangenehm empfinden? Verwenden Sie wieder entsprechend unterschiedliche Farben.
- Welche Art der Berührung haben Sie an diesen Stellen bereits erlebt?
- Gibt es Stellen an Ihrem Körper, die Sie noch nicht farbig bemalt haben? Was empfinden Sie dabei, dass diese Stellen für Sie *unberührt* blieben?
- Bitte nehmen Sie sich einmal Zeit und überlegen Sie sich, welche Art der Berührung Sie sich für diese Stellen des Körpers wünschen würden.
- Gibt es für Sie Möglichkeiten und Alternativen Ihren ganzen Körper *berührt* zu erleben, beispielsweise im Wasser schwimmend?
- Vielleicht schauen Sie einmal auf einen Punkt oder einen Bereich Ihres Körpers, der Ihnen nicht so gut gefällt? Welche Farbe würden Sie ihm geben?
- Wenn Sie diesen Bereich Ihres Körpers anschauen, würden Sie sagen, er ist für Sie ein Teil Ihres gesamten Körpers? Welche Farbe sollte er haben, um zu dem gesamten Körper zu gehören?

- Dieser Bereich Ihres Körpers, der Ihnen jetzt vielleicht nicht so gut gefällt, wird nicht ohne weiteres ein Teil Ihres Körperbildes werden. Aber wenn Sie mögen, dann nähern Sie sich ihm doch einmal farblich langsam an. Nehmen Sie ein einfaches Blatt Papier. Beginnen Sie in der Mitte mit einem Punkt in der Farbe des für Sie nicht so einfach zu akzeptierenden Bereiches Ihres Körpers. Langsam, Schritt für Schritt, in kleinen Mustern oder mit Wasserfarben ineinanderfließend, suchen Sie den anderen Farben Ihres Körpers zu begegnen.
- Wenn Sie möchten, probieren Sie diese Begegnung auch mit den Farben anderer Körperbereiche.

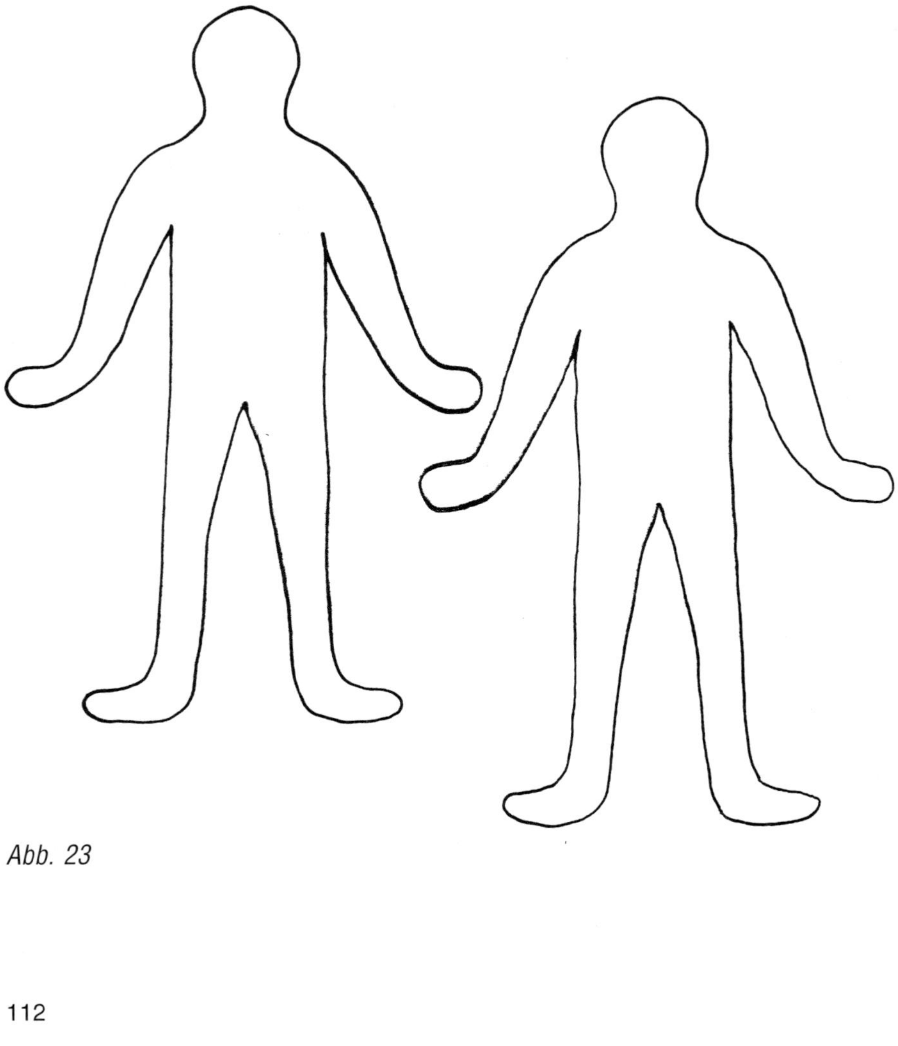

Abb. 23

Bedingt durch körperliche und seelische Erkrankungen erleben Menschen, wie sie immer mehr den sensiblen Kontakt zu ihrem Körper verlieren. Manche Patienten spüren beispielsweise nicht mehr, wie ihre Beine liegen. Für uns Begleiter ist dies mangels eigener Erfahrung kaum vorstellbar. Mit Hilfe einer Übung können wir einen kleinen Ausschnitt von dem erleben, was Menschen, die teilweise den Kontakt zu ihrem Körper verloren haben, auch erleben könnten. Dieses eigene Erleben macht uns feinfühlig im Umgang mit den vielfältigen Möglichkeiten der körperlichen Wahrnehmungen und ihrer möglichen Einschränkungen.

Übung

Kleine Übung zum Körperkontakt

Suchen Sie sich einen ruhigen Ort und sorgen Sie dafür, dass eine andere Person sich in dieser kurzen Zeit mal um den Patienten, die Kinder oder den Paketboten an der Tür kümmert. Setzen Sie sich bitte so auf einen Stuhl, dass Ihre beiden Handflächen flach unter Ihrem Gesäß liegen. Die Finger sollten dabei entspannt auseinander liegen. Spielen Sie eine Ihnen angenehme Musik und verweilen Sie in dieser Sitzhaltung für mindestens 10 Minuten. Es ist ganz wichtig, dass Sie sich während dieser Zeit nicht bewegen. Suchen Sie sich aus diesem Grund eine entspannte Sitzposition, lassen Sie Ihre Schultern entspannt hängen und konzentrieren Sie sich einfach auf die Musik. Sie brauchen Ihren Körper für diese Übung jetzt nicht weiter wahrzunehmen. Schließen Sie Ihre Augen, und wenn Sie während der 10 Minuten einmal ein Haar kitzelt oder etwas anderes Ihre Aufmerksamkeit fordert, versuchen Sie einfach ruhig sitzen zu bleiben und sich auf die Musik zu konzentrieren. Vielleicht haben Sie ein Musikstück gewählt, das etwa 10 Minuten dauert, anderenfalls stellen Sie sich eine Uhr in Blickweite. Ist die Zeit vorbei, bewegen Sie sich bitte immer noch nicht. Versuchen Sie mit geschlossenen Augen Ihrem Körper und seiner Lage nachzuspüren. Wie sieht Ihr Körperbild aus? Wie ist die Stellung Ihrer Arme und Beine zum Körper? Wo spüren Sie den Körperkontakt? Versuchen Sie auch, die Lage Ihrer Finger und der gesamten Hand zu erkennen. Welche Finger haben miteinander Berührung, welche sind gespreizt?

Die Vorstellung von unserem Körperbild ist für uns und unsere Orientierung in der Umwelt sehr wichtig. Erst wenn wir eine Ahnung haben, wo sich unsere Füße und Beine, unsere Hände und Arme gerade befinden, sind wir in der Lage angemessen zu reagieren und eine sinnvolle Koordination aller Gliedmaßen zu gewährleisten, das heißt, z.B. nicht überall mit unserem Körper anzustoßen. Diese Koordination wiederum ist ein wichtiger Bestandteil für die Erhaltung des körperlichen Gleichgewichts. Und immer dann, wenn wir aus dem körperlichen Gleichgewicht geraten oder wir von der Lage der einzelnen Körperteile irritiert sind, weil uns beispielsweise durch eine Nervenübertragungsschwäche bestimmte Informationen zur Lage des Körperteils fehlen, dann gerät auch unser seelisches Gleichgewicht ins Wanken.

***Wir sind nicht Nichts ohne unseren Körper,
aber wir sind auch nicht Alles ohne ihn;
denn wir erleben unser Sein in einem Miteinander
von Körper, Geist, Seele und Spiritualität.***

Der Kontakt zu den verschiedenen Teilen unseres Körpers ist eng mit unserem Kontakt zu unserer Seele und zu unserem Geist verbunden. Der fehlende Kontakt zu einem erkrankten Körperteil belastet auch die Seele und fordert den Geist heraus neue Verhaltensweisen zu suchen. Veränderungen unserer Körperlichkeit werden in der gleichen Art und Weise betrauert, wie das Leben an sich. In der Begleitung eines Schwerkranken und Sterbenden werden wir somit auch in Bezug auf den Abschied von Körperfunktionen ebensolche emotionale Phasen erleben, wie in der Trauerarbeit allgemein. Als Begleiter haben wir die Chance, den Betroffenen in seiner Trauer zu begleiten, ihm aber auch in einem passenden Moment durch einfühlsame Fragen aufzuzeigen, wann und mit welchen Hilfen er bereits erfolgreich ähnlichen Veränderungen begegnet ist. Machen wir den Betroffenen stark, um mit den ihm eigenen Möglichkeiten mit Verlusten umzugehen. Dabei ist es notwendig, dass wir als Begleiter immer wieder auch spüren, wann der Betroffene Zeit und Ruhe benötigt, in der der Verlust von körperlichen Funktionen und Körperkontakt auch einfach mal so *stehen gelassen werden* darf.

***Die entspannte Liebe zur eigenen Körperlichkeit
ist die Grundlage des selbstbewussten Körperkontaktes.***

Körperkontakte erleben, meint immer auch *Kontakte zu seinem eigenen Körper entwickeln.* Was bedeutet mir dieser Körper? Ist er nur ein Objekt, durch das ich meine Seele und meinen Geist auszudrücken gelernt habe? Ein Mantel, ein Kleidungsstück, das mich im Leben zusammenhält, beschützt, aber das ich im Sterben zurücklassen werde? Kann ich meinen Körper lieben, auch wenn er von meinem Ideal abweicht? Wie lebe ich diese Liebe zu meinem Körper? Ist er ein Teil von vieren, das gleichberechtigt zu den anderen drei Teilen, meiner Seele, meinem Geist und meiner Spiritualität, gelebt werden will? Welchen Anteil hat die Beziehung zu meinem Körper an meinem Selbstbewusstsein, meinem Selbstwertgefühl?

Der Kontakt zum eigenen Körper begleitet uns durch das ganze Leben. In Zeiten der Krankheit und in der letzten Lebensphase werden wir uns unseres Körperkontaktes durch das Empfinden der Verletzbarkeit des Körpers besonders bewusst. Gerade in der Zeit des Sterbens stehen Gedanken zur Existenz des *Ich* und des *Selbst* in Verbindung mit der versehrten bzw. geschwächten Körperlichkeit. Das Annehmen der nicht kurierbaren Krankheit und des bevorstehenden Sterbens steht in unmittelbarer Verbindung zu dem eigenen *Selbst*bewusstsein und der eigenen Körperlichkeit.

Von der Körperlichkeit und vom eigenen *Selbst*bewusstsein

Der Körper ist eine der vielfältigen Möglichkeiten uns darzustellen. Durch ihn verkörpern wir unser *Selbst*. Durch ihn werden wir auch uns *selbst bewusst*, stärken wir unser *Selbstbewusstsein*. Der Körper ist ein Teil unseres *Selbst*, mit dem wir auch Teil einer sozialen Gemeinschaft werden, denn durch ihn können wir uns anderen mitteilen und ausdrücken: *Ich gehöre zu euch!* Wir tun das durch die Art unserer Kleidung, unseres Haarschnitts, des Schmucks und die Weise, wie wir uns bewegen. Unser Körper unterstützt uns beim Reden und hat auch ganz ohne Worte eine Ausdruckskraft, die von der von uns bevorzugten gesellschaftlichen Gruppe verstanden wird. Betrachten wir beispielsweise im Eingangsbereich eines Krankenhauses die Menschen, die hinein- und hinausgehen, dann wird es uns in der Regel leicht fallen, Klinikmitarbeiter von Patienten und Besuchern zu unterscheiden. Und auch auf der Station erkennen wir relativ einfach, ob der junge Mann als Pfleger oder Zivi arbeitet oder welche verantwortliche Position welcher Arzt bei der Chefvisite be*kleidet* und *darstellt*. Unseren gesellschaftlichen Status zeigen wir in unserer Körperhaltung und -bewegung, in Mimik und Gesten, wie wir uns kleiden und wie wir die Berufskleidung – in diesem Fall den Arztkittel – tragen.

In der Krankheit wird die Ausdruckskraft des Körpers durch physische, psychische und mentale Einflüsse verändert. Erschöpfung, Müdigkeit oder Schmerzattacken beeinflussen Mimik und Gestik, Körperhaltung und -bewegung. Das soziale Umfeld des Kranken, verstärkt bei einem Sterbenden, wird mit dem Ausdruck von Hilflosigkeit, Schmerzen, Erschöpfung, körperlichem und seelischem Leid konfrontiert. Ein kranker Körper irritiert, verhält sich nicht so, wie die Idealbilder der Gemeinschaft es vorgeben. Ein Kranker steht zwischen dem Realbild des von Veränderungen gezeichneten Körpers und den Idealbildern bzw. Verhaltenserwartungen des sozialen Umfelds. Die Gemeinschaft fühlt sich über Verhaltensweisen, die von der *Norm* abweichen, irritiert und reagiert mit Distanzierung, mitunter auch mit Ausgrenzung (z.B. früher bei Krebs-Patienten, heute oft noch bei HIV-Infizierten, Brandverletzten, Menschen mit Erkrankungen der Haut). Im Angesicht von Krankheit und physischen, psychischen, mentalen und sozialen Einschränkungen verstärken Unwissenheit und Vorurteile von Außenstehenden die bereits in der Gemeinschaft vorhandenen Ängste.

Statt sich gegenseitig Mut zu machen und auf den eigentlich Betroffenen zuzugehen, entsteht oft eine Gemeinschaft der Verängstigten und Verunsicherten. Der diesem Verhalten zu Grunde liegenden Unwissenheit mögen aber nur wenige entgegentreten. So zeigt das Ausgrenzen eines Einzelnen oder einer Gruppe von Kranken immer auch das fehlgeleitete Selbstbewusstsein des Menschen, der andere ausgrenzt. Einigen Menschen fehlt der Mut, sich über Krankheiten, ihre Übertragungswege etc. in sachbezogenen Büchern zu informieren. Sie lassen sich durch oberflächliche Informationen (z.B. in der Boulevardpresse) und Vorurteilen in ihren Gefühlen und ihrem sozialen Verhalten beherrschen, grenzen sich und andere von einer lebens- und liebenswerten Begegnung mit kranken und sterbenden Menschen aus. Der Betroffene, seine Angehörigen und Freunde erleben u.a. durch soziale Distanzierung, dass der Umgang mit Kranken und Sterbenden immer noch kein selbstverständlicher Teil unseres sozialen Lebens geworden ist. Daneben steht die Erfahrung jener, die einen Menschen in seiner Krankheit und in seinem Sterben begleiteten und dieses Erlebnis als einen besonderen und wertvollen Teil ihres Lebens entdeckten.

Eine durch die soziale Gemeinschaft gebilligte Isolierung eines Kranken ist nur dann sinnvoll, wenn durch die Erkrankung eine reale Gefahr für die Gemeinschaft besteht. Dies aber ist für jeden von uns, und ganz besonders auch für Kranken- und Sterbebegleiter, bis auf wenige meldepflichtige Krankheiten, nicht gegeben. Dort, wo Ansteckungsgefahr besteht, haben wir gerade in den Industrieländern umfangreiche technische Hilfsmöglichkeiten, um persönliche Vorsorge zu treffen, ohne dass wir auf eine menschliche und einfühlsame Begleitung verzichten müssten.

Mit den Grenzen unseres Körpers erfahren wir oft auch die Grenzen sozialer Akzeptanz, insbesondere dann, wenn die Mitglieder der sozialen Gemeinschaft sich scheuen, den Grenzen der Körperlichkeit als Teil des Lebens zu begegnen.

Von sprechenden Augen und Händen: Eine persönlichkeitsorientierte Unterstützung der Körperpflege

Körperpflege meint immer auch Pflege des Körperkontaktes und der Liebe zum eigenen Körper. In unserer Gesellschaft ist die Entwicklung soweit gegangen, dass wir – u.a. entwickelt aus den von der Gesellschaft geprägten moralischen Vorstellungen – unseren Körper in der Regel als Intimbereich begreifen, ihn persönlich reinigen und pflegen möchten. Manchmal bitten wir aus praktischen Gründen unseren Partner, mal eben unseren Rücken einzucremen oder vielleicht auch beim Schneiden der nicht zu erreichenden Fußnägel zu helfen. In der Regel lassen wir aber v.a. dann jemanden an unseren Körper, wenn wir damit auch eine erotische Nähe verbinden.
Der soziale Aspekt des Kraulens, Schubberns und Streichelns ist leider für den Alltag fast gänzlich abhanden gekommen. Und doch genießen wir es, wenn die Friseuse uns lange und kräftig die Kopfhaut wäscht oder der Masseur sich mit seinen Händen über unseren Rücken knetend vorarbeitet. Körperkontakt und Körperpflege sind eng miteinander verbunden. Und wenn der Körperkontakt durch einen anderen Menschen erfolgt, entsteht durch das Vertrauen – den anderen so dicht an sich herankommen zu lassen – auch eine wichtige soziale Beziehung.

Wenn wir uns nicht mehr berühren,
wie können wir ahnen, wie sich der andere (an)fühlt?

Die Symptome von Erkrankungen (v.a. Erschöpfung, körperliche Einschränkungen) bedingen, dass Menschen auf die Hilfe anderer angewiesen sein können. Alte, kranke und sterbende Menschen, die die Körperpflege nicht mehr allein bewältigen können, erleben die Abhängigkeit von derartiger Hilfe oft als Erniedrigung. Dies liegt nicht allein an der oft durch Personalknappheit bedingten mehr hektisch, als einfühlsam getätigten Waschung. Die Patienten spüren sehr wohl, wenn ein Pfleger sich vor der Berührung eines kranken oder alten Menschen fürchtet: Je mehr der Begleiter den Körperkontakt scheut, umso grobmotorischer werden seine Handlungen, umso unbeholfener, letztlich unbeherrschter wirken seine Versuche, den Betroffenen im Waschen zu unterstützen. Da ist es keine Ausnahme, dass letztendlich pflegebedürftige Menschen – ob frisch operierte Patienten oder altersschwache Heimbewohner – einfach in einem Rollstuhl ans Waschbecken gefahren werden. Und wenn im Rahmen der morgendlichen Hektik ein nasser Waschlappen dem Betroffenen entgegengeworfen wird, das Reaktionsvermögen bei geschwächten Patienten und Alten aber nachgelassen hat, landet der nasse Lappen dann schon mal im Gesicht des hilfebedürftigen Menschen.

Die persönlichkeitsorientierte Unterstützung der Körperpflege

Körperpflege dringt in die Persönlichkeitssphäre des Betroffenen ein. Dies ist bei Pflege nicht zu vermeiden, erinnert aber doch daran, einen besonders einfühlsamen verbalen Dialog mit dem Betroffenen zu führen. Körperanspannungen sind bereits deutliche Warnzeichen dafür, dass sensible Zeichen der emotionalen Überforderung übersehen wurden. Nur mit einer vertrauten Beziehungspflege, bei der Pfleger und Betroffener sich aneinander gewöhnen können, wird man verhindern, dass der Betroffene seine Intimsphäre vollständig zu verlieren droht.
Nur wenn wir als Pflegende und Begleitende dem Betroffenen mit viel Respekt gegenübertreten, trotz der nötigen und angemessenen Handlungen versuchen, ihm all seine Würde zu lassen und uns immer wieder erkundigen, wie umfangreich und in welcher Art er heute die Körperpflege gerne hätte, können wir möglicherweise verhindern, dass der Betroffene sich erniedrigt und wie ein *Kind* bevormundet und behandelt fühlt.

Versuchen Sie einmal, wenn Sie das nächste Mal in der Badewanne liegen, sich selber zu fragen: Wie angenehm wäre es, wenn jetzt im Bad ein Pfleger stehen würde und mich beim Baden betreut? Wenn er meinen Rücken schrubben würde, wenn er meinen Körper mit einem Seifenhandschuh wäscht, auch den Intimbereich? Was wäre, wenn er mir aus der Wanne helfen müsste, ich vor ihm stehen und er mich abtrocknen, meinen Körper eincremen, vielleicht ein paar wunde Stellen versorgen würde? Was wäre, wenn ich in seiner Anwesenheit Stuhlgang bekäme?
... Auch wenn uns diese Vorstellung dieses eine Mal beim entspannten Baden stört. Auch wenn wir als Gesunde weit von einer hilflosen Situation entfernt scheinen: Es ist wichtig, sich immer wieder auch diese Situationen selber vorzustellen, damit wir dann unsere eigenen Bedürfnisse und Wünsche formulieren können und diese dem Betroffenen ebenfalls zubilligen. Dass der Betroffene dies alles Tag für Tag erträgt, ihm mit Ihrer Hilfe, Ihrem gemeinsamen Humor vielleicht sogar auch heitere Momente abgewinnen kann, das verdient unsere Achtung und unseren Respekt.

Im Rahmen der Weiterbildung zur Wahrnehmungssensibilisierung (s. Otterstedt *Der nonverbale Dialog*, 2005 sowie Adr. *Akademie der Sinne*) haben Altenpfleger und Krankenschwestern berichtet, dass sowohl ihre Patienten, als auch Heimbewohner besonders humorvoll auf persönlichkeits- und körpernahe Handlungen reagieren, wenn man das Ganze in einer phantasievollen Geschichte verpackt: z.B. Massageservice im Grandhotel, Wellness-Urlaub am Entenbach, Zauberer lässt sein Medium mit Hilfe einer Zaubercreme verschwinden, etc. Je nach Vertrautheitsgrad kann man mit dem Betroffenen den Alltag mehr in eine Welt der Phantasie verlegen. Man muss nicht Kind sein, um in spielerischer Form die Persönlichkeitssphäre in eine phantasievolle Realität einzubinden.

Jede Behinderung, jede körperliche oder auch psychische und geistige Einschränkung bedingt ein anderes Verhalten in der Pflege. Wichtig ist aber, dass wir als Begleiter den Betroffenen immer in einem Gespräch in die Handlungen der Pflege miteinbeziehen. Wir fragen ihn nach dem nächsten Schritt und machen Angebote, wie es weitergehen könnte.

Versuchen Sie noch einmal, sich mit der Beantwortung folgender Fragen für das Empfinden aus der Sicht des Betroffenen zu sensibilisieren:

- Was ist Ihnen an der Situation besonders unangenehm?
- Wie würde ein Verhalten aussehen, das Sie überhaupt nicht akzeptieren könnten?
- Welche Berührungen finden Sie unangenehm?
- Sehen Sie Alternativen, wie man die Situation etwas variieren könnte?
- Wie und in welcher Reihenfolge würden Sie gerne gewaschen werden?
- Wo könnten Sie selber vielleicht noch mithelfen?
- Wie umfangreich würden Sie sich gerne waschen lassen?
- Gibt es Dinge, z.B. besondere Waschlappen, Handtücher, Seifen, Lotionen, die Ihnen besonders gut tun würden?
- Von welcher Person würden Sie sich gerne beim Waschen unterstützen lassen?
- Welche Eigenschaften und Verhaltensweisen müsste sie besitzen?

Lassen Sie dem Betroffenen Zeit, Wünsche zu äußern und Alternativen zu wählen, erst dann hat er die Möglichkeit, sich nicht als *gepflegter Körper*, sondern als Mensch zu empfinden, der in seiner Körperpflege mit Respekt unterstützt wird.

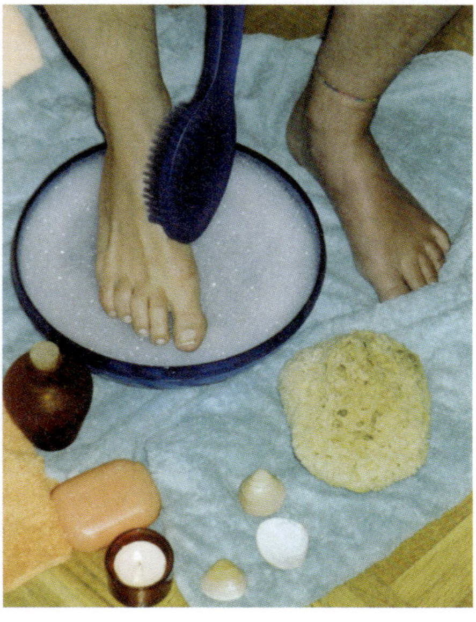

Abb. 24: Abgestimmt auf die Kondition des Betroffenen, sind der persönlichkeitsorientierten Pflege keine phantasievollen Grenzen gesetzt. Lassen Sie den Patienten entscheiden, welche Düfte und Farben er bei der Körperpflege bevorzugt.

Dieses Verhalten des Begleiters braucht am Ende nicht mehr Zeit. Aber es erfordert vom Begleiter zunächst eine intensive Auseinandersetzung mit seinem eigenen Verhalten und eine Zeit der möglichen Umstellung vom Routineablauf einer unspezifischen Körperpflege, hin zu einer *persönlichkeitsorientierten Unterstützung der Körperpflege*.

All unsere Sinne sind gefordert, wenn wir als Begleiter den Betroffenen sensibel in der Körperpflege unterstützen wollen. Wir können den Geruch aus dem Mund, von Schweiß und Wunden wahrnehmen, durch Pflege helfen, dass der Kranke eine bessere Lebensqualität entwickelt und ein Wundliegen vermieden wird. Mit den Augen sehen wir und mit den Händen fühlen wir, ob sich der Betroffene wohl fühlt und seine Muskeln sich unter der Körperpflege zu entspannen beginnen.
Um einem verspannten Körper vorzubeugen, ist es Bettlägerigen oft angenehm, wenn ein festes Kissen ihre Kniekehlen abstützt. Zur Vermeidung der Überstreckung der Füße ist es günstig, dass die Fußsohlen leicht durch ein zusammengerolltes Kissen gestützt werden. Dabei sollte die Wadenmuskulatur nach wie vor entspannt bleiben.

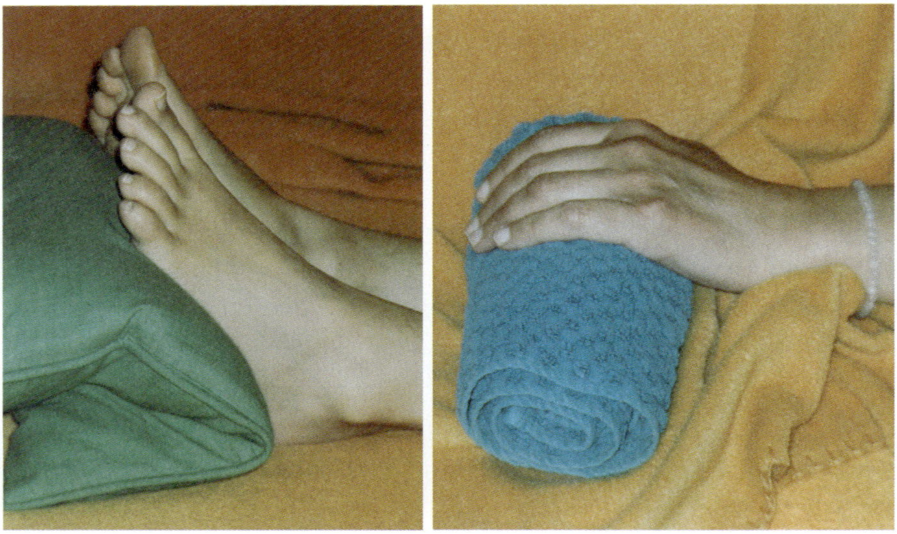

Abb. 25 und 26

Um Spasmen in Händen – und als Folge in den Unterarmen – zu vermeiden und die Muskulatur zu entspannen, kann man in die Greifhand einen gerollten Waschlappen bzw. ein kleines gerolltes Handtuch geben. Dabei ist es besonders entspannend, wenn der Daumen an der Seite liegt und die Finger auf der Rolle positioniert werden.

Der familiäre Begleiter ist oft der einzige, der in der Nacht aufsteht, den Betroffenen zur Toilette begleitet und ihn in der Regel auch körperlich pflegen darf. Es ist jedoch sehr wichtig, dass die Körperpflege nicht nur Aufgabe der einen Bezugsperson ist. Familiäre Kranken- und Sterbebegleiter sollten die Körperpflege so weit wie möglich professionellen Krankenpflegern überlassen, damit auch sie selber sich und ihren Körper pflegen, einmal wieder ausschlafen können und für sich und den Betroffenen genügend Zeit und Kraft finden. Der Kontakt über die Körperpflege ist kostbar in einer Begleitung, sollte aber nicht den Kranken- und Sterbebegleiter hindern, sich zusätzlich professionelle Hilfe zu holen. Scheuen Sie sich auch nicht, die ausgebildeten Kräfte darum zu bitten, sich zum einen nach den Wünschen des Betroffenen zu richten, zum anderen Ihnen selber einige *Tricks* der Körperpflege beizubringen. Verbände, wie beispielsweise das *Deutsche Rote Kreuz*, die *Johanniter* oder auch die *Malteser* o.a. bieten oft auch kurze Kurse für pflegende Angehörige an.

Berühren heißt sich begegnen.
In der Berührung des Körpers eines anderen Menschen begegnen wir uns selber und dem anderen.

Durch die Begegnung spüren wir unsere Hände, ihre Kraft und ihre Bewegungen. Durch den Kontakt zu einem anderen Körper bekommen wir auch einen engen Körperkontakt zu unserem eigenen Körper. Durch die Berührung mit einem anderen, lassen wir auch uns berühren. Wir spüren, wie unsere Berührung den Körper des anderen reagieren lässt: Seine Muskeln spannen und entspannen sich. Wir spüren, wie sich unsere Stimmungen auf unsere Bewegungen übertragen und diese den anderen unter unseren Händen spürbar werden lassen. Wenn wir uns erschöpft fühlen, werden auch unsere Hände dieses Gefühl auf den anderen übertragen. Wenn wir unzufrieden oder auch ärgerlich sind, werden unsere Bewegungen dies kraftvoll weitergeben. Unser Körper drückt in seinen Bewegungen unsere Gefühle aus. Mich ganz auf die Begleitung einlassen zu können heißt, mich zuvor für die Zeit der Begleitung von meinen persönlichen alltäglichen Sorgen auch mal verabschieden zu können, damit der zu Pflegende diese nicht am eigenen Leib zu spüren bekommt.

Gedanken zu einer persönlichkeitsorientierten Körperpflege

- Akzeptieren Sie die Privat- und Intimsphäre des Betroffenen.
  Nehmen Sie zunächst Blickkontakt mit ihm auf und begegnen Sie sich in einem Gespräch. Körperkontakt beginnt langsam von äußeren Körperpartien zu den intimeren Körperzonen. Erklären Sie dem Betroffenen immer wieder, an welchen Körperpartien Sie ihn jetzt waschen

werden und fragen Sie ihn, bevor Sie Körperkontakt aufnehmen, ob es ihm recht ist.

- Mit der Berührung seines Körpers schenken Sie dem Kranken und Betroffenen ein Stück soziale Akzeptanz und menschliche Würde. *Man mag mich berühren. Ich werde auch in meiner veränderten Körperlichkeit angenommen.*
- Berühren Sie den anderen nur mit angenehm erwärmten Händen.
- Werden Sie sich Ihrer Berührungsqualität, Druckintensität, Schnelligkeit der Bewegungen und Bewegungsform (flache Hand, einzelne Finger) bewusst. Welche Gefühle übertragen sich durch Ihre Hände?
- Versuchen Sie nicht zu schnelle und hektische, aber auch nicht zu zögerliche Bewegungen zu machen. Selbstbewusst pflegende Hände tun gut und sind angenehm.
- Verändern Sie bewusst auch mal die Berührungsqualität, um die Berührung lebendiger zu gestalten. Fragen Sie den Kranken, welche Bewegungen er gerade als besonders angenehm empfindet.
- Versuchen Sie irritierende Bewegungen zu vermeiden: zu zarte Berührungen irritieren und assoziieren Angst vor Berührung, scharfe oder zu lange Fingernägel, kalte Hände, irritierende Schmuckteile oder Textilien kitzeln, pieksen oder fühlen sich unangenehm an.
- Kontrollieren Sie sich auch selber: Riechen Sie nach Knoblauch, Rauch, Parfüm oder anderen Duftstoffen, die einen Kranken oftmals eher stören können, als einen gesunden Menschen?

Einige kreative und praktische Ideen für die Pflegegestaltung

- Versuchen Sie das Waschen so phantasievoll wie möglich zu gestalten. In den Naturkosmetik-Shops, Drogeriemärkten und Kaufhäusern gibt es eine große Auswahl an kleinen farbigen Seifen mit verschiedenen Duftstoffen. Ein paar Spritzer von Badezusätzen mit naturreinen ätherischen Ölen (z.B. Kneipp, Weleda) in das Waschwasser können sehr angenehm und anregend sein. Bieten Sie dem Betroffenen eine Auswahl von Farben und Duftstoffen an.
- Lassen Sie bewusst Waschlappen und Handtücher auswählen. Welche Farbe passt zu welcher Stimmung?
- Beim Duschen, Baden oder Haarewaschen haben wir heute ebenfalls eine große Auswahl an verschiedenen Waschzusätzen. Achten Sie darauf, dass die Zusätze Naturprodukte sind. Einige Firmen und Naturkosmetik-Shops bürgen für ihre Produkte. Ersatzstoffe können – v.a. gemeinsam mit bestimmten Medikamentenzusätzen – die Haut sehr

reizen und unangenehm auf den sensiblen Geruchssinn von Kranken wirken.

- Welche Hautlotion oder Creme mit welchem Duftstoff gewählt wird, kann ebenfalls tagesabhängig sein. Eine Auswahl in kleinen Tuben erhältlicher Naturprodukte, frei von chemischen Duftstoffen, wäre schön. Für trockene Lippen sind neutral riechende Lippenstifte und jene mit verschieden Geschmacks- und Duftnoten zu finden.
- Bei der Haarpflege gibt es die angenehme Möglichkeit, die Kopfhaut zu massieren und damit gleichzeitig die Durchblutung anzuregen. Nicht nur bei der Haarwäsche, sondern auch im trockenen Haar, kann man die Kopfhaut durch *Kraulen* mit den Fingern angenehm anregen und sachte ein wenig an den Haaren ziehen. Dies natürlich nur, wenn der Betroffene überhaupt jemanden an seinen ggf. schmerzenden Kopf herankommen lassen möchte. Vielleicht mögen Sie im Anschluss daran auch noch die Ohrmuschelränder dreimal von oben nach unten leicht *kneten*.
- Gerade bettlägerige Menschen haben den Eindruck, dass ihre Fingernägel schneller wachsen als zuvor. Wenn wir nicht mit unseren Händen arbeiten, nutzen sich auch die Fingernägel nicht so leicht ab. Das Schneiden von Nägeln ist für die Begleiter nicht immer ganz einfach, wird aber erleichtert, wenn Sie zuvor die Fingernägel in warmem Wasser etwas weich werden lassen.
- Die Mundpflege bei einem Gegenüber ist für uns zunächst ungewohnt. Neben der normalen Reinigung mit einer weichen bis mittelharten Zahnbürste (je nach Blutungstendenzen des von Krankheit oder Medikamenten beanspruchten Zahnfleisches), empfinden viele Betroffene eine Mundmassage als sehr angenehm. Sie regt die Wahrnehmung der Mundhöhle an und stimuliert die Zungen- und Schluckmuskulatur. Angenehm sind für diese Massage auch ein paar Tropfen ätherischen Pfefferminzöls. Die Massage kann der Betroffene mit Hilfe seiner Zunge bzw. der Pflegende mit Hilfe des sensiblen kleinen Fingers (evtl. mit in kalten Pfefferminztee getauchtem Fingerling) durchführen. Der Pflegende sollte darauf achten, dass der Betroffene den Mund nur leicht und entspannt geöffnet hält, er zwischen den einzelnen Schritten immer wieder Zeit zum Schlucken und zur Entspannung der Kiefermuskulatur hat. Lassen Sie den Betroffenen einfach ein paar Mal herzhaft gähnen (Oft reicht bereits das Erwähnen des Wortes *Gähnen*, und schon ...). Das Schlucken kann auch von außen durch einen leichten Druck gegen den Mundboden gefördert werden. Vergewissern Sie sich immer wieder, dass diese Massage dem Betroffenen angenehm ist und unterbrechen Sie sofort, wenn Sie merken, dass die Massage ihn überfordert.

Das Zahnfleisch streichen .... (alles bitte 3 Mal)	
entlang der linken Zahnreihe ...	entlang der rechten Zahnreihe ...
die obere Zahnreihe	
die untere Zahnreihe ...	

- Kreisend mit der Zungenspitze bzw. mit dem kleinen Finger von vorn bis zur Mitte des harten Obergaumens massieren.
- Mit der Zungenspitze bzw. mit dem kleinen Finger dreimal im Uhrzeigersinn im Zwischenraum zwischen den Lippen und der äußeren Zahnseite streichen.
- Mit den Mittelfingern von außen die Kaumuskulatur vibrierend massieren.
- Mit geschlossenem Mund, kauend die Muskulatur entspannen.
- Einen *Luftball* im Mund von einer Wangentasche in die andere schieben und damit im Mund spielen.
- Wie ein Karpfen den Mund entspannt weit auf und zu klappen lassen.
- Den Unterkiefer weit nach unten entspannt fallen lassen: *Gähnen*

Abb. 27

Die Hautpflege ist ein wichtiger Beitrag zur Erhaltung, mehr noch zur Steigerung des Wohlbefindens und der Lebensqualität. Ohne eine richtige Hautpflege besteht gerade für Menschen, die ständig auf bestimmten Hautpartien sitzen oder im Bett liegen, die Gefahr der Entwicklung von wunden Hautstellen. Diese wunden Hautstellen kündigen sich durch rote, entzündete Haut an. Das Gewebe der Haut löst sich zunehmend auf und entwickelt sich zu infektiösen und schmerzhaften Druckgeschwüren (Dekubitus), die oft lange behandelt werden müssen. Druckgeschwüre vermeiden heißt, die Lagerung des Betroffenen alle paar Stunden zu verändern. Nur durch die gleichmäßige Durchblutung der Haut kann eine Überbelastung des Gewebes, und damit eine Verschlimmerung, verhindert werden. Eine weitere Unterstützung für eine bessere Blutzirkulation könnten Massagen sein (s.S.133). Wichtig ist darauf zu achten, dass die Haut nach dem Baden gut abgetrocknet wird und einige Zeit Luft *atmen* darf. Neben sogenannten *Dekubitus*-Matratzen, die ein Wundliegen zu vermeiden helfen, gibt es weitere Reha-Artikel, wie beispielsweise ein *Anti-Dekubitus-Fell.* Diese medizinischen Hilfsmittel werden durch Antrag des begleitenden Arztes von den Kassen gefördert. Um beispielsweise bei einem Kranken in der Seitenlage aufeinander liegende Gliedmaßen zu schützen, kann man weiche Flanelltücher oder ein kleines weiches Kissen zwischen die Knie- bzw. Fußgelenke legen. Sind bereits wunde Stellen am Steißbein vorhanden, hilft ein Schaumstoffring oder ein mit einem Kopfkissen bezogener und aufblasbarer Gummiring. In jedem Fall müssen aber wunde Stellen von einem Arzt regelmäßig kontrolliert und medizinisch versorgt werden.

Während der Krankheit und im Sterben kommt es mitunter durch organische Veränderungen im Körper, aber auch durch die allgemeine Schwäche zu unkontrollierten Abgängen des Harns und von Darmausscheidungen (Inkontinenz). Es sind medizinische Hilfsmittel, wie Vorlagen oder Katheter als Antwort auf den Verlust der körperlichen Kontrolle möglich. Der Verlust der Kontrolle über Blase und Darm ist für die meisten Menschen ein weiterer schmerzvoller Verlust ihrer Lebensqualität. Gerade hier bedarf es einer sehr einfühlsamen und liebevollen Begleitung der Betroffenen. Neben dem Schamgefühl des Betroffenen, ist es auch für die Helfenden nicht immer einfach beim Toilettenstuhl oder Windelwechseln behilflich zu sein. Für Familienmitglieder sind es oft diese Handlungen im Intimbereich des Betroffenen, die eine entscheidende Veränderung in der sozialen Beziehung zu dem Patienten entstehen lassen. Intime Grenzen zwischen erwachsener, pflegender Tochter und hilfsbedürftigem Vater verschieben sich. Und die erotische Beziehung zwischen einem Ehepaar kann mitunter leiden, wenn der eine Partner durch den anderen im intimen Bereich gepflegt werden muss. Verhaltensänderungen können, müssen aber nicht die soziale Beziehung verändern; sie können auch das Verhältnis beider Partner auf eine ganz persönliche Art und Weise intensiver und vertrauter erleben lassen.

Neben der Inkontinenz, kommt es bei schweren Erkrankungen insbesondere durch die reduzierte Bewegung und als Nebenwirkung von Medika-

menten zu Verstopfungen. Der träge Darm kann äußerst unangenehm auf andere Organe drücken und nicht nur den Appetit einschränken, sondern auch starke Schmerzen verursachen. Daher ist es sehr wichtig, dass auch der Vertraute und Begleiter des Betroffenen mit darauf achtet, ob dieser seinen Darm regelmäßig entleeren kann. Gerade bei Schmerzmitteln ist die Darmträgheit eine häufige Nebenwirkung, daher wird in der Regel bei diesen Medikamenten gleichzeitig ein Abführmittel mit verschrieben. Auch wenn man sonst vernünftigerweise nicht viel von Abführmitteln hält, sind sie hier aus medizinischen Gründen bei den meisten Schmerzpatienten notwendig, da sonst der Kranke zusätzliche Schmerzen durch die Verstopfung erleiden, im Notfall sogar operiert werden muss.
Aber es gibt auch weitere Hilfen, wie man trotz verminderter Bewegung den Darm anregen kann. Es ist beispielsweise viel besser statt einer Bettpfanne einen Toilettenstuhl zu benutzen. Wenn der Betroffene sich an die Rückenlehne lehnt, kräftig und lange ein *„a“* ausspricht (kann auch tonlos sein) wirkt der innere Druck über den Darm förderlicher auf die Ausscheidung, als ein gebeugter Körper und ein angestrengtes Pressen. Ballaststoffe in der Ernährung unterstützen die Darmbewegungen ebenfalls, wie auch 1 Esslöffel Margarine pur, oder das Trinken von warmem Wasser, Kaffee oder verschiedenen Kräutertees. Besprechen Sie jedoch zuvor die Ernährung mit dem begleitenden Arzt. Und vielleicht lassen Sie sich auch einmal in einem der Reformhäuser zu diesem Thema beraten.
Seltener kommt es bei Patienten, die Morphium erhalten, zu einem Harnverhalt, das heißt, die Blase entleert sich trotz Harndrang nicht mehr spontan. Manchmal hilft bereits eine Schale warmen Wassers, in die der Patient die Finger einer Hand hineinhält. Ein mäßig fließender Wasserhahn kann ebenso hilfreich sein, wie eine Entspannung des gesamten Körpers oder sich vorzustellen, wie ein kleiner Wasserfall aussieht und sich anhört.
Grundsätzlich wäre es auch wünschenswert, wenn professionelle Pfleger und Hospizschwestern in die Begleitung mit eingebunden werden, die den Angehörigen einige hilfreiche Tricks aus der Krankenpflege zeigen können (Literatur: u.a. *D. Duda: Für Dich da sein wenn Du stirbst, Vorschläge zur Betreuung; A. Hörlle: Leben mit einem ewigen Abschied, Zur Situation pflegender Angehöriger*).

Über Geruchssinn und Geschmackssachen

Durch Alter und Krankheit kann sich die Sensibilität des Geruchs- und Geschmackssinns verringern. Plötzlich schmeckt die Lieblingssuppe versalzen und die sonst so geschätzten Pralinen scheinen nur noch aus Zucker zu bestehen. Wenn der Geruchs- und Geschmackssinn irritiert ist, dann sind auch wir irritiert, denn obwohl wir uns in erster Linie mit den Augen in der Umwelt orientieren, sind wir in unserem Erleben auch auf diese beiden Sinne angewiesen. „Hat nun die Kantine die Suppe versalzen oder liegt es daran, dass ich es nicht mehr schmecken kann?“ Veränderungen unserer Sinneswahrnehmungen verändern auch unser Selbstbewusstsein. Wenn wir etwas nicht mehr sicher identifizieren können, überprüfen wir unsere Erfahrungen und letztendlich unsere eigene Urteilsfähigkeit. Dies kann ein sehr schmerzvolles Erleben sein, voller Unsicherheit, ob man nun nur die Suppe salzig geschmeckt hat oder ob sie wirklich heute versalzen ist. In Kliniken und Altenheimen werden täglich Schwestern und Pfleger ungehalten gerügt, weil angeblich die Kantine ein versalzenes Essen geliefert hat. Noch zu wenig medizinisches Personal begegnet dieser Irritation der Sinne mit Verständnis. Aufklärung für Personal und Betroffene ist notwendig, denn gerade die Betroffenen verlieren so die Freude am Essen, und diese Unlust wird häufig vom medizinischen Personal erneut missverstanden. Eine gute Alternative für die Betroffenen wäre, wenn die Speisen möglichst kaum, v.a. mit Salz, gewürzt würden, stattdessen aber den Betroffenen selber frische oder gefriergetrocknete Kräuter und Gewürze zur Verfügung stünden. So könnte der Betroffene selber je nach Tagesverfassung der Geschmacksnerven seine Speisen würzen.

Das Erleben eines angenehmen Duftes entsteht aus einer Komposition von verschiedenen Geruchswahrnehmungen. Sind die Geruchsnerven durch Alter oder Krankheit eingeschränkt und werden einige Geruchsbe-

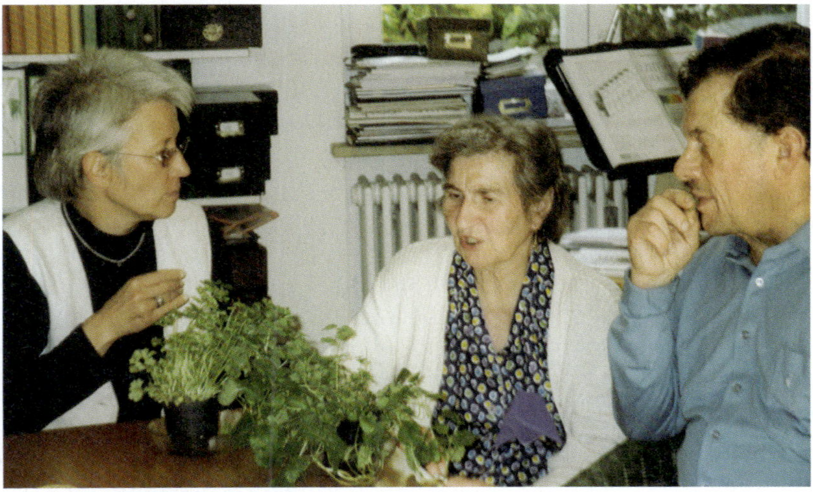

Abb. 28: Auch wenn vielleicht einige Geruchs- und Geschmacksnerven eingeschränkt sind, es ist immer wieder spannend Kräuter, wie z.B. Petersilie, Dill, Zitronenmelisse, u.a. mit geschlossenen oder offenen Augen zu erriechen und zu erschmecken.

reiche nur noch eingeschränkt wahrgenommen, dann entwickeln sich Geruchsirritationen. Der so geliebte Morgenkaffee wird plötzlich als übelriechend empfunden oder das warme Essen ist für den Betroffenen im Geruch unangenehm, so dass er Übelkeit und Appetitlosigkeit verspürt.

In den Tagen der letzten Lebensphase, in denen viele Sterbende oft nur noch ein wenig Flüssigkeit zu sich nehmen mögen, konnte ich relativ häufig beobachten, dass immer wieder nach Orangen- und Zitrusfrüchten oder Produkten von Orangen- und Zitrusfrüchten (z.B. Limo) gefragt wurde. Ob dies mit einer alternativen Flüssigkeitsaufnahme, einer bereits begonnenen Veränderung des Stoffwechselprozesses oder einer möglichen Stimulierung der körpereigenen Hormone zusammenhängt, entscheidend scheint nicht die Verwertung oder die Verdauung zu sein, denn fast immer wurden selbst kleine Stücke der Zitrusfrucht wieder von sich gegeben. Vielleicht sind es aber gerade der frische Zitrusgeruch und -geschmack, die mit Mund und Nase aufgenommen werden, möglicherweise aber auch eine Resorption über die Mundschleimhaut. Sicher wäre es interessant, über die Relevanz von Orangen- und Zitrusfrüchten in dieser Lebensphase zu forschen, könnte eine dieser Studien uns möglicherweise auch weitere Kenntnisse über endokrine Bedürfnisse von Sterbenden – die einen unmittelbaren Wert für die Lebensqualität und die sensible Begleitung hätten – aufzeigen.

Als Begleiter haben wir die Möglichkeit, gemeinsam mit dem Betroffenen im Gespräch auf die Suche zu gehen, welche Dinge für ihn noch angenehm zu schmecken bzw. zu riechen sind, und welche er als unangenehm empfindet. Es ist wichtig den Betroffenen in seiner Not ernst zu nehmen. Nur so kann man ihm zu Selbstzweifeln und einer möglichen sozialen Einsamkeit, die durch die Geschmacks- und/oder Geruchsirritationen auftreten können, eine Alternative bieten.

Angebote an das Erleben mit dem verbliebenen Geruchs- und/oder Geschmackssinn

- Kleine Teile von beliebtem Obst im Mund nachspüren lassen. Es darf ruhig wieder ausgespuckt werden, wenn die Fruchtsäure unangenehm ist, oder aus anderen Gründen (Verdauung, Übelkeit, usw.) der Verzehr nicht geeignet wäre. Nehmen Sie zunächst nicht mehr als max. einen Teelöffel große Probierstücke.
  1. Apfelsine und Mandarine sind wegen ihrer Fruchtigkeit sehr beliebt, haben aber einen hohen Säuregehalt, daher ruhig wieder ausspucken lassen.
  2. Erdbeeren, Himbeeren, Blaubeeren und Brombeeren lassen interessante Formen und Geschmacksnoten entdecken.

3. Wassermelonenkugeln oder reife Papaya mit einem kleinen Eierlöffel in kleine Portionen vorbereiten. Diese Fruchtsorten haben wenig Fruchtsäure und sind daher gut verträglich.

- Wenn das Essen nicht mehr gut schmeckt, kann man auch einfach einmal das Lieblingsessen nur kochen, damit der Betroffene an ihm schnuppert.
- Zweige, Blätter und Blüten zum Schnuppern herbeiholen: Tannen-, Fichtenzweige und -nadeln, Rosen, Fresien, Tulpen oder auch Kräuter: Petersilie, Zitronenmelisse, Schnittlauch, Liebstöckel, Basilikum, Pfefferminze, Rosmarin usw. Halten Sie die Blumen und Kräuter nicht direkt an die Nase. Beginnen Sie auf ca. 1 m Entfernung und nähern Sie sich allmählich, bis der Betroffene einen Duft wahrnimmt. Lassen Sie ihm Zeit den Duft zu erraten. Unbedingt Pausen zwischen den einzelnen Düften einhalten, anderenfalls ist der Geruchsinn schnell überfordert und der Mensch reagiert mit Stresssymptomen.
- An der Schale oder an Fruchtteilen von heimischem und exotischem Obst riechen lassen.
- Verschiedene naturreine ätherische Öle zur Auswahl anbieten. Ein paar Tropfen eines Öls in eine Schale mit Wasser auf die Heizung oder auf ein Teestövchen stellen.

Wir essen auch mit den Augen. Und gerade wenn die Freude am Essen zu vergehen scheint, sind es die kleinen Dinge rund um das Essen, die den Betroffenen wieder Freude am Essen empfinden lassen können. Zunächst ist Essen ein gemeinschaftliches, ein soziales Ereignis. Es wäre schön, wenn alle Beteiligten in einer Familie gemeinsam die Mahlzeit einnehmen können. Benötigt der Betroffene beim Essen Hilfe, fordert dies von allen Beteiligten Geduld. Manchmal wird der Betroffene zuerst bedient, dann aber gibt es auch Tage, wo die Familienmitglieder zuerst ihre Mahlzeit essen und der Betroffene solange wartet, bis einer aus der Familie ihm weiterhelfen kann.
Kann der Betroffene nur im Bett liegend essen, und ist dieses Bett außerhalb des Familienraumes, haben wir viele Möglichkeiten seinen Raum zu den Mahlzeiten besonders attraktiv herzurichten. Die kleinen Aufmerksamkeiten helfen nicht nur, Zeit und Raum von der restlichen Tages- und Nachtzeit zu unterscheiden, vielmehr bieten wir als Begleiter dem Betroffenen eine Möglichkeit, sich erwartungsvoll auf die Essenszeit zu freuen und möglicherweise über den Spaß Appetit zu entwickeln.

Kleine Anregungen zur Gestaltung der Mahlzeiten

- Verschiedenfarbiges Geschirr und Besteck zur Auswahl bereithalten.

- Verschiedene Servietten als Platzdeckchen unter den Tellern verwenden. Nehmen Sie für jeden der 7 Tage ein bestimmtes Serviettenmotiv und schaffen Sie dadurch eine Wochenstruktur. Lassen Sie sich bzw. dem Betroffenen – wenn er Freude daran hat – verschiedenfarbige Servietten schenken und dekorieren Sie das Essen damit, je nach Stimmung und Tageszeit. Wenn der Betroffene sich an diesem Tag seelisch nicht gut fühlt, überfordern Sie ihn nicht mit einem kräftigen Orange. Versuchen Sie die Farben auch tageszeitlich einzusetzen und orientieren Sie sich an der Natur. Am Abend ein kräftiges Gelb oder Rot einzusetzen, widerspräche auch der sich beruhigenden Natur und der Stille, die der Mensch zur Entspannung und zum Schlaf benötigt. Ein angenehmes Blau-Lila ist wie der Sonnenuntergang beruhigend.
- Das Essen mit ein wenig Salat, rohem Gemüse oder Obst garnieren. Es gilt, das Essen nett anzurichten. Dabei ist weniger oft mehr. Der Betroffene kann oft keine Rohkost vertragen, wird daher die Dekoration mehr bewundern, wenn hinterher nicht so viel davon weggeschmissen werden muss. Mit blanchiertem Gemüse (kurz ins kochende Wasser geben) sieht eine Dekoration ebenso schön aus, da das Gemüse durch das Blanchieren seine Farbe (und seine Vitamine) behält und darüber hinaus verträglicher als die Rohkost ist.
- Die Mahlzeiten abwechslungsreich gestalten und die Portionen lieber klein halten. Eine Portion aufessen zu können, vielleicht sogar vom Essen nachnehmen zu wollen, motiviert mehr, als den noch gefüllten Teller zurückgeben zu müssen.
- Zwischendurch einfach mal einen *Überraschungsteller* mit kleinen mundgerechten und hübsch dekorierten Schnittchen servieren. Es gibt bereits vorgeschnittene runde und eckige Brothäppchen in Weiß-, Vollkorn- und Schwarzbrot in großen Supermärkten. Viele Betroffene verlieren feinmotorische Fähigkeiten und können sogar kleine Schnittchen schlecht mit den Fingern aufnehmen. Schneiden Sie die Häppchen dann mundgerecht kleiner und lassen Sie den Betroffenen mit einer Fondue- oder normalen Gabel die Happen zum Mund führen.
- Im Essensplan versuchen, auf die Wünsche des Betroffenen einzugehen. Was sind seine Lieblingsgerichte? Welche Zutaten mag er am liebsten?

Die Sätze *„Sie müssen aber doch etwas essen!"* oder *„Iss (mir zuliebe) noch eine Kleinigkeit!"* sind in der Begleitung keine Motivation für den Betroffenen. Mit diesen Formulierungen drücken wir eher unsere eigenen Ängste und Sorgen aus, zeigen wir, dass wir seine Bedürfnisse momentan nicht annehmen können. Wenn ein Betroffener nicht essen oder trinken möchte, ist es wichtig, zunächst den Grund dafür herauszufinden.

Schmerzen, Übelkeit oder andere körperliche Gründe, aber auch Stress und seelische Not können die Freude am Essen verhindern. Gerade wenn ein Mensch z.B. im Sterben sich Schritt für Schritt der Körperlichkeit entfernt, wird auch der Wunsch nach Essen und Trinken geringer. Der Betroffene wird uns klar zu verstehen geben, dass ihm die orale Nahrungs- oder auch die Flüssigkeitsaufnahme unangenehm ist. Dies ist kein Zeichen von Selbsttötung durch Nahrungsverweigerung, vielmehr ein folgerichtiger Schritt hin zu einer weiteren Loslösung vom Leben, hin zum Sterben. Betroffene verspüren oft keinen Hunger mehr, können dennoch einen für sie unangenehm trockenen Mund empfinden. Ein Befeuchten der Lippen und des Mundinnenraumes kann dann für sie sehr angenehm sein. Lassen Sie sich von den Bedürfnissen des Betroffenen leiten. Seine Mimik wird Ihnen sagen, was ihm angenehm ist. Sollte der Betroffene sich nicht mehr zu seinen Wünschen äußern können, sollte der Begleiter entsprechend der persönlichen Patientenverfügung gemeinsam mit dem Arzt eine Infusion allein zur Stabilisierung des Flüssigkeitshaushaltes abwägen. Durch die Infusionen kann die Austrocknung z.B. des Mundes und anderer Schleimhäute behoben werden, ohne dass dadurch das Leben verlängert würde.

Den kranken und schmerzenden Körper sinnlich erleben

„Behinderte, alte und kranke Menschen haben kein Bedürfnis nach sinnlichem Erleben!“

Nur schwer kann man als Begleiter von behinderten, alten und kranken Menschen diesen Satz nachvollziehen. Wenn wir *sinnliches Erleben* nicht nur mit Sexualität gleichsetzen, so können wir davon ausgehen, dass Menschen, die in ihrem Leben *Sinn für ihre Sinne*, *Gefühl für ihre Gefühle* entwickeln konnten, dieses auch nicht durch Behinderung, Alter oder Krankheit missen möchten. Menschen erleben auch als Behinderte, im Alter und in Zeiten der Krankheit sowie in ihrer letzten Lebensphase sinnlich. Allein, wenn Menschen Schmerzen ertragen müssen oder körperlich und seelisch erschöpft sind, scheinen andere Talente zum Überleben bzw. zum Sterben wichtig. Die Sinne werden sehr individuell in diese Zeiten mit einbezogen, manche sind zeitweise durch Therapien, Medikamente o.a. für die Betroffenen sehr eingeschränkt, vereinzelt auch körperlich nicht mehr spürbar. Da das sinnliche Erleben primär aus dem körperlichen und dem seelischen Empfinden entsteht, schaffen Menschen mit einer körperlichen Einschränkung oft einen Ausgleich dank ihrer seelischen Talente. Bei psychischen Erkrankungen und Behinderungen stehen oft die mannigfaltigen seelischen Belastungen im Erleben des Menschen so im Vordergrund, dass das körperliche Empfinden dies sehr selten ausgleichen kann und die psychische Problematik oft auch mit einer sozialen Komponente verschmolzen ist, was einem sinnlichen Erleben zu zweit oft entgegensteht.

Sinnliches Erleben des Körpers bedeutet in erster Linie einen sinnlichen Kontakt zum eigenen Körper, einen positiven, lebendigen Kontakt zum eigenen Körper zu erfahren. Die Akzeptanz seiner eigenen individuellen Körperlichkeit entwickelt sich immer auch durch die sinnliche Beziehung zu ihm. Und wie ein jeder seinen eigenen Körper auf diese Weise zu akzeptieren versucht, so ist ein sinnlicher Körperkontakt durch eine andere Person eine hoch einzuschätzende Bestätigung der sozialen und liebevollen Beziehung.

Jeder von uns, ob gesund oder krank, hat Phasen, in denen er sich einmal mehr, einmal weniger gut fühlt. Ein an Krebs oder ein an AIDS unheilbar Erkrankter hat beispielsweise das gleiche Recht auf sinnliches Erleben wie wir. Als Gesunde kennen wir Zeiten, in denen wir mehr sinnlich animiert sind und Zeiten, in denen die Sinne zunächst geweckt werden wollen. Mit zunehmender Schwäche kann sich das sinnliche Erleben für Schwerkranke und Betroffene auf einem nicht-körperlichen Bewusstsein weiterentwickeln.
Viele Menschen denken, ein Mensch, der behindert oder krank ist und vielleicht sogar irgendwelcher medizinischer Hilfsmittel bedarf, könne keine Sexualität mehr leben. Die Liebe, die die Lebenspartner verbindet, mündet oft allein in eine hingebungsvolle Pflege. Die Erotik ist irgendwo zwischen den vielen körperlichen und seelischen Anforderungen versandet. Es gilt, diesen Menschen Mut zu machen, nach neuen Wegen der Erotik zu suchen. Es gibt *so* viele Möglichkeiten miteinander körperlich seine Liebe auszutauschen wie es Menschen gibt. Jede Partnerschaft hat ihre ganz individuelle Art ihre Gefühle zu zeigen und ihre Erotik zu leben. Nehmen Sie sich die Freiheit, sich einen eigenen Raum zu schaffen, der es erlaubt ihre Liebe auch auf dieser Ebene weiter teilen zu dürfen. Dieser Raum sollte nicht notwendigerweise derselbe Raum sein, in dem sich die Partner täglich begegnen. Gönnen Sie sich Rituale – eine bestimmte Musik, die nur zu diesen besonderen Momenten gespielt wird, eine besondere Beleuchtung, besondere Speisen, Anrufbeantworter anstellen, etc. Möglichkeiten und Grenzen setzen allein die Partner im Miteinander. Wichtige Zutaten für einen gelungenen Wiederbeginn einer erotischen Beziehung sind Humor, Lachen und die Erinnerung an schöne und witzige gemeinsame Momente des erotischen Erlebens. Und nehmen Sie sich Zeit für Ihre Partnerschaft.

Jeder Mensch ist auf den Austausch von sinnlichem Erleben angewiesen, möchte er körperliche Geborgenheit durch den anderen erleben. Der herzliche Händedruck, die Umarmung oder auch nur das sensible Waschen des Gesichtes sind sinnliche Angebote, jedoch nicht im Sinne der erotischen Beziehung, vielmehr i.S. der sozialen Akzeptanz und des gemeinschaftlichen Körperkontaktes.

Wenn wir Rücksicht auf die Privatsphäre unseres Gegenübers nehmen wollen, dann werden wir uns langsam, Schritt für Schritt nähern. Es gilt, beispielsweise als professioneller Begleiter, nicht gleich den noch Unbekannten voller, wenn auch ernst gemeinter, Herzlichkeit in den Arm zu nehmen. Wir zeigen ihm gegenüber ebenso Respekt, wenn wir uns trauen eben diese Herzlichkeit auch mit einem ruhigen Händedruck und Blickkontakt zum Ausdruck zu bringen. Geben wir dem Betroffenen die Gelegenheit, uns zu signalisieren, wann wir uns ihm nähern dürfen, wie und wann er welche Art von Annäherung verträgt.

Angebote an das sinnliche Erleben sind immer dann angebracht, wenn zwischen beiden Partnern ein vertrauensvolles Verhältnis aufgebaut wurde. Es gilt dem Partner zu zeigen, dass er jederzeit das Angebot zum sinnlichen Erleben auch ablehnen kann, ohne dass dadurch die Beziehung leiden würde. Im Folgenden werden Ideen aufgezeigt, die das sinnliche Erleben bestärken. Fragen Sie zwischendurch, ob es dem Betroffenen angenehm oder unangenehm ist. Unterbrechen Sie notfalls.

Berühren kann wunderbar entspannen und damit auch zu einem besseren Körpergefühl sowie zu einer kurzfristigen Erleichterung von Schmerzen führen. Das leichte Massieren einzelner Körperteile empfinden viele Menschen als sehr angenehm. Wir können einem Menschen die Hände und Arme, die Füße und Beine massieren oder aber auch seinen gesamten Rücken, wenn die Bauchlage oder eine gebückte Sitzhaltung nicht unangenehm ist. Es ist nicht notwendig eine bestimmte Massagetechnik zu lernen, nur sollte man nicht versuchen zu sehr in die Tiefe zu *kneten.*

- Nehmen Sie sich doch ruhig einmal eine Massage bei einem Massage-Profi und lassen Sie sich gleich erklären, worauf Sie beim Massieren achten müssen.
- Auch ist zu raten, zunächst mit dem behandelnden Arzt zu sprechen, ob die Massage den Betroffenen vielleicht überfordern könnte (z.B. Einfluss auf Blutdruck, vegetatives Nervensystem).
- Die Auswahl von Massageölen mit naturreinen Ölen sollte zuvor mit dem Arzt besprochen werden, da auch natürliche Pflanzenwirkstoffe auf eine mögliche bestehende Therapie Auswirkungen haben können. Z.B. ist Arnika-Massageöl ggf. zu anregend. Achten Sie auch darauf,

dass besonders anregende, kräftigende Massagen nicht abends vor dem Schlaf gemacht werden.

- Schaffen Sie einen Raum der Entspannung, mit akustischer Ruhe und warmem Licht. Der Raum sollte zuvor kräftig gelüftet worden und zur Zeit der Massage angenehm warm sein. Versuchen Sie Ihre Hände, wenn nötig zuvor etwas anzuwärmen.
- Massieren Sie nur Bereiche des Körpers, die dem Betroffenen angenehm und die frei von Wunden und akuten Schmerzen sind.
- Um ein Kitzelgefühl an den Füßen zu vermeiden, streichen Sie zu Beginn mit den Händen gleichzeitig an den Unterschenkelseiten entlang: außen zu den Füßen hin, innen in Richtung Herz.
- Alle Ihre weiteren Massagebewegungen am Körper sollten in Richtung Herz laufen, und den Abschluss bildet ein *Abstreichen* im Nacken: Mit den flachen Händen von den Haaren über den Nacken auf die Schultern.
- Wenn Sie vor dem Waschen mit einem Waschhandschuh (ein Massagehandschuh könnte hier die zarte Haut zu sehr anregen) auch die vordere Körperseite massieren mögen, beschreiben Sie eine *Acht*, die unbedingt der nachfolgenden Zeichnung entsprechend vollzogen werden muss. Alle anderen Bewegungen immer vom Herzen weg.

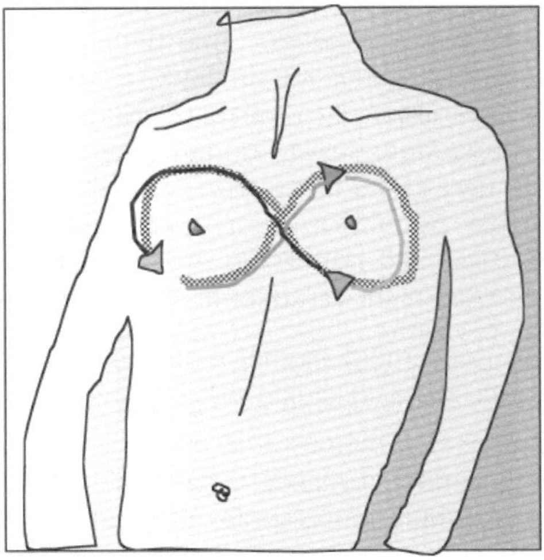

Abb. 29

- Bei all diesen Massagen ist das Wohlbefinden des Betroffenen Leitfaden für Ihr Handeln. Wenn der Betroffene sich unwohl fühlt, unterbrechen Sie sofort Ihre Massage.

- Zum Abschluss der Massage sollte der Behandelte am besten noch ein wenig ruhen und sich dann langsam erheben und, wenn möglich, sich etwas körperlich bewegen.

Angenehme und entspannende, aber auch anregende Körperberührung kann man auch mit Hilfe von einem Massagehandschuh, einem Massageroller oder einem breiten, weichen Schminkpinsel erreichen. Die Anwendung von Massagehandschuh und Massageroller erfordern eine große Sensibilität, da die Reaktionen nur visuell zu erfassen sind. Mit Hilfe eines Schminkpinsels sind die Gefahren einer zu starken Berührung weniger gegeben. Ganz besonders gut tut die Bewegung mit einem Pinsel auf der Linie vom Nasenansatz, über die Wangenknochen hinab zu den Ohren. Wenn Sie diese Bewegung langsam, aber nicht zu zögerlich, einige Male beidseitig wiederholen, kann sich Wohlbefinden einstellen. Wenn der Betroffene noch in einem Sessel sitzen kann, so ist es manchmal sehr angenehm, wenn er die Füße eigenständig über ein Kissen, gefüllt mit getrockneten Erbsen, rollt. Bei dieser Massage werden alle Fußreflexzonen berührt, sie wirkt somit auf alle Bereiche des Körpers.
Vielleicht haben Sie aber auch Lust, beim Waschen des Gesichtes eine Massage anzubieten, bei der sich der Betroffene selber aktiv beteiligen kann. Fragen Sie den Betroffenen, ob es ihm angenehm ist, wenn Sie ihm einen warmen Waschlappen oder ein Tuch auf das Gesicht legen. Mit Ihren Fingern werden Sie nun nacheinander die Gangarten verschiedener Tiere imitieren, die von dem Betroffenen erraten werden müssen. Wenn Sie versuchen die Augengegend zu meiden, empfinden viele Menschen diese Gesichtsmassage als besonders angenehm. Gut eignen sich Tiere, wie hüpfende Gazelle, schwerer Elefant, springendes Känguru, trabendes oder galoppierendes Pferd, schlängelnde Schlange, huschende Maus, krabbelnde Ameise, usw.

Sicher kennen Sie noch das Ratespiel, bei dem man Buchstaben und Zahlen auf den Rücken eines anderen schreibt. Dieses Spiel ist besonders angenehm für Menschen, die viel auf dem Rücken liegen und nur für kurze Zeit, z.B. einmal auf der Bettkante, zum Sitzen kommen. Zu Beginn des Ratespiels streichen Sie einmal den Rücken mit einer flachen Hand, dann mit Ihren Fingerkuppen und schließlich *krabbeln* Sie mit den Fingern über den Rücken, damit die sensible Aufmerksamkeit ganz auf diese Körperregion gelenkt ist. Beginnen Sie nun mit einer Zahl, die Sie groß und nicht zu schnell mit ihrem Finger auf den Rücken des Betroffenen schreiben. Der Mittelteil des Rückens ist für dieses Spiel besonders sensibel. Mehrteilige Zahlen und Buchstabenkombinationen oder auch Symbole (z.B. Pfeil) steigern mitunter die Lust am Raten und das Wohlgefühl am Rücken.

Sinnliches Erleben ist oft erst dann spürbar, wenn wir uns Ruhe und Zeit zum Erleben geben. Wenn der Betroffene in der Lage ist und er es als angenehm empfindet, bieten Sie ihm doch einmal ein schönes Bad bei Kerzenschein an. Temperieren Sie Badezimmer und Badewasser angenehm. Vielleicht mag der Betroffene sich einen besonderen Badezusatz aussuchen. Ein Kissen, um den Kopf zu lagern und eine rutschsichere Matte in der Badewanne verhindern Unfälle. Ein Teelicht in einer schönen Holz- oder Glasfassung wird auf einer sicheren Ablage am Ende der Badewanne in Blickhöhe gestellt. Duschvorhang, Handtuch und sonstige Dinge, die brennbar wären, sollten vorsorglich entfernt werden. Vielleicht gibt es eine schöne Musik, die die Stimmung noch unterstreicht. Dann aber, sofern es dem Betroffenen angenehm ist, überlassen Sie das Badezimmer, das allein von dem einen Kerzenlicht erhellt wird, den Träumen des Betroffenen. Die aufsteigenden Wasserdämpfe, die schönen Lichtspiegelungen und Schattenspiele geben viele Anreize, um die Gedanken treiben zu lassen. Wichtig ist dennoch eine Klingel oder ähnliches, mit dem der Betroffene jederzeit um Hilfe rufen kann.

Den kranken und schmerzenden Körper sinnlich erleben, meint aber auch, zu versuchen den Körper auch dann sinnlich zu unterstützen, wenn er gerade mit Schmerzen leben muss. Wenn ein Kind hinfällt, werden sein Schreck und seine Schmerzen dadurch beruhigt, dass seine Eltern es in den Arm nehmen und an der schmerzenden Stelle pusten. Unser Schmerzempfinden ist kurzfristig durch andere Reize zu überlisten. Oft erleben von Schmerz Betroffene den Reiz des Streichelns an nicht-schmerzenden Stellen als wohltuend.
Aber es gibt auch noch andere Wege, um über unsere Sinne Schmerzen zu begegnen. Wenn wir uns auf das Malen von Farben einlassen und uns auf diese Tätigkeit konzentrieren, sind wir nicht nur teilweise von den Schmerzen abgelenkt, sondern bestimmte Farben können auch eine positive Wirkung auf unser körperliches Empfinden haben. Wenn Sie mögen, probieren Sie zunächst einmal selber das Spiel mit Farben aus. Improvisieren Sie mit den Farben und malen Sie ruhig auch mal gegenstandslos, lassen Sie die Farben sich verselbständigen. Nehmen Sie nur die Farben, die Ihnen gerade gut tun. Wenn Ihnen beispielsweise die Farbe *Blau* gerade besonders gut gefällt, so malen Sie ruhig auch mal ein Bild nur in verschiedenen Blautönen.

Wir sind uns unserer Sinne in all ihren Varianten und Möglichkeiten nicht wirklich bewusst. Wie sehr die Sinne unser alltägliches Leben positiv, wie auch negativ beeinflussen, erfahren wir, wenn z.B. durch eine Erkältung v.a. unsere Geschmacks- und Geruchssinne eingeschränkt sind. Ein kleines Ritual bietet uns die Gelegenheit, uns täglich unseres sinnlichen Erlebens ein Stück bewusster zu werden. Versuchen Sie sich einmal jeden Abend vor dem Einschlafen kurz zu vergegenwärtigen:

- Was habe ich heute Angenehmes über den Mund wahrgenommen?
- Was habe ich heute Angenehmes über die Nase wahrgenommen?
- Was habe ich heute Angenehmes über die Augen wahrgenommen?
- Was habe ich heute Angenehmes über die Ohren wahrgenommen?
- Was habe ich heute Angenehmes über die Haut wahrgenommen?

Es sind oft die kleinen Dinge, die uns dann einfallen: Eine grüne Erbse, die heute zum Mittag besonders süß geschmeckt hat oder die gelbe Farbe, die in einem Bild besonders schön war. Über Rituale wie dieses werden wir uns unserer Sinne erneut bewusst. In der Begleitung von alten, kranken und betroffenen Menschen kann dieses Ritual hilfreich sein, dem Betroffenen den noch vorhandenen Reichtum von Sinneseindrücken wieder erlebbar zu machen. Allerdings dürfen wir uns auch nie in gemeinsamen Gesprächen verschließen, wenn Trauer aufkommt, über die durch Alter und Krankheit irritierenden bzw. verloren gegangenen Sinneseindrücke. Hier gilt es für den Menschen da zu sein.
Nach und nach kann aus der Trauer um den Verlust des Sinneseindruckes vielleicht ein Weg gefunden werden, diesen Verlust ins Leben mit einzubeziehen, indem man ein Symbol für den Sinneseindruck findet. „Als Sie damals noch den Duft einer Zitrone riechen konnten, womit haben Sie diesen Duft in Verbindung gebracht?“ „Mit meiner ersten Reise nach Italien, Sonne, Wärme, der Farbe Gelb ....“ Überraschen Sie den Betroffenen bei einem nächsten Besuch mit einer schönen gelben Blume. Fragen Sie, ob er Ihnen seine Italien-Erinnerungen erzählen mag und Fotos zeigen möchte. Vielleicht aber kann auch eine schöne Ansichtskarte oder ein Gemälde einer Italienansicht Anreiz zu einem schönen Gespräch über seine Erinnerungen bieten.

Sinnliche Erlebnisse entwickeln sich für uns dann zu einem wertvollen Ereignis, wenn die Sinneseindrücke Erinnerungen in uns wachrufen können.

4. Die Gesprächsgestaltung

Im Allgemeinen empfinden wir es als angenehm, wenn uns jemand seine Aufmerksamkeit schenkt, wenn er sein Wort an uns richtet oder uns sein Ohr leiht. Insbesondere, wenn wir uns körperlich nicht wohl fühlen, wenn unsere Stimmung bedrückt ist und wir von Gedanken und Ängsten geplagt sind, empfinden wir ein Gespräch mit einem Menschen unseres Vertrauens als angenehm und wohltuend.
Ein Gespräch beginnt in unserer Kultur in der Regel bereits mit dem Blickkontakt. Unser Körper signalisiert mit Hilfe von Gestik und Mimik, ob wir zu einem Gespräch bereit sind. Wie lange und wie intensiv der Austausch stattfindet, bestimmen beide Gesprächsteilnehmer, wobei der Sterbebegleiter den Betroffenen nie mit Fragen bedrängen sollte. Es sollte dem Betroffenen überlassen sein, die Möglichkeiten und Grenzen des Gesprächsfeldes sowie Themen zu bestimmen. Der Begleiter kann das Gespräch anbieten, vor allem aber kann es hilfreich sein, dem Betroffenen, sollte er zur Zeit kein Gespräch wünschen, zu versichern, dass der Begleiter auch zu einem späteren Zeitpunkt gerne zu einem Gespräch bereit ist.

Übung

Wie aber sprechen wir am besten miteinander? Welche Möglichkeiten der Gesprächsgestaltung besitzen wir? Vielleicht suchen Sie sich für eine kleine Übung eine Person Ihres Vertrauens. Setzen Sie sich einander gegenüber und erzählen Sie ihrem Partner, wie Sie heute morgen aufgestanden sind, was Sie am Vormittag gemacht haben und alle Alltäglichkeiten, die Sie bereits am heutigen Tag erlebt haben. Vermeiden Sie in diesem Fall unter allen Umständen, ihrem Gesprächspartner dabei in die Augen zu schauen. Stellen Sie sich einen Wecker und nach fünf Minuten unterbrechen Sie Ihren Bericht.
Setzen Sie sich nun zu einem Gespräch zusammen, in dem Sie sich austauschen:

Der Sprecher

- War es angenehm oder unangenehm den anderen beim Gespräch nicht anzuschauen?
- Fiel es Ihnen sehr schwer, den Blickkontakt zu vermeiden?

- Erinnern Sie sich, ob Sie an einer bestimmten Stelle im Bericht vielleicht doch Ihren Gesprächspartner anschauten?
- Was für eine Stelle war das, wovon haben Sie gerade berichtet?

Der Zuhörer

- Was war ihm angenehm, was unangenehm?
- Hat er den Blickkontakt gesucht?
- Erinnert er sich, wohin sein Blick schließlich schweifte?
- Konnte er sich auf den Bericht konzentrieren oder kamen ihm währenddessen andere Gedanken?

Beide Gesprächspartner

- Erinnern Sie und Ihr Gesprächspartner sich an ähnliche, bereits erlebte Situationen?
- Was haben Sie damals über Ihr Gegenüber gedacht?

Wenn Sie mögen, versuchen Sie ein zweites Gespräch. Diesmal versucht der Zuhörer den Blickkontakt zu vermeiden. Besprechen Sie im Anschluss daran Ihre Empfindungen.

Mit dem ganzen Körper sprechen

Wir sprechen nie allein mit Lippe, Zunge, Mundraum. Der ganze Körper, Gestik und Mimik, geben über unsere Befindlichkeit Auskunft, verraten unserem Gegenüber, ob wir ihn mögen und wie lange wir noch mit ihm sprechen wollen. Es sind oft nur kleine Bewegungen im Gesicht, das schmaler Werden der Augen, das Verschieben der Mundwinkel, das leichte Schrägstellen des Kopfes oder ein uns zugeneigter Oberkörper. Die Körpersprache erzählt uns, ob unser Partner Sympathie oder Antipathie für uns entwickelt, Interesse oder Desinteresse an unserer Begegnung hat.

Die erste Information in einer Begegnung erhalten wir aus den Augen unseres Gegenübers. Wir versuchen in seinen Augen zu *lesen*, ob und mit welcher Aufmerksamkeit er uns zuhört, ob er das, was wir ihm erzählen glaubt und schließlich, ob er uns mit dem, was wir darstellen akzeptiert und annimmt. Solange wir die Sehkraft besitzen, beginnen wir jede Kommunikation zunächst über den Augenkontakt. Der ruhige Wechsel des Blickkontaktes, vom Partner zur Umgebung und wieder zurück, wird in einem ausgeglichenen Gespräch als angenehm empfunden. Bleiben die Augen zu lange auf das Gegenüber fixiert, fühlt der Partner sich unangenehm beobachtet oder sogar bedroht.

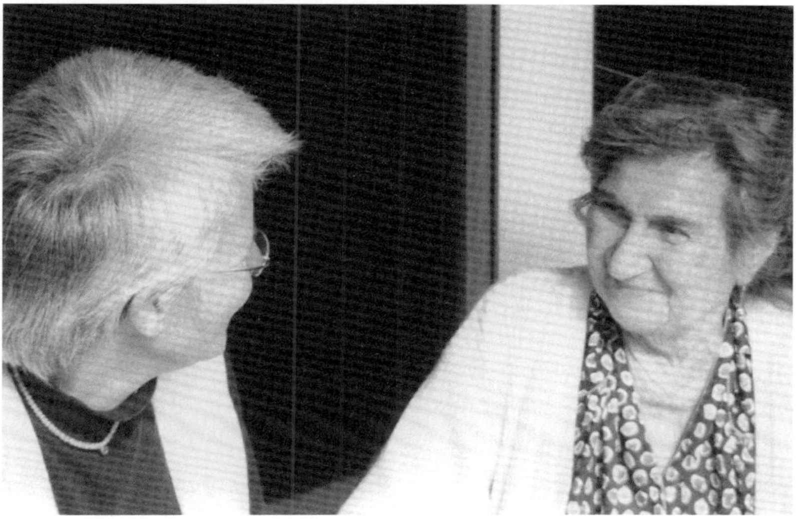

Abb. 30: Das Lächeln im entspannten Gesicht ihres Gegenübers bestätigt der Seniorin die Vertrautheit zwischen ihr und ihrer Begleiterin.

Die Sehkraft von Betroffenen kann aber eingeschränkt oder verloren sein. Oft werden auch die Augenlider aus Gründen der Erschöpfung geschlossen, ein Augenkontakt ist somit nur begrenzt oder gar nicht möglich. Kontaktaufnahme erfolgt in diesen Fällen zum Teil allein über das gesprochene Wort. In dieser Situation wird die Bedeutung der Stimmhöhe und der Sprechgeschwindigkeit besonders deutlich. Als angenehm wird in der Regel eine ruhige, ausgeglichene Sprechweise in mittlerer Tonlage empfunden. Hektische, schnelle und aufgeregte Sätze, die dazu noch in sehr hohen oder sehr tiefen Tonlagen gesprochen werden, sind eine große Anforderung an die Hörkonzentration des Betroffenen, und können Stress, Überforderung und Ermüdung auslösen. Eine innere Ausgeglichenheit und angemessene Fröhlichkeit, wird sich auch auf Ihre Stimme und damit auf die Gesprächsatmosphäre übertragen. Salbungsvolle Worte mit getragener Stimme vorgetragen, werden einen Betroffenen nur selten beglücken. Auch eine bemitleidende Sprechweise wird eher eine emotionelle Belastung verursachen, als ein hilfreiches Gespräch ermöglichen.

Versuchen Sie, sich vor einem Gespräch Ihrer eigenen Gefühle bewusst zu werden:

- Haben Sie ein ehrliches Interesse an der Begegnung mit dem Betroffenen?
- Was befürchten Sie?

- Was möchten Sie ihn fragen?
- Worauf freuen Sie sich?
- Was möchten Sie ihm berichten?
- Gibt es eine lustige Anekdote aus Ihrem Alltag, die Sie ihm als Geschenk mitbringen könnten?

Bleiben Sie mit sich und Ihrem Gesprächspartner ehrlich. Eine falsche Fröhlichkeit wirkt schlimmer, als ein ehrliches Wort. Wenn Sie unsicher sind, sprechen Sie mit den Angehörigen oder Sterbebegleitern über ihre Befürchtungen. Bitten Sie auch den Betroffenen im Gespräch selber um Rat.

- Auf welchem Ohr können Sie besser hören?
- Soll ich etwas deutlicher sprechen?
- Soll ich etwas lauter sprechen?
- Interessieren Sie sich dafür, was ich gestern Nachmittag erlebt habe?
- Wollen wir morgen weiterreden, vielleicht möchten Sie sich jetzt lieber ausruhen?

Zeit für die Begegnung finden

Überlegen Sie vor einem Besuch, ob Sie derzeit für die Begegnung genügend Zeit aufwenden können. Vielleicht helfen die folgenden Fragen Ihnen, die Begegnung gut vorzubereiten:

- Warum möchte ich den Betroffenen besuchen?
- Was habe ich vorher und hinterher zu erledigen?
- Wie viel Zeit bleibt mir für einen ruhigen Besuch?
- Wäre die Zeit ausreichend für ein möglicherweise längeres Gespräch?
- Wie kann ich ihm erklären, dass die heutige Begegnung begrenzt ist?
- Kann ich ihm ein längeres Gespräch zu einem späteren Termin zusichern?
- Möchte ich ihm versprechen, ob und wann ich ihn wieder besuchen werde?

Versuchen Sie, sich und dem Betroffenen gegenüber wahrhaftig zu sein. Themen, wie *Altern, Krankheit* und *Sterben* sind uns so fremd, dass wir uns manchmal überfordert fühlen, wenn wir uns mit ihnen konfrontiert sehen. Für manche Menschen ist es, aus Furcht vor medizinischen Apparaturen und damit assoziiertem menschlichen Leid, kaum möglich einen Patienten auf einer Klinikstation zu besuchen. Andere zögern aus Scheu, eine Privat- und Intimsphäre zu verletzen, einen Betroffenen an seinem Bett daheim einen Besuch abzustatten. In den meisten Fällen basiert unsere Furcht auf der Angst vor einer emotionalen Identifizierung mit dem Betroffenen: Wie würde es mir gehen, wenn ich an seiner Stelle dort liegen würde?

Beginnen Sie den Schritt zur Begegnung mit Hilfe eines Gespräches. Vielleicht besteht die Möglichkeit, mit dem Betroffenen selber oder einem seiner Begleiter am Telefon über die Wünsche des Betroffenen zu sprechen:

- Wie geht es ihm zur Zeit?
- Fühlt er sich kräftig genug und würde er sich über einen Besuch freuen?
- Zu welcher Tageszeit wäre es ihm am liebsten?
- Wo wird das Gespräch stattfinden?
- Wäre es dem Betroffenen angenehm, vielleicht auch einmal im Rollstuhl den Raum zu wechseln?
- Gibt es eine Zeitbeschränkung für den Besuch (durch Tagesablauf, Therapie-Termin, Hausarztbesuch, Lieblingssendung im Fernsehen, etc.)?

Vereinbaren Sie den Besuch terminlich genau und hinterlassen Sie eine Rufnummer, über die man Sie erreichen kann. Es kommt vor, dass sich kurzfristig eine Veränderung ergibt und ihr Besuch abgesagt oder verschoben werden muss. Nehmen Sie diese Art von Terminänderungen oder -absagen nicht persönlich. Achten Sie aber auch darauf, dass Sie zum einen flexibel bleiben, zum anderen aber auch nicht terminlich hin- und hergeschoben werden. Das ist für Sie kein gutes Gefühl und bringt große Unruhe in das Leben des Betroffenen. Fragen Sie, ob Sie dem Betroffenen einen besonderen Wunsch erfüllen können, ob Sie ihm etwas mitbringen können.

Versuchen Sie den Besuchstermin so zu planen, dass er mit ihrer beider Wünsche übereinstimmt. Vor allem aber achten Sie auch darauf, dass Ihnen genügend Zeit vor und nach dem Besuch bleibt. Gerade weil der Betroffene aus unserem vom Zeitfaktor stark beeinflussten Alltag herausgenommen ist, erleben wir häufig auch sein Lebensumfeld in einem der alltäglichen Hektik fernen Tempo. Als Besucher brauchen wir manchmal eine Weile, um uns auf dieses neue Tempo einzustellen. Kleine ruhige Spaziergänge, beispielsweise vor und nach dem Besuch, können nicht nur die innere Umstellung erleichtern helfen, sie bieten auch Gelegenheit, unsere alltäglichen Gedanken für einen Moment beiseite zu stellen bzw. nach dem Gespräch noch einmal in aller Ruhe den Eindrücken der Begegnung nachzuhängen. Gönnen Sie sich mindestens eine viertel Stunde vor und nach dem Gespräch.

Haben Sie nur eine begrenzte Zeit für die Begegnung zur Verfügung, seien Sie so ehrlich und erklären Sie zu Beginn des Gesprächs dem Betroffenen, wann und warum Sie sich zu einem bestimmten Zeitpunkt verabschieden müssen. *„Diese Zeit gehört jetzt nur unserem Gespräch. Um vier Uhr werde ich dann aufbrechen müssen um die Kinder vom Sport abzuholen."*
Kalkulieren Sie von vornherein zehn bis fünfzehn Minuten ein, damit Sie sich gemeinsam in aller Ruhe verabschieden können und Sie nachher noch Zeit haben, sich wieder auf den Alltag einzustellen. Vielleicht können Sie sich sogar einen kurzen Spaziergang in der Natur leisten. Allein die ruhige Betrachtung eines Baumes, einer Blume hilft, wieder seine eigenen Kräfte zu sammeln und sich dem alltäglichen Tempo anzugleichen.

Mit offenem Ohr und ehrlichem Interesse

Gespräche zwischen einem alten oder kranken Menschen und seinem Begleiter beinhalten naturgemäß immer auch Themen, die sich auf die körperliche und seelische Kondition des Betroffenen beziehen. Aber je mehr auch das Gespräch sich mit ganz alltäglichen Themen und Interes-

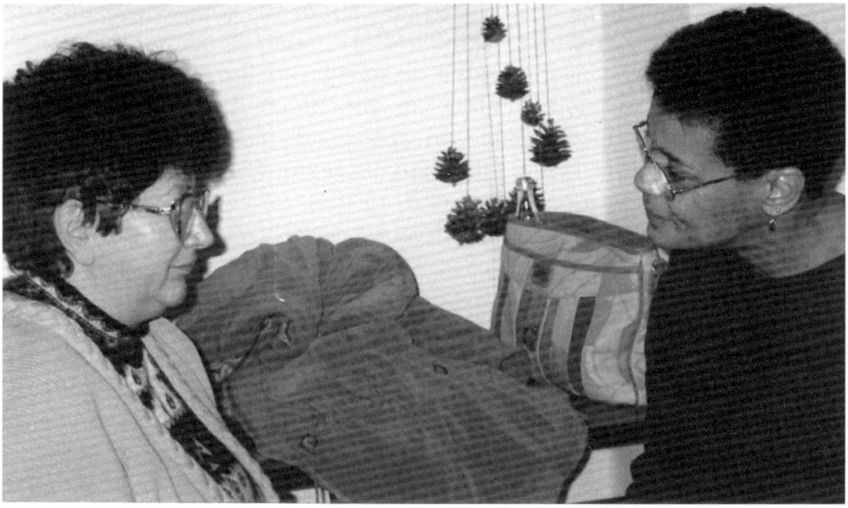

Abb. 31: Das aktive Zuhören findet auch Ausdruck in unserer aufmerksamen Körperhaltung, Mimik und Gestik. Der freundliche Augenkontakt und die leicht schräge Kopfhaltung der Begleiterin (rechts) unterstützt die Betroffene (links) in einem intensiven Gespräch. Rollenspiele helfen Studenten der medizinischen, therapeutischen und pflegenden u.a. begleitenden Berufe, die sensible Gesprächsführung einzuüben.

sensgebieten beider Gesprächsteilnehmer befasst, umso abwechslungsreicher und fruchtbarer wird die Begegnung für beide sein.
Ein Vermeiden oder Unterdrücken von Themen, die dem Betroffenen wichtig wären, kann sowohl auf die Sorge des Betroffenen bzw. des Begleiters hindeuten, der andere könne durch die Ansprache des Themas bedrückt oder verletzt sein.

Als Begleiter sollten Sie nicht auf die Aussprache von Themen drängen. Der Betroffene wird Ihnen ein Zeichen geben, wenn er sprechbereit ist. Sollte er beispielsweise Ihnen gegenüber erwähnen, dass *ihn noch etwas bedrückt, er sich Sorgen macht* oder *er schlecht schläft und träumt*, dann können Sie ihm – wenn Sie mögen und noch Zeit für ihn haben – zeigen, dass Sie für ihn *ein offenes Ohr* haben. Vielleicht zeigen Sie ihm mit dem kurzen, ruhigen Schließen Ihrer Augen, einem annehmenden Lächeln oder ein paar Worten, dass Sie seinen Appell verstanden haben, aber drängen Sie ihn nicht, sich Ihnen anzuvertrauen. Bieten Sie ihm an, dass er, wenn er mag, Ihnen mehr darüber erzählen kann, dass es aber ebenso in Ordnung ist, wenn er das Gesagte einfach einmal so stehen lassen möchte. Versichern Sie ihm, dass Sie das Gesagte vertraulich behandeln.
Wenn er Sie im Gespräch fragt, was Sie meinen, was seine Gedanken zu bedeuten haben, dann lassen Sie sich nicht dazu verleiten die Geschehnisse, womöglich das Verhalten und das ganze Leben des Betroffenen zu analysieren und zu interpretieren.

Geduld zum Zuhören entwickeln

Die eigene innere Ausgeglichenheit und ein Zuhören ohne Erwartungen an Inhalt und Tempo des Gespräches, sind die besten Voraussetzungen, um die nötige Geduld beim Zuhören entwickeln zu können. Ungeduld ist immer auch ein Zeichen, dass wir etwas anderes von dem Gespräch erwartet haben. Uns scheint die Zeit unangemessen *ausgenutzt* zu werden. Die Gesprächspartner besitzen nicht dasselbe Gesprächstempo bzw. -thema, sie sind nicht im Einklang.

Die Vorstellung, dass ein Gespräch nicht nur durch Worte gestaltet wird, sondern dass gerade die Wahrnehmung von körpersprachlichen Zeichen die Begegnung bereichern kann, hilft zunächst empfundene Lücken oder Verzögerungen in einem Gespräch zu füllen. Da jeder Mensch eine individuelle Geschwindigkeit der Wahrnehmung besitzt, ist es verständlich, dass in einer Begegnung verschiedener Menschen auch verschiedene Tempi der Wahrnehmung aufeinander treffen. Ungeduld und Unzufriedenheit können aber nur dort auftreten, wo wir mit unseren Gedanken bereits an einem anderen Ort weilen, das ehrliche Interesse an dem Gesprächspartner abnimmt oder die Phantasie, unsere Mitmenschen und unser Umfeld wahrzunehmen, selten gepflegt wurde. Versuchen Sie einmal sich die Erzählung Ihres Gesprächspartners in Farben auszumalen, gehen Sie auf eine Phantasiereise mit ihm. Oder versuchen Sie ganz bewusst seinen Worten zuzuhören, seine Gestik und Mimik wahrzunehmen. Entdecken Sie für sich die vielen Ausdrucksmöglichkeiten, die wir in einem Gespräch verwenden.

Dem Schweigen lauschen können

Haben Sie schon einmal mit einem Menschen gemeinsam geschwiegen? Richtig, das geht am besten mit jemandem, mit dem man sich in der Regel sehr viel zu erzählen hat. Schweigen kann großes Vertrauen bedeuten und den Wunsch einfach die Stille, die Atmosphäre der Begegnung gemeinsam wahrzunehmen und zu erleben.
Ein Gespräch besteht aus Lauten und aus Stille, aus verbaler und nonverbaler Sprache und aus Pausen. Diese Pausen füllen wir oft mit kleinen sogenannten illustrierenden Gesten oder wir lassen unsere Augen, das ganze Gesicht *sprechen*. Unsere Gedanken verfolgen stumm das bereits Gesagte und nach einer Pause ist es nicht selten, dass beide Partner, wie auf ein Kommando, gemeinsam zu sprechen beginnen. Pausen sind stille gemeinsame Wege in einem gemeinsamen Gespräch.
Gesprächspausen können auch darauf hindeuten, dass einer der Partner kurz einmal seinen eigenen Gedankenweg geht, während der andere geduldig am Hauptweg auf ihn wartet, bis sie wieder gemeinsam ihren Weg fortsetzen werden.

Schweigen kann Reden bedeuten, denn der, der dem Betroffenen vertraut ist, ihn hörend und sehend wahrnimmt, wird am körpersprachlichen und stimmlichen Ausdruck erkennen, welche Bedeutung das Schweigen für sein Gegenüber besitzt:

- Ist er jetzt müde geworden?
- Ist das Thema ihm unangenehm?
- Möchte er mit mir weiter über das Thema reden?
- Ist ihm gerade ein neuer Gedanke gekommen?
- Hat er Scheu mit mir über einen bestimmten Gedanken zu sprechen?
- Möchte er gerne von mir gefragt werden, wohin seine Gedanken gewandert sind?
- Möchte er einfach nur schweigen, das gemeinsame Schweigen und die Stille erleben?

Schweigen kann aber auch Verunsicherung, Hilflosigkeit, Sprachlosigkeit und Überforderung bedeuten. Oft ist es gerade dieses Schweigen, das

sowohl beim Besucher, als auch bei dem Betroffenen höchste Belastungen auslöst. Warum schweigt er jetzt? Habe ich gerade etwas Falsches gesagt? Bestimmt möchte er, dass ich ihn unterhalte! Vielleicht stellt der Besucher sich vor, dass ich ihm alles über meine Krankheit, meine Sorgen und meinen Alltag erzähle!
Es wäre gut, wenn in jedem Fall der Besucher und Begleiter das *Schweigen* anspricht. Sprechen Sie über ihr Gefühl, warum Sie möglicherweise das Schweigen berührt. Vielleicht mag auch der Betroffene erzählen, wie das Schweigen auf ihn wirkt, was er damit verbunden hat. Versichern Sie ihm, dass auch das Schweigen in Ihrem Gespräch einen Raum hat und dass Sie Verständnis dafür haben, wenn in Ihrem gemeinsamen Gespräch Pausen entstehen. Ein gutes Gespräch besteht nicht nur aus dem Wechsel von Gesprächsbeiträgen, vielmehr auch aus dem gemeinsamen Erleben von Pausen: einem stillen Dialog.[5]

Fragen zur Gewissheit der Krankheitsentwicklung

Gespräche in der Begleitung haben Themen zum Inhalt, die sowohl das Leben, als auch das Sterben des Betroffen umfassen können. Neben Gesprächsinhalten, die sich aus dem Moment des Zusammenseins und aus persönlichen Bedürfnissen entwickeln, bietet die Begleitung aber gerade auch eine vertrauensvolle Basis um besondere Themen anzusprechen. Folgende Aspekte im Leben einer Familie, die ein Mitglied in seiner letzten Lebensphase begleitet, werden wiederholt zu Gesprächsthemen auch in der Begleitung:

- In der Familie wird das gewohnte Rollen- und Verhaltensmuster durch die schwere Erkrankung und das Sterben eines der Mitglieder verändert.
- Soziale Kontakte werden eingeschränkt, Freunde und Bekannte zeigen verändertes Verhalten, der Kontakt zu den Arbeitskollegen bricht ab.
- Es wird nach neuen Wegen des Miteinanders gesucht.
- Neben dem sozialen und emotionellen Beistand wird von den Beteiligten fachliche Information erfragt. Kontaktaufnahme zu Selbsthilfegruppen und Interessenverbänden wird ebenso interessant, wie auch eine Vermittlung zu helfenden Organisationen und Hospizeinrichtungen, die Pflege, soziale Reintegration der Angehörigen, Lebensunterhalt usw. unterstützen helfen.

[5] zum Thema *Schweigen nutzen*, s.a. De Jong/Berg (1998:60ff)

Neben diesen allgemeinen Gesprächsthemen, die sich aus der veränderten Lebenssituation des Betroffenen und seiner Angehörigen entwickeln, werden sich die Beteiligten und der Begleiter auch immer wieder darüber aussprechen, in welcher Form und wie häufig der Betroffene und seine Familie die Hilfe des Begleiters als hilfreich und angenehm empfinden. Als Begleiter können wir unsere Dienste anbieten, den zeitlichen Rahmen auch nach unseren eigenen Kräften bemessen und verbindlich einhalten. Angebote von unserer Seite können aber nur dann als hilfreich empfunden werden, wenn sie verbindlich und ohne Erwartung auf eine Gegenleistung verstanden werden. Das heißt aber auch nicht, dass wir uns als Sterbebegleiter ausnutzen lassen sollten.

Mit jedem Gespräch, und sei es über eine noch so kleine Sache, ein noch so alltägliches Thema, wächst das Vertrauen zueinander. Der Betroffene wird anzeigen, wenn er auch über so persönliche Dinge wie seine Krankheit und sein mögliches Sterben sprechen mag. Man sollte keinen dazu drängen über diese Themen zu sprechen. Aber es wäre gut, wenn der Sterbebegleiter darin geübt ist, ein sehr sensibles Gesprächsangebot zu machen. Versuchen Sie zunächst herauszufinden, wie der Betroffene mit seiner Krankheit lebt, ob er große Ängste entwickelt oder in welche Richtung seine Hoffnungen gehen. Wenn Sie beispielsweise den Eindruck haben, der Betroffene (für das Gespräch mit der Familie gilt dasselbe) will von Krankheit und möglichem Sterben nichts wissen, dann sprechen Sie diese Themen auch zunächst nicht von sich aus an. Fragen Sie den Betroffenen, ob er Ihnen nicht einmal die alten Fotoalben von früher zeigen und aus seinem Leben erzählen möchte. Vielleicht kennen Sie bereits einige wichtige Punkte aus seinem Leben, über die er gerne erzählen würde. Oft kommen dann die Betroffenen auch dazu, von liebgewonnenen Menschen zu erzählen, die bereits verstorben sind. Dieser Moment kann ein Einstieg in das Thema Sterben und Tod sein, auch wenn zunächst ein anderer betroffen ist. Als Sterbebegleiter versuchen wir, den anderen zum Nachdenken und Empfinden zu motivieren, wollen dem anderen zeigen, wir sind bei ihm und haben ein offenes Ohr für ihn: wenn er heute noch nicht darüber sprechen mag, vielleicht ein anderes Mal. Vielleicht aber wird der Betroffene auch seine Gedanken für sich behalten wollen, diese uns nicht mitteilen wollen. Dies ist im besten Sinne des Wortes persönlich zu nehmen, sensibel wahrzunehmen und zu respektieren.[6]

„Sagen Sie bloß meiner alten Mutter nicht, dass sie sterben wird! Das würde sie nicht verkraften ...“ Wir begleiten den Betroffenen und wir begleiten die Angehörigen. Beide trauern. Und wenn keine Verständigung

[6] s.a. Arndt (2002:58 ff), Baloewen (1996)

über den bevorstehenden Abschied erlaubt ist, dann trauern beide sehr einsam. Die alte Frau im Bett hat vielleicht Angst vor dem Sterben, weil sie vermutet, dass ihre Tochter sehr traurig zurückbleibt. Die erwachsene Tochter trauert um den bevorstehenden Verlust ihrer Mutter. Beide signalisieren, dass das *nicht darüber Sprechen* Ihnen scheinbar weniger seelischen Schmerz bereiten würde, als gemeinsam mit dem anderen über die bevorstehende Trennung zu weinen. Als Sterbebegleiter haben wir die Chance, der Tochter Mut zu machen und aufzuzeigen, dass ein praktizierter Abschied, trotz tiefer Trauer, letztendlich wohl tun kann. Hier gehen Menschen auseinander, aber nicht ohne Gruß, nicht ohne einen Abschied und nicht ohne dass sie sich all das gesagt haben, was sie im Angesicht ihrer gemeinsamen Vergangenheit und jetzigen Begegnung empfinden. Diese Chance lebendig zu machen, darin besteht unsere Möglichkeit als Sterbebegleiter, indem wir die Gesprächspartner darauf vorbereiten. Die Mutter können wir behutsam fragen, wie es ihr geht, wie sie sich fühlt und oft wird es von den Betroffenen als wahrhaftiges Angebot aufgenommen, über ihre Wahrnehmungen zu sprechen. Betroffene spüren, was ihr Leben in dieser letzten Lebensphase bedeutet und wann ihre Kräfte schwächer werden. Machen Sie den Betroffenen Mut, dass es bei einem Gespräch, wie beispielsweise mit der Tochter, nicht um eine Auseinandersetzung über alle guten und schlechten Taten geht, vielmehr um ein sich Nahesein und innig-verbunden Fühlen, ein sich Anschauen, Fühlen und einfach nur Dasein. In dieser Begegnung treffen sich nicht nur Mutter und Tochter. Mit dem Abschied im Sterben der Mutter wird die Tochter nicht nur ihre Mutter, sondern auch ihr eigenes *Kind*-Sein verabschieden müssen.[7]

In der Regel wird der Arzt dem Patienten zum gegebenen Zeitpunkt zu vermitteln versuchen, dass die Krankheit aus seiner Sicht nicht weiter therapierbar ist. Für die Patienten gilt der Arzt als glaubwürdig, da man davon ausgeht, dass er in erster Linie Leben erhalten möchte und erst dann, wenn seine Bemühungen vergebens scheinen, bemüht ist, Leiden zu lindern. Im Patientengespräch ungeübtes medizinisches Personal lässt sich mitunter dazu verleiten, Fragen von unvorbereiteten Patienten unbedacht zu beantworten: *„Ihre Lebensdauer wird voraussichtlich nur noch 3 bis 4 Monate sein."* und *„Wir entlassen Sie morgen nach Hause. Sie haben sicher noch einige persönliche Dinge zu regeln."* Im günstigen Fall kennt der Arzt den Patienten bereits längere Zeit, sein Leben, sein soziales Umfeld und wie der Patient mit besonderen Herausforderungen im Leben umzugehen gelernt hat. Dies erleichtert dem Arzt die Entscheidung, wann und wie er dem Patienten sagen kann, dass er in absehba-

[7] s.a. Beauvoir (1996); Dobrik (1993)

rer Zeit sterben wird. Eine sensible Weise wäre beispielsweise: *„Wie fühlen Sie sich zur Zeit? ... Wir haben zur Zeit das Gefühl, dass Ihre Situation sehr schwierig ist. Leider wissen wir zur Zeit aus medizinischer Sicht nicht, was wir noch tun können, um Sie körperlich zu heilen ... Aber wir haben gute Erfahrung darin, wie wir Ihre Lebensqualität durch geeignete Schmerztherapie noch verbessern können ... Wir Ärzte haben nur ein begrenztes Wissen und manchmal verbessert sich ein Gesundheitszustand von selber ..."* Der Arzt sollte bedacht seine Worte wählen, damit Raum für Wunder und Hoffnungen bleibt, vor allem aber Zeit gegeben wird, diese Nachricht nicht nur akustisch zu verstehen, sondern auch seelisch zu verkraften. Bei oder nach dem Gespräch ist es wichtig, dass eine informierte Person (Bezugspflege, Angehörige, u.a.) auf Wunsch bei dem Patienten bleiben kann. Es gilt nun, ganz den Bedürfnissen des Patienten zu folgen, zu sprechen, wenn er sprechen möchte, zu schweigen, wenn er schweigen möchte und zu weinen, wenn ihm nach weinen zu Mute ist. Wichtig ist allerdings, dass der Begleiter – sensibel Nähe und Distanz des Betroffenen berücksichtigend – ihm Geborgenheit, Halt und Sicherheit nonverbal und ggf. verbal bieten kann.

Wenn ein Patient an einer nicht mehr therapierbaren Krankheit leidet, die nach medizinischen Erkenntnissen bald zum Tode führt, wäre es wünschenswert wenn

- der Arzt zunächst herauszufinden versucht, wo die Bedürfnisse und Wünsche des Patienten liegen: Ob er wissen möchte, wie sich seine Krankheit möglicherweise weiterentwickelt.
- der Arzt in mehreren Gesprächen den Patienten auf die bestehende Möglichkeit eines baldigen Sterbens geduldig und behutsam hinführt. In diesen Gesprächen sind es v.a. die Fragen des Patienten, die dem Arzt aufzeigen, wie weit der Patient über seine Situation informiert werden will.
- der Arzt die Information über den Beginn der letzten Lebensphase dem Patienten nicht vorenthält.
- der Arzt patientenorientiert handelt. Das heißt, wenn die Angehörigen nicht möchten, dass der Arzt den Patienten über seine gesundheitliche Situation aufklärt, kann der Arzt dies solange respektieren, bis der Patient selber den Arzt oder andere Personen befragt. Dann aber sollte der Arzt, evtl. auch gegen die Bedenken der Angehörigen, dem Patienten die Information geben, die dieser erbittet.

Grundsätzlich gilt für Kranken- und Sterbebegleiter:

- Jemandem die Tatsachen seiner Erkrankung zu verschweigen bedeutet, dass wir die Verantwortung für sein Leben übernehmen. Wir enthalten ihm eine lebensnotwendige Information vor. (Laut dem Gesetz ist eine ärztliche Verweigerung zur Information über den Gesundheitszustand sogar gleichzusetzen mit einer Körperverletzung.)

- Mit dem Verschweigen dieser Information verweigern wir ihm das Recht, sich auf seine ganz persönliche Weise auf sein Sterben vorbereiten zu können.
- Schwerkranke und Sterbende nehmen ihren gesundheitlichen Zustand sehr sensibel wahr. Sich ständig fragen zu müssen, ob man sterben wird oder nicht, ist seelisch und sozial viel belastender, als es zu wissen.
- Es ist das Recht des Patienten eine Information zu verdrängen und die Konsequenzen nicht wahrhaben zu wollen. Auch und gerade wenn die Information heißt: Sie sind schwerkrank und eine Heilung ist derzeit nicht möglich.
- Ist dem Patienten die Information gegeben worden und wird ihm ein offenes Angebot zum Gespräch gemacht, besteht keine Notwendigkeit, ihn zu drängen über die Themen Krankheit, Sterben und Tod zu sprechen. Patienten beginnen zu fragen und zu sprechen, wenn sie mehr darüber wissen wollen oder ihre Gedanken mitteilen möchten.
- Fragt ein Patient, ob er sterben wird und seine Begleiter können ihm offen antworten, ohne ihm gleichzeitig die Hoffnung zu nehmen, dann wird das Vertrauensverhältnis nicht verletzt und mitunter wächst es durch ein gutes Gespräch.

Nicht bedingungslos Antworten finden müssen; aber Fragen zulassen können.

Manchmal haben wir das Gefühl, Fragen stehen im Raum, aber noch wissen wir nicht sie zu formulieren. Besonders als Sterbebegleiter, der dem Betroffenen familiär verbunden ist, ihn gut kennt, meinen wir kleine Veränderungen an seinem Wesen, an seiner Körperlichkeit und seinen seelischen Kräften wahrzunehmen. Nach unseren Beobachtungen drängen sich Fragen auf: „Wird er bald sterben?" „Was sag ich bloß, wenn er mich fragt, ob er nun sterben muss?" Kein Mensch kann wissen, wann ein anderer Mensch stirbt. Aber die Frage nach dem Sterben ist eine wichtige, und als Sterbebegleiter haben wir die Möglichkeit dem Betroffenen zu zeigen, dass wir diese offene Frage aushalten können. Wir müssen keine Alibi-Antwort finden oder schlimmer noch: „Nein, wie kommen Sie denn darauf, Sie werden doch nicht sterben!" Wenn wir Geborgenheit und Ruhe vermitteln können, geben wir dem Betroffenen und seiner Familie mehr, als eine noch so gut gemeinte Antwort ihm bieten kann. Wir geben ihm die Zuversicht, dass er nicht allein sein wird, wenn es ans Sterben geht.

Darüber hinaus können wir den Betroffenen jedoch auch bestärken, seinen eigenen Wahrnehmungen mehr und mehr zu vertrauen. Er wird sich nicht mehr auf die Einschätzung des medizinischen Personals fixieren, sondern traut sich eigene Empfindungen zu, vertraut seiner persönlichen Beziehung zu Lebendigkeit und Sterblichkeit. Kein Mensch lebt und stirbt wie ein anderer, auch wenn seine Krankheit der eines anderen ähnelt. Wir als Sterbebegleiter können den Betroffenen bitten, seine eigenen Lebenserfahrungen auch jetzt mit einzubringen: „Als Begleiter kann ich nur von meinen Erfahrungen sprechen. Sie als Betroffenen möchte ich aber motivieren, ihren eigenen Wahrnehmungen zu vertrauen. Versuchen Sie zu spüren, was jetzt in diesem Moment für Sie im Leben wichtig ist."

Mit Hilfe von Phantasie und Spiritualität kann Spannungen, die sich natürlicherweise im Erleben der eigenen körperlichen Veränderungen und einem möglichen Sterben aufbauen, sensibel begegnet werden. Als Sterbebegleiter sind wir aufgerufen, auch unsere eigene Körperlichkeit, unsere seelischen, geistigen und spirituellen Kräfte kennen zu lernen. Bevor wir die folgenden Fragen in einem vertrauensvollen Gespräch mit einem Betroffenen oder seinen Angehörigen verwenden, ist es gut, uns zunächst einmal selber den Fragen zu nähern. Unsere eigenen Gedanken werden nicht Maßstab für die möglichen Antworten eines Sterbenden sein dürfen, aber wir werden ihm mit einer größeren Anteilnahme zuhören können.

Mögen Sie mir davon erzählen ...?

- Wenn Sie sich unwohl fühlen oder die Schmerzen sehr groß werden, was würden Sie dann gerne machen? Kennen Sie etwas, was Ihnen dann besonders gut tut?
- Haben Sie ein Lied, das Sie besonders gerne singen?
- Gibt es für Sie ein Gebet oder einen Meditationstext, der Ihnen besonders gut gefällt?
- Erinnern Sie sich an eine Stelle in der Bibel, die Sie immer besonders beschäftigt hat oder die Ihnen außergewöhnlich *wunder*voll erschienen ist?
- Gibt es einen Ort, wo Sie sich besonders geborgen fühlen? oder
Wie müsste ein Ort aussehen, an dem Sie sich besonders wohl und geborgen fühlen würden?

Begleitung von Menschen mit außergewöhnlichen Wahrnehmungen

Außergewöhnliche Wahrnehmungen können bei Patienten vorkommen, die auf Grund von medikamentösen Therapien an Halluzinationen leiden. Aber auch einige Krankheitsbilder haben halluzinatorische Symptome, die möglicherweise durch Nervenübertragungsstörungen und cerebrale Stoffwechselvorgänge erklärbar werden. Bei fortschreitenden Tumorerkrankungen, v.a. wenn das Hormon- und Stoffwechselsystem betroffen ist, erleben einige Betroffene ebenfalls Halluzinationen. Auf Grund pharmazeutischer und anderer Therapieverfahren, physischer Veränderungen des Körpers und der Seele, durch Schmerzen, Übelkeit, Ängste müssen Sterbende und ihre Begleiter lernen, mit lebensexistenziellen Gedanken, Träumen mit symbolischen Inhalten und Halluzinationen zu leben (vgl. auch Otterstedt (2004): Die Symbolsprache Sterbender). Damit ein Betroffener außergewöhnliche Wahrnehmungen annehmen und verarbeiten kann, ist die Unterstützung eines vertrauensvollen Dialogpartners sehr hilfreich:

- als einfühlsamer und vertrauensvoller Gesprächspartner, dem man seine Gedanken anvertrauen mag
- als vertrauliche Bestätigung, dass man nicht *verrückt* geworden ist
- als emotionales und soziales Ventil für das eigene Erschrecken vor der Wahrnehmung und vielleicht Ahnung bezüglich einer existenziellen Botschaft der Wahrnehmung (z.B. naher Tod)
- als Resonanz: *Ich bin noch real und existiere noch in der Wirklichkeit*
- um Geborgenheit zu geben und das Schutzbedürfnis in dieser sehr verletzungsanfälligen Situation (andere Menschen sprechen vielleicht abfällig und bagatellisieren die Wahrnehmungen und kränken den Betroffenen dadurch).

Wenn der Begleiter die Andeutungen des Betroffenen aufnimmt und ihm mit Zeit und Ruhe, vor allem mit wahrhaftigem Interesse zuhören mag, dann kann sich dies zu einem befreienden Gespräch für den Betroffenen entwickeln.

Einige praktische Tipps[8]

Halluzinationen, Träume etc. werden hier als *Wahrnehmungen* zusammengefasst.

---

[8] Hilfreiche Übungen zur Einübung des Dialoges mit Betroffenen bietet auch das Buch Ebert/Godzik 1993.

- Wenn der Betroffene Sorgen oder Ängste äußert, versuchen Sie nicht ihm diese auszureden. Da seine Sorgen emotional begründet sind, würde die Ansprache auf der Sachebene dem Betroffenen nicht weiterhelfen.
- Vermeiden Sie die Wahrnehmungen, Sorgen und Ängste des Betroffenen zu interpretieren. Dem Betroffenen helfen nur seine eigenen Assoziationen.
- Sie können aber dem Betroffenen helfen, indem Sie ihm Geborgenheit vermitteln, ihn mit seinen Sorgen und Ängsten annehmen, ihn ermuntern seine Gedanken auszusprechen. Lassen Sie ihm dafür Zeit und unterstützen Sie ihn mitunter durch Wiederholung seiner eigenen Ausdrücke oder Spiegelung seiner Gedanken. Wenn Sie es tragen können, sagen Sie ihm, dass er Ihnen gegenüber alles aussprechen darf.
- Ermuntern Sie den Betroffenen bei wiederholt auftretenden Wahrnehmungen mögliche Veränderungen anzuschauen (z.B. der Schatten wird heller, sieht nicht mehr so furchterregend aus).
- Vermitteln Sie dem Betroffenen die Phantasie, dass er z.B. Geistwesen direkt anschauen, mit ihnen sprechen, seine Gefühle zeigen und Forderungen stellen darf. (*Ich kenne jetzt die Figur. Jetzt habe ich weniger Angst vor dir! Zieh' nächstes Mal nicht einen so dunklen Mantel an, das erschreckt mich!*) So kann der Betroffene erleben, dass er nicht nur *vor Furcht gelähmt* sein muss, sondern im direkten Dialog mit den Geistwesen Einfluss auf seine Wahrnehmungen nehmen kann. Wahrnehmungen, die in einen Dialog einbezogen werden, verändern sich und kehren nicht in der gleichen Form oder überhaupt nicht wieder.
- Begleiten Sie einen Schlafenden, der von schlimmen Träumen belastet wird, dann haben Sie die Möglichkeit durch das Summen leiser und ruhiger Melodien (mit aufmunterndem Charakter) dem Betroffenen eine Alternative anzubieten. Die Melodie vermittelt ihm Geborgenheit und Halt, lässt ihn neue phantasievolle Wege im Traum finden. (Eine plötzliche körperliche Berührung könnte hingegen den Betroffenen irritieren und aufwachen lassen.) Sobald der Betroffene ruhiger wird, beenden Sie auch Ihre Melodie.

Als Begleiter erleben wir immer wieder den Moment, wenn uns der Betroffene in seiner eigenen Hilflosigkeit um Antworten bittet. Diese Fragen nach dem Sinn und dem Werden des alten oder versehrten Lebens werden vor allem in Momenten geäußert, wo der Betroffene schwere körperliche oder seelische Not leidet. Es gibt Fragen, auf die wir noch keine Antworten finden. Und gerade auf diese für den Betroffenen so bedeutsamen Fragen wird er eines Tages selber Antworten finden können.
Aber als Begleiter können wir dem Betroffenen helfen, Geduld und Zu-

versicht zu bewahren, ihm eine heilsame Geborgenheit schenken. Vermeiden Sie es, die ggf. vorherrschende Atemlosigkeit des emotional irritierten und geängstigten Betroffenen zu übernehmen. Atmen Sie ruhig und suchen Sie z.B. in der Natur, im Gebet oder in der Meditation Ihre eigene innere Ruhe. Besinnen Sie sich auf Ihre Kraftquelle. Versuchen Sie in sich *stimmig* zu werden, denn Ihre Ruhe wird sich auch auf die Stimmung des Betroffenen übertragen. Dies wird Ihnen besonders gut mit Hilfe einer ruhigen dialogischen Körpersprache (z.B. Hinwendung des Körpers, ruhiger Lidschluss, Ihre Hand trägt die des Betroffenen, Streicheln oder Handauflegen o.a.) gelingen.
Vielleicht verbinden Sie mit Ihrer Kraftquelle eine spirituelle Kraft, die Sie trägt. Und vielleicht erfahren Sie auch, dass nicht sie allein den Betroffenen begleiten, vielmehr für den Betroffenen, wie für den Begleiter und alle anderen beteiligten Menschen gesorgt ist. Wenn Sie in einem besonders nahen Moment mit dem Betroffenen dies *wahrhaftig* empfinden, dann können Sie – mit ruhiger Bestimmtheit und Gelassenheit zugleich – allein die folgenden vier Worte sagen:

Für Sie ist gesorgt.

Abschied ist ein Augenblick

Der Abschied von einem Sterbenden bedeutet nicht notwendigerweise etwas *Endgültiges*. Wir können jederzeit, jetzt, morgen und wenn er bereits gestorben ist, noch Gedanken hinzufügen.
Wann beginnt der alltägliche Abschied? Im glücklichen Fall haben beide Gesprächspartner zur selben Zeit das Gefühl: jetzt kann unsere Begegnung eine Pause vertragen. Häufiger aber sind wir durch äußere Einflüsse dazu gezwungen, die Begegnung zu unterbrechen. Wenn wir bereits zu Beginn des Gespräches erwähnt haben, dass und warum wir zu einem bestimmten Zeitpunkt wieder aufbrechen müssen, dann ist es auch an dem Besucher auf die Zeit zu achten, dass der Abschied in Ruhe gestaltet werden kann.
Nehmen Sie sich mindestens zehn Minuten Zeit. Weisen Sie im laufenden Gespräch langsam darauf hin, dass nun die Zeit für den Abschied gekommen ist. Versuchen sie sensibel Formulierungen zu finden, die Ihren Gesprächspartner nicht gleich verstummen lassen, ihm die Gelegenheit bieten, einen Gedanken zu Ende zu führen oder wichtige Punkte noch einmal anzusprechen. „Leider werde ich mich in ein paar Minuten verabschieden müssen." oder „Wäre es Ihnen recht, wenn wir dieses Ge-

spräch bei meinem nächsten Besuch weiterführen? Ich werde mich in kurzer Zeit leider verabschieden müssen."

Gerade in der Begegnung mit einem Sterbenden wird uns die Bedeutung eines Abschiedes besonders bewusst. Wir nehmen ein Wiedersehen nicht mehr als alltäglich, als selbstverständlich wahr. Gerade wenn wir dem Betroffenen nur selten begegnen, haben wir vielleicht das Bedürfnis, ihm gegenüber auszudrücken, dass uns bewusst ist, dass ein Wiedersehen etwas Besonderes geworden ist, dass eine Begegnung aber auch die letzte sein könnte. In welcher Form wir dies dem Betroffenen mitteilen, ist ganz entscheidend davon abhängig, wie gut wir ihn und seine Gefühle hinsichtlich der Endlichkeit des Lebens kennen. Wenn wir ihn bereits längere Zeit begleiten, so ergibt sich möglicherweise ein Gespräch über das veränderte Bewusstsein vom Abschiednehmen im Alltag. Wenn wir aber einem Betroffenen nur selten begegnen, dann sind wir auf unsere sensible Wahrnehmung angewiesen, die für den Betroffenen richtige Abschiedsform zu erkennen. In jedem Fall jedoch scheint es als angenehm empfunden zu werden, wenn Sie dem Betroffenen gegenüber zeigen können,

- wie sehr Sie die gemeinsame Begegnung geschätzt haben
- welche Themen Sie besonders angesprochen haben
- woran Sie sich gerne erinnern werden
- dass Sie an ihn denken werden und
- was Sie ihm wünschen.

Versuchen Sie sich und dem Betroffenen gegenüber ehrlich zu bleiben und sagen Sie nichts, was Sie nicht auch wirklich empfinden. Vielleicht möchten Sie ihm zum Abschied auch ein kleines Geschenk machen, das sich auf eine seiner Interessen bezieht oder ihn an eine besondere gemeinsame Unternehmung erinnert. Nach dem Auseinandergehen wird es dieses Geschenk sein, das den Betroffenen an ihre gemeinsame Begegnung erinnert.

Insbesondere *gute Wünsche* sollten sensibel gewählt werden. Einem Sterbenden *Gute Gesundheit* oder *Gute Besserung* zu wünschen, ist ebenso ein Fehlgriff, wie zu behaupten: „Ach, es wird schon wieder ...!" Versuchen Sie herauszufinden, wo der Betroffene in seiner Akzeptanz des Sterbens oder in der praktischen Bewältigung des Alltags Unterstützung benötigen könnte. Geben Sie ihm keine gutgemeinten Ratschläge mit auf den Weg.

Aber: „Ich hoffe, Sie können bald wieder ruhiger schlafen!" oder „Ich wünsche dir, dass die Schmerzmittel bald wirken!", sind Wünsche, die zeigen, dass Sie sowohl momentane Nöte des Patienten wahrnehmen, als auch auf seine aktuelle Lebensphase eingehen können.

Im Abschied wird man beim Wort genommen, denn der Abschied weist über die Phase der Trennung auf ein mögliches nächstes Wiedersehen hin. Kranke und sterbende Menschen, insbesondere wenn sie nicht mobil sind, sind auf unseren Besuch und unsere Gesprächsbereitschaft angewiesen. Ehrlichkeit und Zuverlässigkeit im Umgang miteinander sind dafür eine wichtige Voraussetzung.
Wenn Ihnen der Besuch gefallen hat, fragen Sie vielleicht den Betroffenen, ob es ihm recht wäre, wenn Sie ihn wieder einmal besuchen kommen. Räumen Sie ihm auch das Recht ein, Besuche einzuschränken. Vielleicht ist ihm ein Telefonat lieber. Fragen Sie ihn, wann Sie ihn anrufen können. Wenn der Betroffene zum vereinbarten Zeitpunkt gerade verhindert ist oder sich nicht gut fühlt, fragen Sie ihn, ob und wann Sie wieder einmal anrufen dürfen. Manchmal ist es dem Betroffenen angenehmer, wenn er versucht, Sie zu erreichen. Da die Telefongespräche in Kliniken besonders teuer sind, rufen Sie ihn dann vielleicht zurück und betrachten das Telefongespräch als ein kleines Geschenk an den Patienten, der nun in aller Ruhe mit Ihnen ein Gespräch führen kann?

Versprechen Sie nicht einen nächsten Besuch, wenn Sie noch nicht sicher sind, ob Sie ihn aus emotionellen, zeitlichen oder sonstigen Gründen verwirklichen können. Bleiben Sie sich und dem Betroffenen gegen-

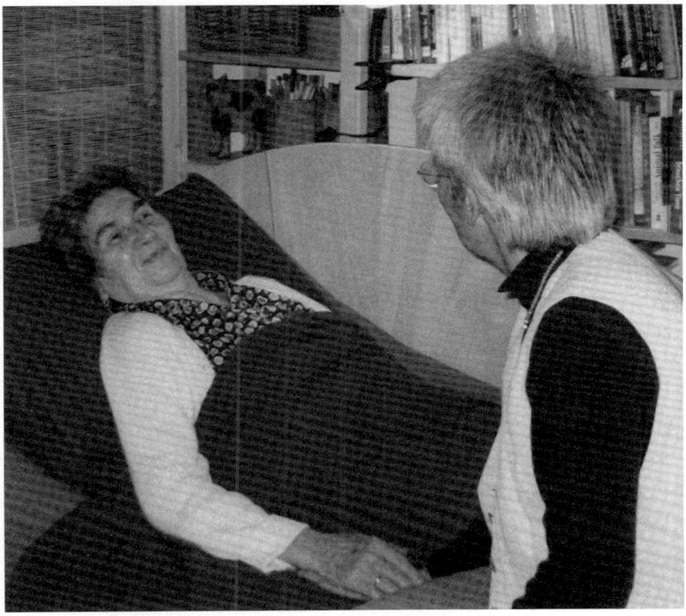

Abb. 32: Der Abschied beginnt mit der Vorankündigung, einer letzten Berührung, aber nur, wenn auch die Begegnung durch Körperberührungen gestaltet wurde.

über ehrlich. Und manchmal ist es angenehmer, wenn man sagen kann: „Ich denke an Sie!“, als wenn man große Erklärungen abgibt, warum man ihn vielleicht in Zukunft nicht besuchen kann. Sollten Sie gefragt werden, ob Sie wieder einmal auf ein Gespräch vorbeikommen können, Sie selber dies aber noch nicht zusichern mögen, antworten Sie nicht: „Ich melde mich dann wieder“, sondern lieber mit einer Formulierung, wie beispielsweise „Ich würde gerne wieder zu Besuch kommen, kann Ihnen dies aber heute leider noch nicht versprechen.“ Ein Betroffener, der sich seiner sozialen Kontakte und seines begrenzten Lebens bewusst ist, wird sehr sensibel auf nicht eingelöste Versprechungen reagieren; mitunter kann dies zu Vertrauensverlust und einem Rückzug aus dem sozialen Leben führen.

Abschied kann ein Wort sein: *Servus* oder „Ich wünsche dir trotz allem einen schönen Tag!“ Abschied nehmen wir aber immer auch mit dem ganzen Körper. Wir reichen uns die Hände, streicheln den uns Vertrauten und begegnen seinem Blick. Eine abrupte Abwendung von unserem Gesprächspartner ist nicht nur eine plötzliche Unterbrechung der realen Begegnung, sie irritiert auch unser emotionelles Abschiednehmen.
Ein Abschied, der allen Beteiligten Zeit lässt noch einmal Gedanken und Wünsche zu äußern, wird nicht mit den Worten enden, sondern noch lange durch den Augenkontakt begleitet werden. Von der bereits geöffneten Tür wenden wir uns noch einmal zu dem Betroffenen hin, nehmen wieder Augenkontakt mit ihm auf und winken ihm vielleicht noch zum Abschied zu.

20 hilfreiche Tipps für eine angenehme Gesprächsgestaltung	
1.	Nehmen Sie sich Zeit: vor, während und nach dem Gespräch.
2.	Erklären Sie dem Besuchten, bis wann Sie Zeit für die gemeinsame Begegnung haben und dass diese Zeit ihnen beiden gehört.
3.	Zeigen Sie dem Betroffenen, dass Sie sich auf das Gespräch mit ihm freuen.
4.	Vermeiden Sie eine laute und hektische Sprache. Versuchen Sie emotionell ausgeglichen zu reden.
5.	Gehen Sie auf Gesprächsthemen des Betroffenen ein und zeigen Sie ehrliches Interesse.
6.	Versuchen Sie zu erkennen, ob der Betroffene auch Lust an Themen aus dem Alltag oder aus gemeinsamen Interessengebieten hat.

7.	Zeigen Sie dem Betroffenen, wenn Sie auch Kraft in sich spüren, problematische Themen mit ihm zu besprechen.
8.	Versichern Sie dem Betroffenen, dass Sie das Gespräch vertraulich behandeln.
9.	Vermeiden Sie es Erlebnisse des Betroffenen zu analysieren, zu interpretieren, zu bewerten oder unbedingt mit Ihren eigenen Lebenserfahrungen vergleichen zu wollen.
10.	Vermeiden Sie es den Betroffenen zum Erzählen zu drängen.
11.	Versuchen Sie zu reflektieren, ob Ihre gutgemeinten Fragen den Betroffenen vielleicht erschöpfen oder moralisch unter Druck setzen könnten.
12.	Zeigen Sie dem Betroffenen, dass Sie es gerne akzeptieren, wenn er mit Ihnen einmal nicht über ein bestimmtes Thema sprechen möchte.
13.	Lassen Sie auch einmal eine Pause im Gespräch entstehen, um das gemeinsame Schweigen zu erleben und zu genießen.
14.	Gestehen Sie sich und dem Betroffenen zu, dass es auch Dinge im Leben und Sterben gibt, die wir nicht erklären, deren Sinn wir nicht erfassen und die wir vielleicht auch *einfach einmal so stehen lassen* können.
15.	Drängen Sie ihm nicht mögliche wissenschaftliche oder religiöse Erklärungen auf. Aber wenn Sie gefragt werden und mögen, erzählen Sie ruhig, was Ihnen persönlich hilft, wenn es einmal keine Antworten auf Fragen gibt.
16.	Sprechen Sie rechtzeitig den bevorstehenden Abschied an und verabschieden Sie sich in aller Ruhe.
17.	Erzählen Sie beim Abschied, wie Ihnen das Gespräch gefallen hat.
18.	Versprechen Sie kein Wiedersehen, wenn Sie unsicher sind, ob Sie es einhalten können.
19.	Versuchen Sie Ihre guten Wünsche gegenüber dem Betroffenen zu artikulieren.
20.	Vielleicht möchten Sie ihm sagen, dass Sie an dieses Gespräch und an ihn denken werden.

5. Der Dialog zwischen Arzt und Patient – nicht nur für Ärzte

Dieses Kapitel zeigt auf, welche Möglichkeiten und Chancen in einem Arzt-Patienten-Gespräch liegen. Auch wenn man kein Arzt ist, so können die folgenden Ausführungen, Analysen einer Umfrage, Erörterungen sowie Beispiele aus der Praxis vielleicht für alle Leser eventuelle Gesprächsprobleme zwischen Arzt und Patient besser nachvollziehbar machen.

Der Dialog zwischen Arzt und Patient ist besonders wichtig für den Patienten selbst, seine Angehörigen und auch seine anderen Begleiter. Da der Arzt, vor allem der Hausarzt, eine zwischen allen an der Begleitung des Patienten Beteiligten koordinierende Funktion besitzt, erhält der Dialog zwischen ihm und dem Betroffenen ein besonderes Gewicht. So ist es nicht nur wichtig, dass der Patient sich bei seinem Arzt gut aufgehoben und vertreten fühlt, auch für den Arzt ist eine vertrauensvolle Beziehung wichtig, da er sich sicher sein muss, dass der Patient sich ihm gegenüber öffnet, ihm alles erzählt, damit er so die richtigen Diagnose- und Therapiemöglichkeiten finden kann.

Arzt-Patienten-Dialog zwischen Wunsch und Wirklichkeit – eine Umfrage

Eine kleine Umfrage unter Münchner Allgemeinärzten und Patienten (2004) ergab in der qualitativen Auswertung eine klare Tendenz dahin gehend, dass der Dialog zwischen Arzt und Patient nur so gut gelingen kann, wie beide Dialogpartner auch von Bedürfnissen und Sichtweisen des anderen Kenntnis erhalten.

Die Umfrage konnte im Vorfeld der Recherchearbeiten zu diesem Buch aus Zeitgründen nur eine sehr kleine Gruppe von Ärzten und Patienten erreichen. Von 40 angeschriebenen Praxen der Allgemeinmedizin, konnten innerhalb von drei Wochen die Fragebögen von sechs Ärzten und sechs Patienten ausgewertet werden.

An der Umfrage haben zwei Ärztinnen und vier Ärzte der Allgemeinmedizin, z.T. mit Zusatzqualifikationen wie Naturheilverfahren, Akupunktur, klassische Homöopathie, u.a. teilgenommen. Das Alter der Ärzte lag zwischen 37 und 53 Jahren. Sie gaben an, überwiegend zwischen 6 und 9 Stunden täglich in der Praxis zu arbeiten. Ihre Pausen betragen pro Tag durchschnittlich 30 bis 60 Minuten. Die Pausen gestalten sie zu Hause, mit Mittagsschlaf, vorrangig jedoch in der Praxis mit Mitarbeiter- bzw. Kollegen-Gesprächen, Telefonaten, Korrespondenz, Essen und Trinken. Ein Arzt erwähnte auch, dass er Alkohol in der Pause zu sich nehmen würde. Fünf Patientinnen und ein Patient waren kurzfristig für die Teilnahme an der Umfrage bereit. Das Alter der Patienten lag zwischen 40 und 69 Jahren.

Auch wenn auf Grund des sehr eingeschränkten Studienmaterials die Ergebnisse der Umfrage nicht repräsentativ sind, besitzen sie in jedem Fall einen relativen Aussagewert durch den methodischen Schwerpunkt einer qualitativen Befragung. So können die Antworten dieser Ärzte und Patienten einen ersten Einblick in Bedürfnis, Bedarf und Realität der Arzt-Patienten-Interaktion bieten. Die Umfrage umfasst folgende Themenbereiche:

Praxisaufbau	zeitlicher und organisatorischer Ablauf der Praxis	Beschreibung der Ausstattung der Dialog-Räume	Ausstattung und Auftreten des Praxis-Teams
Kommunikation	Ort und Dauer des Arzt-Patienten-Kontakts	Bedürfnisse von Arzt und Patient: Gestaltung und Inhalte des nonverbalen und verbalen Dialogs	

Abb. 33

Die Fragebögen der Patienten sind so konzipiert, dass diese jede Frage zweimal beantworten müssen: z.B. *Arzt holt Patienten vom Wartezimmer ab.* Entspricht diese Aussage der von den Patienten wahrgenommenen Realität, so wird an entsprechender Stelle ein Kreuz gemacht. Ein zweites Kästchen ist ankreuzbar, wenn der Patient dieses Verhalten wünscht. Bei anschließenden persönlichen Gesprächen mit den Patienten wurde erkennbar, dass zwischen Wunsch und wahrgenommener Realität die Patienten v.a. dann ungenügend differenzierten, wenn eine vertrauensvolle Beziehung zu ihrem (Haus-)Arzt bestand. Diese emotionelle, manchmal durch chronische Erkrankung auch als abhängig empfundene Beziehung beeinflusste die Beantwortung der Fragen in Bezug auf die wahrgenommene Realität. So konnte aufgedeckt werden, dass die Beantwortung der Fragen vor dem Hintergrund der wahrgenommenen Realität oft deutlich von subjektiven Wünschen und Bedürfnissen geprägt waren. Mittels des persönlichen Gespräches konnten jedoch Einblicke in die tatsächlich wahrgenommene Realität während der Arztbesuche gewonnen werden. Diese persönlichen Gespräche sollten in keinem Fall suggestiv durch Fragen des Interviewers beeinflusst werden. So war es durchaus ausreichend, die Patienten dazu einzuladen, einen Arztbesuch von Anfang bis Ende zu beschreiben.

Beobachtungen aus der Kranken- und Sterbebegleitung bestätigen: Da die Patienten vom Hausarzt abhängig sind, sich auch mit ihm emotionell solidarisieren, versuchen sie sein Verhalten entsprechend ihren Bedürfnissen großzügiger zu bewerten. Diese subjektiv stark gefärbten Beurteilungen sollen in einer weiteren, umfangreicheren Umfrage noch einmal differenziert dargestellt werden. Ein Vergleich der Befragungen zwischen Allgemein- und Facharztpraxen wäre in diesem Zusammenhang ebenfalls interessant, da zu erwarten ist, dass wir über das Facharzt-Patienten-Verhalten auf Grund der verminderten emotionalen Bindung gravierend andere Antworten zu erwarten haben, als bei der hier vorgestellten Hausarzt-Patienten-Beziehung.

Die Wahrnehmung von Zeit

Auf die Frage, wie lange Patienten auf einen Termin bei ihrem Allgemeinarzt warten müssen, wurde eine durchschnittliche Dauer von 4-6 Tagen, aber auch länger genannt. Auch wenn es Arztpraxen gibt, die man ohne Termin sofort aufsuchen könnte, die Patienten bemerkten, dass dies mit einer erheblich längeren Wartezeit verbunden ist. Nach ihren Bedürfnissen gefragt, erklärten die Patienten, sie würden lieber einen Termin innerhalb von 1-3 Tagen haben, im Notfall auch sofort die Praxis besuchen wollen, jedoch ohne die lange Wartezeit.
Wie lange warten die Patienten (mit Termin) in der Arztpraxis? Die Ärzte gaben durchschnittliche Zeiten von 5 bis max. 20 Minuten an. Dies entsprach auch den Wünschen der Patienten. Die für die Patienten erlebte Realität spricht jedoch von einer regelmäßigen Wartezeit zwischen 20 und 129 Minuten. Dieser große Unterschied wirft Fragen auf, wie der Arzt zu seinen Einschätzungen kommt und welche praxis-organisatorischen Möglichkeiten es gibt, die Wartezeit in jedem Fall unter 15 Minuten zu halten.

Vielleicht setzen Sie sich als Arzt, Therapeut o.a. Begleiter während Ihrer nächsten Erkältung einmal für eine viertel Stunde auf einen Stuhl, möglichst ohne sich viel zu bewegen, ohne zu lesen. Es ist immer wieder wichtig sich aus der Perspektive des Patienten, des Wartenden ein Bild zu machen. Wie nehmen Sie diese Zeit wahr, wie bequem ist das Warten?

Eine lange Wartezeit bzw. eine als lang empfundene Wartezeit, belastet zum einen schwer kranke Patienten, zum anderen aber auch jene Patienten, die möglicherweise nur für eine Grippeschutzimpfung o.ä. die Praxis aufsuchen. Die letztere Gruppe wird besonders ungeduldig sein, da sie sich bei langen Wartezeiten möglicherweise auch noch durch hustende Patienten anstecken könnte. Die in manchen Arztpraxen bevorzugte Behandlung von Taxifahrern („Wir Taxifahrer haben bei langen Wartezei-

Abb. 34

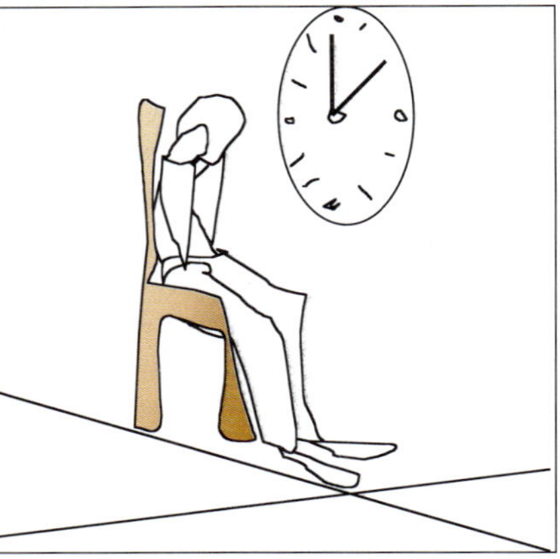

ten einen Ausfall bei der Arbeit!") findet kein Verständnis bei den anderen Patienten, sind sie doch ebenfalls Selbstständige bzw. Angestellte, die sich bei der heutigen Arbeitsmarktlage oft eher einen Urlaubstag für den Arztbesuch nehmen, als diesen Ausfall beim Arbeitgeber anmelden zu müssen.

Eine lange Wartezeit belastet auch das Arzt-Patienten-Gespräch. So trauen sich die Patienten höchstens, das Praxisteam zu fragen, wie lange es denn noch dauern wird, („Wann komme ich denn endlich dran?" „Haben Sie mich auch nicht vergessen?"), eine direkte Anmerkung oder gar Kritik an der Praxisorganisation werden die meisten Ärzte von einem Patienten selbst noch nicht gehört haben. Die meisten Patienten versuchen den Ärger wegzuschieben, können ihre emotionale Stimmung jedoch beim Gespräch mit dem Arzt schlecht verbergen. Eine leicht gehetzte, gepresste, eher gleichförmige Stimme könnte darauf hinweisen; oft wirken diese Patienten auch *kurz angebunden*, lassen sich ungern auf einen lockeren, humorvollen Dialog ein. Diese Anzeichen können also auf eine Unzufriedenheit mit der Praxisorganisation bzw. über den Umgang mit dem Patienten hinweisen. Ein Dienstleistungsbetrieb wie eine Arztpraxis sollte jedoch versuchen, den Kunden *Patient* bei Laune zu halten, so dass das eigentliche Gespräch mit dem Arzt gute Voraussetzungen erhält.

Der Ablauf der Praxis ist auch betroffen von den *mal eben kurz den Arzt sprechen* wollenden Patienten, die an der Anmeldung oder im Flur bereits auf den Arzt warten, um ihn abzupassen. Aus organisatorischen, zeitlichen, aber vor allem auch aus Datenschutzgründen sind Patientengespräche bei der Anmeldung, im Flur oder zwischen den Türen für den Arzt besonders unangenehm. Die an der Umfrage teilnehmenden Ärzte haben darüber hinaus auch angemerkt, dass ihnen die Pharmavertreter Zeit für die Sprechstunde und für die Patienten wegnehmen.

Wie findet der Patient zum Sprechzimmer?

Die Einschätzung der Ärzte, dass ihre Patienten vom Arzt am Wartezimmer persönlich abgeholt werden wollen, entspricht zwar den Wünschen der Patienten, die Realität nehmen die Patienten aber anders wahr. Ärzte bevorzugen es *vor* dem Patienten zum Sprechzimmer zu gehen. Dies entspricht sicherlich auch den kulturellen Verhaltensweisen, wo der „Gastgeber" dem Gast vorausgeht, um ihm den Weg zu weisen. Dem Bedürfnis der Patienten entspricht aber eher jene kulturelle Verhaltensweise, bei der jene Gäste, die bereits den Weg kennen vorangehen bzw. wo man dem Gast an der Zimmertür den Vortritt lässt. Für den Arzt wäre bei dieser Variante für die diagnostische und therapeutische Begleitung ein wichtiger Aspekt relevant: Nur wenn der Arzt hinter dem Patienten geht, kann er dessen Körperhaltung und Gangbild erkennen und aus der Körpersprache ergeben sich somit erste Fragen zum anschließenden Gespräch.

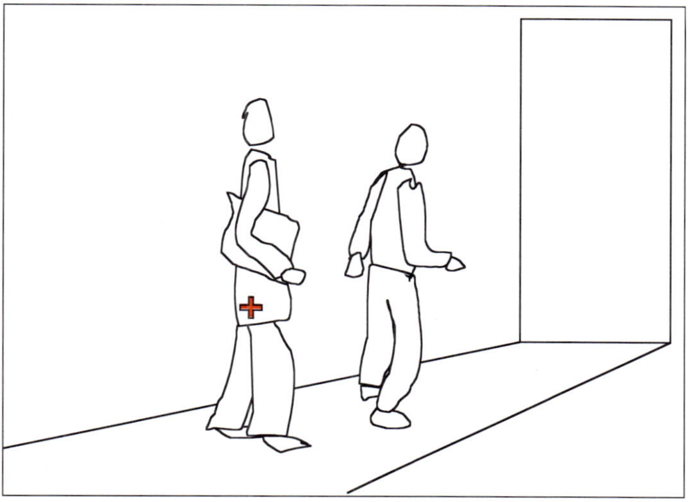

Abb. 35

Sitzpositionen – eine wichtige Basis für den Dialog

Für eine gute Gesprächsatmosphäre ist auch die Sitzposition von Arzt und Patient wichtig. In der Umfrage wurde zwischen der frontalen Sitzposition mit einem Tisch zwischen den Gesprächspartnern (Abb. 36, li) und einer Ecksitzposition (Abb. 36, re) unterschieden.

Traditionell sind wir die frontale Sitzposition gewöhnt. Sie vermittelt sowohl dem Arzt, als auch dem Patienten einen gewissen Schutz durch den die untere Körperhälfte verdeckenden Tisch. Auch entspricht der Tisch dem Distanz- und Nähebedürfnis des Arztes, aber oft auch des Patienten. Kann der Arzt jedoch eine Atmosphäre von Angenommensein, Geborgenheit und Schutz vermitteln, so eignet sich die Eck-Variante besonders gut, um den Patienten sowohl in seiner Sitzposition, als auch in

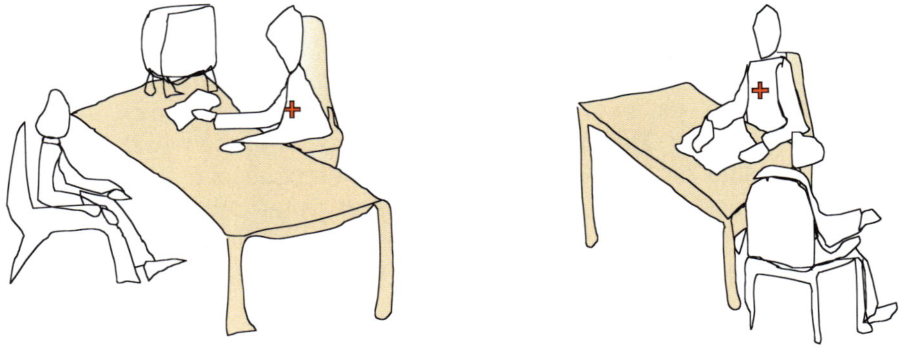

Abb. 36

seiner ganzen Körperlichkeit wahrnehmen zu können. Entsprechend der vorhandenen Räumlichkeiten ist es natürlich optimal, wenn ein Tisch beide Sitzvarianten anbietet, so dass der Patient die für ihn richtige Variante auswählen kann. Auch wenn die Ärzte in der Umfrage überwiegend die frontale Sitz-Variante ankreuzten, die Patienten waren in ihrer Wahl sehr ausgewogen, was meines Erachtens ebenso für eine variable Sitzpositionierung spricht.

Begrüßung und Abschied zwischen Arzt und Patient

Die befürworteten Begrüßungsdialoge zwischen Arzt und Patient sind auf Grund einer unbefriedigenden Darstellung des Sprachausdrucks in dieser Form relativ schlecht zu erheben. Die folgende Tabelle zeigt jene Begrüßungen auf, die von den Ärzten der Umfrage ausgewählt wurden. Die in der ersten Zeile stehenden Grußworte wurden besonders häufig angekreuzt.

Arzt zur Begrüßung eines neuen Patienten	*Guten Tag, was kann ich für Sie tun?* *Grüß Gott, warum sind Sie zu mir gekommen?* *Grüß Gott, wie geht es Ihnen?* *Was kann ich für Sie tun?* *Grüß Gott!*	
	Arzt zur Begrüßung eines bekannten Patienten	*Grüß Gott, wie geht es Ihnen?* *Grüß Gott!* *Grüß Gott, warum sind Sie zu mir gekommen?*

Wahrgenommene Realität Praxis bekannter Patienten	*Was kann ich für Sie tun?* *Na, was gibt's denn heute?* *Wie geht es Ihnen heute?* *Ja, bitte?*	
	Bedürfnisse und Wünsche der Patienten	*Guten Tag, warum sind Sie heute zu mir gekommen?* *Was kann ich für Sie tun?* *Wie geht es Ihnen heute?*

Je nach Intention und Artikulation erhalten diese Begrüßungsworte einen Charakter, der – gepaart mit nonverbalen Elementen (Blickkontaktdauer, Gestik, Mimik, Körperhaltung und -bewegung[9]) – dem Patienten signalisiert:

☹ **Der Arzt ....**	☺ **Der Arzt ...**
... hetzt in der Praxis herum.	... ist sympathisch.
... nimmt keine Rücksicht, dass ich nicht so schnell laufen kann.	... hat jetzt Zeit für mich.
... ist unnahbar.	... wird mich verstehen.
... lächelt, aber nur äußerlich.	... ist wirklich interessiert, wie es mir geht.
... wirkt nicht glaubwürdig.	... hat bemerkt, dass es mir nicht so gut geht.
... hat gerade ganz andere Dinge im Kopf.	... nimmt sich sogar Zeit für eine richtige Begrüßung.
... hat keine Zeit für mich.	
... ist nervös, unsicher.	
... interessiert sich gar nicht für das, was ich sage.	
... will mich nur schnell wieder loswerden.	

9 siehe hierzu Otterstedt: Der nonverbale Dialog, 2005

Der große und wichtige Themenbereich der unterschiedlichen Kommunikationsinhalte zwischen Arzt und Patient besteht aus den Übergruppen Begrüßung, Ansprache (evtl. *grooming talk*[10]), Anamnese, Untersuchung, begleitende Gespräche, Besprechung bzgl. weiterer Diagnostik und Therapie, Verabschiedung. Wie auch die Begrüßung stellt die Verabschiedung einen wichtigen Teil der Arzt-Patienten-Kommunikation dar. Anhand des Abschieds versucht der Patient zu erkennen,

- hat der Arzt Interesse mich weiter zu begleiten?
- will er wirklich wissen, wie es mir in ein paar Tagen geht oder hat er das nur so gesagt?
- ist der Hinweis auf ein nächstes Treffen ernst gemeint? Soll ich mir einen Termin geben lassen? usw.

In der Abschiedsgestaltung des Arztes muss seine Verbindlichkeit zur Begleitung des Patienten erkennbar werden sowie eine klare Aussage erfolgen bezüglich eines neuen Termins/Treffens. Der Abschied fasst noch mal die Begegnung (sozio-emotionale, fachliche Ebene) zwischen Arzt und Patient zusammen und weist auf ein nächstes Wiedersehen hin. Daher sollte der Abschiedsgruß eine Verstärkung des Begrüßungsgrußes sein und wenn möglich von einem direkten Blickkontakt und einem wahrhaftig empfundenen verbalen Wunschgruß, wie z.B. „Ich hoffe, dass es Ihnen in den nächsten Tagen etwas besser gehen wird!“, wenn möglich entsprechend der individuellen Situation des Patienten ergänzt, begleitet werden (s. auch Otterstedt, 1993).

Das Mitteilungsbedürfnis des Patienten

Möglicherweise aus Zeitgründen, vielleicht aber auch aus Unsicherheit in der Gesprächsführung versuchen die Ärzte das Gespräch mit dem Patienten zu kanalisieren. Auch sollte man die unterschiedlichen Bedürfnisse des sprachlichen Ausdrucks unter Männern bzw. Frauen berücksichtigen. So wird möglicherweise eine Ärztin das Mitteilungsbedürfnis einer Patientin anders einordnen, als ein männlicher Kollege. Dieser aber wird möglicherweise ein Anliegen eines männlichen Patienten sicherer zu deuten wissen. Um für die Anamnesegespräche sprachliche Fallen zwischen den Geschlechtern zu vermeiden, sind für alle Beteiligten Sachbücher zum

[10] *Grooming-talk* bedeutet ein Gespräch mit einem alltäglichen Inhalt, dessen Funktion es ist, die Gesprächspartner positiv aufeinander einzustimmen. In Deutschland geschieht dies bevorzugt z.B. in einem Gespräch über das Wetter.

Thema Frauen- bzw. Männersprache zu empfehlen[11]. Nicht, dass ein Arzt gegenüber seiner Patientin eine weiblich geprägte Gesprächstechnik anwenden sollte, vielmehr wird das Wissen über die unterschiedliche Sprache der Geschlechter verhindern, voreilige und nicht selten falsche Diagnosen zu stellen. In einer multikulturellen Gesellschaft ist es darüber hinaus sicher auch interessant, sich über die Gesprächstechniken und Stimmlagen anderer Kulturen zu informieren (z.B. Otterstedt, 1993), um auch die Patienten anderer Kulturen und ihre Anliegen richtig einschätzen zu können.

Bei der Auswertung der Fragebögen ist eine eindrucksvolle Diskrepanz zwischen der Einschätzung der Ärzte und der der Patienten erkennbar. So geben die Ärzte an, dass sie ihre *Patienten ruhig erst einmal erzählen lassen*, die Patienten erwähnen, dass sie genau dieses gerne tun würden, dies aber nur selten möglich wäre. Die Patienten fühlen sich teilweise unter Druck: trotz Merkzettel – die gerne als Hilfe geschrieben werden – wäre es nicht möglich, alle Fragen anzusprechen. Es ist anzunehmen, dass auch die Ärzte sich unter Druck fühlen, wenn sie vielleicht den Merkzettel einsehen können und Bedenken haben, ob die vielen Punkte im Rahmen einer eingeschränkten Zeit anzusprechen sind. Hier wäre es sicherlich geschickter, den Patienten in seiner Not anzunehmen, ihm mitzuteilen, dass es dem Arzt wichtig sei, alle Fragen des Patienten entsprechend beantworten zu können. Bitten Sie als Arzt den Patienten um Verständnis, dass dies besser bei einem Nachmittagstermin oder bei einem zweiten Termin möglich ist. Erbitten Sie eine Abschrift des Merkzettels mit Nummerierung der dringendsten Fragen. So hat auch der Arzt die Möglichkeit sich auf das Gespräch vorzubereiten. Bei Patienten, die auf Grund Ihrer Erkrankung und einer umfangreichen Diagnostik öfters das Gespräch mit dem Arzt suchen, schlagen Sie vor, vorab gemeinsam mit dem Praxis-Team einen passenden Termin zu finden.
Das Arzt-Patienten-Gespräch, aber auch Untersuchungen werden nicht selten von Telefonanrufen und Praxismitarbeitern unterbrochen, so die Patienten. Auch schauen die Ärzte den sprechenden Patienten selten an, da sie entweder mit dem Schreiben am Computer oder sogar mit Diktieren beschäftigt sind. So ist es nicht überraschend, dass die meisten Patienten angeben, dass während des Dialoges kaum Blickkontakt bestehen würde. So ist es nicht schwer nachzuvollziehen, dass Patienten durch das von ihnen wahrgenommene Verhalten des Arztes verunsichert werden. Möglicherweise sind die multiplen Aufmerksamkeitsebenen des Arztes (Patient, Team, Telefonat, PC, etc.) Grund dafür, dass die Patienten sich oft unverstanden bzw. falsch verstanden fühlen und nicht selten auch

[11] s. Pease A. und B. zur nonverbalen und verbalen Sprache von Männern und Frauen.

diagnostische und therapeutische Vorschläge der Ärzte nicht nachvollziehen können. Nicht selten berichten Patienten davon, dass sie Medikamente verschrieben bekamen, deren Wirkstoffe für ihre Erkrankung contraindiziert seien.

Der Arzt soll ruhig und aufmerksam zuhören, sein Verhalten sollte einfühlsam sein. Die Patienten wünschen sich von ihrem Arzt, dass er Ihnen die medizinische Fachsprache ungefragt übersetzt. In Deutschland ist es durchaus üblich, dass in Notfällen der Partner des Patienten oder auch das erwachsene Kind den älteren Patienten zum Arztbesuch begleitet. Viele Patienten würden gerne – unabhängig vom Alter – einen Begleiter mit zum Arzt nehmen. Sie fühlen sich oft davon überfordert, zum einen dem Arzt ihr emotionelles Leid zu vermitteln, aber gleichzeitig alle nötigen Fragen zu stellen und Informationen des Arztes aufzunehmen.
Die Idee der Patientenbegleitung wird in Deutschland meines Wissens bisher nicht wahrgenommen. So gehen erwachsene Patienten überwiegend alleine zum Arzt. Damit aber befindet sich der Patient in einem Dilemma: Soll er eher dem aktiven Patienten entsprechen, der seine Sorgen und Fragen selbstbewusst erzählt oder darf er seine Erschöpfung, seine Gefühle, seine Schmerzen, sein Leid vermitteln? Die erste Variante erreicht den Arzt auf der kognitiven Ebene. Oft bleiben Arzt und Patient auf dieser Ebene und möglicherweise erhält der Patient ein Medikament, das ihm hilft, Arzt und Patient werden sich emotional aber fremd bleiben, Mitgefühl und Empathie finden keinen gemeinsamen Raum.
Die andere Variante fordert vom Patienten ein hohes Maß an Vertrauen bzgl. der sensiblen Wahrnehmungsfähigkeit und der fachlichen Kompetenz des Arztes. Der Patient befindet sich somit zunächst in einem Dilemma, Kognition und Emotion in der kurzen Zeit der Begegnung zwischen Arzt und Patient stimmig darzubieten. Dies scheint fast unmöglich, da beispielsweise der Arzt durch äußere Reize sowie durch täglich 20-30 Patientengespräche in seiner Aufnahmefähigkeit begrenzt ist.

Modell *Patientenbegleitung*

Möglicherweise wäre ein Modell der professionellen Patientenbegleitung im Sinne einer *Bezugsbegleitung* ideal. Das heißt, ein bestimmter Begleiter ist für einen bestimmten Patienten die Bezugsperson, die ähnlich wie Hospizhelfer ausgebildet wurde und unter Schweigepflicht steht. Die Patienten-Begleiter werden durch die Arztpraxis vermittelt. Der Patient legt seine Arztbesuche auf einen Tag, an dem der professionelle Patientenbegleiter in der Praxis regelmäßig präsent ist. Im Notfall kann ein anderer Patientenbegleiter einspringen. Für die Entlohnung der Patientenbegleiter kommen zu beiden Teilen Arzt und Patient auf, da der Arzt die emotionel-

le und zeitliche Entlastung spüren wird, der Patient hingegen einen hilfreichen Begleiter für die Arztbesuche gefunden hat.
Der Begleiter hat durch Vorgespräche mit dem Patienten bereits Fakten der Beschwerden erfahren und wird im Gespräch mit dem Arzt v.a. die kognitive Seite vertreten, sich Notizen vom Gespräch machen, so dass er dieses nachher noch einmal mit dem Patienten besprechen und Fragen von dessen Seite beantworten kann. Der Patient kann sich ganz auf den emotionalen Bereich einlassen und so dem Arzt einen umfassenden Einblick geben, in welchen Bereichen seines Lebens die Krankheit ihn beeinflusst.

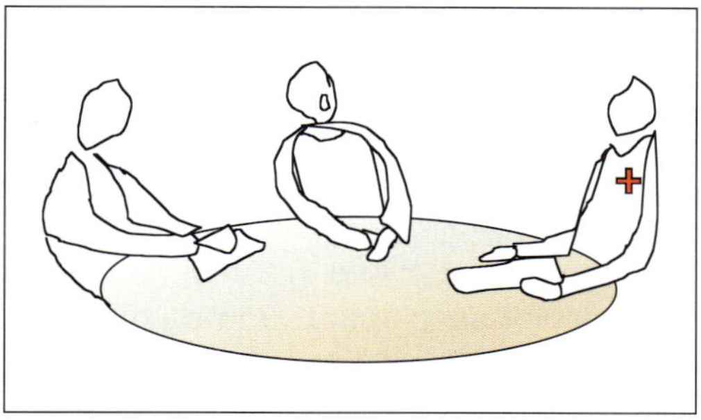

Abb. 37

Die Begleitung des Patienten kann selbstverständlich auch durch Angehörige und Freunde des Patienten erfolgen. Es hat jedoch auch einen Vorteil, wenn professionelle Begleiter den Patienten betreuen. So hat der professionelle Begleiter ein wenig emotionellen Abstand und kann so dem Betroffenen in manchen Situationen sehr hilfreich sein. Die Begleitung beinhaltet auch ein Gespräch im Anschluss an den Arztbesuch. Dafür sollte dem Begleiter möglichst ein Zimmer zur Verfügung stehen. Die Begleitung meint zunächst aber nicht, dass der Begleiter von dem Patienten auch privat einbezogen wird.
Unterschiedliche Varianten sind vorstellbar: ausgebildete ehrenamtliche Helfer karitativer Verbände, Verein, Mitglieder des Praxisteams, Medizin-, Therapie- und Pflegestudenten im Praktikum, Jugendliche im sozialen Jahr, etc. Selbstverständlich stehen die professionellen Begleiter unter Schweigepflicht.

Vertrauen schenkt Vertrauen

Viele Patienten leiden immer öfter unter Ärzten, die auf Grund einzelner Untersuchungsergebnisse vorschnell Diagnosen und Prognosen stellen. So ist es leider nicht mehr selten, dass Patienten mit der Prophezeiung, sie hätten *wohl* Krebs, nach Hause entlassen werden, nur um alleine oder mit Familie und Freunden einige schreckliche Tage zu durchleiden – mitunter mit Suizidgedanken. Und nach einem nächsten Labortest hören sie von einem gleichmütigen Arzt, nun sei doch alles nicht so schlimm ... Auch wenn aus der Sicht des Arztes, „alles doch gar nicht so gemeint war und der Patient doch etwas überreagiert hat ...", wenn ein Arzt sich nur schwer in die Seelenlage seines Patienten einfinden kann, sollte er erst recht keine derartigen verfrühten Aussagen machen.

Die klaren Aussagen der an der Umfrage teilnehmenden Patienten zum Arztverhalten, entsprechen auch den Erfahrungen aus der Praxis der Krankenberatung und -begleitung. Patienten wünschen und brauchen mitmenschlichen Trost und angemessene Beruhigung, die sich an den Kenntnissen bestätigter Diagnostik, möglicher Therapien und ihrer Ergebnisse orientieren. Ein falscher Trost, der in erster Linie den Tröster trösten möchte oder Dinge verspricht, die nicht einzuhalten sind, zerstört die Beziehung zwischen Arzt und Patient. Patienten möchten ihren Hausärzten vertrauen, dies geht aber nur, wenn der Arzt wahrhaftig bleibt, unsichere Laborergebnisse nicht vorschnell ausplappert und damit schnell das Vertrauen seines Patienten verspielt. Oft wird auf diese Art das Arzt-Patientenverhältnis nachdrücklich erschüttert: Der Patient fühlt sich genötigt, den Arzt zu wechseln, da dieser *sein Gesicht verloren* hat, da durch eine von Verlegenheit geprägte Begegnung zu erwarten ist. Ist ein Wechsel des Hausarztes aus regionalen und fachspezifischen Gründen nicht möglich, verschlimmert sich die Lage zwischen Arzt und Patient zusätzlich, wenn der Arzt keinen Weg findet, den Patienten im Gespräch um Verzeihung bzgl. seines vorschnellen Verhaltens zu bitten. In dieser Situation ist es sicherlich hilfreich, wenn der Arzt sich bei Kollegen oder Beratungsstellen Anregung für einen Gesprächsaufbau holt. Da neben dem Patienten auch sein soziales Umfeld durch die voreilige Diagnose belastet wurde, sollte der Patient gebeten werden, auch einen familiären Begleiter mitzubringen, so dass dem Patienten nicht auch noch alleine die Last obliegt, der Familie zu erklären, warum *nun alles wieder gut sein soll.*

Patienten sind dankbar für Empfehlungen zu Fachärzten. Schwerkranke Patienten sind oft aus physischen, wie auch psychischen Gründen nur unter großen Mühen fähig, eigenständig einen Termin beim Facharzt auszumachen. Hier kann ein eingespieltes Praxisteam den Patienten unterstützen. So kann das Praxisteam auch gleichzeitig die Facharztpraxis befragen, ob der Patient bei ihr richtig ist. Nicht selten erleben Patienten, die heute in der Regel alleine Kontakt zu den verschiedenen Diagnostikstationen aufnehmen müssen, dass der Facharzt sich gar nicht für die entsprechende Untersuchungsmethode qualifiziert sieht. Dadurch wird der Patient genötigt, seinen Hausarzt zu kritisieren und darauf hinzuweisen,

dass dieser anscheinend nicht richtig oder aktuell informiert ist: „Ihr Tipp war leider falsch. Ihr Kollege fühlt sich nicht zuständig.“ Den Bedürfnissen der Patienten entspricht dieses Vorgehen nicht, da es zu Peinlichkeiten im Vertrauensverhältnis Arzt-Patient führt.
Besonders wenn ein Patient ins Krankenhaus eingewiesen werden soll, empfiehlt es sich, den oft aufgeregten Patienten einfühlsam zu unterstützen: Terminvereinbarung, Informationen zu Station und Namen des Klinikarztes, Informationen, was der Patient in die Klinik mitnehmen sollte, Absprache über Transport in die Klinik, evtl. Attest für Taxifahrt ...

Vertrauen schenkt Vertrauen – aber welche Gründe haben die Patienten angegeben, auf Grund derer sie bei ihrem Hausarzt bleiben? Trotz oder gerade auf Grund der Gesundheitssystem-Umbauten wurde in der Umfrage der Aspekt *großzügiges Verschreiben von Medikamenten* häufig angekreuzt. Und dies bestätigt zwei Sorgen, die die Ärzte in der Umfrage einheitlich geäußert haben: Zum einen haben sie auf Grund der rechtlichen Veränderungen weniger Möglichkeiten, Medikamente per Kassenrezept zu verschreiben, zum anderen fällt es ihnen sehr schwer, dies den Patienten schlüssig zu erklären und den Patienten um eine eigene finanzielle Beteiligung zu bitten. Die quantitative Debatte zur Gesundheitsreform schadet hier sowohl Ärzten als auch Patienten. Eine qualitative Debatte wurde in den letzten Jahrzehnten in der Allopathie vorrangig bezüglich der Medizintechnik geführt. Eine qualitative Debatte über die mitmenschliche Ebene im Arzt-Patienten-Verhältnis, die auch der Diagnostik und Therapie positiv dienen könnte, findet aktuell v.a. in den ärztlichen Naturheilverfahren statt.

Ein spezielles Patientenverhalten können die Ärzte nur schwer akzeptieren, und dies bestätigten sie in dieser Umfrage: *Die stille Verweigerung der Behandlung trotz zunehmender Beschwerden* (z.B. Tabletten werden nicht eingenommen). Auch wenn bei dieser kleinen Umfrage die Patienten angaben, ihre Medikamente einzunehmen und sie die Behandlung abzuschließen schienen, aus der Sicht einer Kranken- und Sterbebegleiterin entspricht die Realität eher den Befürchtungen der Ärzte. Selbst wirksame Schmerzmittel werden von manchen Patienten mit sehr starker Schmerzsymptomatik gemieden. Beim Hausbesuch des Arztes hat der Patient noch nett genickt ... Welche inneren Nöte stehen hinter der Verweigerung der Therapie?
Auf Grund der Gespräche mit Patienten unterschiedlichen Alters, sozialer Gruppenzugehörigkeit und unterschiedlichem Krankheitsbild, muss man meines Erachtens davon ausgehen, dass zwischen 25-40 % der Therapien nicht den Anweisungen entsprechend umgesetzt werden. Dies bezieht sich sowohl auf das richtige Einnehmen von Medikamenten (z.B. Antibiotika), als auch auf weiterführende Therapien (z.B. krankengymnastische

Übungen) und therapeutisch nötige Verhaltensänderungen (z.B. verändertes Essverhalten, sportliche Bewegung). Die Zahlen sind deprimierend. Interessant wäre herauszufinden, welche Faktoren dazu führen, dass die empfohlenen Therapien nicht oder nur ungenügend angenommen werden: z.B. subjektiv wird die Gesundheitsgefahr nicht gespürt (z.B. Antibiotika-Therapie wird zu früh abgebrochen), persönliche Motivation fehlt (z.B. Lebensziel fehlt, depressive Stimmungen), fehlende Unterstützung (z.B. fehlende Alltagsstrukturen), Ausgrenzung durch das soziale Umfeld (z.B. Zahnspange entfernen, da Jugendliche sie *uncool* finden), anderes Verständnis vom Umgang mit Leid und Schmerz (z.B. lieber die Zähne zusammenbeißen, als ein Schmerzmittel einnehmen), Unentschlossenheit (z.B. keine schlüssige Meinungsbildung möglich, Patient wird von Außenstehenden bedrängt, die Therapie abzubrechen, u.a.), Missverständnis bezüglich Anwendung und Zeitraum der Therapie, unterschiedliche Kommunikations- und damit Motivationsebenen im Arzt-Therapeut-Patienten-Gespräch, etc.

Für die Festigung des Vertrauens zwischen Arzt und Patient ist es wichtig,

- sicher zu gehen, dass das Medikament der individuellen Körperlichkeit des Patienten entspricht (z.B. keine Wechselwirkungen mit anderen Medikamenten)
- die korrekte Einnahme des Medikaments zu erklären
- auf eventuelle Nebenwirkungen hinzuweisen.

In einer vertrauensvollen Arzt-Patienten-Beziehung wird dem Patienten der Vorgang einer Untersuchung individuell abgestimmt erklärt, einschließlich eventueller Nebenwirkungen, damit der Patient über Unwohlsein, Schmerzen, Halluzinationen, u.a. frühzeitig informiert ist. Unterlässt der Arzt diese Aufklärung, so wird der Patient beim Auftreten von unangenehmen Nebenwirkungen oft zunächst an den Symptomen, dann an sich selber zweifeln, sich aber nicht trauen, dem Arzt davon zu erzählen. Oft kann es durchaus passieren, dass der Patient als übersensibel bzw. als Kritiker des Arztes und seiner Methode wahrgenommen wird.
Eine weitere Folge der unterlassenen Aufklärung zu möglichen Nebenwirkungen ist, dass der Patient langfristig kein Vertrauen zum Arzt aufbauen kann. Erst wenn der Arzt auch die negativen Seiten seiner *Kunst* aufzeigt, hat der Patient die Chance, sich auf diese unangenehmen Begleiterscheinungen einzustellen. Vor allem, wenn er von ärztlicher Seite Tipps für ein geeignetes Verhalten erhält: z.B. „bei akuten Schmerzzuständen kann oft ein kräftiges Ausatmen helfen".

Der Arzt ist Profi in seinem Fach.
Der Patient ist Profi in seinem Leben.
Wenn beide eine Zeit lang zusammen gehen,
können beide vom anderen lernen,
Vertrauen kann wachsen.

Vertrauen zwischen Arzt und Patient basiert auf Gegenseitigkeit. Schlagen die therapeutischen Bemühungen des Arztes fehl, verliert der Patient das Vertrauen zu ihm. Sind die diagnostischen Bemühungen eines Arztes langfristig ergebnislos, so versucht dieser aus der ihn bedrängenden Ohnmacht und Hilflosigkeit zu flüchten: z.B. durch Ablehnung des Patienten, durch Bagatellisierung der Symptome und durch sog. *Alibidiagnosen*. Diese *Alibidiagnosen* sind naturwissenschaftlich nicht bestätigt und richten sich nach dem Zeitgeist. So tauchte in Arztbriefen der 70er und beginnenden 80er Jahre des letzten Jahrhunderts besonders häufig die sogenannte *Vegetative Dystonie* auf. Diese Scheindiagnose wurde in den 80er und 90er Jahren von der *Psychosomatik* abgelöst. Ab Ende der 90er Jahre bis heute werden Kinder auffallend häufig mit *ADS* (Aufmerksamkeitsdefizitsyndrom) und Erwachsene mit dem sog. *Müdigkeitssyndrom* diagnostiziert. Bei der Verwendung von *Alibidiagnosen* wird nicht nur das Vertrauen zwischen Arzt und Patient geschädigt:

- der Patient wird in seinem individuellen Leid nicht angenommen
- einige Patienten versuchen sich in der Alibidiagnose wiederzufinden
- diese Patienten erleben nach vielen Therapieversuchen auf Grund der Alibidiagnose keine Besserung
- Patienten, die tatsächlich an einer der als *Alibidiagnose* missbrauchten Krankheit leiden, erhalten eine verminderte Aufmerksamkeit in der Diagnostik und Therapie
- die Krankheiten, die als *Alibidiagnose* missbraucht werden, werden ihrer Definition nach nicht gewürdigt und selbst abgewertet.

Der Schaden, den *Alibidiagnosen* im Sinne einer kurzfristigen Flucht vor der eigenen Ohnmacht und Hilflosigkeit anrichten, ist unermesslich. Das zerstörte Vertrauen betrifft somit eine große Zahl von Menschen.

Äußert ein Arzt in seiner Hilflosigkeit gegenüber dem Patienten, dessen Leid entbehre womöglich einer realistischen Grundlage, so ist jegliche Basis für eine weitere vertrauliche Beziehung zerstört. Dies geschieht leider viel zu häufig, v.a. chronisch und schwer kranke Patienten sind davon betroffen.

Nur wenn Arzt und Patient auch Zeiten der Ohnmacht und Hoffnungslosigkeit auszuhalten verstehen, kann die Beziehung zwischen Arzt und Patient von Respekt füreinander getragen werden.

Was schätzt der Patient an seiner Arztpraxis?

Welche Kriterien sind entscheidend für den Patienten, um bei seinem Arzt zu bleiben? In der Umfrage konnten die Patienten unter sechs Kriterien auswählen. Besonders wichtig ist den Patienten die freundliche und nette Art des Arztes sowie des gesamten Praxisteams. Die fachliche Kompetenz ist ein ebenso entscheidendes Kriterium für die Arztwahl, wobei aus der Beantwortung der Fragen ersichtlich wurde, dass die fachliche Qualität eine professionelle Gesprächskompetenz nicht mit einschließt. Eine Gesprächskompetenz wird erfahrungsgemäß von den meisten Patienten mit dem Beruf des Arztes nicht in Verbindung gebracht. Dies scheint eine bisher geringe Erwartung an eine ärztliche Gesprächskompetenz zu bestätigen.
Ein Werbeslogan in Zeiten des Wettbewerbs mit Arztportalen und Apotheken des Internets lautet: „Wir beraten Sie noch! Ihr Arzt und Ihre Apotheke.“ Es sollte selbstverständlich sein, dass Ärzte Fort- und Weiterbildungskurse zur Gesprächskompetenz belegen. Der Dialog mit dem Patienten ist nicht Luxus, er wird in Zukunft entscheidend dazu beitragen, dass Patienten sich für diese eine Praxis entscheiden, in der Wort und Empathie in einem auf den Patienten bezogenen individuellen Verhältnis zur Diagnose- und Therapietechnik gelebt wird.

Neben der guten Erreichbarkeit der Praxis ist auch – wie bereits angedeutet – die Bereitschaft, etwas zu verschreiben wichtig. Hier fühlen sich die Ärzte durch den *finanziellen Rotstift im Kopf* in ihrer Arbeit behindert und haben ein unangenehmes Gefühl, wenn sie Patienten für eine Untersuchung oder Behandlung Geld abnehmen müssen. Auf Veränderungen muss man aber reagieren. Zum einen mit einem engagierten Einsatz für die eigenen Arbeitsbedingungen, so dass ggf. zukünftig durch einen veränderten Stab von Vertretern der Ärzte und Therapeuten auf Verbandsebene praxisrelevante Entscheidungen zum Wohl eines vertrauensvollen Arzt-Patienten-Verhältnisses entwickelt werden können. Zum anderen aber unbedingt durch eine Weiterentwicklung eigener sprachlicher, verbaler und nonverbaler Ressourcen. Fünf von sechs der an der Umfrage beteiligten Ärzte versicherten, sie würden ihre Kraftquelle kennen. Suchen Sie auch Ihre und nutzen Sie die, die Sie für sich entdeckt haben. Kreative Kurse helfen dabei, die für den aktuellen Lebensabschnitt besonders wichtige Kraftquelle zu finden. Besuchen Sie Kurse zur Wahrnehmungssensibilisierung (s. Adr. *Akademie der Sinne*), Workshops für *Pantomime*, *Qi Gong* und *Meditation*, Seminare für *Rhetorik* und *Gesprächsführung mit Videoanalyse*. Wenn Sie sich dann noch einen Kurs in *Tanzen, Musizieren, Singen* oder *Malen* gönnen, fragen Sie sich sicher, wann Sie das alles neben der Praxis oder den Klinikschichten noch machen sollen. Erkämpfen Sie sich Freizeiten, denn nur so können Sie sich auf die Suche nach

Ihrer eigenen Kraft machen, in Bewegung oder in der Stille. – Die Eindrücke und Begegnungen in den Kursen, Workshops und Seminaren werden auch auf Ihre Arbeit Einfluss haben. Letztendlich profitieren nicht nur Sie davon, sondern auch Ihre Lebenspartner, Mitarbeiter und Patienten werden den Gewinn an Dialogfähigkeit und nonverbaler Ausdruckskraft spüren.

Die an der Umfrage beteiligten Ärzte nahmen auch zu unterschiedlichen Aspekten der Betreuung von Patienten Stellung. So wurde mit einer Ausnahme von allen bestätigt, dass sie einem Patienten gerne einen speziellen Termin geben, wenn sich abzeichnet, dass das Gespräch länger dauern würde. Dieses Angebot wird von den Patienten gerne angenommen und sie bestätigen, dass diese alternative Sprechstunde in der Praxis bereits gut umgesetzt wird. Sowohl die befragten Ärzte, als auch die Patienten haben ausdrücklich betont, dass die Idee, einen Begleiter mit in die Sprechstunde nehmen zu können, eine zu begrüßende Idee sei. Inwieweit das Modell des *Patientenbegleiters* so oder in anderer Form eingeführt werden könnte, war im Rahmen dieser Umfrage auf Grund des begrenzten Umfangs noch nicht zu erörtern.
Die Patienten haben in der Umfrage jedoch sehr eindeutig mitgeteilt, welche Informationen sie gerne im Gespräch mit dem Arzt erfahren und besprechen würden:

- patientenbezogene Informationen vom Arzt über Konsequenzen der Gesundheitsreform und mögliche Alternativen
- Informationen und Einsatz alternativer Heilmethoden
- mehr patientenbezogene Informationen zu Erkrankungen und Prophylaxe, z.B. über Schmerztherapie, Patientenverfügung, Abbauerscheinungen des Körpers, Alters-Diabetes
- Beratung und Organisation von Kur- und Klinikaufenthalt
- patientenbezogene Einnahme von Medikamenten (Nebenwirkungen beachten und mitteilen).

Patienten schätzen auch die Möglichkeit einer kurzen telefonischen Besprechung mit dem Arzt und sind mit dem Alter zunehmend dankbar, wenn ihr Hausarzt auch Hausbesuche macht. Patienten erhalten so die Gelegenheit relativ lange im eigenen Zuhause leben zu können. Einige der an der Umfrage beteiligten Ärzte bestätigten, dass sie bereits palliativmedizinisch ausgebildet seien. Die anderen vermitteln den Schmerzpatienten an einen entsprechenden Kollegen oder ein Hospiz weiter. Einige der Ärzte empfehlen den Angehörigen auch die Teilnahme an Trauergruppen, besitzen zum Teil auch einen entsprechenden Raum, der für sensible Gespräche der Sterbe- und Trauer-Begleitung geeignet ist.

Eine einfühlsame Begleitung von Patienten erfordert eine gute Selbstwahrnehmung (s.a Otterstedt, *Der nonverbale Dialog*, 2005) bezüglich der eigenen verbalen und nonverbalen Kommunikationselemente. Die befragten Ärzte waren sich alle einig, dass sie im Gespräch und vor einer Berührung bei der Untersuchung Blickkontakt mit den Patienten aufnehmen würden. Dies wurde von den Patienten weitgehend bestätigt.

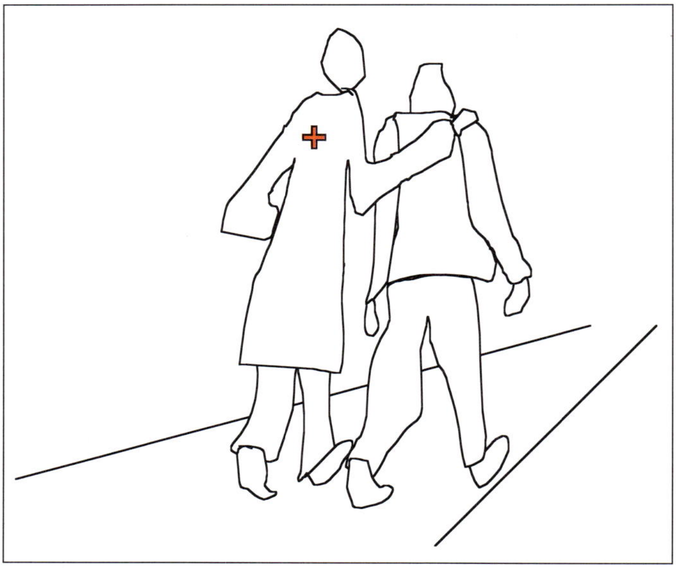

Abb. 38

Trostgesten, v.a. aber Berührungen, wie Umarmen und die Hand des Patienten halten, fällt den Ärztinnen leichter, da die Geste der Anteilnahme von Seiten einer Frau, kulturell in der Rolle der *Mutter* oder *Krankenschwester*, eher akzeptiert wird, als eine manuelle Berührung des Arztes, die Gefahr läuft als Annäherungsgeste missverstanden zu werden. In der Umfrage wurden die Ärzte befragt, welche nonverbale Mimik, Gestik, verbale Aussage ihrer Meinung nach dem Patienten Sicherheit gibt. Einer der Ärzte formulierte die folgenden drei nonverbalen Zeichen: Lächeln – Augenkontakt – Berührung. Eine seiner Kolleginnen versucht Ruhe auszustrahlen, eine andere hat die bedeutende Wirkung des Wortes *Wir* entdeckt: „Das schaffen wir schon!" Wenn der Arzt dieses *Wir* wirklich leben und dem Patienten das Gefühl der professionellen Solidarität geben kann, dann wird das *Wir* ein wichtiger Bezugspunkt für den Patienten in der durch Krankheit notwendig gewordenen Neuorientierung seines Lebens.

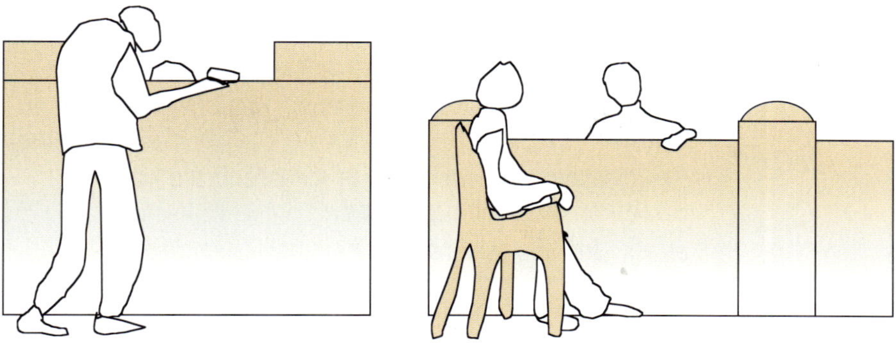

Abb. 39: Nicht nur im Anmeldebereich ist die Inneneinrichtung Basis des Dialogs zwischen Patienten und Praxisteam. Kann der Patient entspannt kommunizieren (erschöpfter Patienten kann sitzen, gesamte Körpersprache sichtbar, Abb. rechts), trägt dies auch entscheidend zu einer entspannten Gesprächsatmosphäre in der gesamten Praxis bei.

Die erste Begegnung in der Arztpraxis ist die zwischen Patient und Praxisteam. Die an der Umfrage beteiligten Patienten bestätigten, dass für eine gute Praxis entscheidend ist, dass im Allgemeinen die Praxisteams freundlich und kommunikationsfreudig sind. Die Patienten wünschen sich, dass sie nicht als Bittsteller vom Praxisteam behandelt werden und registrieren, dass zunehmend die Praxen erkennen, dass sie eine Dienstleistung anbieten. Für die Patienten gehört zu dieser Dienstleistung Verbindlichkeit und Kompetenz, Blickkontakt und individuelle Information und Betreuung. Besonders wichtig ist die Begrüßung der Patienten und der Umgang mit ihnen. Das Praxisteam sollte eine angenehme Atmosphäre schaffen, ein Gefühl von Sicherheit und Geborgenheit vermitteln. Ein einfühlsamer, natürlich humorvoller Umgang innerhalb des Teams und mit den Patienten wird besonders geschätzt. Die Patienten honorieren es, wenn sie mit dem Namen angesprochen werden und wenn Sie die Teammitglieder mit ihrem Namen ansprechen können. Dazu wären Namensschilder mit großer Schrift ebenso eine Hilfe, wie ein Plakat mit Fotos und Namen aller Teammitglieder.

Die Basis eines guten Gesprächsklimas innerhalb der Praxis ist somit auch abhängig von dem Arbeitsklima des gesamten Praxisteams. Ein gutes Gesprächsklima kann u.a. geschaffen werden durch folgende Zielsetzungen:

Arzt	• verkürzte Wartezeiten, • längere Sprechzeit und dadurch zufriedenere Patienten • klarere Strukturen zwischen Beratungs- und Behandlungstätigkeit • Koordination und Verteilung von Aufgaben nach klaren Strukturen innerhalb des Teams • stress- und aggressionsfreies Kommunikationsklima
Praxis-mitarbeiter	• Transparenz und Ruhe in den Arbeitsabläufen • klar beschriebene Arbeitsbereiche für jeden Mitarbeiter • Förderung der Eigeninitiative und Fortbildung • geregelte Arbeitszeiten • Anlernen von Auszubildenden für das eigene Praxisteam • allgemein: Gutes Klima und gute Kommunikation innerhalb des gesamten Teams

Wir finden es ganz natürlich einen Computerservice anzurufen, wenn wir mit der Software oder dem Computer Probleme haben. So wichtig die Datenbank für die Praxis ist, mindestens ebenso wichtig ist die Kommunikationskompetenz des gesamten Praxisteams. Für einen grundlegenden Kommunikationsworkshop im Rahmen des Qualitätsmanagements sowie bei akuten Problemen in der kommunikativen Betreuung der Patienten gibt es spezielle Angebote von Kommunikationstrainern (wichtig: mit Erfahrung im Ablauf einer *Arztpraxis*). Ein umfassendes Angebot sollte folgende Bereiche beinhalten:

- kostenfreies Vorgespräch mit Praxisteam und Praxisbesichtigung
- schriftliches Angebot mit inhaltlichen Schwerpunkten und Zeitplan, Kostenvoranschlag
- Hospitation des Beraters: Einblick in die Abläufe des Praxisalltags
- Beratungskonzept (schriftlich, Absprache mit dem Team)
- Trainingsphasen: Videoanalyse zum Verhalten, Rollenspiele
- Umsetzung in den Alltag (Trainer hat die beobachtende und assistierende Rolle), wenn die Patienten das zulassen: Videoaufnahme und -analyse
- nach einem Monat: Besprechung evtl. Probleme
- Ein zusätzliches Angebot kann sich auf eine kontinuierliche Betreuung, z.B. einmal im Jahr bzw. bei akuten Problemen beziehen.

Raumgestaltung als Basis einer erfolgreichen Kommunikation

Patienten und Praxisteam sollten sich gleichermaßen wohl fühlen, so dass die Arbeit und der Besuch in der Praxis nicht primär mit unangenehmen Gerüchen und Apparaturen, sondern mit vorwiegend angenehmen Empfindungen assoziiert wird. Organische Formen, helle, warmtonige Holzelemente (z.B. Anmeldungsbereich aus kurvenreichen Holztresen; rindenloser, polierter und lackierter Stamm mit Astgabeln als Garderobe im Wartezimmer) sorgen für einen wohnlichen Aspekt inmitten der professionellen und nicht minder funktionell eingerichteten Arztpraxis.
Ein abgesenkter Tresen im Anmeldebereich schafft direkte Kommunikationsmöglichkeiten mit Blickkontakt für sitzende Patienten und Rollstuhlfahrer. Hohe Tresen provozieren Grenzverletzungen (der ggf. hustende Patient kann die hinter dem Tresen sitzende Person nicht sehen, lehnt sich daher über den Tresen, die Grenzverletzung löst eine negative Gesprächsatmosphäre aus). Beim niedrigen Tresen kann dies durch den auf dem Stuhl sitzenden Patienten verhindert werden.
Eine harmonisch lebendige, aber nicht aufregende Farbgestaltung trägt ebenfalls zu einer verbesserten Gesprächsatmosphäre in der Praxis bei. Aufeinander abgestimmte Farben und eine warme Beleuchtung können beschützend (Wartezimmer), positiv auf die Konzentration (Sprechzimmer), beruhigend (Untersuchungsraum) und entspannend (Infusions-, Akupunkturzimmer) wirken. Das Sprechzimmer darf ein persönliches, v.a. aber ein einladendes Ambiente besitzen. Schaffen Sie einen Bereich, der ein vertrauliches Gespräch zwischen Arzt und Patient unterstreicht. Optimal: Patient kann zwischen frontaler und Eck-Position auswählen.
Das Licht sollte optimal für die Arbeit des Praxisteams und für den Patienten angenehm sein. Eine angenehme Atmosphäre entsteht beispielsweise durch hohe Anteile indirekten Lichts. Da wo direktes Licht für Untersuchungen und Behandlungen erforderlich ist, können zusätzliche Lampen so eingesetzt werden, dass sie den Patienten nicht blenden.
Rundblättrige Pflanzen können hervorstechende Ecken und Kanten verdecken (*feng shui*) sowie im Warteraum geborgene Bereiche schaffen. Viele (Innen- und Garten-) Architekten übernehmen heute auch in der westlichen Kultur Aspekte aus dem *feng shui*[12]. Diese Aspekte entsprechen scheinbar auch den Bedürfnissen der durch unterschiedlichste Kulturen beeinflussten Gesellschaften. Besonders hervorzuheben ist zu diesem Thema das Buch von Pleterski/Habinger (1998) *Wohnen mit allen Sinnen*, das westliche und östliche Philosophie der Wohnkultur übersicht-

[12] *Feng shui* bedeutet *Wind* und *Wasser* und ist eine über 4000 Jahre alte Kunst der harmonischen Raumgestaltung.

lich vermittelt und u.a. auch auf die Heilkraft von Farben eingeht (1998:44f). Umfangreiche Informationen und Anregungen zur Wirkung und Gestaltung von Materialien, Farben, Formen, Licht und Symbolen im Praxisbereich finden Sie auch in Otterstedt, *Der nonverbale Dialog*, 2005; Cham, 1996; Clages, 2004; Gießler, 1990, Mende, 2003; Damaschke/Scheffer/ Schossig, 2003; Paul, 2000; Pohl, 1998; Rodeck/Meerwein/Mahnke, 2002; s.a. www.irislicht.at, www.wini.de; Raumgestaltung und Verhalten des Praxisteams: s. www.med2day.de, www.praxismanager.de. Welche wichtige Funktion die Gestaltung des (Haus-) Eingangsbereiches, der Terrasse oder des Balkons für die kommunikative Atmosphäre der Praxis besitzt, wird in dem Buch Otterstedt: *Der nonverbale Dialog*, 2005 besprochen; konkrete Gestaltungsvorschläge, s. www.derkleinegarten.de.
Der renommierte Verlag Springer, für medizinische Fachbücher bekannt, hat sich an ein wichtiges Thema herangewagt: *Architektur und Heilung*. Die österreichische Architektin Claudia Schumm hat ein umfangreiches, wie auch detailgetreues Buch über *Feng shui im Krankenhaus* geschrieben. Schumm bietet eine Fülle fotodokumentierter Beispiele der in der Tradition des feng shui gestalteten unterschiedlichsten Arbeitsbereiche österreichischer Kliniken. Sie zeigt die Notwendigkeit auf, wie die architektonische Innengestaltung von Kliniken immer auch den Bezug zum eigentlichen Ziel der Krankenhäuser setzt: *Die Heilung des Menschen.* Die Funktion von Licht, Farben und Formen leitet die Architektin nicht allein aus technischen Daten her, sie bietet mit profundem Wissen und Stilgenauigkeit dem Leser kulturhistorische, wie auch spirituelle Hinweise wie Licht, Farben und Formen heilend wirken können. Ein Buch, das nicht nur durch seine farbsensiblen wie -animierenden Bilder, v.a. auch auf Grund der vielen praxis- und sinnesbezogenen Vorschläge eine hervorragende Ergänzung zu diesem Buch sowie zum ersten Band *Der nonverbale Dialog* darstellt.

Allgemein gilt für die Planung der Raumgestaltung von Arztpraxen und Klinikräumlichkeiten *Ruhe, Hoffnung, Vertrauen, Sicherheit*, im Sinne von *Geborgenheit* durch Material, Farbe und Licht umzusetzen.

Nicht der Mensch sollte sich den Räumen und Möbeln anpassen, vielmehr sollten die Räumlichkeiten einladend wirken, Geborgenheit vermitteln, sich der Nutzung des Raumes anpassen und das Licht sollte nicht nur den Raum ausleuchten, vielmehr dem Menschen Energie und Kraft geben.

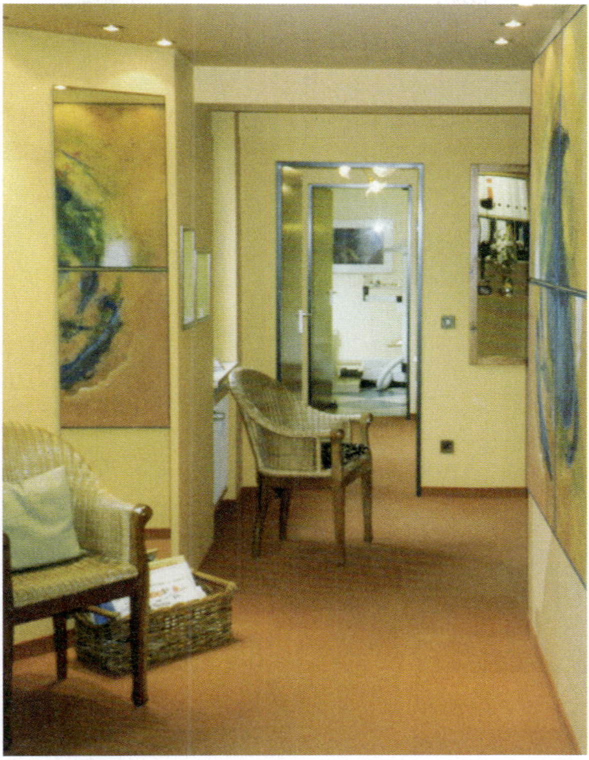

Abb. 40: Die Einheit von Farbe und Form in dieser Zahnarztpraxis, unterstützt durch den Erdfarbton Terracotta, geleitet durch den tiefen Farbton des Teppichs, wirkt v.a. dort beruhigend, wo Farbnuancen den Patienten vom Wartebereich bis zum Behandlungszimmer leiten. Spiegel erweitern die Räume, haben aber auch eine kommunikative Funktion: sie ermöglichen es, dass das Praxisteam vom Anmeldebereich aus direkt die Eingangstür sehen kann. Abstrakte Bildthemen in allen Publikums- wie Funktionsräumen schaffen ein emotionelles Gleichgewicht zur professionellen Technik.

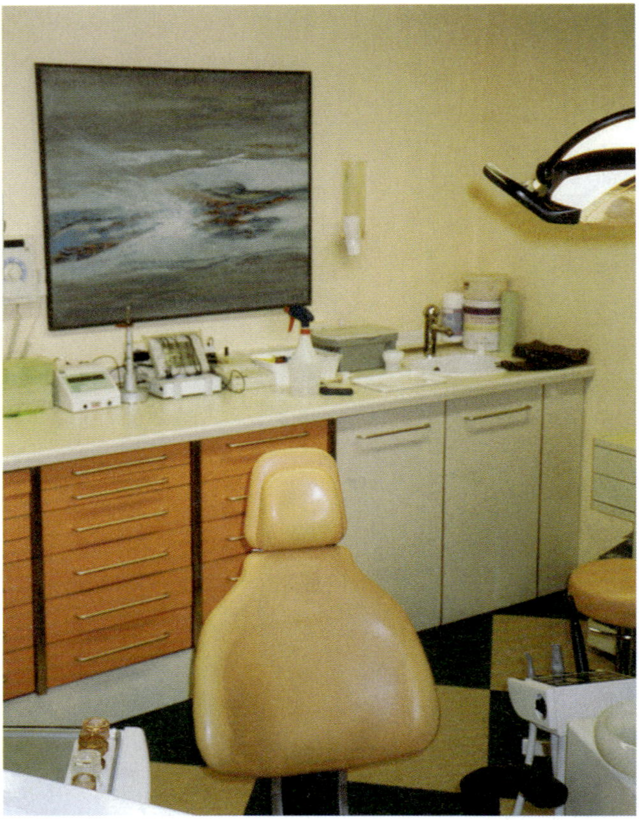

Abb. 41: Der Behandlungsstuhl besteht aus weichem Material in einem warmen Farbton. Während der Behandlung blickt der Patient auf einen pflanzenreichen Balkon und in den Himmel.

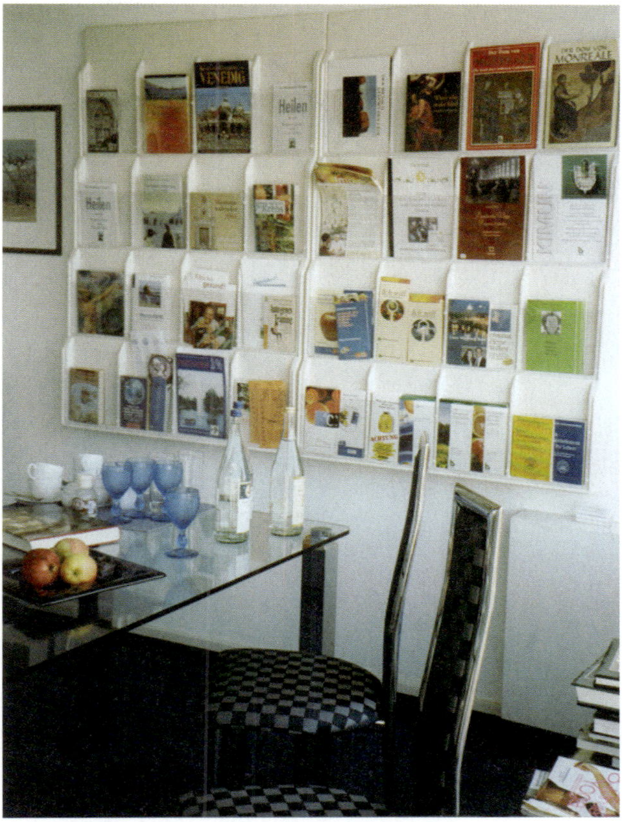

Abb. 42: Das Ambiente der in einer Penthousewohnung ansässigen allgemeinmedizinischen Praxis ist bestimmt von lichtdurchlässigen Materialien (Fenster bis zum Boden, Glastische, Plexiglas) sowie die dem Himmel entsprechenden Farben Weiß und Blau. Die Schwerpunkte der Praxisräumlichkeiten entsprechen den Kriterien des Ambientes und werden noch durch Accessoires, wie z.B. Brunnen mit fließendem Wasser und frische Blumen, unterstützt.
Der Wartebereich lädt den Patienten dazu ein, inspirierende Bücher und speziell auf die Patientengruppe (hier: Onkologie) abgestimmte Informationen zu lesen sowie Wasser und Kräutertees, Obst und Bonbons zu genießen.

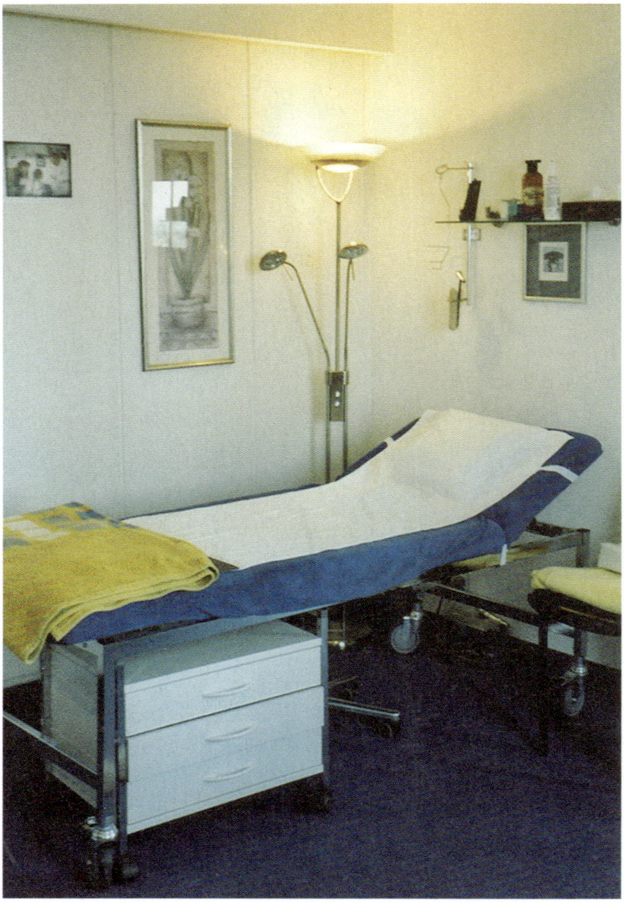

Abb. 43: In das Sprechzimmer integrierte Behandlungsbereiche ordnen sich der beruhigenden Atmosphäre (u.a. Bücherschränke, Bilder, farblich abgestimmte Gardinen, indirektes Licht) unter, sind in den die Praxis bestimmenden Farben gestaltet, besitzen zusätzliche Leuchtkörper und dezent ergänzte medizinische Hilfsmittel (z.B. Infusionshaken).

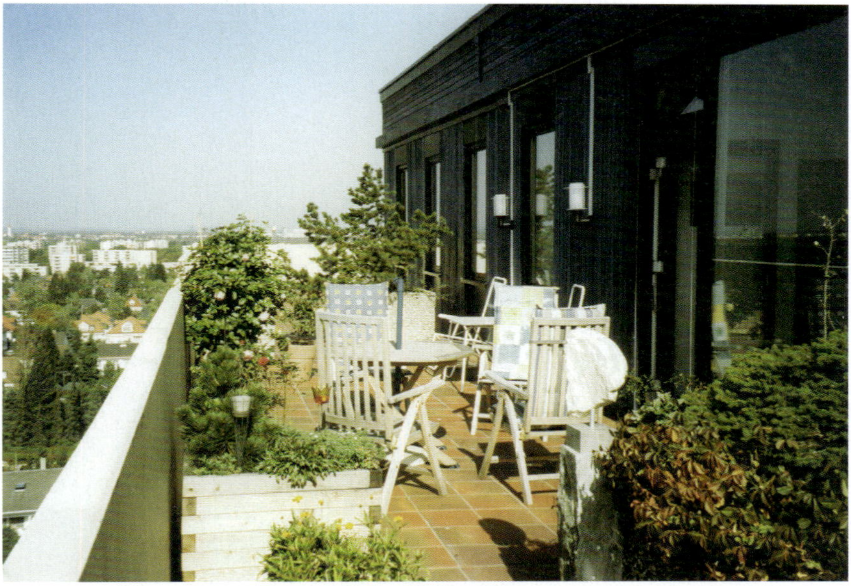

Abb. 44: Natürliche Räume mit lebendigen Pflanzen und flexiblem Tages- und Jahreszeiten-Licht sind optimal gestaltete grüne Räume, die z.B. in Form von Loggia, Wintergarten, Balkon, Terrasse oder Innenhof v.a. chronisch und schwer kranken Patienten (z.B. während einer Infusion) die elementar wichtigen Gefühle von Schutz und Geborgenheit durch die assoziierte Kraft der Natur vermitteln können. Die Terrasse einer Penthousewohnung ermöglicht zudem noch den Weitblick über die Stadt und Landschaft, birgt die Möglichkeit, dass der Patient auch einmal etwas über den Dingen des Alltags schweben darf.

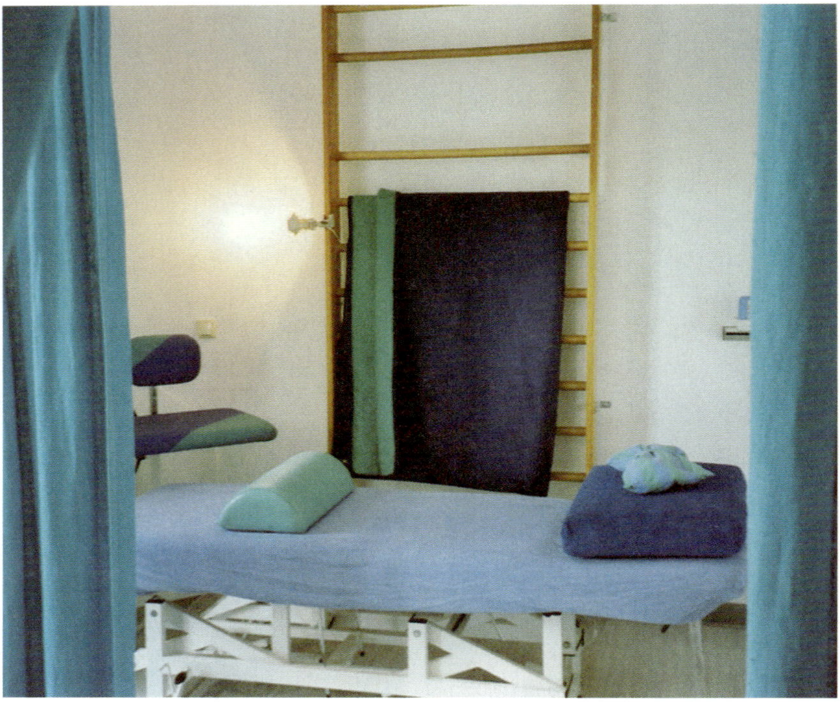

Abb. 45: Gerade in Praxen für Physio-, Ergo-, Massage- und andere Körpertherapien ist die Raumgestaltung in Form, Farbe und Raumtemperatur (z.B. durch warme Farben unterstützbar) besonders wichtig, soll der Patient doch die Behandlung entspannt erleben.
Die sensible Abstimmung der Farben ermöglicht es, dass – wie in diesem Bild – Blau und Türkis durchaus nicht immer kalt wirken müssen.

Da in dem Buch *Der nonverbale Dialog* (Otterstedt, 2005) Aspekte der Raumgestaltung umfangreich beschrieben wurden, werden an dieser Stelle allein die Ergebnisse aus der Umfrage erörtert und durch praktische Anregungen ergänzt. Die Umfrage bestätigt die noch vorherrschende Gestaltung der Arztpraxis durch weiße oder leichtgetönte Wände sowie weiße Einrichtungsstücke. Ein beginnender Wandel ist möglicherweise in der Abwendung von PVC- und Linoleumböden zu erkennen. So verwenden immer mehr Praxen Laminat oder Teppichböden, die, in der richtigen Farbe und Qualität gewählt, die Räumlichkeiten freundlich gestalten können. Die Patienten haben sich mehrheitlich in der Umfrage eindeutig gegen Linoleumböden ausgesprochen und befürworten eindeutig auch eine farbige Raumgestaltung sowie z.B. darauf abgestimmte Behandlungsliegen und Diagnostikgeräte.

Medizinische Schautafeln finden wir in fast allen Arztpraxen. Manche hängen im Sprechzimmer, die meisten in den Behandlungs- und Funktionsräumen. Die einzelnen Stationen eines Lungenkrebses, endoskopische Einblicke von veränderten Magen-Innenwänden und unterschiedliche Herzerkrankungen verursachen bei den Patienten zusätzliches Unwohlsein, da nicht jeder realistische Aufnahmen von Organen und ihren Erkrankungen sehen mag. Der Aufklärungsgehalt dieser Schautafeln ist wohl nur dann gegeben, wenn der Arzt dem Patienten anhand des Bildes sein individuelles Problem erklären möchte. Dies findet aber so gut wie nie statt, da der Informationswert gegenüber der individuellen Erkrankung des Patienten relativ gering ist. Alltagssprachlich formulierte, verständliche Aufklärungsblätter (wie in Kliniken vor Diagnostik- und Therapieeingriffen) könnten hier eine fachlich konkretere Hilfe sein, v.a. wenn der Patient das Aufklärungsblatt als Gedächtnisstütze mit nach Haus nehmen darf. Möglicherweise bietet die Schautafel der Meridiane eine Ausnahme, da der Akupunkteur seinem Patienten zunächst das Prinzip von Yin und Yang, von Meridianen und Akupunkturpunkten erläutern muss. Auch in diesem Fall wäre natürlich ein Aufklärungsblatt zur Mitnahme ein Gewinn für die Patientenaufklärung und -betreuung.

Mehrheitlich werden in Arztpraxen Möbel aus Kunststoff und Metall-Materialien bevorzugt, möglicherweise ursprünglich aus Hygienegründen. Dies entspricht aber nicht den Bedürfnissen der Patienten, die in erster Linie bequeme Stühle mit weicher Sitzfläche und angenehmen Armlehnen bevorzugen. Auch wären Sitzmöglichkeiten im Anmeldebereich dringend nötig, da v.a. kreislaufschwache, alte oder sehr kranke Patienten Probleme mit dem Stehen haben.

Das Tageslicht ist im Gegensatz zum kräftezehrenden künstlichen Licht (v.a. Neonlicht und andere sehr helle Lichtquellen ermüden) nicht nur gesünder. Mit Hilfe des Tageslichtes orientieren wir uns und erhalten oft eher unbewusst Informationen über die Tageszeit, das Wetter u.a. wichtige Informationen. Praxen, die lichtdurchflutet sind, werden von Patienten als angenehmer empfunden, als jene Praxen, die fast ausschließlich auf künstliches Licht, dazu oft auf Neonröhren angewiesen sind. Damit das Praxisteam langfristig in einer guten Atmosphäre arbeiten kann, ist auch für den Anmeldebereich Tageslicht notwendig. Ruhe- oder Therapieräume sollten ebenso nicht vom Tageslicht ausgeschlossen sein. Die Umfrage ergab, dass die befragten Ärzte überwiegend bereits Praxisräume mit Tageslicht besitzen und eine sensible und variable Beleuchtung verwenden: indirekte Beleuchtung, punktuelle Beleuchtung, Dimmer, etc. Dies entspricht auch den Bedürfnissen der Patienten.

Wo Licht ist, können auch Pflanzen gedeihen und so überrascht es nicht, dass die Ärzte, die an der Umfrage teilgenommen haben, einheitlich Pflanzen in ihre Praxisräume integriert haben. Auch dies entspricht den Bedürfnissen der Patienten und zeigt gleichzeitig, wie ein Wandel in der Gestaltung von Praxisräumlichkeiten möglich ist, waren Pflanzen und v.a. die Blumenerde vor einigen Jahrzehnten aus hygienischer Sicht in Praxen und Kliniken noch verpönt. Auch die Gestaltung der Praxiswände mit Bildern unterstützen sowohl Ärzte, als auch Patienten. Wichtig scheint, dass die Bildinhalte die geschwächten und kranken Patienten emotional nicht überfordern oder auch depressive Stimmungen nicht unterstützen: überwiegend Rottöne, starke Farbkontraste, düstere Farben sowie harte Striche sind weniger geeignet, als entspannende, naturverbundene Bildinhalte.

Sowohl Ärzte, als auch Patienten bestätigen, dass in den meisten Wartezimmern nach wie vor Boulevardzeitschriften vorrangiger Lesestoff sind. Nicht alle Patienten fanden dies unangenehm; die eher neue Idee, auch Rätselhefte und Geschicklichkeitsspiele anzubieten, wurde aber als schöne Alternative begrüßt. Auch wünschen sich Patienten z.B. Zeitschriften über Umwelt und Natur sowie entsprechenden Lesestoff für Kinder (z.B. Bücher zum Forschen, Entdecken und Fragen zum Tierleben) sowie geeignetes Spielzeug.

partico ist ein Spiel- und Therapiesystem und kann nicht nur diagnostisch und therapeutisch leicht und flexibel eingesetzt werden. Mit Hilfe der partico-Teile können Schwächen beim Lesen, Satzbau, Rechnen, Farb- und Kontrast-Erkennen etc. leicht und für den sehenden, wie auch für den sehbehinderten und blinden Patienten unterhaltsam untersucht werden. Die farbigen Würfel und Quader animieren Menschen unterschiedlichsten Alters zum phantasievollen Umgang mit den partico-Teilen und kreativem Bauen. Die partico-Teile lassen sich gut stapeln und im mitgelieferten rollbaren Holzcontainer, oder auch in einer Ecke im Wartezimmer und Sprechstundenzimmer einsatzbereit und attraktiv lagern. Mehr Informationen zum Spiel- und Therapiesystem, s. www.partico.de.

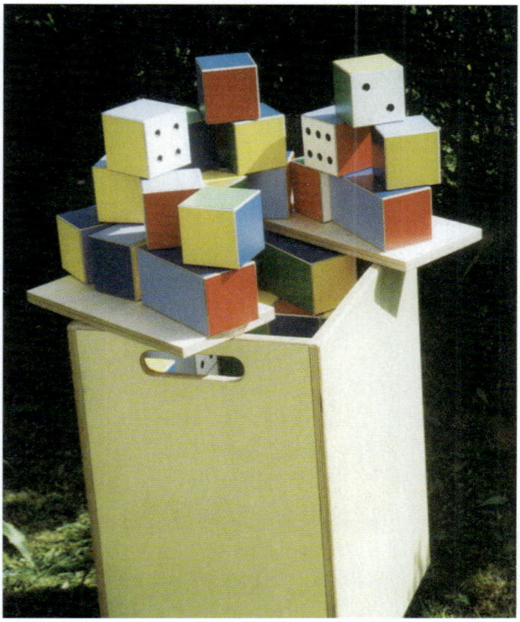

Abb. 46: Der Container mit den partico-Würfeln ist bequem fahrbar und passt unter jeden Schreibtisch.

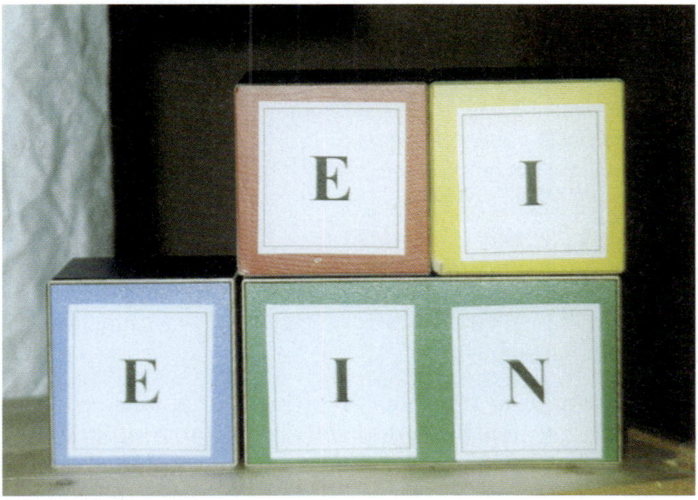

Abb. 47: Mit Hilfe von Aufklebern (Buchstaben, Silben, Wörter) kann man mit dem Spiel- und Therapiesystem Übungen zur Rechtschreibung, zur Grammatik und zum Satzbau farbenfroh gestalten sowie die Merkfähigkeit durch gleichzeitige motorische Handlungen unterstützen. Partico ist sowohl für Kinder, als auch für Erwachsene ein phantasievoller Zeitvertreib im Wartezimmer ärztlicher Praxen und Klinik-Ambulanzen. Partico kann hilfreich u.a. im Rahmen der neuro-psychologischen und logopädischen Diagnostik sein.

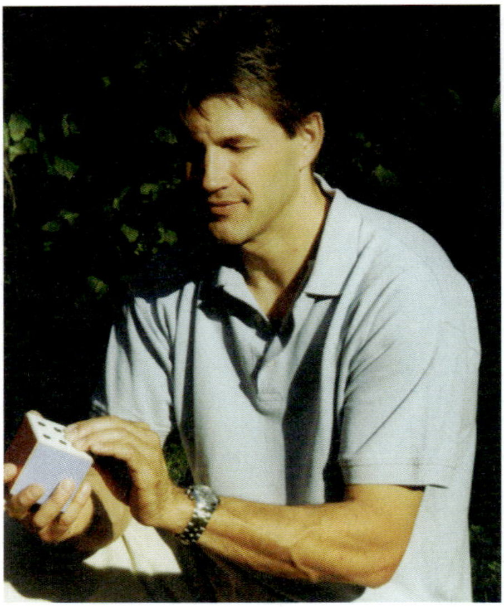

Abb. 48: Die partico-Würfel besitzen eine weiße Fläche mit schwarzen Punkten, die in das Holz eingelassen wurden, damit Sehbehinderte zum einen durch einen starken Schwarz-weiß-Kontrast die Punkte besser erfassen, zum anderen Blinde die Vertiefungen ertasten können. Mit Hilfe dieser vertieften Punkte können Patienten und ihre Therapeuten erkennen, welche Kontraste das Auge noch erfassen kann bzw. ob der Patient die unterschiedlichen Punktezahlen erkennen, sortieren oder im Rahmen von Rechenaufgaben Lösungen finden kann.

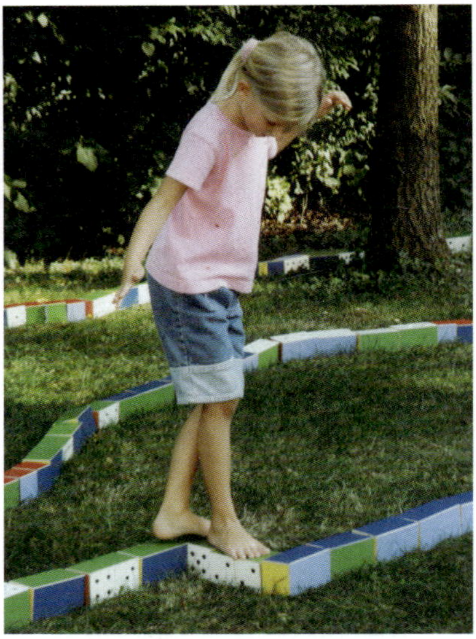

Abb. 49: Spielerisch wird ein Parcours aufgebaut. Die Konzentration bei Gleichgewichtsübungen hilft, ein Sprachtraining (z.B. beim Stottern) effektiver zu gestalten.

Einheitlich wurde bei den befragten Patienten Radio oder Musik im Warteraum abgelehnt, möglicherweise auch, weil erschöpfte, geschwächte und schwer kranke Menschen oft Musik nicht gut verfolgen können und dadurch zusätzlich überfordert werden. Die Patienten befürworteten das zunehmende Angebot von Wasser und Bechern im Wartezimmer.
Neben einer angenehmen Beschäftigung während der Wartezeit, sind die meisten Patienten heute dankbar, wenn sie über die verschiedenen Gesundheitsrisiken informiert werden. Daher sind Informationsbroschüren für die Ärzte der Umfrage eine Selbstverständlichkeit. Die befragten Patien-

ten wünschen sich jedoch noch mehr Informationen: Informationen zum Fachgebiet des Arztes, zur Schmerztherapie, zum Grauen Star, zur Arthrose u.a. anderen Alterserscheinungen, zu Rheuma, zur Patientenverfügung und zum Organspendeausweis, etc.

Das Verhalten aller Mitglieder des Praxisteams wirkt nicht allein durch verbale oder nonverbale Zeichen, auch ihre Kleidung offenbart den Patienten Informationen zur Sorgfalt, Reinlichkeit und Identifikation mit der Tätigkeit. Noch immer praktiziert die Mehrzahl der Ärzte im weißen Arztkittel und das Praxisteam trägt ebenfalls die weiße Berufskleidung. Manche Praxen bieten alternativ weiße sportive Kleidung. Die Patienten haben sich in der Umfrage jedoch ganz klar für eine farbig abgestimmte Kleidung ausgesprochen. So kann das Praxisteam sich auf eine Farbe einigen, in deren Varianten jeder praktische und sportive Kleidung tragen kann. In Reha-Kliniken ist diese Art der Kleidung bereits öfter anzutreffen. Wichtig ist aber, dass diese Kleidung nur für den Einsatz in der Praxis getragen wird. Dies fördert insbesondere ein Ritual, das mit dem *Ablegen der Kleider* auch Probleme und Sorgen aus dem Arbeitsalltag ablegt, es symbolisch nicht erlaubt, sie mit in den Freizeitbereich zu nehmen. Wenn Sie befürchten ein Problem so nicht lösen zu können, schreiben Sie auf einen kleinen Zettel ihre Gedanken zu dem Problem auf, stecken sie ihn in die Jackentasche Ihrer Praxiskleidung und nehmen sie den Zettel erst am nächsten Tag zur Arbeitszeit wieder heraus. Oft erkennen wir die Lösung von Problemen erst intuitiv in der Phase der Entspannung.
Um eine bessere Einsicht in die Bedürfnisse und Wünsche des Kunden *Patient* zu gewinnen und um das eigene Einfühlungsvermögen für das Leid der Patienten zu sensibilisieren, ist ein regelmäßiger Praxisrundgang förderlich. Während dieses Rundgangs sollten sich alle Mitarbeiter des Praxisteams, einschließlich des Arztes und möglichst auch der Reinigungskraft überall dort hinsetzen, -stellen und -legen, wo auch die Patienten sich in der Praxis aufhalten. Mit Hilfe eines Perspektivwechsels nehmen wir wahr, wie der Patient sich möglicherweise fühlt, was er mit den Augen entdeckt, mit den Ohren hört, was er über die Nase riecht usw. Beobachten Sie ruhig Ihre Sinneswahrnehmungen. Welche Körper- und Gesichtshälfte des Arztes sieht der Patient von seinem Stuhl aus? Welche Mimik und welche Gesten kann der Patient durch eine eingeschränkte Sicht nur erkennen? Wie nimmt der Patient den Arzt wahr, wenn er flach auf der Untersuchungsliege liegt? Wie muss der Blickkontakt sein, damit der Patient den Arzt auch wahrnehmen kann?
Spielen Sie ruhig auch einmal im Rollenspiel die Abläufe der Praxis durch. Der Arzt wird die Anmeldung betreuen etc. ... Erst so können wir erahnen, wie die Patienten die Praxis und ihr Team registrieren.

Kommunikationskompetenz der Ärzte untereinander

Einige Ärzte bieten Telefonsprechzeiten an und Hausbesuche. Beides ist für den Patienten wichtig, v.a. wenn der Patient an einer nicht heilbaren Erkrankung leidet und den Hausarzt als wichtige Alternative zu Krankenhaus und Pflegeheim sieht. Selbstbestimmung, das Leben im eigenen Heim sowie eine relativ hohe Lebensqualität entsprechen den Wünschen der Patienten, und die Ärzte versuchen dies in Zusammenarbeit mit anderen Fachärzten, Hospizvereinen und ambulanten Pflegediensten zu ermöglichen. Aber wer koordiniert diese Dienste? Vor allem Alleinlebende sind auch auf Hilfe von außen angewiesen. Normalerweise wäre ein Hausarzt der Ansprechpartner, in der Realität erleben Patienten und ihre Angehörigen immer wieder, dass ihr Hausarzt sich noch nicht traut und auch nicht informiert ist, wo der Patient einen Schmerztherapeuten findet. Ein großes Problem ist nach wie vor die gehemmte Kommunikation unter Ärzten, die geprägt ist von Ängsten, der vorherrschenden Hierarchie unter Medizinern nicht entsprechen zu können. Die Scheu, sich mit Kollegen zu besprechen, ist so groß, dass dadurch notwendige Therapien und ambulante Versorgungen erheblich verzögert oder gar verhindert werden. Hier besteht eine kritische Situation der Kommunikationshemmung unter niedergelassenen Ärzten sowie eine oft zu beobachtende Kommunikationsunfähigkeit, teilweise sogar -verweigerung zwischen Klinik- und niedergelassenen Ärzten. Hausärzte überweisen Patienten an Fachkollegen und Kliniken oft ohne auf Über- oder Einweisungsformularen die dringlichen Fragen zu notieren und überlassen es stattdessen dem Kollegen, den Patienten noch einmal durch die gesamte Diagnostik zu schicken, statt nur die konkrete Untersuchung zur konkreten Fragestellung zu realisieren.

Wie sollen Hausärzte den Patienten weiter betreuen, wenn Fach- und Klinikärzte eine formulierte Fragestellung der Hausärzte nicht beachten und Patienten einfach wieder an die Hausärzte zurückschicken, ohne dass dem Hausarzt eine weitere Behandlungsweise empfohlen wird. In den meisten Fällen fühlen sich Haus- wie auch Fach- und Klinikärzte überfordert, suchen aber auch nicht die Kommunikation untereinander. Wenn wir nicht wollen, dass der Patient weiter Spielball der schlecht kommunizierenden Ärzte bleibt, sollten Ärzte bald ihren großen Nachholbedarf im Bereich Kommunikationskompetenz registrieren. Inwieweit Kommunikation unter Ärzten nach wie vor von der steilen Hierarchie der Mediziner behindert wird, können vielleicht die Ärzte selbst am besten analysieren. Für eine Kommunikation zwischen Arzt und Patient, v.a. für ein Arzt-Patienten-Team ist es meines Erachtens jedoch entscheidend, dass auch die Mediziner in ihrem Berufsfeld eine horizontale Hierarchie entwickeln. Geschieht dies nicht, ist zu befürchten, dass die Patienten – so aufgeklärt sie selbst auch sein mögen – am Ende die sein werden, die die Folgen der Kommunikationshemmung der Ärzte untereinander auch weiterhin tragen werden.

Struktur und Inhalt im Arzt-Patienten-Dialog

Die Gesprächsgestaltung kann nur so gut sein, wie es die Wahrnehmung ist. Je nach körperlicher, seelischer, mentaler Kondition, nehmen wir mal gut, mal weniger gut unsere Umgebung und unseren Gesprächspartner wahr. Gesundheitliche Einschränkungen können ebenso behindernd wirken, wie auch soziale Vorurteile, ein seelisches Trauma, Erschöpfung und Überforderung.

Ein Gespräch bedeutet Begegnung, Begegnung bedeutet sich und den anderen wahrzunehmen. Wie aber nehmen wir uns und unser Umfeld wahr? Als Alternative zur Arztpraxis, richten wir den Blick nun auf den Alltag in einer Klinik. Was fällt Ihnen auf, wenn Sie auf die Station einer Klinik kommen? Nehmen Sie zunächst die Menschen wahr, die über den Flur gehen? Nehmen Sie Wand- und Fensterbankgestaltung wahr, veränderte Namensschilder an den Krankenzimmern? Riechen Sie den Duft der Reinigungsmittel im Flur, den Zigarettengeruch aus dem Stationszimmer? Spüren Sie den Unterschied zwischen dem Fußwegbelag außerhalb der Klinik und dem Linoleumbelag der Station? Welche Sinneseindrücke sind Ihnen bewusst, welche entdecken Sie neu und auf welche Sinneseindrücke wären Sie neugierig? Spüren Sie ruhig einmal mit all Ihren Sinnen die Klinikstation: Sehen, Riechen, Hören, Schmecken, Tasten. Und wenn dabei ein Ihnen unangenehmer Sinneseindruck entsteht, versuchen Sie sich vorzustellen, wie Sie die Ursache dieses unangenehmen Sinneseindrucks ändern könnten. Wenn es keine Möglichkeit der Änderung gibt, *verabschieden* Sie diese Wahrnehmung und genehmigen Sie sich ausdrücklich, diesen Eindruck unbeachtet zu lassen.
Was können wir wahrnehmen, was wird uns bewusst und was haben wir bereits unbewusst in uns aufgenommen? Für die Gesprächsgestaltung zwischen den professionellen Begleitern und dem Patienten ist es ganz wichtig, dass wir versuchen sinnes-sensibel miteinander umzugehen. Bestimmt haben Sie selber schon einmal erlebt, wie unangenehm ein Gespräch mit einem Menschen ist, der frischen rohen Knoblauch genossen hat. Patienten haben keine Möglichkeit sich dezent wegzudrehen, das Gespräch abzukürzen, sie haben sogar Ängste, dass sie gegenüber den Ärzten, Pflegern und Therapeuten in einer Bittstellerposition sind und diese nicht kritisieren dürfen, ihnen gegenüber noch nicht einmal eine Bitte äußern können. Daher gilt für alle Berufe und ehrenamtliche Engagements, in denen man mit Menschen zu tun hat: Keine stark riechenden und schlechtverdaulichen Speisen 24 Stunden vor der Begegnung essen.

Patienten können auf Grund Ihrer Krankheit und der körperlichen Schwäche besonders sensibel reagieren: auf Gerüche (z.B. Essensgerüche, v.a. Fleisch, Eiweiß kann Übelkeit erzeugen), Geschmacksrichtungen (z.B. Geschmacksirritationen bei salzig, sauer, bitter, aber auch artfremde Geschmacksrichtungen können auftauchen: Spiritus, Fixiererlösung), Geräuschquellen (v.a. Basstöne können Übelkeit erzeugen, hohe Geräusche überfordern geschwächte Patienten) und Lichtreflexe (z.B. Spiegelung der Sonne in Metallgegenständen). Derartige Störungen können ein Gespräch schnell verstummen lassen. Selten trauen sich die Patienten über ihre Wahrnehmungen zu sprechen, da sie oft als *Sensibelchen* bezeichnet werden bzw. *Stellen Sie sich mal nicht so an!* zu hören bekommen. Auch wenn diese Wahrnehmungen wichtige Informationen für die Diagnostik und Therapie beinhalten, so ist eine Pathologisierung einer partiell erhöhten bzw. veränderten Wahrnehmung weder für Diagnostik, noch Therapie, schon gar nicht für eine einfühlsame Begleitung eines Patienten hilfreich.

Nehmen Sie wahr, dass der Patient sich während des Gespräches Ihnen gegenüber verbalsprachlich, wie körpersprachlich deutlich zurücknimmt, dann fragen Sie ihn ruhig, wie er sich fühlt, ob irgendein Wahrnehmungsreiz im Raum ihn gerade behindert. Versuchen Sie auch einmal, sich zu unterschiedlichen Tageszeiten selber in den Patientenstuhl zu setzen und so aus der veränderten Perspektive das Zimmer, den Ort des Gespräches wahrzunehmen. Bereichern Sie ihre Erfahrungen, um so eine höher qualifizierte Gesprächsführung mit dem Patienten praktizieren zu können.

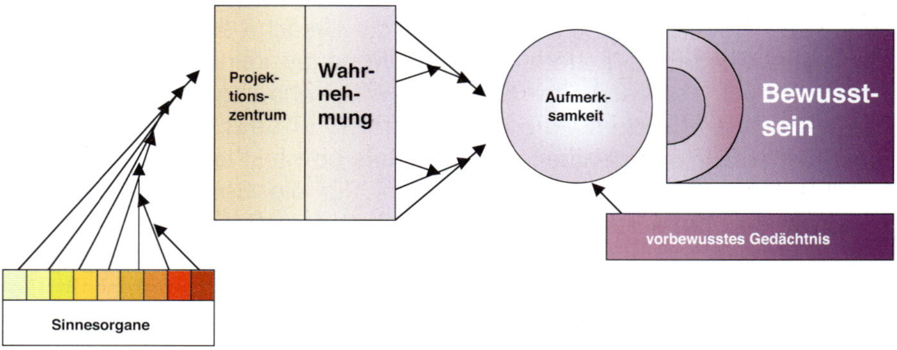

Abb. 50: Sinnesmeldungen im Wahrnehmungsprozess

Unsere Sinnesorgane nehmen in einer kaum vorstellbaren Geschwindigkeit unsere Umgebung, v.a. aber auch unsere eigene Befindlichkeit wahr. Die Nervenbahnen führen die Signale unserer Wahrnehmungsorgane über das Zentrale Nervensystem zum Gehirn. Das Hirnrindenfeld dient uns als

Abbildungs- oder auch Projektionszentrum, in dem Sinnesreize in Wahrnehmung umgesetzt werden. Die Wahrnehmungen erlangen unsere Aufmerksamkeit.

Das leise Geräusch, das vom Tropfen einer Infusion erzeugt wird, nehmen unsere Sinne wahr, auch wenn wir uns dessen nicht notwendigerweise bewusst sind. Die gleichmäßige Laufgeschwindigkeit der Infusion erlangt unsere Aufmerksamkeit. Solange die Laufgeschwindigkeit sich nicht verändert, werden die Tropfgeräusche in ein vorbewusstes Gedächtnis abgespeichert. Verringert sich die Laufgeschwindigkeit und das Tropfgeräusch verändert seinen Takt und seine Ausdrucksstärke, so reagieren wir bewusst alarmiert und werden das Infusionsbesteck untersuchen. Haben wir aber erst einmal eine spezifische Erfahrung gemacht – z.B. Verringerung der Laufgeschwindigkeit der Infusion gleich problematischer Venenzugang –, werden wir bei jeder weiteren Verringerung der Laufgeschwindigkeit der Infusion besonders aufmerksam und bewusst reagieren. Diese spezielle Wahrnehmung wird in ihrem Bewusstseinsgrad erst dann wieder degradiert, wenn beispielsweise beim Patienten nach Ende einer Infusionstherapie, beim Begleiter durch die Beendigung der Begleitung, beim Pfleger durch den Wechsel des Berufs über längere Zeit keine gleichartige spezifische Wahrnehmung erneut auftritt. Wie bereits im Buch *Der nonverbale Dialog* (Otterstedt, 2005) ausführlicher beschrieben, benötigen wir eine solide Grundlage der eigenen Wahrnehmungserfahrungen von körperlichen Einschränkungen sowie die Technik der Differenzierung von Selbst- und Fremdwahrnehmungen, um einen Patienten professionell begleiten zu können.

Das Wesen eines Gespräches besteht aus der sozialen Funktion des Gespräches (z.B. Begleitung eines Kranken, soziale Integration durch Besuch von Freunden und Kollegen) sowie den Grenzen und Möglichkeiten eines Gespräches (z.B. Betroffener ist müde und kann aus diesem Grund nicht lange einem Gespräch folgen, Gespräch mit Koma-Patient verläuft primär nonverbal bzw. verbale Ansprache durch Begleiter und nonverbale Antwort des Patienten).

Im Gespräch wenden wir unterschiedliche Elemente der Kommunikation an: z.B. den nonverbalen und verbalen Ausdruck, lautbegleitende Gebärden, Fülllaute (z.B. mh, äh). Der Ausdruck der Elemente steht immer in Verbindung mit unseren Gefühlen. Dies kann man besonders gut erkennen, wenn Sie Ihre sprechenden Mitmenschen unauffällig beobachten. Versuchen Sie einfach einmal auf einer Fahrt in Bus, Zug oder U-Bahn Gesprächen zu lauschen und herauszufinden, ob die Gesprächspartner sich wohl fühlen, schlecht auf den Gesprächspartner zu sprechen sind, müde und erschöpft, frohgemut oder auch vielleicht verliebt sind.

Körperausdruck

- Was zeigt die Mimik und die Gestik an?
- Mag der eine den anderen?
- Sind es Partner, Freunde, Kollegen, Fremde?
- Welchen Körperausdruck zeigen die unterschiedlichen Teammitglieder (Ärzte, Therapeuten, Pfleger, Hospizhelfer, Seelsorger, etc.)
- Können Sie bei der Visite einen unterschiedlichen Körperausdruck bei Chef-, Ober-, Stations- und Assistenzarzt gegenüber dem Patienten, gegenüber Ihnen als Begleiter und untereinander erkennen?

Nähe- und Distanzverhalten

- Wie ist die Körperhaltung zueinander?
- Weicht der eine dem anderen aus, indem er bereits einen Fuß weggestreckt hat?
- Unterbricht einer ständig den Blickkontakt und schaut immer wieder fort?
- Wer von den beiden fühlt sich überlegen? (soziale Rangordnung)
- Können Sie bei der Visite ein unterschiedliches Nähe- und Distanzverhalten bei Chef-, Ober-, Stations- und Assistenzarzt gegenüber dem Patienten, gegenüber Ihnen als Begleiter und untereinander erkennen? (z.B. Art des Handschlags zur Begrüßung, Position zum Bett und zum Patienten)

Stimmhöhe

- Ist die Stimme eher hoch, in der Mittellage oder tief, leise oder laut?
- Achtung: die Stimmlage ist kulturell geprägt, so sprechen bspw. amerikanische Frauen im Vergleich zu deutschen viel höher. Ihre Stimmhöhe würde bei deutschen Männern eher als hysterisch bezeichnet werden. Es irritiert dabei nur, dass die Mimik dafür erstaunlich fröhlich ist ...
- Welche Stimmhöhe haben Mitglieder des Pflegeteams, wenn sie unter Zeitdruck stehen bzw. wenn sie am Nachmittag etwas mehr Zeit zur Verfügung haben? Welche Stimmhöhe zeigen die Pfleger, Schwestern in der Nachtwache?

Sprachrhythmus

- Wie ist der Sprachfluss? Unterbricht der Sprecher sich ständig selber, beginnt immer wieder einen neuen Satz, ohne den vorherigen zu Ende zu sprechen bzw. immer wieder neue Gedanken, Nebensätze und Umwege machend?

- Unterbricht einer den anderen?
- Können Sie Unterschiede in einem Gespräch mit Ihrem Hausarzt bzw. einem Facharzt (z.B. Augen-, HNO-, Hautarzt, Orthopäde) erkennen? Wer lässt Sie erzählen, ausreden bzw. wer unterbricht Sie häufiger oder lässt Sie ins *Leere laufen*, weil er sich z.B. Notizen am Computer macht, ein Telefonat beantwortet oder von einer Sprechstundenhilfe Rezepte o.a. zum Unterschreiben erhält?

Sprechdynamik

- Wer von den Gesprächsteilnehmern ist lauter? (soziale Rangordnung bzw. Hilfestellung, wenn der andere z.B. eine eingeschränkte Hörfähigkeit hat bzw. der deutschen Sprache nicht mächtig zu sein scheint. Bessere Lösung: langsam und deutlich sprechen)
- Haben beide eine ähnliche Lautstärke? (gleichberechtigter sozialer Rang, aber manchmal auch gemeinsam sich von anderen sozial absetzen wollen)
- Haben Sie schon mal beobachtet, dass ein Gesprächspartner besonders laut (oft auch schneller) spricht, weil er möglicherweise nicht im Recht ist, etwas verheimlichen möchte u.a.?

Sprechmelodie

- Bleibt die Stimme – außer für Frage und Satzende – immer auf einer Stimmhöhe?
- Ist die Stimmmelodie geprägt von Höhen und Tiefen?
- Auf Grund der geringen Kraft beim Ein- und Ausatmen sprechen erschöpfte Patienten oft leise und monoton. Durch eine geschwächte Lungenhilfsmuskulatur, aber auch bei starken Schmerzen fehlt die für das melodische, kraftvolle Sprechen notwendige Kraft. In diesem Fall ist eine monotone Stimme nicht notwendigerweise mit depressiven Gefühlen gleich zu setzen.
- Eine monotone, oft gleichzeitig auch leise Stimme kann Ausdruck von Gefühlen wie Hilf- und Sinnlosigkeit, ohnmächtigen und depressiven Gefühlen, Ausdruck einer echten Depression bzw. eines von vielen Symptomen einer Demenz oder auch einer psychiatrischen Krankheit sein.

Sprachstil

- Besitzt die Wortwahl viele verschiedene Wörter bzw. Begriffe aus einer bestimmten sozialen Gruppe (z.B. Jugendsprache, Mediziner-Fachsprache)?

- Sprechen die Gesprächspartner in ganzen Sätzen? Ist der Sprachaufbau eher schlicht (einfache Sätze ohne Nebensätze) oder sprechen sie in Aneinanderreihungen von Satzfragmenten?
- Welchen Sprachstil hat der betreuende Arzt gegenüber dem Patienten, gegenüber dem Pflegeteam und gegenüber seinen Kollegen bei der Visiste? Unterscheiden sich Wortwahl und Satzbau?

Die Funktion der Frage

Fragen sollen zum gegenseitigen Verständnis der Gesprächspartner beitragen. Sie sind v.a. auch Zeichen aufnahmebereiter Zuwendung des Arztes gegenüber dem Patienten. Wir unterscheiden zwischen einer *geschlossenen,* einer *gezielten* und einer *offenen* Frage. Eine geschlossene Frage regt dazu an, eine Frage einfach mit *ja* oder *nein* zu bestätigen. Eine geschlossene Frage verhindert oder verzögert einen offenen Gesprächsaustausch. Die Gültigkeit der Information ist schwer einschätzbar, da möglicherweise die Antwort auf eine geschlossene Frage nur aus reiner Gefälligkeit gegeben wurde.

• Geschlossene Frage mit suggestiver Tendenz

Arzt: „Die Therapie hat gut angeschlagen, wie wir es uns wünschten. Jetzt liegt es nur noch an Ihnen, dass Sie wieder gesund werden. Nicht wahr?"

Patient: „Ja. –"

Der Patient wird in die Verantwortung gedrängt, dass es nur an ihm liegt gesund zu werden. Er will die Ärzte nicht enttäuschen und bejaht die Frage, obwohl er Übelkeit und Schmerzen spürt und sich durch diese Rollenverteilung noch überfordert fühlt.

• Einfache geschlossene Frage

Pfleger: „Möchten Sie einen Saft trinken?"

Patient: „Ja gerne."

Der Pfleger hat durch diese Formulierung seiner Frage dem Patienten nicht die Möglichkeit gegeben, evtl. nach der Fruchtsorte fragen zu können, außer der Patient geht die Gefahr ein, als besonders problematisch zu gelten. Um den Patienten nicht in diese Notlage zu bringen, ihn nicht zu infantilisieren sondern in seiner erwachsenen Rolle zu respektieren, hätte der Pfleger fragen können: „Ich habe Orangensaft, möchten Sie davon etwas?" bzw. „Wir haben 3 Fruchtsorten zur Auswahl: Apfel, Multifrucht und Orange. Welche hätten Sie gerne?"

- **Gezielte Frage**

Arzt: „Wie lange haben Sie bereits diese Krankheit?"

Patient: „Seit 4 Jahren!"

Arzt: „Und Sie kommen heute für eine Röntgenaufnahme zu uns." Patient nickt bejahend (wird vom Arzt nicht gesehen, da er gerade Unterlagen liest).

Eine gezielte Frage veranlasst den Patienten kaum, die Fragen ausführlicher zu beantworten. Das spart sicherlich Zeit, birgt aber große Missverständnisse, da vielleicht der Patient wirklich wichtige Informationen so nicht berichten kann (z.B. Gerinnungsstörung, bestimmte Medikamente, bereits erfolgte OPs).

Die Nachteile der geschlossenen und gezielten Fragen sind in erster Linie, dass diese Frageformen nicht zu einem offenen und damit auch vertrauensvollen Gesprächsaustausch beitragen. Diese Frageformen fordern geradezu vom Patienten *ja*- bzw. *nein*-Antworten. Die Fragen wirken oft suggestiv und verleiten Patienten (auf Grund des Abhängigkeitsgefühls gegenüber Ärzten, Therapeuten und Pflegeteam sowie anderen Begleitern) zu vermeintlich gewünschten Antworten. Durch geschlossene und gezielte Fragen wird der Gesprächsleiter (z.B. Arzt im Patientengespräch) gezwungen, in schneller Abfolge neue Fragen zu formulieren. Entsprechend seiner Frageform unterläuft dem Arzt der Fehler, nicht den individuellen Gesundheitszustand des Patienten zu erfahren, vielmehr aus den einsilbig provozierten Antworten sich ein undifferenziertes Diagnostikbild auf Grund eigener Berufserfahrung und Phantasie zusammenzusetzen. Ob nun wegen mangelnder Ausbildung in Gesprächstechniken oder auf Grund eines organisatorischen, wie zeitlichen Defizits im Praxisablauf, es scheint, dass diese Fragetechnik v.a. auch bei niedergelassenen Ärzten sehr verbreitet ist. Eine Umfrage unter Münchner Allgemeinmedizinern zeigt auf, dass die Ärzte im Durchschnitt 8-10 Minuten Zeit für einen Patienten finden. Dieses Zeitfenster umfasst Anamnese und Behandlung.

- **Die offene Frage**

Arzt: „Durch unsere regelmäßigen Treffen lerne ich Sie ein wenig kennen und kann sehen, wie sie mit der chronischen Erkrankung leben lernen. Wie geht es Ihnen im Moment mit den Beschwerden?"

Patientin: „Manchmal gut, manchmal weniger gut. Aber es ist wichtig, dass Sie nicht nur die schlimmen Phasen miterleben, wenn ich zu Infusionen herkommen muss. Es ist gut, zwischendurch auch mal über die Probleme in der Familie, oder auch wie Freunde reagieren, sprechen zu können."

Arzt: „Hat Ihr Mann nach unserem gemeinsamen Gespräch mit Ihnen über die Morphium-Therapie reden können?"

Patientin: „Ja, es scheint, als sei er plötzlich zum Fachmann geworden. Jetzt muss ich ihn fast etwas bremsen, damit er nicht jedem unserer Freunde und Nachbarn erzählt, dass ich Morphium nehme ..."

Arzt: „Das kann ich verstehen. (kurze Pause) Haben Sie noch genügend Pflaster?"
Patientin: „Ja, darauf achtet mein Mann inzwischen, dass ich rechtzeitig welche bestelle."

Arzt: „Wenn Sie dann heute nichts Weiteres von mir benötigen, würde ich sagen, lassen Sie sich in den nächsten Tagen zur Kontrolle noch einmal Blut abnehmen. Und in 14 Tagen – wenn sich nicht vorher etwas verändert – sehen wir uns dann wieder ..."

Die offene Frage führt nicht zwangsläufig zu einer begrenzten Antwort mit *ja* oder *nein*, vielmehr erlaubt sie den Gesprächpartnern eigene Gedanken zu entwickeln und in das Gespräch einzubringen. Wichtig ist eine regelmäßige *Gesprächskultur*, die auch gepflegt wird. Dies ist besonders wichtig in der Begleitung von chronisch kranken und schwerstkranken Patienten. Die Regelmäßigkeit der Begegnung hilft v.a. auch dem Arzt diagnostisch ganzheitlich, therapeutisch differenziert, individuell orientiert am Leben des Patienten zu wirken. Sicher sind gerade in Hausarztpraxen, wo Notfälle den Terminplan auch mal zusammenbrechen lassen, zu speziellen Zeiten längere Gespräche schwer zu integrieren. Wichtig scheint nicht so sehr ein langes, vielmehr ein regelmäßiges Gespräch mit und wahrhaftiges Interesse an dem Menschen *Patient*.

Die offene Frage fördert nicht nur einen Informationsaustausch. Diese Frageform animiert Patienten ihren Gefühlen nachzuspüren und Gedanken einer evtl. Lebens- und Verhaltensänderung Raum zu geben.

● Die sondierende Frage als Teil der offenen Frage

Die sondierende Frage wird bestimmt von den Fragewörtern: *was, wann, wer, wie, wo und bei welcher Gelegenheit?* Die Bitte um ein erläuterndes Beispiel gibt dem Gesprächspartner Gelegenheit das Thema zu eröffnen oder bereits zu vertiefen.

Arzt: „In welchen Situationen entwickelten sich Ihre Kopfschmerzen besonders stark?"

Da sondierende Fragen (Arzt: „Warum entstehen Ihrer Meinung nach Ihre Kopfschmerzen gerade in diesen Situationen?") schnell auch missverstanden werden können, sollte man sie nur sehr zurückhaltend verwenden. Insbesondere die *Warum*-Fragen werden oft als Kritik an den Wahrnehmungen und Aussagen der Patienten verstanden. Folgende Reaktionen auf die obige Frage zeigen, wie eine sondierende Frage mit *Warum* den Gesprächspartner verschreckt.

Patient: „Das kann ich doch auch nicht wissen!" (Angriffsreaktion)

Patient: „Wenn ich das wüsste, wäre ich ein ganzes Stück weiter ..." (Hilflosigkeit)

Patient: „Also, manche meiner Kollegen klagen auch über Kopfschmerzen." (Solidarisierung)

Patient: „Na, ich denke, dass ist wohl allgemein bekannt, dass man das gar nicht so genau sagen kann." (Verallgemeinerung)

Die Vorteile der offenen Frage liegen v.a. in der individuellen Gestaltung des Gespräches mit dem Patienten. So kann mit einer offenen Frage der Gesprächspartner zu einem persönlichen und vertrauten Gespräch eingeladen werden: „Worüber möchten Sie mit mir sprechen?". Die offene Frage kann man aber auch für die Fortführung („Wie machen sich Ihre Schmerzen bemerkbar?") und die Vertiefung („Schmerzen sind schwer zu beschreiben. Aber versuchen Sie für Ihre Schmerzen Vergleiche aus Ihrem Erfahrungsschatz zu finden.") des Gespräches einsetzen.

● Der Inhalt der Frage

Fragen mit sachlichem Gehalt dienen dem Zusammenhangsverständnis: v.a. Fakten, Daten, Ereignisse, Begründungen, etc.

Arzt: „Wann und in welcher Klinik wurden Sie an der Galle operiert?"
s.o.: „Und ein halbes Jahr nach der OP haben Sie die Schmerzen bekommen?" (Konkretisierung)

Fragen zum Gehalt, der die innere Einstellung betrifft, können einen Einblick in das Denken und Fühlen als Basis für Handlungen aufzeigen.

Arzt: „Würden Sie einer neuen Operation an der Galle zustimmen?"

Fragen zum emotionalen Gehalt können einen Zugang zum emotionalen Erleben des Gesprächspartners offenbaren.

Arzt: „Haben Sie trotz der Schmerzen noch Freude an Ihren Hobbys?"
s.o.: „Wie fühlen Sie sich, seit Sie auf Grund der Erkrankung nicht mehr arbeiten können?"
s.o.: „Wir mussten Sie heute ja leider in ein anderes Zimmer verlegen. Wie haben Sie den Umzug erlebt? Sind Sie im Bett gefahren worden?"

Reihenfolge und weitere Tipps zur Fragestellung

In der Regel finden wir ganz automatisch die richtige Reihenfolge, in der wir Fragen an den Gesprächspartner stellen: Fragen Sie vom Allgemeinen zum Speziellen fortschreitend, vom Sachlichen zum Persönlichen und Emotionalen. Unvermeidbare, geschlossene Informationsfragen, die punktförmig und kurz zu beantworten sind, möglichst selten verwenden, damit das Gespräch nicht eingeengt zu einem unangenehmen *Interview* wird oder ein laufendes Gespräch nicht plötzlich in seinem Fluss unterbrochen wird. Vermeiden Sie möglichst Doppel- oder Mehrfachfragen („Wie geht es Ihnen heute? War der Anästhesist schon bei Ihnen?“) Der Gesprächspartner wird so gezwungen, sich zwischen den beiden Fragen zu entscheiden bzw. sich einzuschränken. Ein einleitender Satz vor der ersten Frage („Gemeinsam mit Ihrem Hausarzt haben Sie sich für unsere Station entschieden. Wir wollen versuchen die Ursache Ihrer Schmerzen zu finden. Können Sie mir sagen, zu welchen Zeiten die Schmerzen auftreten?“) ist für den Vertrauensaufbau günstiger, als ein Niederprasseln von direkten Fragen.

Funktionen der Pause im Gespräch

Mit dem Begriff *Pause* werden v.a. Unterbrechungen des Gespräches bezeichnet, die durch einen Denkprozess (rational) bedingt sind. Solche Pausen können Zeichen der Besinnung, des Überlegens und des Ausformulierens sein. Die nachdenkliche Mimik sowie eine Unterbrechung des Blickkontaktes weisen auf den Anlass solcher Pausen hin.
Pausen, die ein Thema beenden, werden dadurch signalisiert, dass der Blickkontakt kurz vor der Pause (ungerichtet) aufgenommen, dann unterbrochen und in kurzen Zeitabständen erneut (ungerichtet) aufgenommen wird, während über das neue Gesprächsthema nachgedacht wird. Der Blickkontakt wird dann gerichtet, wenn eine Reaktion erwartet wird.

Entscheidungspausen: Der Patient überlegt, wie weit er sich gegenüber dem Arzt öffnen darf. Gespannte Mimik und Gestik begleiten die Entscheidungspausen, wie auch das Abbrechen des Blickkontaktes, Runzeln der Augenbrauen, unruhige Veränderung der Sitzhaltung und gebeugte Arme, die sich an den Oberkörper anlegen.

Unterbrechungen: Erinnerungs-, Gedächtnisprobleme werden von plötzlichem Blickkontaktabbruch begleitet sowie von diversen Zeichen der Unruhe wie Knipsen der Fingernägel, Trommeln mit den Fingern, ruckartiges Auf- und Abbewegen der Fußspitze bei übergeschlagenen Beinen, etc. Unterbrechungen, deren Ursache im *Herholen von Erinnerungen aus weiter Ferne* begründet sind, zeigen dagegen keine Zeichen der Unruhe. Zwar wird der Blickkontakt unterbrochen, aber nur um den Fernblick *einzuschalten*, es folgt ein kurzes *Einfrieren* der Mimik und Gestik, mit anschließender Entspannung bei *Erreichen* der Erinnerung.

Blockaden: Länger andauernde emotional bedingte Pausen zeigen sich, wie bei Formulierungs- und Denkpausen, durch Unterbrechung des Blickkontaktes, häufig auch durch Abwenden des Gesichtes. Ein hilfesuchender Patient wird den Blickkontakt zum Arzt halten und ihn so zur Hilfe auffordern.

Gemeinsames Schweigen: leicht gesenkte, entspannte Kopfhaltung bzw. gestützter Kopf, ferner Blick sowie Nachempfinden der geäußerten Gedanken und Emotionen, in sich hineinhorchen und Intuitionen für ein weiteres Gespräch aufspüren.

Verhalten des Arztes als Begleiter: Pausen müssen nicht notwendigerweise überbrückt werden. Mit dem Verzicht auf stetiges Sprechen und Drängen auf Weitersprache können möglicherweise auch neue Aspekte oder Vertiefungen des Themas entstehen. Mit einer aufnahmebereiten Zuwendung (Körperhaltung, Blickkontakt, Mimik) kann der Arzt sein Interesse an dem Gespräch zeigen und bei fortbestehenden Pausen dadurch eine Aufforderung zum Weitersprechen signalisieren.
Eine längere Pause beim Bericht des Patienten kann aber auch folgende Ursachen haben: Der Arzt hat selber mehr Informationen angeboten, als es mit seiner Rolle als Begleiter vereinbar ist (z.B. eigene Gesundheit, persönliche Auswirkung der Gesundheitsreform). Der Arzt nimmt wahr und hört zu, ist nur in Ausnahmefällen, in abschätzbaren Situationen derjenige, der gegenüber dem Patienten von seiner Person redet. Auch wenn der durchschnittliche Patient interessiert wäre, bei chronisch- und schwerkranken Patienten kann es schnell zu einer Überforderung kommen, die die Betroffenen dann nicht mehr ausgleichen können. Als Begleiter den Patienten in seinem Bericht zu unterbrechen oder gar seine Sätze (ohne Aufforderung zur Hilfe) einfach zu vollenden, zeugt von einer Ungeduld, die keinem der beiden Gesprächspartner gut tut. Auch hier wieder die Gefahr: Der vom Arzt vollendete Satz ist sinngemäß ggf. falsch vollendet worden und kann somit auch zu einem therapeutischen Fehlverhalten führen. Ein ständiges Vollenden der Sätze kann – wie im alltäglichen Leben auch – bei dem Gesprächpartner zu einem Desinteresse, einer Ablehnung weiterer Gespräche, weiterer Begegnungen führen.

Um einen Gesprächspartner zum Weitersprechen zu ermuntern, können situationsentsprechende überbrückende Hilfen angewandt werden:

- nonverbale Zeichen der Gesprächsbereitschaft: Körperhaltung, Blickkontakt, Mimik
- verbale Zeichen der Gesprächsbereitschaft: „Lassen Sie sich ruhig Zeit zum Nachdenken." oder „Ich würde mich gerne später noch einmal mit Ihnen über dieses Thema austauschen."
- Wiederholung der letzten Worte (ggf. mit fragender Stimmführung)
- Zwischenzusammenfassung: „Sie sprachen gerade von den Vorbereitungen bei der letzten Operation, die Ihnen nicht so gut in Erinnerung sind."
- unmittelbare Aufforderung zum Gespräch: „Sprechen Sie ruhig weiter."

- Brücken bauen (bei verlorenem Faden): „Erinnern Sie sich in Zusammenhang mit der OP-Vorbereitung an ein besonderes Ereignis?“
- ggf. auf einen emotionalen Inhalt selber eingehen (im Vertrauens-Gespräch): „Ich sehe, die Erinnerung an diese Operation fällt Ihnen offenbar schwer. Mögen Sie im Moment darüber sprechen?“ Die Formulierung *im Moment* erlaubt dem Patienten die Frage auch zu verneinen. Würde diese Formulierung nur heißen: „Möchten Sie darüber sprechen?“, bestünde die Gefahr, dass der Patient sich nicht traut zu verneinen, um den Gesprächsleiter und die vertrauliche Gesprächsatmosphäre nicht zu verletzen.

Grundformen der Resonanz – Einfühlendes Verständnis

Wiederholungen oder eine Zwischenzusammenfassung des bisher Gesagten sind Zeichen aufnahmebereiter Zuwendung, die sowohl verbal, als auch nonverbal durch die Körperhaltung zum Ausdruck kommen kann. Der Arzt versucht, in einem von *einfühlendem Verständnis* geleiteten Gespräch dem Patienten und seinen Bedürfnissen nachzuspüren. „Einfühlendes Verständnis ist die Antwort auf die Frage ‘Was würde ich in der gleichen Situation denken, fühlen oder tun?’. Einfühlung heißt also mit den Augen des anderen sehen, mit den Ohren des anderen hören und mit dem Herzen des anderen fühlen. Abweichend vom bloßen Mitgefühl und von der Sympathie bleibt Einfühlung in Bezug auf allgemeine oder persönliche Wertmaßstäbe wertungsfrei.“ (Tausch, 1970) Voraussetzung für ein einfühlendes Gespräch ist die Absicht, sich auf den anderen einzustellen, die Konzentration auf die verbalen und nonverbalen Äußerungen des Gesprächspartners.

Mögliche Ursachen unzureichender Einfühlung können sein: mangelhafte Bereitschaft, z.B. durch visuelle, akustische und emotionelle Ablenkung, Zweckdenken, Projektion eigener Gefühle und Einstellungen, Unter- oder Überidentifikation, Rollenkleben, Abwehr und Selbstsicherungsbemühungen, narzistische Einstellungen des Arztes, etc.

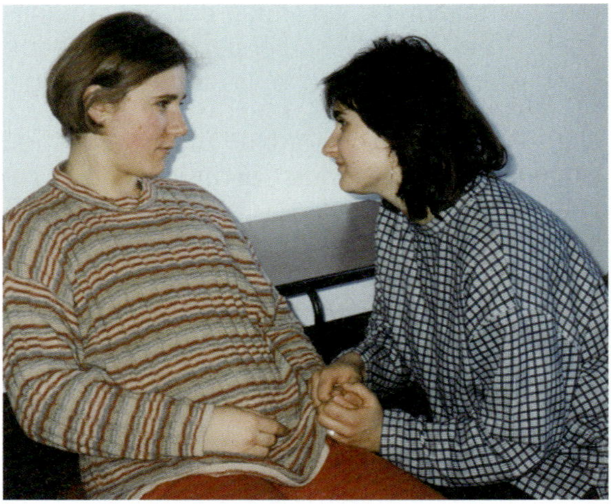

Abb. 51: Respekt und Achtung vor der menschlichen Würde ist ein Gefühl, auch ein tiefer Augenblick zwischen dem Betroffenen und seinem Begleiter.

Achtung vor der menschlichen Würde

Unter *Achtung* ist *Respektierung* im Sinne wertungsfreier, wohlgesonnener Aufgeschlossenheit gegenüber dem Patienten gemeint, d.h. der Arzt versucht, den Patienten so zu sehen, wie er ist, mit seinem psycho-sozialen und sozioökonomischen Hintergrund, mit seinen persönlichen Eigenarten, seinem individuellen und sozialen Bezugssystem, das für den Umgang mit seiner Erkrankung, seiner speziellen Gesundheit, seinem Leben wichtig ist. Achtung vor der menschlichen Würde zeigt der Arzt, wenn er den Patienten, trotz seiner Schwächen als Mitmenschen anerkennt und sich bemüht, ihm nicht zu nahe zu treten. Mit Achtung vor dem Patienten und seinem Leben, gibt der Arzt dem Patienten das Gefühl von Sicherheit und Geborgenheit. Der Arzt kann so versuchen ein Vertrauensverhältnis aufzubauen, das Grundlage für ein offenes Gespräch ist. Patienten, die die Hilfe der Ärzte annehmen, eine nötige Änderung ihrer Verhaltens- und Lebensweise jedoch nicht realisieren (z.B. bei Drogen- und Alkoholabhängigkeit oder bei fortgesetztem Verhalten, sich in gefährliche Situationen und dadurch Rettungsteams in Gefahr zu bringen) und somit nach kurzer Zeit wieder die Ärzte fordern, provozieren damit jedoch auch eine Minderung der Achtung ihnen gegenüber.

Mögliche Gesprächsinhalte in der Kranken- und Sterbebegleitung

In einer engen Arzt-Patienten-Betreuung bei chronisch kranken oder auch sterbenden Menschen, ist v.a. der Hausarzt vielfältig gefordert und hat eine koordinierende Aufgabe, die sich mit folgenden Themen langfristig konfrontiert sieht: Der Aufbau eines Informationsnetzes mit Adressen von karitativen Verbänden und Vereinen, Hospiz-Diensten, Palliativstationen, Psychologischer Begleitung, Pflegediensten, Selbsthilfegruppen, sozialer Unterstützung (Wohnung, soziale Reintegration, Lebensunterhalt, Umschulung, Arbeitsplatz), ambulanten Pflegediensten, ehrenamtlichen Helfern, Nachbarschaftshilfe, Gemeinden, etc. kann Betroffenen, wie Angehörigen sehr helfen und den Hausarzt in manchen Bereichen auch entlasten. Besonders empfehlenswert ist es, wenn die verschiedenen Hilfsgruppen (s.o.) sich persönlich vorstellen, ggf. im Wartezimmer einmal im Monat einen Informationsabend gestalten und für die Praxis ein Informationsbrett zur Verfügung stellen.

Gesprächsinhalte als Anregungen

- Gespräch über Diagnostik und Therapie ohne Verwendung der Fachsprache Medizin bzw. mit guter Erklärung der Fachwörter (evtl. zusätzlich mit Informationsbogen zu den entsprechenden Diagnostik- und Therapieverfahren)
- Gespräch über Wünsche und Erwartung des Patienten

- Gespräch über Ängste und Befürchtungen des Patienten (Krankheit, soziales Leben, Arbeitsfähigkeit, etc.)
- wenn der Patient es wünscht: Integration von Partner und Angehörigen, Information über Krankheit, mögliche Verhaltensänderungen, Diagnostik und Therapie
- Empfehlung von begleitenden Therapien (z.B. Tiergestützte Therapie, Mal- und Musiktherapie, Manuelle Therapien)

Mitteilung von Erkenntnissen aus Diagnostik und zur Therapie mit positivem Befund:

- Angebot an den Patienten, dass er den Arzt jederzeit ansprechen kann, wenn er Fragen zur Diagnostik, zu deren Resultat und zur Therapie und anderen Themen hat. Auch Angebot, dass er jederzeit eine Begleitung mitbringen kann oder die Vertrauensperson den Arzt auch alleine sprechen kann.
- Der Patient soll das Tempo vorgeben, wie und wann er welche Information zu seiner Krankheit und seinem Lebensverlauf erhält.
- Es ist zu empfehlen, dass man als Arzt sensibel abwartet, wann der Patient die Frage nach dem Befund stellt. Es gibt jedoch auch Patienten, die sich nicht trauen überhaupt diese Frage zu stellen, die wenig Signale geben, die dann möglicherweise auch missgedeutet werden können. Mit Hilfe eines Rituals kann der Arzt dem Patienten eine Hilfe an die Hand geben. *An dem Tag, an dem der Patient vom Arzt hören möchte, wie der Befund ist bzw. wie die weiteren Folgen aussehen,* bringt der Patient ein Samenkorn mit zum Arztbesuch. Dieses Samenkorn wird dem Arzt und dem Patienten helfen, die Folgen des positiven Befundes nicht nur in die Realität, den Alltag des Patienten zu integrieren. Mit Hilfe des Samenkorns zeigt der Arzt die Kraft auf, die aus diesem kleinen Samenkorn einmal eine große starke Pflanze macht. Der Arzt bewahrt das Samenkorn in einer für diesen Patienten reservierten und beschrifteten Schachtel (bzw. Filmdöschen) auf. Der Patient erhält das Samenkorn zurück, sobald die Therapie gewirkt hat (Arzt: „Ich glaube an Sie!"). Wird der Patient ungeheilt entlassen, so kann der Arzt ihn bis zum Sterben begleiten: „Ich glaube an Sie! Dieses kleine Samenkorn von Ihnen wird im nächsten Frühjahr auf der Wiese (den Ort gemeinsam mit dem Patienten auswählen) blühen und für uns alle eine Erinnerung an Sie und Ihr Leben sein."

Beispiele unterschiedlicher Methoden in der Gesprächsführung

Eine 34-jährige Frau ist unheilbar an Krebs erkrankt: „Eigentlich habe ich schon lange etwas geahnt, aber ich dachte es sei psychisch, weil ich mit dem Krebstod meiner Mutter nicht fertig geworden bin. Ich hätte damals Hilfe suchen sollen."

	Reaktion des Begleiters	Methodencharaktere
1	„Wissen Sie, wir trauern alle um irgendetwas. Wegen des Todes ihrer Mutter sind Sie sicher nicht krank geworden.“	generalisierend
2	„Nein, das sehen Sie ganz falsch. Allein durch Traurigkeit bekommen Sie noch keinen Krebs. Bis sich ein bösartiger Tumor entwickelt, müssen sich erst einige Zellen verändert haben.“	belehrend, dozierend
3	„Sicher hat Sie der Tod Ihrer Mutter mitgenommen. Das geht uns doch allen so. Daraus würde ich mir an Ihrer Stelle keinen Vorwurf machen. Auch nicht daraus, dass Sie damals keine Hilfe gesucht haben.“	verharmlosend, generalisierend
4	„Sie hatten möglicherweise noch Trennungsängste, konnten sich von ihrem Kindsein nicht lösen. Vielleicht deshalb jetzt das verstärkte Schuldgefühl und die Ursachenforschung für ihre eigene Krankheit.“	beurteilend, pseudopsychologisch kommentierend
5	„Vielleicht sollten Sie jetzt mal alles vergessen was vergangen ist. Denken Sie doch mal, was Sie jetzt noch alles Schönes machen möchten.“	beratend und verharmlosend
6	„Jetzt hören Sie aber auf! Meinen Sie wirklich, dass der Tod Ihrer Mutter und ihr eigenes Verhalten damals die Ursache für Ihren Krebs ist? Ich denke, Sie sollten sich jetzt lieber den noch lebenden Familienmitgliedern widmen und die Zeit mit Ihnen genießen.“	Anweisung gebend und moralisierend
7	„Hatten Sie ein gutes Verhältnis zu Ihrer Mutter? Was hatte sie denn für einen Krebs?“	nachforschend und ausfragend
8	„Ja, aber ich denke für Hilfe ist es jetzt noch nicht zu spät. Ich kenne da eine sehr gute Klinik mit psychologischer Betreuung.“	pragmatisch, aktiv vorgehend
9	„Ich sehe, Sie machen sich Vorwürfe, dass Sie lange Zeit Ihr Unwohlsein mit der Trauer um Ihre verstorbene Mutter in Verbindung brachten ...“	einfühlsam, empathisch reagierend

Abb. 52

Methodencharaktere

Nr. 1-8: Der Begleiter hat einen aktiven Part übernommen. Er ist gesprächsbestimmend und direktiv. Derartige direktive Reaktionen haben häufig die unbewusste Funktion der emotionellen Selbstentlastung (von Angst, Verzweiflung und Ohnmacht). Es besteht die Gefahr der Distanzierung zum Patienten, der sich allein gelassen fühlt.

Nr. 9: Bei der nicht-direktiven[13] Methode wird der Patient ganz angenommen mit seinen positiven und negativen Gefühlen und Äußerungen. Der Begleiter nimmt daran teil, indem er das Wahrgenommene (auch nonverbale Zeichen) in Worte zu fassen versucht. Der Patient spürt das Verstandensein, fühlt sich angenommen, einschließlich seiner düsteren, depressiven, ohnmächtigen oder auch aggressiven Gefühle und Gedanken. Dies gelingt jedoch nur dann, wenn der Begleiter seine Anteilnahme ehrlich empfindet.

Es gibt keine allgemeingültige Methode, denn jede Methode, die verabsolutiert wird, wird zum Gesetz und steht dadurch im Widerspruch zur individuellen und kreativen Gesprächsgestaltung, die auf die individuellen Bedürfnisse des Patienten einzugehen versucht. Sich Erfahrungen und Methoden anderer zu bedienen, wie beispielsweise der non-directive-Methode von Carl R. Rogers, wenn sie wie in diesem Beispiel dem Aufbau eines Vertrauensverhältnisses zwischen den Gesprächspartnern dient, kann aber helfen, die eigenen Gesprächspraktiken zu variieren.

Der Begriff der *Heilung*

Die Heilung spiegelt in ihrer semantischen Bedeutung einen Prozess wider. In seiner psycho-sozialen Bedeutung hat sich der Begriff *Heilung* im 20. Jahrhundert jedoch durch das Selbstverständnis der ärztlichen Hierarchie sowie durch die Ambivalenz technischer Machbarkeit und medizinischer Ethik, mehr zu einem nicht einlösbaren Versprechen an den Patienten gewandelt.
Heilung ist nicht notwendigerweise identisch mit *Zufriedenheit*. Heilung ist möglicherweise ein langer Weg über Stationen wie Enttäuschung, Unzufriedenheit, Leid, u.a. Gerne würden wir Heilung als *Wiederherstellung* verstehen, im Sinne von: *der Kranke steht wieder auf und verlässt das Behandlungszimmer bzw. die Klinik frei von jeglicher Einschränkung*. Auch wenn in Fachtexten noch suggeriert wird, Heilung sei „die Wiederherstellung des Gesundheitszustandes unter Erreichung des Ausgangszustan-

[13] s.a. non-directive-Methode von Carl R. Rogers

des" (Roche Lexikon Medizin, München, 1984), realistisch ist eine Heilung i.S. der *Wiederherstellung* nicht. Der Körper kann vielleicht technisch *wiederhergestellt* werden, aber v.a. physische und psychische Erfahrungen, die der Patient in der Zeit der Verletzung, der Erkrankung, der Diagnostik und Therapie machte, nehmen auf sein weiteres Leben Einfluss. Gelebtes Leben verhindert die Möglichkeit einer Gesundung i.S. „Und nach der Operation werden Sie sich wieder wie vor dem Unfall fühlen!" Eine Heilung aber i.S. „Durch die Operation wird sich Ihre Lebensqualität steigern!" ist möglich. Der Arzt, der umsichtig und lebenserfahren den Patienten begleitet, verspricht nicht Unmögliches, wie *Zukunft* gleich *Vergangenheit*, vielmehr kann er qua seiner beruflichen Kompetenz Perspektiven aufzeigen und so für den Patienten zum *Heiler* auf der *Ebene einer seelischen Akzeptanz der Versehrtheit* werden.
Der von der Allopathie geprägte Heilungsbegriff im 20. Jahrhundert und seine psychosozialen Auswirkungen spiegeln sich in den Erwartungen und dem Selbstwertgefühl der Patienten wider.

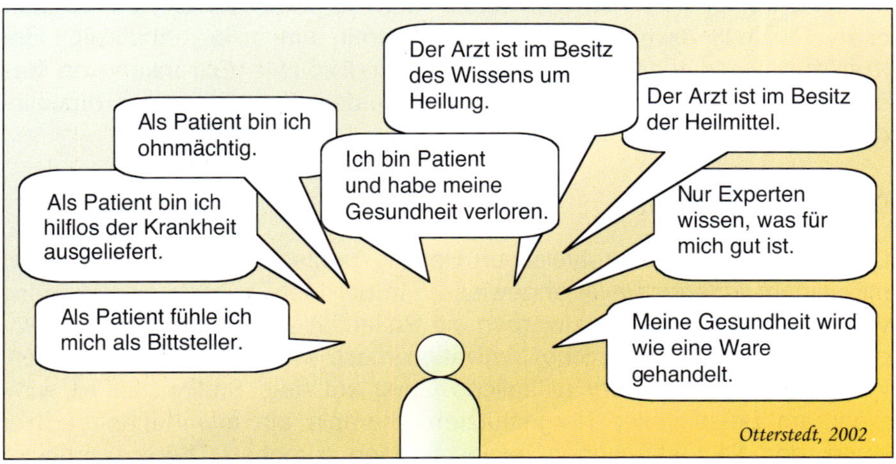

Abb. 53: Gedanken der Patienten zu ihrer bisherigen Rolle in der Heilung

Zunehmend wächst jene Patientengruppe, die nicht nur symptomatische Hilfe möchte. Vielmehr entsteht das Bedürfnis nach Heilung im ganzheitlichen Sinne, unter Einbeziehung der physischen, psychischen, mentalen und sozialen Talente. Dies aber fordert vom medizinischen Personal u.a. eine ausgeprägte Sozialkompetenz, kommunikative Fähigkeiten sowie situativ angemessene Dialogangebote an den Patienten.
Das *Dienstleistungsgeschäft Medizin* muss sich nicht nur an einem Preis-Leistungs-Verhältnis messen lassen. Dem Patienten *dienen* meint bereits heute, statt in einer Fachsprache über den Patienten hinweg zu parlieren,

sich vielmehr mit dem Kunden *Patient* im Dialog auch auf eine sozio-emotionale Ebene einlassen können. Dass dies eine Umstrukturierung der Ressourcen und eine qualifizierte Auswahl des Personals bedeutet, ist seit Jahren bekannt.

Der Archetyp der Heilung

In der Orientierung an dem Mutterarchetypus – *Halten und Geborgensein* – entwickelt sich die Urform des Heilens und des Heilwerdens: Verwundung und Heilung (Frick 1996). Das Leiden an dem fehlenden *Ganzsein*, an der eigenen seelischen oder körperlichen Beschädigung, vielleicht an unheilbaren Verletzungen muss nicht mehr im Sinne eines einseitigen Gesundheits- und Stärkeideals *beseitigt* werden. Das Leiden – wird es in einer heilenden Beziehung angenommen – kann sogar zu einem bedeutsamen psychischen Symbol werden, das Entwicklung ermöglicht. Wenn seelisches Vollständigsein ein Therapieziel ist, dann besteht es in der Annahme von Verwundung *und* Heilung als den beiden Seiten der einen psychischen Wirklichkeit, des Selbst- und Körperbildes. Der Heilungsarchetypus stellt psychische Strukturen bereit, um in der Absurdität der Krankheit Bedeutung zu stiften, um die individuelle Erkrankung an das überpersönliche Geschehen von Krankwerden und Gesunden anzubinden.

Der heilende Prozess

Der Mensch ist im archetypischen Heilungsprozess auf eine Kooperation mit seinem *Inneren Heiler* angewiesen. In der Mobilisation beispielsweise von bettlägerigen Klienten werden die Patienten zur Kooperation eingeladen. Die dafür unerlässliche Motivation muss attraktiv gestaltet werden. Wenn dies nicht nur der alltägliche Gang auf dem Stationsflur ist, vielmehr am Beispiel der Tiergestützten Therapie ein erwartungsfreudiger Hund, der die Gehübungen begleitet, dann sprechen Therapeuten und Ärzte mit Hilfe der lebendigen Dialogbereitschaft des Tieres unmittelbar den *Inneren Heiler* des Patienten an. Der *Innere Heiler* muss mit dem *äußeren Heiler* (Ärzte, Therapeuten, Pfleger, Seelsorger) in Kontakt kommen, damit Heilung geschehen kann. Voraussetzung in diesem Fall ist selbstverständlich, dass der Patient die Begegnung mit dem Tier befürwortet.

Wenn wir von einem sich entwickelnden *heilenden Prozess* in der Interaktion, im Miteinander zwischen Mensch und Natur, Mensch und Mensch, bzw. Mensch und Tier sprechen wollen, so ist hier nicht gemeint, dass allein eine Begegnung zwischen Natur, Mensch und Tier eine Krankheit heilen, den Menschen von einem Leiden erlösen kann. Ein *heilender Pro-*

zess ist hier im Rahmen einer ganzheitlichen Entwicklung gemeint. Die durch die Begegnung mit der Natur, einem Menschen bzw. einem Tier herbeigeführten Impulse beeinflussen unsere körperlichen, seelischen, geistigen, sozialen und spirituellen Kräfte (s.a. Otterstedt, 2003).

Teamwork – eine Herausforderung für Arzt und Patient

Zürner/Beckmann (2000) beschreiben in einer Broschüre für die Deutsche Krebsstiftung ein förderungswürdiges Zusammenwirken zwischen Arzt und Patient. Sie nennen diese Zusammenarbeit *Teamwork* und beschreiben sehr erfahren die unterschiedlichen Rollen von Arzt und Patient. *Miteinander reden – einander verstehen* lautet die Überschrift zum Kapitel der Gesprächsführung, in dem die Vorbereitung und andere wichtige Aspekte nicht ausgespart bleiben. „Da die Sprache der Mediziner selten die der Patienten ist, verstehen diese ihren Arzt nicht und können sich ihm ihrerseits auch nur schwer verständlich machen. Ärzte könnten dem Betroffenen viel erklären, aber sie tun es häufig nicht oder nicht in angemessener Form und auch, weil drängende Fragen oft nicht gestellt werden. Die Patienten möchten respektiert werden und fühlen sich oft doch nur als *Fall* abgewickelt." Die Autoren weisen auch auf die mangelnde Ausbildung der Ärzte in Bezug auf Gesprächsführung hin. „Außerdem kommt das Thema *Gesprächsführung* in der Ausbildung des angehenden Arztes viel zu kurz: Die Mitteilung einer schwerwiegenden Diagnose, Gespräche mit unheilbaren Kranken, die umso mehr Hoffnung und Trost brauchen, sind (noch) nicht Bestandteil des Studiums und der Weiterbildung zum Facharzt. Oft sind Ärzte und Patienten in diesen schwierigen Situationen hilflos und sprachlos." Zürner/Beckmann (2000:5f) wollen mit ihrer Broschüre eine Vision aufzeigen, wie der Dialog zwischen Arzt und Patient optimal praktiziert werden könnte. Inwieweit auch der verbale Dialog sich von der nonverbalen Sprache und der Körperhaltung beeinflussen lässt, macht ein Zitat von Hildegard Knef in dem Film *Leben mit Krebs* der Deutschen Krebshilfe deutlich: „Der Stehende blickt auf den Liegenden und verfällt automatisch in die Babysprache." (Zürner/Beckmann, 2000:20) Anregungen zur konstruktiven Patient-Arzt-Kooperation, s.a. diverse Literatur von Loebel zur differenzierten Gesprächsführung zwischen Arzt und Patient sowie Geisler (2002).

Das Arzt-Patienten-Gespräch bzw. Gespräche zwischen Patienten und Pfleger/Therapeuten, werden in Patienten-Akten und Arzt-Briefen dokumentiert. Die Zusammenfassungen von Aussagen des Patienten und Beobachtungen der Begleiter haben einen hohen Anteil fachsprachlicher Formulierungen. Die Fachsprache Medizin bezieht sich primär auf den Wortschatz, wird aber oft verwechselt mit sprachlichen Angewohnheiten, die

sich nur mühsam wieder aus dem Sprachschatz ausgrenzen lassen. Arzt: „Wie hat der Blinddarm auf 216 die Nacht überstanden?“ oder Pfleger: „So, Frau Sommer, jetzt wollen wir aber auch mal aufstehen!“
Die folgenden Zitate stammen aus Patienten-Akten, Arztbriefen bzw. aus Teambesprechungen. Sie geben einen Einblick in eine Betrachtung der Beziehung zwischen *Sprache und Aufbau von Vertrauen.*

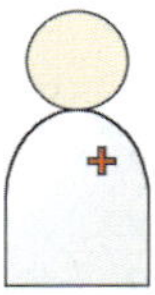

Bericht des Arztes:

„Herr M. meint, er habe die ganze Nacht nicht geschlafen. Er klagte am Morgen noch über Bauchschmerzen. Er betonte erregt, er hätte blutigen Sputum gehabt. Dies konnte so nicht bestätigt werden.“

Bericht eines anderen Arztes:

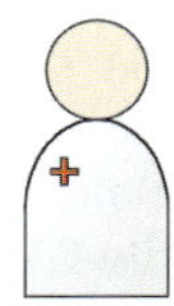

„Frau S. erzählte bei dem Aufnahmegespräch, sie habe beim Treppensteigen starke Schmerzen in den Beinen. Bei der Untersuchung konnten dafür keinerlei pathologische Veränderungen gefunden werden. Frau S. berichtete weiter, ihre Füße seien manchmal so dick, dass ihre Schuhe nicht mehr passen würden. Dafür waren bei der Untersuchung keinerlei Anzeichen erkennbar. Frau S. hat schnell gesprochen, hyperventiliert, mögliche psychosomatische Ursachen abklären lassen.“

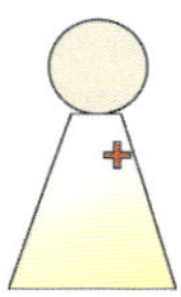

Bericht der Krankenschwester:

„Herr K. ist unkooperativ und weigerte sich am Morgen seine Tabletten zu nehmen. Er meinte, er hätte schon mal falsche Tabletten erhalten und wolle erst mit dem Arzt sprechen. Eine Schlaftablette zur Nacht“.

Welchen Eindruck hinterlassen diese Formulierungen auf Sie, wenn Sie einmal diese Zitate auch aus der Sicht des Patienten lesen? Fühlen Sie sich angenommen? Können Sie erkennen, welche Teile der Formulierungen Sie am meisten stören?
Medizinern, Therapeuten und Pflegern wird in ihrer Ausbildung überwiegend immer noch empfohlen, eine *emotionelle Distanz* zu dem Patienten aufzubauen. Dies soll ihnen helfen, sich nicht mit dem Leid des Patienten zu identifizieren, sich emotionell nicht von ihrer Arbeit ablenken zu lassen. Diese *emotionelle Distanz* wird besonders im verbalen, aber auch im nonverbalen Verhalten gegenüber dem Patienten deutlich. Das nonverbale Verhalten, beispielsweise *körperliche, geistige und mitfühlende Präsenz, Körperposition, Körperhaltung, Gestik, Mimik, Bewegungen*, etc., wurde umfangreich in dem Buch *Der nonverbale Dialog* (Otterstedt, 2005) beschrieben. Das verbale Verhalten zeigt an den hier dargestellten Beispielen, wie man z.B. mit Hilfe des Konjunktivs (er *schien* zu schlafen ...

oder sie meint, sie *könne* nicht gehen) die so genannte professionelle Objektivität herzustellen versucht. Es wird vorausgesetzt, dass der Arzt in der Patientenakte bzw. im Arztbrief nur den subjektiven Eindruck des Patienten aus einer scheinbar objektiven Perspektive wiedergibt. Argumentiert wird diese Notwendigkeit damit, dass das vom Patienten berichtete Empfinden naturwissenschaftlich nicht nachweisbar ist. Das Empfinden des Patienten kann nicht objektiviert werden, also werden diese Wahrnehmungen in Form des Konjunktivs notiert. Wenn wir aber davon ausgehen, dass Sprache unsere Emotionen und unser Verhalten miteinander beeinflusst, so gibt es sicherlich passendere Alternativen zwischen Arzt- und Klientenbeobachtung zu unterscheiden.

Die Patientin hat Osteomalazie und besitzt nur noch eine kurze Lebenszeit. Oder: *Auf dem Röntgenbild ist klar der Tumor zu sehen.* Obwohl sich diese und ähnliche Behauptungen viel zu oft als Interpretationsfehler mit verheerenden Folgen herausstellen, werden Vermutungen der Ärzte dem Patienten immer wieder als *objektive Realität* vermittelt. Beeinflusst von unbewussten sozialen Interaktionen (z.B. Sympathie gegenüber dem Patienten, Solidarität mit einem sozial gleichgestellten Patienten) sowie durch physische, psychische und mentale Belastung (z.T. auch durch fachliche Überforderung) ist die scheinbare Objektivität des Arztes zu oft nicht mehr als eine subjektive, ungesicherte Diagnose. Die vorschnelle, unprofessionelle Weitergabe derartiger Diagnoseaussagen versetzt Patienten v.a. darum in Sorge, weil diese nicht gesicherten Schlussfolgerungen des Arztes in eine Schein-Objektivität gekleidet werden, die der traditionellen Rolle des Arztes entspringt. Damit wachsen Angst, Hilflosigkeit und Ohnmacht des Patienten.

Die so genannte *Ausschlussdiagnostik*, wie sie viele Jahrzehnte mit der zunehmenden Technisierung der Medizin populär war, forderte von den Medizinern auf Grund der komplizierten Technik mehr die Bedienung von komplizierten Apparaten, denn die Sammlung von zwischenmenschlichen und kommunikativen Erfahrungen, die es dem Arzt erlauben würden, sich zunächst einmal zu fragen: *Was möchte der Patient mir mitteilen?* Ohne diese Kompetenz zwischenmenschlicher Kommunikation wurden viele Mediziner, Therapeuten und Pfleger oft nur noch auf – wenn auch hoch qualifizierte – Bediener von technischen Geräten reduziert.

Erst wenn wir als professionelle Begleiter wahrnehmen und erkennen, welches Leid, welche Bedürfnisse hinter den Worten und hinter dem Handeln des Patienten stehen, können wir ihm helfen. Berichte im Konjunktiv stammen aus einer distanzierten Wahrnehmung des Patienten sowie einer distanzierten Wahrnehmung unseres Selbst. Erst wenn wir uns trauen unsere Gefühle wahrzunehmen, können wir erkennen, wann diese Gefühle uns auch mal einen Streich spielen. Dieses immanent Menschliche zu verdrängen, hieße die Chance zu vergeben, den Patienten mit seinem Leid und seinen Bedürfnissen annehmen zu können, ihn auf Grund unserer fachlichen und kommunikativen Kompetenz professionell zu begleiten.

Meinen wir allerdings, dass eine *professionelle Distanz* mit Hilfe des Konjunktivs aufrecht zu halten sei, wird die Berichterstattung durch Irritationen, Missverständnisse und reale Fehler für eine objektive Dokumentation unbrauchbar. Dies führt beispielsweise in Studien so weit, dass unreflektiert statistische Parameter angewendet werden, die entsprechend der Prozentzahlen vom halben und zweidrittel Mensch reden.

Da wo wir den Menschen nicht mehr wahrnehmen,
wird unser Handeln leer.
Dies betrifft die Wahrnehmung eines Mitmenschen,
wie auch unser eigenes Sein.

Die oben dargestellten Berichte der Ärzte und der Krankenschwester sind auch im Vergleich zu den Gedanken und Äußerungen der Patienten *nach* der Begegnung mit Arzt/Krankenschwester interessant. In diesen Berichten aus der Sicht der Betroffenen zeigt sich, wie unterschiedlich die angesprochenen Probleme und Bedürfnisse bewertet werden.

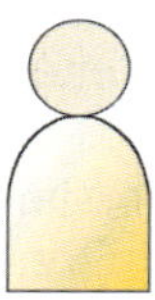

Gedanken von Herrn M.:

„Also, der Arzt hat gar nichts untersucht und trotzdem einfach gemeint, das Blut kommt wohl vom Zähneputzen ..."

Gedanken von Frau S.:

„Der Arzt hat mich gar nicht angesehen, auch nicht, als ich ihm von den Beinschmerzen erzählte. Vielleicht war er mit den Gedanken ganz woanders, bei einem Patienten, der vielleicht viel schlimmer dran ist als ich? ... Hätte ich besser warten sollen, bis er mich nach meinen Beschwerden fragt? ... Ich glaube, er hat mir auch nicht geglaubt, dass manchmal die Füße so stark anschwellen ..."

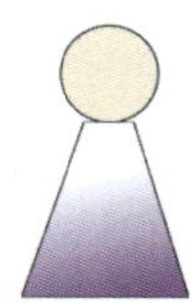

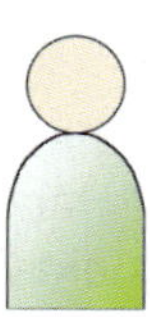

Gedanken von Herrn K.:

„Das waren wahrscheinlich wieder einmal Tabletten für einen anderen Patienten und die Schwester wusste wohl gar nicht, was für Tabletten das sind und wofür ich die einnehmen sollte. Na ja, es war ja auch eine andere Schwester, die in der Nacht die Tabletten eingeteilt hatte. Aber so etwas darf doch einfach nicht passieren. Gut, dass ich mich noch kräftig fühle, das zu bemerken. Muss einfach noch besser aufpassen. – Zu Hause kann ich mich vielleicht besser erholen ... Und das mit dem Traum hätte ich vielleicht doch nicht erzählen sollen. Der denkt jetzt wahrscheinlich, dass ich nicht ganz richtig im Kopf bin ... Hoffentlich kann ich nächste Nacht ohne diesen Traum schlafen ... Vielleicht probier' ich mal eine Schlaftablette?"

Welche Empfindungen kamen Ihnen beim Lesen? Versuchen Sie diese drei Aussagen noch einmal zu lesen, da Sie nun bereits den Inhalt der Aussagen kennen, lassen Sie noch einmal die Art der Schilderung der Verhaltensweisen auf sich wirken. Welcher Patient traut bzw. misstraut dem medizinischen und pflegenden Personal?

Diese Beispiele zeigen, wie viele Missverständnisse aus der sog. *professionellen Distanz* entstehen können. Herr M. wird unsicher, ob er Ärzten, die einfach ohne Untersuchung ihre Meinung äußern, noch trauen kann. Hier hätte geholfen, wenn der Arzt gesagt hätte: „Ich kann mir vorstellen, Herr M., dass bei den Bauchschmerzen die Sie haben, Blut erschrecken kann. Ich denke, wir sollten das im Auge behalten. Schauen Sie mal, ob das Blut verstärkt nach dem Zähneputzen auftritt, und wir stellen Ihnen ein Röhrchen hin, wo Sie das Blut dann einfach hineinspucken können ..." So könnte der Patient sich mit seinen Sorgen angenommen fühlen. Mit dem Hinweis *Zähneputzen* erhält der Patient aber auch die beruhigende Alternative, dass das Blut nicht unbedingt etwas Schlimmes (z.B. Magenbluten) bedeuten muss. Mit der Bitte um ein individuelles Maß an Mitarbeit (Beobachtung des Auftretens von Blut, Sputum-Röhrchen füllen) zeigt der Arzt, dass er den Patienten als kompetent einschätzt und ihm ein Stück Verantwortung überlässt.
Frau S. ist durch die offensichtlich geminderte Wahrnehmung des Arztes schwer verunsichert. Dass der Arzt nicht einmal einen Blickkontakt zu ihr aufgebaut hat, hat sie so sehr irritiert, dass sie sich in ihrem Leid, ihren Beschwerden nicht angenommen fühlt. Dieses nicht Angenommensein ist eine schwere seelische Verletzung, findet sie doch in einer Situation statt, wo Frau S. durch ihre Erkrankung bereits körperlich und seelisch erschöpft ist, daher sensibel auf Verhaltensweisen reagiert. So ist es nicht verwunderlich, dass Frau S. instinktiv ein Argument für das unangemessene Verhalten des Arztes zu finden versucht: ein Patient, der schwerer erkrankt ist, ist für Frau S. ein akzeptabler Grund, die Nichtbeachtung des Arztes zu ertragen. Hierbei ist nicht entscheidend, ob es so einen anderen Patienten gibt. Der fiktive Patient hilft Frau S. in diesem Moment ihre Enttäuschung und die seelische Verletzung zu ertragen. Frau S. geht sogar so weit, dass sie bereits eingeübte Verhaltensmuster verstärkt: Sie bezieht das Fehlverhalten des Arztes auf ihr eigenes Verhalten. Frau S. sucht die Schuld des misslungenen Dialoges in ihrer eigenen Person. Das Verhalten dieses Arztes ist fatal und kommt v.a. gegenüber chronisch kranken,

womöglich nicht therapierbaren, daher besonders verunsicherten Patienten leider gar nicht so selten vor. Da die Empfehlung *sich nicht emotionell auf den Patienten einzulassen* in der Betreuung dieser Patientengruppe nur schwer zu verwirklichen ist, kann eine *professionelle Distanz* von Ärzten, Therapeuten und Pflegern oft nur noch durch Missachtung von Kontakt, Meidung von Blickkontakten, Abwenden und Abwesenheit (seltene Visite, seltene Hausbesuche) realisiert werden. Ein schwer kranker Patient: „Ich merke immer, wenn sich mein Gesundheitszustand weiter verschlechtert hat, die Ärzte und Schwestern kommen immer seltener in mein Zimmer." Eine zunehmende Distanzierung und ein Abwenden vom Patienten, erleichtert den Begleitern aber keineswegs ihre Beziehung zu dem Patienten. Es kostet sie sogar zusätzliche Kraft.
Die Reaktion des Arztes auf die Äußerungen von Herrn K., haben den Patienten ebenfalls so verunsichert, dass er sein eigenes Verhalten, den Sinn des Aufenthaltes im Krankenhaus anzuzweifeln beginnt. Vor allem die ärztliche Reaktion auf die Erwähnung seines Alptraums verursacht beim Patienten Befürchtungen, dass man ihn als psychisch krank einschätzen könnte. Um dies für die Zukunft zu vermeiden, vielmehr aber auch, um keine ähnlichen Träume noch einmal erleben zu müssen, überlegt der Patient sogar, sich eine Schlaftablette geben zu lassen. Hier zeigt sich, dass der Patient durch das Verhalten des Arztes so beunruhigt wurde, dass er sogar Medikamente nehmen würde, die keine Lösung des von ihm durch den Traum angesprochenen Problems (Unruhe, Angst) bieten würden.
Herr K. hätte einen Arzt benötigt, der ihm die nötige Information zu den neuen Tabletten gegeben hätte. Vor allem aber hätte der Arzt dem Patienten anbieten sollen, dass er später am Tag einmal bei ihm für ein Gespräch vorbeikommen würde. In diesem Gespräch kann der geübte Arzt dann einfühlsam das Gespräch auf den Alptraum lenken. Vorteilhaft ist es, wenn der Arzt seinen Besuch zeitlich in etwa festlegen kann, damit die Patienten nicht den ganzen Tag in Hochspannung auf den Besuch warten. Und wenn der Termin nicht einzuhalten ist, dann sollte der Patient dies noch vor dem Abend erfahren. Üblich ist leider immer noch, dass die Patienten mit sich ringen und irgendwann endlich eine Schwester fragen, ob der Arzt noch so viel Arbeit hat? *Der ist schon vor ein paar Stunden nach Hause gegangen.* Solch ein Verhalten kostet Kraft und Vertrauen. Es ist nicht verwunderlich, wenn der Patient erschöpft und enttäuscht verstummt und die Lebenslust verliert. Dies alles kann verhindert werden mit einem kleinen menschlichen Zeichen: „Entschuldigen Sie, dass Sie nun den ganzen Tag warten mussten und nun muss ich doch schon fort. Wäre es Ihnen recht, wenn ich morgen auf Sie zukomme?"

Wir können ahnen, welche Not hinter dem Leid und der Angst der Patienten steht, wenn die Begleiter nicht zu einem wahrhaftigen Dialog mit dem

Patienten finden. Viele Patienten erfahren auf direktem Weg (Lesen der Akte, des Arztbriefes) oder auf indirektem Weg (Hausarzt berichtet aus dem Arztbrief) von den im Konjunktiv formulierten Aussagen. Und hier wird der Patient nicht den Konjunktiv als *professionelle Distanz* erfassen, sondern allein als Ausdruck dessen, dass man ihm nicht zugehört hat, seine Meinung uninteressant ist, man ihn missversteht und ihm keinen Glauben schenkt. *Keinen Glauben schenken.*
Nun könnte man entgegnen, dass diese Berichte in Patienten-Akte und Arztbrief eben gar nicht für den Patienten bestimmt seien. Da aber immer weniger Ärzte koordinierende und beratende Hausärzte sein wollen oder aus wirtschaftlichen, organisatorischen Gründen sein können, ist der Patient inzwischen gezwungen, Facharztbesuche zu planen, seine Arztunterlagen selbstständig vorzubereiten und Krankenhausaufenthalte anzumelden. Patienten müssen heutzutage informiert sein, was in den Arztunterlagen steht, denn sie werden nach vorangegangenen Behandlungen und Medikamenten gefragt, nach Entwicklungen ihrer Erkrankung etc. Patienten von heute lernen auch die Fachsprache Medizin, aber gerade weil sie selber betroffen sind, stehen nicht objektive Formulierungsversuche im Vordergrund, vielmehr anteilnehmendes Verhalten des medizinischen und pflegenden Personals. Der Patient muss heute eine Ambivalenz leben. Zum einen soll er emanzipierter Gesprächspartner für die Ärzte und Therapeuten sein, auf der anderen Seite verhindert dieses Verhalten oft gefühlvolle Äußerungen und emotionelle Gesprächsinhalte. Je mehr der Arzt die Rolle des objektiven Berichterstatters dem Patienten abringt, je weniger wird der Arzt mit den Emotionen und subjektiven Wahrnehmungen des Patienten konfrontiert. Dem Patienten mutet man zu, in einer kritischen Lebensphase (Schmerzen, Ängste vor Invalidität, Schwachsein, soziale Folgen) zusätzliche Kräfte zu mobilisieren, damit er eben dieser Rolle gerecht wird. Da aber die Emotionen des Patienten und andere subjektive Wahrnehmungen für eine umfassende Diagnose wichtig sind, könnten professionelle *Patientenbegleiter* (s. Modell *Patientenbegleiter*) auch in Kliniken hilfreich sein.

Der Glaube, dass der Arzt, die Therapeuten, die Pfleger sich sorgen, die Wahrwerdung dieses Glaubens ist für den *Nesthocker Mensch*[14] von elementarer Bedeutung: *Wenn ich aufrichtig alles erzähle, dann hilft der Helfer mir.* Wenn aber jener *Helfer* scheinbar dem Patienten nicht glaubt, dann verliert der Patient das Vertrauen zum Helfer, schlimmer noch: Patienten mit wiederholten Erfahrungen der Missachtung, verlieren das Vertrauen zum Helfer, zu sich selber (*Vielleicht bin ich ja gar nicht krank.*

[14] Den in Geborgenheit und im Schutz der Familie aufwachsenden Menschen nennt die Verhaltensforschung *Nesthocker*, da diese zu den Lebewesen, die im Nest heranwachsen, gehören (Gegensatz zu *Nestflüchtern*).

Vielleicht bilde ich mir das ja nur ein.) und nicht selten ist auch das Vertrauen in die Geborgenheit durch einen transzendenten Geist (je nach Religion, z.B. Gott) durch menschliche Irritationen und menschlichen Zweifel stark erschüttert. Aber ohne das Vertrauen in seine *Macht* wird es auch dem transzendenten Geist schwer, zu helfen. So hilft in unserer hochtechnisierten Medizin nicht die Technik allein: Wenn der Patient die helfenden Methoden nicht verstehen und akzeptieren kann, fällt es ihm auch schwer an den Heilungsprozess zu glauben und an ihm mitzuwirken.

Arzt, Therapeuten, Pfleger und Begleiter haben die Aufgabe, gemeinsam mit dem Patienten eine Heilung im Sinne einer Verbesserung der Lebensqualität zu erzielen. Dies kann aber nur dann gelingen, wenn der Patient in die Professionalität der Ärzte, Therapeuten und Pfleger Vertrauen hat, sich im Rahmen der Diagnostik und Therapie verstanden und geborgen fühlt. Eine Anzahl wichtiger nonverbaler und verbaler Zeichen gehören dazu dieses Vertrauen zu schaffen: Blickkontakt, Körperhaltung, Nähe-Distanz, Respekt vor dem Intimbereich des Patienten, Wahrnehmen der Not des Patienten, Fragen und Erkennen, mitfühlendes Annehmen des Leids des Patienten. Erst durch diese dialogische Kompetenz ist es den Begleitern möglich, auch mit Hilfe ihrer Professionalität Vertrauen zum Patienten aufzubauen.

Im Folgenden werden Ihnen einige Aussagen über Arzt/Pfleger-Patienten-Begegnungen präsentiert. Wie wirken diese Formulierungen auf Sie? Wer hat zu wem Vertrauen? In welcher Rolle würden Sie Vertrauen zum Gegenüber entwickeln können?

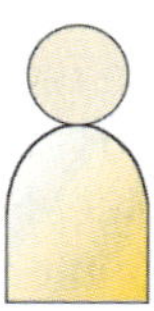

Bericht eines Patienten über einen Arzt bei einer Ultraschall-Untersuchung des Bauches:

„Ich lag auf einer schrägen, kalten Liege in einem dunklen Raum. Plötzlich kam jemand herein, den ich nicht sehen konnte. Dann spürte ich das kalte Gel. Es sollte nach einem Tumor in meinem Bauch gesucht werden. Es fuhr über meinen ganzen Bauch und unterbrach manchmal verharrend an einer Stelle. Unsicher kehrte das Ding immer wieder an bestimmte Stellen zurück. Die Untersuchung war wohl beendet, denn ich hörte die Tür wieder aufgehen: ‘Sie sind fertig!’ Er hatte vielleicht woanders einen kränkeren Patienten zu versorgen ...?“

Bericht eines Patienten über eine Ärztin bei Visiten:

„Die Ärztin schien nervös weil heute der Oberarzt die Visite begleitete. Er kam zu uns ans Bett und schien sich einschmeicheln zu wollen, setzte sich sogar auf die Bettkante und fragte erst dann, ob er sich setzen dürfte. Die Ärztin berichtete über die Patienten, während der Oberarzt wohl müde war, denn er

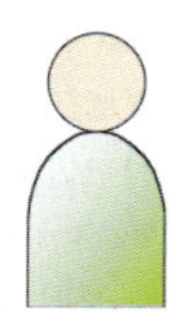

hatte seine Lider geschlossen. Ab und zu brummte er und griff kräftig die Hand zum Abschied."

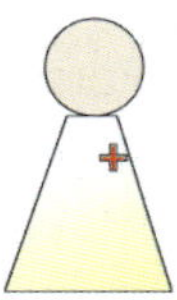

Bericht einer Angehörigen über eine Krankenschwester:

„Sie ist aber auch jung! Und in dem Alter gleich schon eine so schwere Aufgabe. Die Beine von Mutter sind so geschwollen, haben offene Wunden und das Stöhnen beim Umbetten geht einem durch Mark und Bein. Es wäre schön, wenn sie bald gehen könnte, die Mutter, nicht das Mädchen. 'Stör' ich Sie?' fragte sie mich. Wollte sie vielleicht möglichst schnell aus diesem Zimmer, wo die Situation für eine so unerfahrene Schwester bestimmt sehr bedrückend ist. Wo sind denn ihre Kollegen? 'Sie haben mich geschickt', sagt die junge Schwester. (Kann sie Gedanken lesen?) Sie sei als Hospizschwester ausgebildet und – wenn sie mich nicht stören würde – wäre sie gerne bei meiner Mutter."

Die hier dargestellten Aussagen zeigen, dass die Begegnung zweier fremder Menschen in einer nicht alltäglichen, oft auch kritischen, existenziellen Situation nur mit Lebenserfahrung und Phantasie zu meistern ist, v.a. dann, wenn einer der beiden sich nur ungern mitteilt. In diesem Fall muss der Patient seine Phantasie einbringen: Was könnte der Arzt mit seiner Mimik, seinem Verhalten wohl meinen? Unterlässt der Arzt grundlegende Höflichkeitsregeln, wie das sich Verabschieden, dann ist das Gegenüber genötigt diese Lücke mit seiner Phantasie zu füllen. Der Patient nimmt an, der Arzt müsse zu einem Notfall, weil dies allemal angenehmer ist, als sich einzugestehen, dass es dem Arzt ganz egal ist, ob er sich beim Patienten verabschiedet hat oder nicht. Würde der Patient sich dies eingestehen, wäre es für ihn äußerst schwer, den Grund dieses unhöflichen Verhaltens nicht mit seiner eigenen Person oder mit dem Ergebnis der Untersuchung in Verbindung zu bringen.

Der Oberarzt inszeniert seinen Auftritt mit einer dramatischen Steigerung. Dass die Stationsärztin nur die Stichwortgeberin in diesem Theaterstück ist, ist zusätzlich beschämend. Die steile, vertikale Hierarchie unter den Medizinern lässt derartige Rituale zu. Die meisten Ärzte denken nur: *Bald habe ich meinen Facharzt, werde Oberarzt und muss mir dies nicht mehr gefallen lassen.* So wird den Patienten aber immer wieder dieses antiquierte hierarchische Verhalten präsentiert, mit dem sie überfordert sind, denn sie finden in diesem Schauspiel ihre eigene Rolle nicht. *Wann kann ich jetzt meine Frage stellen? Die reden in ihrem Kauderwelsch immer noch über mein Bett hinweg. Und ich würde gerne endlich die Laborwerte wissen. Oder ist das für eine Oberarzt-Visite zu banal?* Der Patient wird in die Rolle des Zuschauers gezwungen, der am Ende applaudierend die Oberarzt-Visite brav mit einem Gruß verabschieden darf. Wenn dann der Oberarzt einen kräftigen Händedruck offeriert, kommt dies einer besonderen Anteilnahme gleich. Irritierend ist nur, dass der Oberarzt immer dann zum Leben erwacht, wenn der Abschied naht.

Das befremdliche Verhalten des medizinischen und pflegerischen Personals führt immer wieder dazu, dass sogar selbstbewusste Menschen in der sensiblen Lebensphase des *Krankseins,* zunächst den Grund für ein merkwürdiges Verhalten erst bei sich selbst suchen. Da wo man es erst lernt, mit einer Krankheit zu leben, möchte man, dass der Samariter, der Helfer nicht übermenschlich ist, aber menschlich, mit-menschlich anteilnehmend, mitfühlend. Dies würde schon reichen. Ein wenig prosaischer ausgedrückt: Ein gutes Dienstleistungsangebot würde mehr überzeugen und Vertrauen schaffen.

Besonders stark werden Patienten und ihr seelisches Gleichgewicht im Stadium der Diagnostik beansprucht. Ärzte, Pfleger, Therapeuten, Verwaltungsmitarbeiter und auch Reinigungspersonal verbreiten nicht selten ungesicherte Diagnosen. Diese voreiligen Aussagen (weit entfernt von einer professionellen Objektivität) stürzen die Patienten und ihre Familien oft in lebensbedrohliche Krisen, v.a. dann, wenn Vermutungen geäußert werden, eine schwere Krankheit sei entdeckt bzw. wieder neu ausgebrochen oder der Patient sei gar *austherapiert*, müsse nach Hause gehen, solle seine letzten Dinge regeln. Patienten, die sich drei und mehr Sterbeprophezeiungen anhören mussten sind nicht selten. Wenn *geübte* Patienten auf eine solche voreilige Aussage gelassen reagieren, versuchen manche Ärzte und Therapeuten den Patienten von seiner hoffnungslosen Situation und einem nahen grausamen Tod in bildhaften Schilderungen zu überzeugen. „Und essen Sie ab sofort keine Schokolade mehr!“ Auch wenn hinter dieser Aussage eine verzweifelte Ärztin stand, die entschlossen war, den Patienten vom Unheil zu überzeugen. Die Aussagen der Ärzte sind selten amüsant, nicht den Tod versüßen wollen sie, vielmehr steht bei ihnen möglicherweise ein dringendes Bedürfnis im Vordergrund: die Zurückgewinnung des passiven Patienten, der ohne Bedenken und Hinterfragen dem Arzt vertraut.

Gibt es sein Vertrauen ohne mein Vertrauen in sein Sein?

Vertrauen schenkt Vertrauen. Vertrauensvoll legen sich die Patienten in die Klinik, lassen schmerzhafte, anstrengende, angstmachende Diagnostik über sich ergehen, sie sagen sich *Das wird schon seinen Sinn haben!* Die Patienten akzeptieren vertrauensvoll die angebotene Therapie, auch wenn sie unangenehm ist, belastend, erschöpfend, das eigene äußere und innere Selbstbild angreift, verändert.

Die zunehmende·Technisierung der Medizin fordert von den Medizinern ein hohes Maß an Eigeninitiative in der beruflichen Weiterbildung. Der zwischenmenschliche Bereich wurde in der Aus- wie in der Weiterbildung ausgeklammert oder minimiert. Die ehemaligen *Halbgötter in Weiß* sind zu hochqualifizierten Ärzten der Medizintechnik geworden. Die Abhängigkeit von der Technik führt die Mediziner in die Irre, lässt den unmittelbaren Kontakt zum Mitmenschen *Patient* nicht zu. Ein Scanner, ein elektronischer Stift, ein Schlauch, eine Nadel oder anderes Zubehör der Medizintechnik wirkt als Brücke zwischen Patient und Gerät. Der Arzt wird so zum Handlanger der Technik. Befindet sich wie bei Computertomographie und Kernspintomographie das medizinische Personal in einem anderen Raum als der Patient, fehlt jeglicher persönliche Zugang zum Patienten. Die Mensch-Menschkommunikation ist hier auf ein Notfallmikrophon reduziert. Der Mensch an sich wird scheibchenweise auf einem Computer analysiert und besprochen.

Diese distanzierte Art der Patientenbegegnung führt zu unzähligen voreiligen Diagnosen, die sich im Gespräch mit dem Patienten oft schnell als falsch herausstellen. Nicht zu unterschätzen ist die Zeitspanne zwischen voreiliger Diagnose und Richtigstellung, denn in dieser Zeit wirkt die oft lebensbeeinflussende Prognose. Da die meisten Menschen keine Angst vor dem Sterben haben, aber das *Wie* fürchten, spricht eine voreilige Diagnose mit schlechter Prognose genau diese unterschwelligen Ängste der Patienten an. Eine schnelle Datenübertragung der Diagnoseergebnisse an den koordinierenden (Haus-)Arzt würde ein vertrauensvolles Gespräch zwischen Hausarzt und Patient fördern. Dieser Arzt kennt seinen Patienten, kann sensibel auf seine Bedürfnisse eingehen und wird den richtigen Zeitpunkt erkennen, wann der Patient was erfahren möchte.

Ein Vertrauen zwischen Menschen entwickelt sich in der Regel in einem Zeitraum des gemeinsamen Erlebens. Günstig ist sicherlich, wenn man einen Hausarzt hat und diesem nach und nach seine Bedürfnisse, Ängste, Sorgen und Freuden mitteilen kann. Sie werden diesen Arzt mit seinen Vorzügen, Fehlern und Liebenswürdigkeiten ebenso kennen lernen, wie seine Professionalität als Arzt. Das Dilemma zwischen *professioneller Objektivität* wird ein Hausarzt aber nur mit einem *professionellen medizinischen Einsatz* und einer *mitfühlenden Anteilnahme* lösen können. In diesem Punkt wären die Allgemeinärzte, die Hausärzte Vorreiter und Vorbild einer neuen Generation von Ärzten, Therapeuten und Pflegern.

***Vertrauen kann nur der vom anderen verlangen,
der Vertrauen in den anderen spürt.***

6. Die vielfältigen Möglichkeiten der Kommunikation mit Schwerkranken

Dr. phil. Carola Otterstedt im Gespräch mit Dr. phil. Stefanie Böttger, Neuropsychologin

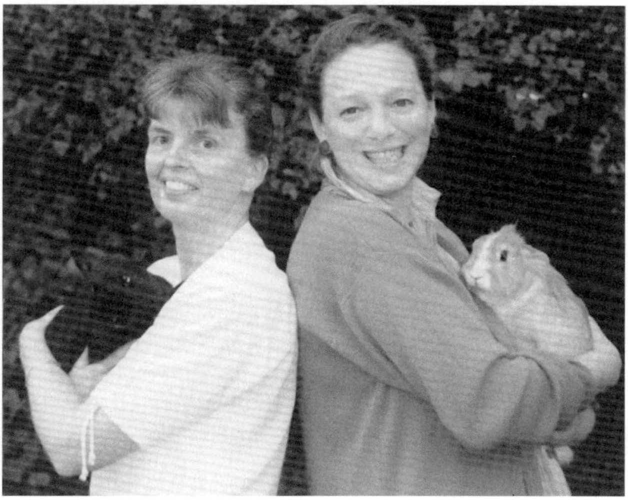

Abb. 54: Die leitende Neuropsychologin der Neurologischen Frühreha-Station eines Münchener Krankenhauses, Frau Dr. Stefanie Böttger (links), bat die Autorin und Referentin für Tiergestützte Therapie, Frau Dr. Carola Otterstedt um Unterstützung in der Realisierung des Projekts Tiergestützte Therapie mit Kaninchen für die Neurologische FrühReha.

Dr. Carola Otterstedt: Frau Dr. Böttger, Sie sind Neuropsychologin in einer Neurologischen Frührehabilitation in einem Münchener Krankenhaus. Welche Aufgaben gehören zu Ihrer Tätigkeit?

Dr. Stefanie Böttger: Die Neuropsychologie befasst sich allgemein mit der Bedeutung des Gehirns für die geistigen, seelischen und sozialen Leistungen eines Menschen. Der Neuropsychologe in der Klinik untersucht und behandelt Störungen dieser Funktionen bei Patienten mit neurologischen Erkrankungen, z.B. nach einer Schädel-Hirn-Verletzung oder einem Schlaganfall.

Für die leichter betroffenen Patienten in einer weiterführenden Rehabilitation steht eine Vielzahl von Methoden für die Arbeit mit den höheren geistigen Leistungen zur Verfügung, z.B. standardisierte Gedächtnistests oder Sprachtrainingsverfahren. Die schwer betroffenen Patienten in der Neurologischen Frührehabilitation sind jedoch meist nicht in der Lage, mit diesen Verfahren zu arbeiten. Für sie werden spezielle Ansätze benötigt, mit deren Hilfe grundlegende Funktionen wie Wahrnehmung, Kommunikationsfähigkeit, Orientierung und seelische Verfassung beurteilt und gefördert werden. Hierzu verwenden wir z.B. Berührungsreize wie Stofftiere, Alltagsgegenstände, Photos von Familienangehörigen, Abbildungen von Hobbys wie dem Garten und die persönliche Ansprache. Diese Verfahren setzen wir anfangs am Bett und im weiteren Verlauf, wenn der Patient im Rollstuhl sitzen kann, auf der Station, im Therapieraum und im Park des Krankenhauses ein.

In der Frührehabilitation sind auch die Angehörigen der Patienten eine wichtige Zielgruppe für den Neuropsychologen. Sie vermitteln wesentliche Informationen über den Patienten und wirken beratend und aktiv bei der Therapie mit. Zudem benötigen sie oft selbst therapeutische Unterstützung in ihrem Schock, ihrer Angst und ihrer Trauer über die schwere Erkrankung des Patienten.

Die vielschichtige Arbeit für die Frührehabilitations-Patienten kann nur in einem interdisziplinären Team geleistet werden. In unserem Team wirken Ärzte, Pflegekräfte, Physiotherapeuten, Ergotherapeuten, Logopäden, Neuropsychologen, Seelsorger und Sozialpädagogen zusammen.

Über die Frührehabilitation hinaus umfasst meine Tätigkeit den Konsildienst für die Schlaganfall-Spezialstation (Stroke Unit), die neurologische Intensivstation, die neurologischen Akutstationen, die neurologische Tagesklinik und fallweise die kardiologischen Stationen. Hierbei geht es um die diagnostische Einschätzung und Beratung für die weitere Behandlung.

Dr. Carola Otterstedt: Sie begegnen tagtäglich Menschen, die auf Grund einer Krankheit, z.B. eines Schlaganfalls oder eines Unfalls, Einschränkungen ihrer Sinneswahrnehmungen und ihrer Ausdrucksmöglichkeiten erleben. Können Sie uns Ihre Patientengruppe etwas beschreiben?

Dr. Stefanie Böttger: Wir behandeln überwiegend Patienten, die einen Schlaganfall erlitten haben, jedoch auch Patienten mit anderen Erkrankungen, z.B. einer Schädel-Hirn-Verletzung nach einem Unfall, entzündlichen Erkrankungen des Gehirns, einem Gehirntumor oder einem Sauerstoffmangel im Gehirn nach einem Herzstillstand.

Bei den älteren Schlaganfallpatienten sind tendenziell mehr Frauen, bei den jüngeren Patienten mit den anderen Erkrankungen tendenziell mehr Männer vertreten. Damit ist die Altergruppe angesprochen: Wir behandeln überwiegend Patienten mit 60 Jahren oder älter. Gelegentlich betreuen wir auch sehr junge Patienten. Der jüngste Patient mit einem Schlaganfall, den ich kannte, war 17 Jahre alt. Vom sozialen Hintergrund her sind alle Schichten vertreten.

Die älteren Patienten haben häufig internistische, kardiologische oder orthopädische, zum Teil auch onkologische Vorerkrankungen. Viele Patienten haben somit bereits Krankheitserfahrung und auch Krankenhauserfahrungen. Erstaunlicherweise berichten aber auch ältere und alte Patienten, dass sie noch nie ernsthaft erkrankt waren und daher auch noch nie in einem Krankenhaus behandelt werden mussten; sie erleben diese Situation jetzt zum ersten Mal. Aus der Erfahrung heraus, immer gesund und selbständig gewesen zu sein, fällt es diesen Patienten besonders schwer, sich auf einmal in einer abhängigen Position zu befinden.

Vom Familienstand her sind die alten Patienten häufiger alleinstehend bzw. verwitwet. Viele ältere Patienten haben aber auch wieder einen neuen Lebensgefährten gefunden. Bei den jüngeren Patienten haben sehr viele eine eigene Familie. Ihre Angehörigen sind in den meisten Fällen sehr bemüht, sich um den Patienten zu kümmern. Jüngere Patienten haben in der Regel auch einen weiteren Freundeskreis und dadurch einen größeren Besucherkreis.

Dr. Carola Otterstedt: Woher kommen Ihre Patienten, was erleben sie auf der Neurologischen Frührehabilitation und wohin entlassen Sie Ihre Patienten?

Dr. Stefanie Böttger: *Frührehabilitation* heißt, dass die therapeutische Behandlung so früh wie möglich nach Eintritt des akuten Krankheitsereignisses einsetzt. Wir übernehmen die meisten Patienten aus dem eigenen Hause, von der Schlaganfall-Spezialstation, von der neurologischen Intensivstation oder von einer der neurologischen Akutstationen. Etwa ein Zehntel unserer Patienten kommt aus anderen Krankenhäusern.

Die Frührehabilitation dauert auf unserer Station im Durchschnitt vier Wochen. Bei einer langdauernden, jedoch positiven Entwicklung fördern wir die Patienten individuell auch über eine längere Zeitdauer, gelegentlich bis zu zwei oder drei Monaten. Nach erfolgreich abgeschlossener Frührehabilitation sind unsere Patienten zu etwa einem Drittel in alltagspraktischen Bereichen selbständig, das heißt sie können sich mit Hilfe vom Bett in einen Stuhl umsetzen, im Bad zurecht kommen, ihre Mahlzeiten einnehmen, sich im Rollstuhl vorwärts bewegen, mit Unterstützung gehen und eventuell Treppen steigen. Zu etwa zwei Drittel benötigen sie hierbei jedoch noch Hilfestellungen.

Wenn diese Schnittstelle erreicht ist, werden die Patienten in eine weiterführende Rehabilitations-Klinik verlegt. Dies kann eine neurologische oder auch eine geriatrische Rehabilitations-Klinik sein. Wenn die Patienten die hierfür notwendigen Voraussetzungen nicht erreichen, müssen sie in die privathäusliche Pflege bzw. in eine Pflegestation, das heißt in den meisten Fällen in ein Pflegeheim verlegt werden.

▶ Ursachen der Kommunikationsstörungen

Dr. Carola Otterstedt: Welche Ursachen haben die Kommunikationsstörungen bei den von Ihnen und Ihren Kollegen betreuten Patienten?

Dr. Stefanie Böttger: Die Ursachen für die Kommunikationsstörungen liegen in den verschiedenen Diagnosen unserer Patienten. Dies sind beispielsweise Schlaganfall (Apoplexia cerebri), kombinierte Verletzung von Schädel und Gehirn (Schädel-Hirn-Trauma) durch Unfallverletzung, Hirntumor, entzündliche Erkrankungen der Hirnhaut oder des Hirngewebes (Meningitis bzw. Encephali-

tis), andere entzündliche Erkrankungen des Gehirns bzw. des peripheren Nervensystems (z.B. Polyneuropathie) oder Sauerstoffmangel im Gehirn nach einem Herzstillstand (Hypoxie).
Patienten nach einem Schlaganfall bilden auf unserer Station die Hauptgruppe.

Die Einschränkungen der Sinneswahrnehmungen, die sich auf die Kommunikationsfähigkeit auswirken, sind zunächst im Bereich der Wachheit und dem Bewusstsein der Patienten begründet. Wenn die Patienten auf unsere Frührehabilitation kommen, ist die Wachheit oft noch gemindert bzw. wache Patienten sind noch ohne Bewusstsein. Damit sind die Kommunikationsmöglichkeiten grundsätzlich eingeschränkt.

▶ Vorbereitung der Kommunikationsaufnahme

Dr. Carola Otterstedt: Die Mehrzahl Ihrer Patienten verbringt viele Stunden am Tag im Bett liegend. Welche Wertigkeit hat die Lagerung des Patienten für die Kommunikation?

Dr. Stefanie Böttger: Die Lagerung ist ein wichtiger Aspekt im Rahmen der Kommunikation. Wollen wir mit einem Patienten gut kommunizieren, müssen wir dafür sorgen, dass er sich so wohl wie möglich fühlt; vor allem muss er durch eine optimale Lagerung eben in der *Lage* sein, all die ihm möglichen Kommunikationselemente einzusetzen. Beispielsweise ist es lagerungsabhängig, inwieweit Augenbewegungen möglich sind und ihre Signale erkannt werden können. Aufgrund einer ungünstigen Lagerung weichen die Augen gelegentlich spontan nach einer bestimmten Richtung ab und können nicht gezielt eingesetzt werden. Auch ist es individuell abhängig, ob eine Verständigung erfolgreicher im Liegen oder im Sitzen stattfinden kann. Manche Patienten sind im Sitzen wacher und verfügen über mehr Bewegungsmöglichkeiten als im Liegen. Allerdings ist das Sitzen für manche Patienten noch so anstrengend, dass alle Kräfte allein hierfür benötigt werden und keine weiteren Reserven vorhanden sind. In diesen Fällen gelingt eine Verständigung im Liegen besser als im Sitzen. Es ist auch durchaus möglich, dass man im Liegen ein anderes *Ja*-Signal verwendet, z.B. mit den Augen nach oben schauen, als im Pflegerollstuhl, in dem möglicherweise ein Kopfnicken eher möglich ist als im Liegen.

Wenn unsere Patienten in einem Pflegerollstuhl gelagert werden, können sie in der Regel erst wenige aktive Körperbewegungen ausführen. Trotzdem drücken sie bereits mit ihrer passiven Körperhaltung für uns sichtbar aus, wie sie es schaffen, sich in dieser Lagerung zu halten, und ob es ihnen angenehm bzw. unangenehm ist. Diese passiven Zeichen werden zunehmend durch eigene, aktive Signale der Patienten abgelöst.

Dr. Carola Otterstedt: Welche Möglichkeiten haben wir in der sensiblen Kommunikation, den Patienten auf einen Dialog vorzubereiten?

Dr. Stefanie Böttger: Bei schwerstkranken, bettlägerigen Patienten können wir auf drei sensible Wahrnehmungsebenen zurückgreifen. Zum einen arbeiten wir auf der *somato-sensiblen Ebene*. Hier wird die Berührungswahrnehmung des Patienten angesprochen, z.B. wenn ich mit meiner Hand oder verschiedenartigen Materialien wie einem weichen Tuch die Hand oder auch das Gesicht des Patienten berühre.

Auf der *propriozeptiven Ebene* wird die Wahrnehmung für die Haltung und Bewegung eines Körperteils angesprochen. Diese wird z.B. ausgelöst, wenn ich meine Hand unter die des Patienten schiebe und die Hand und den Unterarm des Patienten ein wenig abstütze. So kann ich vorsichtig den Arm hin und her bewegen und dann wieder ablegen. Interessant ist dabei, ob der Patient ein Gespür für seine Armhaltung entwickeln kann.

Auf der *vestibulären Ebene* kann ich bettlägerige Patienten mit Hilfe des Bettgestells an ihre Wahrnehmung für das Gleichgewicht heranführen. Ich verändere die Lage des Bettoberteils, indem ich es vorsichtig nach oben und dann wieder nach unten fahre. Bewegt sich das Oberteil nach oben, empfinden dies manche Patienten eher als unangenehm, werden auf diesem Weg aber auch wacher und konzentrierter und können besser an der Kommunikation teilnehmen.

Dr. Carola Otterstedt: So wie wir das Oberteil bewegen können, haben wir natürlich auch die Möglichkeit, dies mit dem Fußteil zu machen. Natürlich immer in Abhängigkeit von dem gesundheitlichen Status des Patienten sowie seiner Stimmung. Im passenden emotionellen Rahmen haben wir so allerdings die Chance, auch einmal etwas unkonventionell nicht nur die Wahrnehmung des Körpers, sondern auch eine anregende Stimmung, ein Lachen und Augenglitzern zu motivieren. Dies ist nicht mit jedem Patienten zu machen, aber viele haben Freude daran. Es belebt das Ganze ein bisschen und macht die Ernsthaftigkeit auf der Station ein wenig entspannter.

Dr. Stefanie Böttger: Ja, wenn auch bei unseren schwerstkranken Patienten Grenzen gesetzt sind, ist es sehr wichtig zu versuchen, immer wieder etwas Humorvolles oder Lustiges in die Kommunikation und Therapie einfließen zu lassen.

▶ Einschränkungen der physischen Talente

Carola Otterstedt: In welcher Form wirken sich bei Ihren Patienten Einschränkungen des Sehsinns auf die Kommunikationsfähigkeit aus?

Dr. Stefanie Böttger: Einige neurologische Erkrankungen, z.B. ein Schlaganfall in den hinteren Gehirnteilen, schränken das Gesichtsfeld bzw. das Blickfeld so ein, dass die Patienten entweder die rechte oder die linke Raumseite nicht wahrnehmen (*Hemianopsie*). Dies beeinflusst natürlich den Blickkontakt sowie die nonverbale und verbale Kontaktaufnahme zu einem Kommunikationspartner. Der Patient sieht sein Gegenüber auf der betroffenen Seite nicht. Umgekehrt können Angehörige, Ärzte, Pfleger und Therapeuten keinen oder nur erschwert Blickkontakt mit dem Patienten aufnehmen.

Ich erinnere mich an einen 25-jährigen Hypoxie-Patienten, dessen Gehirn auf Grund einer Drogenvergiftung vorübergehend unzureichend mit Sauerstoff ver-

sorgt war und den wir mehrere Monate auf unserer Frührehabilitation behandelten. Auf Grund einer Schädigung der sogenannten Sehrinde im Gehirn litt der junge Mann an *einer cerebralen, d.h. durch die Gehirnschädigung verursachten Blindheit*, die eine beidseitige Gesichtsfeldeinschränkung bedingte. Dieser Patient nahm nur noch Hell-Dunkel-Unterschiede vor allem durch bewegte Reize wie den Lichtkegel einer Taschenlampe oder den Licht- und Schattenwechsel bei Spazierfahrten im Freien in seinem Sehfeld wahr. Farben, Formen und Personen konnte er nicht mehr erkennen, so dass er seinen Blick überwiegend die in Ferne gerichtet hielt.
Dieser Patient konnte seine Umgebung nicht mehr wahrnehmen, nicht die Menschen, die vor ihm standen, nicht deren Mimik und deren Gestik. Dies ist natürlich für die Familienangehörigen und Freunde, die mit diesem Störungsfeld unvertraut sind, sehr irritierend. Die gesamte Kommunikation ist auf die akustische Ebene begrenzt.

Ein anderer Patient auf unserer Station hatte eine sogenannte *Prosopagnosie*, das heißt eine Störung bei der Wahrnehmung bzw. dem Wiedererkennung von Gesichtern. Der Patient konnte Menschen, die auf ihn zukamen, nicht unterscheiden. Dies betraf vor allem unvertraute Menschen (Ärzte, Therapeuten, Pfleger). Das Nichtwissen, welche Person ihm gegenüberstand, erschwerte natürlich die Kommunikation für den Patienten. Er benötigte Zeit dafür, die Personen an ihrer Stimme und den Gesprächsinhalten zu erkennen. Darüber hinaus versuchte er, besondere Merkmale wie die berufsspezifische Kleidung oder eine Brille bei dem ihm gegenüberstehenden Gesprächspartnern zu finden.

Dr. Carola Otterstedt: Welche komplexen Wahrnehmungsveränderungen beeinflussen die Kommunikationsfähigkeit der Patienten?

Dr. Stefanie Böttger: Patienten mit Schlaganfällen in der rechten Gehirnhälfte leiden unter einem sogenannten *Neglect*, d.h. einer fehlenden Wahrnehmung bzw. Aufmerksamkeit für die linke Raum- und Körperhälfte. Augen, Kopf und Körper „haften“ an der rechten Seite, eine Zuwendung zur linken Seite ist oft nur mit viel Aufforderung und Führung möglich. Charakteristisch für dieses Syndrom ist, dass sich die Patienten der Störung selbst nicht bewusst sind und sie daher kaum ausgleichen können. Blickkontakt zu Kommunikationspartnern auf der linken Seite wird kaum aufgenommen, auch wenn die Patienten Gesprochenes hören und verstehen sowie sprachlich adäquat darauf reagieren können. Jede nonverbale Kommunikation über Mimik bzw. Gestik ist jedoch weitgehend ausgeschlossen. Da die Neglect-Patienten insgesamt starke Aufmerksamkeitsschwankungen haben, beeinträchtigen diese die Kommunikation zusätzlich.

Dr. Carola Otterstedt: Welche Auswirkungen können Einschränkungen des Hörsinns auf die Kommunikation des Patienten mit dem ihn betreuenden Team haben?

Dr. Stefanie Böttger: Unsere Schlaganfallpatienten sind häufig bereits unabhängig von der akuten Erkrankung altersbedingt schwerhörig. Dies ist in der Regel weniger relevant für die an die Schwerhörigkeit gewohnten Angehörigen eine Kommunikationseinschränkung als für die Therapeuten, das Pflegepersonal und die Ärzte. Sie müssen immer wieder daran denken, ausreichend laut und langsam zu sprechen. Nur so können wir eine Kommunikation aufbauen und laufen nicht Gefahr zu denken: „Der Patient nimmt uns überhaupt nicht wahr, er kann sich nicht konzentrieren, er ist nicht kontaktfähig".

Gelegentlich berichten Patienten oder Angehörige auch von einer akuten Verschlechterung des Hörsinns infolge der neurologischen Erkrankung. Diese *cerebralen Hörstörungen* lassen sich diagnostisch beschreiben. Sie äußern sich zum Beispiel in der beeinträchtigten Fähigkeit, einzelne Laute zu unterscheiden. Lautes Sprechen ist hierbei nicht hilfreich, sondern wird oft sogar als zusätzlich störend von den Patienten empfunden. Leider gibt es bisher kaum Therapiemöglichkeiten. Diese Höreinschränkungen erschweren die Kommunikation für alle Beteiligten.

Dr. Carola Otterstedt: Der älteste unserer Sinne ist der Geruchssinn. Welche Auswirkungen haben Veränderungen in der Wahrnehmung von Gerüchen und Geschmacksarten auf die Kommunikation?

Dr. Stefanie Böttger: Einige Patienten fühlen sich durch Störungen des Geruchs- und Geschmackssinn vor allem emotionell stark beeinträchtigt. Dies scheint die Kommunikation formal nur wenig zu beeinträchtigen. Interessant wäre es jedoch zu untersuchen, inwieweit sich die subjektive Befindlichkeit der Patienten auf die emotionelle Beteiligung in der Kommunikation auswirkt.

Dr. Carola Otterstedt: In der Begleitung von Schwerkranken integriert man zunehmend auch Methoden, deren Ziel es ist, den einzelnen Sinnen Impulse zu geben. Mit welchen Möglichkeiten erreichen Sie auf Ihrer Station eine Stimulation des Geruchssinnes?

Dr. Stefanie Böttger: Ich habe einige Duftreize aus der Natur, wie Citrusfrüchte, Lemongras oder Rosenduft. Aus Sicherheitsgründen verwenden wir keine Duftlampen, sondern nehmen stattdessen kleine Fläschchen, in denen Öle mit verschiedenen Düften enthalten sind. Zusätzlich greifen wir auf die dem Patienten vertrauten Düfte, z.B. des Rasierwassers oder des Lieblingsparfüms zurück. Die Auswahl der verschiedenen Düfte ist abhängig von den Vorlieben der Patienten.
Da jede Haut einen anderen Geruch besitzt, der den der Essenz beeinflusst, verwende ich als Duftträger bevorzugt ein privates Taschentuch des Patienten. So kann er die vertraut duftende Wäsche und zusätzlich eine ihm wohltuende Essenz mit dem Geruchssinn wahrnehmen.

Da viele unserer Patienten nicht in der Lage sind, flüssige oder feste Nahrung aufzunehmen, sollte man Duftstoffe von Lieblingsgetränken und -speisen vermeiden. Derartige Düfte würden in dieser Phase nur zu traurigen Stimmungen führen. Besonders vorsichtig sind wir auch bei der Anwendung von Duftreizen, die Allergien auslösen oder durch Alkohol und andere Essenzen die labile körperliche Verfassung des Patienten gefährden könnten.

Sensible nonverbale Zeichen

Dr. Carola Otterstedt: Welche sensible nonverbale Zeichen kann man als wichtige Hinweise zum Befinden des Patienten und zur besseren Verständigung mit ihm erkennen und wie reagieren Sie auf sensible Kommunikationszeichen?

Dr. Stefanie Böttger: Es gibt verschiedene Ebenen der sensiblen Kommunikation. Bei den schwerstkranken Patienten profitieren wir zunächst von der *vegetativen bzw. psychomotorischen Kommunikationsebene*. Wir achten auf Anzeichen, die uns sagen, ob es dem Patienten gut geht, ob er z.B. schmerzfrei und entspannt liegt. Angespannte Patienten schwitzen, sind unruhig oder ihre Augen bzw. Hände sind in ständiger Bewegung. Wir versuchen über die Lagerung dem Patienten Struktur und Sicherheit zu geben, damit er sich entspannen und beruhigen kann. Wir haben die Erfahrung gemacht, dass eine Handberührung oder ein kühlender Waschlappen, vielleicht bereits durch die Zuwendung, viele Patienten entspannen lässt. Dies ist eine wichtige Grundlage, bevor wir zu kommunizieren beginnen. Mit der Berührung durch unsere Hände beginnt – auf eine eben berührende Weise – bereits eine gemeinsame Kommunikation. Wir können oft auch eine Entspannung mit Hilfe der Lieblingsmusik des Patienten erreichen. Sensible nonverbale Zeichen sind oft schwierig zu unterscheiden und zu deuten. Das Behandlungsteam versucht in diesen Situationen gemeinsam herauszufinden, was das Bedürfnis des Patienten ist und auf was er im einzelnen mit den sensiblen nonverbalen Zeichen reagiert.

Patienten, die über Herzfrequenz, Pulsanstieg, Atmung, Muskelspannung und Körpertemperatur reagieren, sind in der Regel noch nicht fähig, über einen *Ja/Nein-Code* zu kommunizieren. Das Team ist jedoch bemüht, so bald wie möglich ein *Ja*-Signal zu erkennen und achtet besonders auf dazu geeignete nonverbale Zeichen. Zum Beispiel kann ein Händedruck ein *Ja*-Signal sein: „Drücken Sie meine Hand einmal, wenn Sie *Ja* meinen, drücken Sie zweimal, wenn Sie *Nein* meinen." Hierbei kann allerdings zweimal drücken für viele Patienten in dieser frühen Phase schon eine Überforderung sein.

Dr. Carola Otterstedt: Wenn die Handinnenfläche des Begleiters unter der oft leicht gebeugten Hand des Patienten so liegt, dass die Fingerspitzen des Patienten unsere Handfläche berührt, dann hat der Patient mit ganz wenig Kraftaufwand die Möglichkeit, nur mit Hilfe kleinster Bewegungen auf sich aufmerksam zu machen. Unsere Handflächen sind ja besonders sensibel.

Körperhaltung & Körperbewegung

Dr. Carola Otterstedt: Neben den sensiblen nonverbalen Zeichen, neben Mimik und Gestik, ist meines Erachtens auch die Körperhaltung eine wichtige Kommunikationsebene. So können wir im Ausdruck der Körperhaltung erkennen, ob sich der Patient gerade in sich zurückzieht oder ob er sich wohl fühlt und an seiner Umwelt interessiert ist. Sicher bedarf es sowohl genauer Kenntnis der Krankheiten und ihrer Folgen auf die Körperhaltung als auch der Erfahrung über den individuellen Ausdruck des einzelnen Patienten, um solche Zeichen nicht zu missdeuten.

Dr. Stefanie Böttger: Wenn Patienten die Körperhaltung wieder kontrollieren können, ist der Körperausdruck für uns ein wichtiges Zeichen. Bei den Patienten, die Körperbewegungen erst ansatzweise wieder beeinflussen können, sind für uns die Hinweise der Angehörigen sehr wertvoll. Sie erkennen auch kleinste Bewegungsmuster als vertraut wieder und können an kleinen Anzeichen erkennen, wie sich der Patienten fühlt. Auch die Angehörigen profitieren davon, wenn sie solche Bewegungen das erste Mal wieder sehen: „So hat mein Mann es früher auch immer gemacht, jetzt ist ein neuer Schritt geschafft".

Dr. Carola Otterstedt: Ich habe den Eindruck, dass gerade die Körperhaltung, aber auch die Körperbewegungen zeigen können, wie aufmerksam ein Mensch in der Kommunikation ist. So kann man gelegentlich sehen, dass Patienten bei regelmäßigen Besuchern in ihrer Haltung unverändert bleiben. Bei einem unerwarteten Besuch oder bei einem Tierbesuch steigt aber ihre Motivation und sie bemühen sich um eine aufrechte Haltung. Es scheint, dass je attraktiver, aber auch je förmlicher der Kommunikationspartner ist, sich der Patient umso mehr um eine Körperhaltung und um Bewegungen bemüht, die ein Kommunikationsangebot an Mensch bzw. Tier ausdrücken oder signalisieren: „Es geht mir schon besser".

Dr. Stefanie Böttger: Bei unseren schwerkranken Patienten sind uns dabei wie gesagt die Hinweise der Angehörigen eine große Hilfe, da sie den Vergleich zu früheren Bewegungsmustern haben. Es sind manchmal minimale Zeichen wie eine kleine Handbewegung, die der Patient auch in seinem Leben vor dem Unfall bzw. vor der Krankheit ausgeführt hat. Der situative Kontext, in dem er damals diese Geste machte, kann für uns sehr aufschlussreich sein.

Dr. Carola Otterstedt: Diese Hinweise der Angehörigen zeigen uns auch, dass zu Körperbewegung und Motorik eben nicht nur der rationale Wille gehört, vielmehr benötigen die Patienten einen emotionellen Antrieb. Dieser emotionelle Impuls ist in der Krankenhausumgebung für viele Patienten nicht erlebbar und so werden sie fälschlicherweise als *unkooperativ* bezeichnet.

Dr. Stefanie Böttger: Das hört man leider immer wieder in den Patientenbesprechungen. Um diesem Missverständnis vorzubeugen, ist es mir ein wichtiges Anliegen, die emotionale Ebene anzusprechen und besonders zu fördern. Unsere Patienten können auf der kognitiven, verbalen und motorischen Ebene meist nur eingeschränkt reagieren. Auf der emotionalen Ebene, die für das *Menschsein* sehr wichtig ist, können sie dagegen häufig am ehesten reagieren. Ein Schwerpunkt meiner Arbeit liegt daher darin, gemeinsam mit den Angehörigen, zu denen eine enge gefühlsmäßige Verbindung besteht, am Patienten zu arbeiten. Bevor die anderen genannten Ebenen wieder erlebbar und einsetzbar sind, können die Patienten ihnen gegenüber ihr emotionelles Erleben ausdrücken: Lachen, aber auch genervt und gereizt sein dürfen, sich ab-, aber auch sich zuwenden. Bei der Arbeit auf der emotionellen Ebene habe ich auch besonders gute Erfahrung im Einsatz der Tiergestützten Therapie gesammelt.

Kommunikation und Aufnahmefähigkeit

Dr. Carola Otterstedt: Wie können wir Menschen auf anderen Bewusstseinsebenen – im Koma oder auch mit eingeschränktem Bewusstsein – dialogisch begegnen?

Dr. Stefanie Böttger: Wir folgen dem Grundsatz, dass jeder Patient vollwertig angesprochen wird. Wir nehmen unsere Patienten als Erwachsene wahr und ernst. Dies kann allerdings unter Umständen vor allem bei den Angehörigen auch dazu führen, dass Patienten im sogenannten *vegetativem Status*, d.h. wache, aber bewusstlose Patienten überschätzt werden. Zufällige Reaktionen oder sogar nur Reflexe werden als bewusste Antworten auf verbale Ansprache hin fehlinterpretiert. Es bedarf viel sachlicher Aufklärung und emotioneller Beratung für die Angehörigen, um den Zustand ihres Patienten angemessen verstehen und begreifen zu können. Letztendlich bleibt in jedem Fall unsere Stimme und die Möglichkeiten der Variation ihres Tonfalls und ihrer Dynamik. Ich unterstütze die Angehörigen, ihre Stimme einzusetzen, da sie gerade mit ihrer vertrauten Stimme bei dem Patienten möglicherweise auch unbewusste Reaktionen hervorrufen, die die unvertraute Stimme eines fremden Therapeuten nicht erreichen kann.

Patienten im sogenannten *Minimally Conscious State* sind wach und haben ihre Augen geöffnet, verfügen aber nur zeitweise über Bewusstsein und Kontaktfähigkeit. Wir haben derzeit zwei Patienten mit einem hypoxischen, das heißt durch Sauerstoffmangel bedingten Hirnschaden auf der Station. Ihr Bewusstsein ist nur zeitweise gegeben. Für einen Dialog steht somit als erstes die oben beschriebene körperlich-vegetative, oft unbewusste Ebene zur Verfügung. Während der bewussten Phasen können sie sich über einfache Bewegungen von Augen, Kopf, Finger oder Hand sowie fallweise auch verbal ausdrücken, diese Kommunikationsebene aber nicht konstant aufrechterhalten. Ein wesentlicher Schwerpunkt in der Arbeit mit diesen Patienten besteht darin, über nonverbale oder auch verbale Zeichen einen sogenannten *Ja/Nein-Code* sicher aufzubauen, um grundlegende Probleme und Bedürfnisse wie Schmerzen und Durst gezielt mitteilen zu können.

Bei *somnolenten Patienten* ist die Wachheit eingeschränkt, sie sind jedoch z.B. durch laute Ansprache erweckbar. In den wachen Phasen ist das Bewusstsein vollständig gegeben, so dass eine aktive Kontaktaufnahme und Kommunikation zeitweise möglich ist.

Besonders stark in der Kommunikation eingeschränkt sind Patienten, die sich in dem sogenannten *Locked-In-Syndrom* befinden. Das Locked-In-Syndrom ist der Fachbegriff für den Zustand nach einer Schädigung des vorderen Hirnstamms, z.B. durch einen Schlaganfall, eine Verletzung oder eine entzündliche Erkrankung, die vor allem die absteigenden Nervenfasern betrifft. Die Patienten sind bei vollem Bewusstsein, jedoch tetraplegisch, d.h. dass sie über keine Bewegungsmöglichkeit ihres Körpers verfügen. Betroffen ist der gesamte Körper: Arme, Hände, Beine, Füße, Rumpf, Kopf und Gesicht. Nicht einmal ein mimischer Ausdruck ist möglich Hierbei besteht die große Gefahr, diese Patienten als bewusstseins- und kontaktunfähig einzuschätzen. Auffallend ist in dem erstarrten Körper bei manchen Patienten allein ein lebhafter Augenausdruck, der eine Kommunikation über die Augen als „Augenzwiesprache" erahnen lässt.

Die einzige Ausnahme für eine Bewegungsmöglichkeit sind vertikale Augenbewegungen, die für die Kommunikation eingesetzt werden können. Mit Hilfe dieser Augenbewegungen können die Begleiter des Patienten einen Ja/Nein-Code aufbauen. Die Kommunikation mit dem Patienten findet über einfache Fragen statt, die als Antwort ein *Ja* bzw. ein *Nein* zulassen, z.B. die Frage „Liegen Sie bequem?". Meist wird *Ja* über die Augenbewegung nach oben signalisiert; *Nein* wird entweder passiv durch keine Reaktion, was allerdings häufig schwer zu interpretieren ist, oder, sofern möglich, aktiv durch ein kurzes Augenschließen signalisiert.

Wenn der Ja/Nein-Code mit dem Patienten gut eingeübt ist, kann man zu einer Verständigung mit Hilfe einer Buchstabentafel übergehen. Hierbei wird dem Patienten eine Tafel, auf der die Buchstaben des Alphabets in fünf Zeilen angeordnet sind, gezeigt. Über den Ja/Nein-Code können einzelne Buchstaben aus den Zeilen und Spalten ausgewählt und daraus Wörter zusammengesetzt werden. Anfangs ist dieses Vorgehen mühsam und benötigt viel Zeit. Im Verlauf erwerben manche Locked-In-Patienten jedoch eine erstaunliche Fertigkeit im Umgang mit der Buchstabentafel und sind somit in der Lage, auch spontan Mitteilungen nicht nur über grundlegende Bedürfnisse, sondern auch über persönliche Wünsche und Probleme zu äußern. Ein Locked-In-Patient auf unserer Station konnte mir auf diesem Weg seine zeitweisen Todeswünsche, seine Liebe zu seiner Familie, seinen Ärger über Pfleger und Ärzte und auch seine Hobbys mitteilen.

▶ Einschränkungen der psychischen Talente

Dr. Carola Otterstedt: Wie wirkt sich eine Kommunikationseinschränkung auf die seelische Befindlichkeit der Patienten aus?

Dr. Stefanie Böttger: Auf der sprachlichen Kommunikationsebene gibt es schwerpunktmäßig zwei Störungsarten, auf die die Patienten seelisch unterschiedlich reagieren. Patienten nach einem Schlaganfall in der vorderen linken Gehirnhälfte verfügen über ein gut erhaltenes Sprachverständnis, sind jedoch in der Sprachäußerung so beeinträchtigt, dass sie sich anderen nur schwer oder überhaupt nicht mitteilen können (*Broca-Aphasie*). Sie nehmen diese Störung bewusst wahr und reagieren meist *depressiv*. Patienten nach einem Schlaganfall in der hinteren linken Gehirnhälfte können sich sprachlich äußern; diese Äußerungen wirken jedoch wie „Wortsalat" und sind für andere unverständlich. Zusätzlich ist bei zwar erhaltenem akustischem Verständnis für Töne und Laute das Verstehen von Sprache so schwer eingeschränkt, dass sie weder ihre eigenen Sprachfehler bemerken, noch verstehen, was andere Menschen zu ihnen sagen (Wernicke-Aphasie). Die betroffenen Patienten nehmen diese Beeinträchtigung jedoch selbst meist nicht bewusst wahr und reagieren häufig *gereizt* auf die entstehenden Kommunikationsprobleme.

Die Patienten im *Locked-In-Syndrom* können sich auf Grund ihrer schweren motorischen Beeinträchtigungen weder verbal noch mimisch oder gestisch äußern, verstehen aber, wenn man sie anspricht. Sie sind in der Regel auf Grund ihrer Gesamtsituation mit schwerer motorischer Störung und weitgehender Kommunikationseinschränkung *depressiv* gestimmt.

Bei Patienten im sogenannten *vegetativen Status* (kein Bewusstsein) oder *im Minimally Conscious State* (teilweise Bewusstsein) können wir uns im Wesentlichen nur auf die oben beschriebenen körperlich-vegetativen Anzeichen von Wohlsein oder Unwohlsein beziehen.
Wenn diese Patienten das Bewusstsein wiedererlangen und beginnen, kontaktfähig zu werden, reagieren sie zunächst häufig mit einer ausgeprägten *psychomotorischen Unruhe*, so dass sie mit den Händen an der Bettdecke nesteln, sich Sonden oder Katheder ziehen und – soweit es die Motorik erlaubt – sich unruhig im Bett hin und her bewegen. Wenn das Bewusstsein vage erwacht, tauchen bei den Patienten Fragen auf, auf die sie zunächst keine Antworten finden: Was ist passiert? Wo befinde ich mich? Sie kennen die unvertraute Umgebung nicht. Das macht *Unruhe, Spannung und Angs*t und ist für die psychische Befindlichkeit der Patienten sehr belastend.

Dr. Carola Otterstedt: In welchen zeitlichen und situativen Zusammenhängen beobachten Sie Gefühle der Angst bei Ihren Patienten?

Dr. Stefanie Böttger: Angst spielt eine sehr große Rolle, wenn die Patienten allmählich das Bewusstsein wiedererlangen. Sie finden sich dabei in einer fremden Umgebung wieder, in der sie die bedrohlich wirkenden technischen Geräte und medizinischen Maßnahmen um sich wahrnehmen. Es kommen Therapeuten, von denen die Patienten oft nicht wissen, was sie von ihnen wollen. Die meisten Patienten haben keine Erfahrung mit therapeutischen Maßnahmen und Rehabilitationsabläufen. Meistens haben die Patienten auch körperliche Schmerzen, sind aber von der mentalen Leistung her nicht in der Lage zu verstehen, was überhaupt passiert ist. Sie können ihre Situation in dieser Phase nicht einschätzen und vergessen für das Verständnis wichtige Informationen. Da bleibt eigentlich keine andere Reaktionsmöglichkeit als Angst. Wenn eine Gefühlsfähigkeit wieder gegeben ist, habe ich kaum einen Patienten gesehen, der entspannt reagiert. Die Patienten, die anfangen, die schwere Krankheitssituation zu erahnen, reagieren nachvollziehbar mit Angst und Unruhe. Diese Patienten werden leider von unerfahrenen Therapeuten auch als unkooperativ erlebt.

Wenn es motorisch oder sprachlich möglich wird, zeigen die Patienten ihre Angst z.T. auch, indem sie aggressiv reagieren. Aus meiner Erfahrung ist der Grund für solch eine Aggressivität in der Frührehabiliation nur selten eine auf der organischen Hirnstörung basierende Wesensveränderung. Vielmehr stehen diese Reaktionen in der Regel für Überforderung, Angst und Panik.

Dr. Carola Otterstedt: Inwieweit ist die Arbeit von Seelsorgern in diesem Rahmen, aber auch für Ihre Arbeit allgemein eine Unterstützung?

Dr. Stefanie Böttger: Unsere Station wird regelmäßig von einer Seelsorgerin besucht. Sie kann vor allem den Patienten sehr helfen, die Bezug zur Kirche, zur Religion und zur Seelsorge haben. Durch die seelsorgerische Begleitung entsteht wieder ein Stück Vertrauen. Man kann sich an etwas orientieren, was bereits im gesunden Leben Wert und Bestand hatte und vertraut war.

Dr. Carola Otterstedt: Ist ein Getragenwerden durch den Glauben für die Patienten spürbar?

Dr. Stefanie Böttger: Sofern der Glaube wieder im Bewusstsein verankert ist, ja. Ich sehe dies aber auch in Abhängigkeit davon, welche Persönlichkeit die seelsorgerische Begleitung durchführt. Unsere Seelsorgerin hat rein menschlich von dem Ausdruck ihrer Augen, von dem Klang ihrer Stimme und von der Melodie ihrer Sprache her eine sehr wohltuende und stützende Ausstrahlung. Dies wirkt bereits positiv und angenehm auch auf die Patienten, die den Sinn von Worten noch nicht wieder verstehen können.

In diesem Zusammenhang beziehe ich mich noch einmal auf die Phase der Angst. Ich glaube, dass in dieser Phase des wiedereinsetzenden Bewusstseins, in der der Patient die beschriebenen Ängste erlebt, das Bedürfnis nach menschlicher Zuwendung ein existentielles Anliegen darstellt.

Nahezu durchgehend erlebe ich, dass in allererster Linie die Angehörigen und vertrauten Bezugspersonen die wichtigste Rolle spielen. Mein Vorgehen als Neuropsychologin ist dabei, mich dem Kontakt der Angehörigen zu ihrem Patienten anzuschließen. Verhaltenstherapeutisch wird dieses Vorgehen als Konditionierung bezeichnet. Wenn ich allein einen Patienten anspreche, ihn berühre, ihn im Bett auf- und niederlasse oder ihm Duftreize zur Stimulation gebe, reagiert dieser Patient auf mich als fremde Person zunächst häufig mit Unruhe und Abwendung. Kommt seine ihm vertraute Ehefrau zu Besuch, so sieht dieser Patient sie an, fixiert seinen Blick auf sie, reagiert auf ihre Stimme und wendet sich nicht von ihr ab, sondern ihr zu. Wenn ich öfters zusammen mit der Ehefrau bei dem Patienten bin, profitiere ich von ihrer Vertrautheit: Er kann auf uns beide reagieren. Ich unterhalte mich mit der Ehefrau, zum Teil zu ihm hingewendet, zum Teil aber auch ihn in Ruhe, ihm eine Pause lassend, während ich mit ihr zusammen bei ihm bin. Das Ziel der Konditionierung besteht darin, dass auch ich dadurch eine gewisse Vertrautheit für den Patienten gewinne, ihm dadurch einen Zugang zu mir verschaffen und selbst zu ihm Kontakt gewinnen kann.

Dr. Carola Otterstedt: Ich glaube, dass diese Art von miteinander vertraut werden eine gute Basis Ihrer Arbeit mit dem Patienten, aber eben auch mit den Angehörigen darstellt.

Patienten werden rund um den Tag gepflegt, versorgt und begleitet. Der Patient erlebt seinen Alltag aus der Perspektive des *Nehmenden*, der kaum eine Möglichkeit besitzt, einen Ausgleich zwischen *Nehmen und Geben* herzustellen. Es überrascht daher nicht, dass beispielsweise Besuchern im Krankenhaus nicht selten angeboten wird, bei den Mahlzeiten der Patienten mitzuessen und dass dem Personal kleine Geschenke gemacht werden. Kulturell geprägt, dass *Geben seliger macht als Nehmen*, erleben Patienten wie auch Bewohner von Pflegeheimen eine Ohnmacht im Ungleichgewicht des *Nehmens und Gebens*. Welche Möglichkeiten gibt es für die schwerstkranken Patienten auf Ihrer Station?

Dr. Stefanie Böttger: Unsere schwerstkranken Patienten haben kaum die Möglichkeit, etwas Materielles zu schenken. Wenn der Patient ansprechbar und kommunikationsfähig ist, versuche ich, dieses Thema auf eine andere Ebene zu lenken. Ich versuche, ihm zu erklären, dass er seinem Besuch nichts Materielles schenken muss, sondern dass der Besucher, vor allem der Angehörige sich am meisten darüber freut, den Patienten zu sehen, dass es ihm besser geht und dass er als Mensch anwesend ist. Das ist allerdings für die Patienten oft schwer anzunehmen. Und doch versuche ich immer wieder zu erklären, dass ein Blick, ein Lächeln, eine Handberührung und eine Geste ein großes Geschenk sein können.

Dr. Carola Otterstedt: Ich denke, wir haben für die Patienten viel erreicht, wenn die ihn pflegenden, behandelnden Menschen authentisch eben diese Geschenke bewusst annehmen können, wenn wir als Begleiter nicht über diese Momente hinweggehen. Manch einer schlüpft auch schnell aus dem Zimmer, weil er es nicht gewohnt und es ihm peinlich ist, Geschenke anzunehmen. Wenn wir dem Patienten zeigen, wie wichtig dieser Augenblick oder dieser stille schöne Moment des Daseins auch für uns war, dann reagieren wir nicht unprofessionell, sondern in einem hohen Maße authentisch und wahrhaftig. Unser Gegenüber wird uns glauben, weil er seine und unsere Emotionen annehmen kann und erkennt, dass wir auch *nehmen* können. Wir signalisieren, dass die Patienten uns nicht eine Last sind, vielmehr unser Wissen, unsere Professionalität bereichern. Wir müssen einen Weg in der Interaktion mit dem Patienten finden, auf dem für ihn erkennbar wird: *Du bist so wie du bist wichtig, weil du uns auch in dieser Lebensphase etwas geben kannst.* Was der Patient uns gibt, steht in Abhängigkeit von den Möglichkeiten des Patienten und denen des Begleiters. Manch einer entdeckt vorbildhafte Geduld, die Akzeptanz, Emotionen leben zu können, aber auch die Möglichkeit, in Zeiten der Ohnmacht, der Trauer und der Wut eben diese nicht verbergen zu müssen, sie vertrauensvoll einer Bezugsperson mitteilen zu dürfen.

Dies ist allerdings nicht allen Patienten und auch nicht allen Begleitern möglich. Vielleicht können manche Patienten dies aus ihrem authentischen Leben, aus der Weise heraus, wie sie auch vor dem Unfall oder vor der Krankheit gelebt haben. Für viele wird der Umgang miteinander jedoch erleichtert, wenn die Patienten wieder in der Lage sind, kleine Handlungen zu organisieren.

Dr. Stefanie Böttger: Beispielsweise fahren wir bei schönem Wetter mit unseren Patienten viel in den Park hinaus. Dabei haben wir die Möglichkeit zu sagen: Jetzt nehmen wir eine Blüte mit und die können Sie heute Nachmittag Ihrer Frau schenken.

Dr. Carola Otterstedt: Materielle Geschenke haben den Vorteil, dass der Patient etwas Konkretes übergeben kann, das man festhalten kann, das ausdrücken möchte: *Ich kann dir etwas geben.* Dies scheint vor allem auch dann sehr wichtig, wenn man sich selbst als schwer beeinträchtigt empfindet, wenn man selbst schon mit dem Gedanken gespielt hat: *Wäre es nicht besser, ich wäre gleich gestorben?* Um zu vermitteln, dass allein schon das *Dasein* des Patienten für die Familie wichtig ist, scheint mir das konkrete Geschenk von Seiten des Patienten sehr hilfreich. Das kann eben die auf einer Rundfahrt gepflückte Blume sein, aber auch eine Praline aus der Cafeteria.

Dr. Stefanie Böttger: Leider sind bereits diese Besorgungen für viele unserer Patienten nicht umsetzbar, da sie diese Strecken selbst im Rollstuhl noch nicht bewältigen können. Dabei entsteht dann wieder das Gefühl, sogar bei der Besorgung eines Geschenkes von anderen Menschen abhängig zu sein.

Erfreulicherweise gibt es aber auch Beispiele, die nicht nur eben das Bedürfnis zu geben zeigen, sondern auch Möglichkeit, dieses Bedürfnis umzusetzen: Einer unserer Patienten hatte sich ein Stück Apfel von seiner Mahlzeit aufgespart, um dies unseren Kaninchen geben zu können.

Dr. Carola Otterstedt: Das Apfelstück hätte er seiner Ehefrau vielleicht nicht anbieten mögen – nach dem Motto: Sie kann sich einen ganzen Apfel selber kaufen, was könnte ihr das Apfelstück wert sein? Das Apfelstück als Metapher anzunehmen, ist nicht leicht verständlich. Neben *Nehmen* auch *Geben* können, hat meiner Meinung nach eine besondere Bedeutung im Rahmen der emotionellen und sozialen Aspekte einer Rehabilitation.

Dr. Stefanie Böttger: Unsere Patienten geben Teile der Mahlzeiten zwar häufig dann an ihre Angehörigen weiter, wenn sie selbst keinen Appetit haben. Aber das Apfelstück auch als Metapher zu beachten, halte ich für sehr wichtig.

Dr. Carola Otterstedt: Also scheint es von großer Bedeutung zu sein, dass wir Dinge entdecken, wie auch schwerkranke Menschen einem anderen Menschen etwas geben können. Und wie man diese Gabe sichtbar machen könnte. Dies ist ein wesentlicher Aspekt in der Betreuung von schwerkranken Patienten. Nur *Nehmen* müssen, wird keinem Menschen wohl tun.

▶ Einschränkungen der verbalen und mentalen Talente

Dr. Carola Otterstedt: Welchen Wert hat Ihrer Meinung nach der differenzierte Einsatz unserer Stimme?

Dr. Stefanie Böttger: Ich setze meine Stimme gerne ein, indem ich den Patienten in ruhiger Weise z.B. von unserem Stationsalltag oder etwas aus dem allgemeinen Weltgeschehen erzähle. Mir ist dabei zunächst nicht wichtig, ob der Patient alle Einzelheiten versteht, viel mehr Wert liegt meiner Meinung nach in der persönlichen Ansprache. Für die Patienten, die als Bettlägerige nicht aus ihrem Zimmer kommen, bedeuten die Alltagsgeschichten von der Station auch ein Stück erweiterter Horizont. Es gibt Begleiter, die den Patienten etwas vorlesen. Ich bin aber der Meinung, dass die persönliche Ansprache durch die persönlichen Inhalte einen viel höheren Aufforderungscharakter besitzt, als allein die Stimme, die nur Texte verliest.

Dr. Carola Otterstedt: Eine Kommunikationsblockade im verbalen Bereich lässt viele Menschen im Dialog mit dem Patienten verstummen. Bedingt eine *Sprachlosigkeit* immer gleichzeitig eine Störung des Sprachverständnisses und der Sprachproduktion? Welche Möglichkeiten für eine bessere Kommunikation können wir aufzeigen?

Dr. Stefanie Böttger: Patienten mit einer sogenannten Aphasie können die bereits oben beschriebenen Störungen der Sprachproduktion (*Broca-Aphasie*), des Sprachverständnisses (*Wernicke-Aphasie*) oder gleichzeitig von Sprachproduktion und Sprachverständnis (*globale Aphasie*) haben, also Störungen im Sprachsystem, die bei vollständig gegebenem Bewusstsein die sprachliche Kommunikationsfähigkeit erheblich einschränken. Bei schweren Aphasien bleibt nur die Möglichkeit, sich situativ über Gestik, Mimik oder Bilder, z.B. von alltäglichen Bedürfnissen, zu verständigen. Zusätzlich erschwerend kommt allerdings hinzu, dass nahezu alle Patienten mit einer schweren Aphasie, z.B. nach einem großen Schlaganfall in der linken Hirnhälfte, unter einer *rechtsseitigen Lähmung* sowie unter einer *Apraxie* der linken Hand leiden. Das bedeutet, dass die Patienten, obwohl die Bewegungsfähigkeit des linken Armes erhalten ist, keine Vorstellung davon haben, wie sie mit der linken Hand gezielte und planvolle Bewegungen ausführen können, z.B. eine bestimmte Geste oder ein Zeigen auf ein bestimmtes Bild.
Patienten mit einer *Dysarthrie* leiden an einer motorischen Störung der am Sprechen beteiligten Strukturen bzw. Muskeln (z.B. Kehlkopf, Stimmlippen, Zunge), auf Grund derer sie in der Sprechäußerung beeinträchtigt sind. Patienten mit einer *Sprechapraxie* haben eine Störung in der Planung der Sprechmotorik. Diese Patienten wissen bei Sprechäußerungen nicht, welche Bewegungen der Sprechmuskulatur sie in welcher Reihenfolge ausführen müssen, damit eine verständliche Sprachäußerung produziert wird. Die Patienten mit einer Dysarthrie oder Sprechapraxie verfügen jedoch über ein vollständiges Sprachverständnis und können in der Regel gut über die Schriftsprache kommunizieren.

Ganz wichtig sind auch die Patienten, die mit einer *Trachealkanüle* versorgt sind. Dies betrifft vor allem Patienten, die infolge eines Hirnstamm-Infarkts eine schwere Schluckstörung erlitten haben. Hierbei besteht die Gefahr, dass Nahrung oder bereits der eigene Speichel beim Schlucken nicht in die Speiseröhre transportiert wird, sondern in die Luftröhre und weiter in die Lunge rinnt. Diese sogenannte Aspiration kann zu einer Lungenentzündung führen, die durch die Trachealkanüle verhindert werden soll. Die Kanüle blockiert den Abfluss in die Luftröhre, behindert allerdings auch auf mechanischem Weg die Sprechmotorik. Die betroffenen Patienten sind damit bei erhaltenem Sprachverständnis nicht mehr in der Lage, sich sprachlich zu äußern. Es besteht auch hier die Möglichkeit einer Ja/Nein-Verständigung und der gemeinsamen Kommunikation über die Schriftsprache. Allerdings kann bei diesen Patienten auch die Schriftsprache durch Lähmungen beider Hände, schwere Aufmerksamkeitsstörungen und andere Begleitfaktoren beeinträchtigt sein.

Dr. Carola Otterstedt: Mit welchen Methoden können Sie einen spracheingeschränkten bzw. sprechunfähigen Patienten konkret begleiten?

Dr. Stefanie Böttger: Vorausgesetzt, dass bei den Patienten das Sprachverständnis und einfache Bewegungsmöglichkeiten erhalten sind, besteht der erste Schritt darin, einen *Ja/Nein-Code* aufzubauen. Eine Ja/Nein-Kommunikation zu physischen Bedürfnissen könnte beispielsweise folgende Fragen beinhalten: Haben Sie Schmerzen? Liegen Sie bequem? Ist Ihnen warm genug? Ist es zu kalt? Möchten Sie gern aus dem Bett in den Rollstuhl? Die Patienten reagieren auf derartige Fragen mit Signalen, die für *Ja* bzw. *Nein* vereinbart wurden: Einen Finger oder die Hand bewegen bzw. mit dem Kopf nicken oder den Kopf schütteln. Es ist auch möglich, mit den Bewegungen eines Fußes eine Ja/Nein-Kommunikation aufzubauen, wenn eben die Fußbewegung als nonverbales Zeichen einfacher ausgeführt werden kann. Allerdings bedingt die Blickwendung zum Fuß eine Unterbrechung des Blickkontaktes mit dem Patienten.

Ein Zeichen für *Ja* zu finden ist meistens leichter als für *Nein*. Ein häufig angewandter Code ist daher, dass die Patienten bei *Nein* nicht aktiv handeln. Allerdings gibt es viele Unsicherheiten bei dieser Art von Kommunikation, da es den Patienten vor allem anfangs nicht möglich ist, den Code konstant anzuwenden: Kann der Patient aus physischen Gründen das vereinbarte Zeichen für *Ja* nicht geben? Hat er die Frage nicht verstanden? Ist er gerade zu müde, zu wenig aufmerksam für eine Reaktion? Meint er tatsächlich *Nein* oder ist er im Moment nicht in der Lage *Ja* zu äußern? In solchen Situationen versucht man, sich über verschiedene Formulierungen der Fragen zu einem bestimmten Sachverhalt, deren Beantwortung einmal ein *Ja* und ein anderes Mal ein *Nein* erfordert, zu eindeutigen Antworten hinzutasten. Man kann beispielsweise fragen: Möchten Sie noch im Stuhl sitzen bleiben? Wenn der Patient nicht reagiert, stellt man die Frage aus der anderen Perspektive: Möchten Sie jetzt ins Bett gehen? Wenn er jetzt mit *Ja* antwortet, erhält der Begleiter eine Bestätigung über den Wunsch des Patienten.

Bei den sprechunfähigen Patienten haben wir die *Möglichkeit des Schreibens*. Zunächst gibt man den Patienten ein Blatt Papier und untersucht, inwieweit sie schreibfähig sind. Die Fähigkeit zum Schreiben setzt Wahrnehmung und Aufmerksamkeit voraus. Diese Leistungen sind bei schwerbetroffenen Patienten anfangs häufig noch eingeschränkt. Wenn sie sich soweit erholt haben, dass sie schreiben können, kann man damit sehr schön eine ganz normale Kommunikation aufbauen. Manche Patienten schreiben sehr flott – es ist erstaunlich, was sie dabei für Fähigkeiten entwickeln. Die meisten Patienten benötigen jedoch viel Zeit für das Schreiben, was auch viel Zeit und Geduld von den Begleitern verlangt. Vor kurzer Zeit hatten wir einen Patienten auf unserer Frührehabilitation, der sehr langsam und in seiner Einstellung wenig flexibel war. Er schrieb jeden Satz akribisch zu Ende; auch wenn der Inhalt bereits nach der Hälfte erschlossen werden konnte. Das erschwerte die Kommunikation für die Therapeuten und Angehörigen natürlich sehr. Man blieb oft an den äußeren Angelegenheiten hängen und hatte nur selten Gelegenheit, etwas über die inneren Bedürfnisse des Patienten zu erfahren.

Bei Patienten, die weder sprach- noch sprech- oder schreibfähig sind, verwenden wir unsere sogenannten *Kommunikationsbücher*. Sie unterstützen mit Hilfe von Bildern und Symbolen eine Kommunikation über die wichtigsten körperlichen und persönlichen Bedürfnisse. Unsere Kommunikationsbücher sind nach verschiedenen Bereichen aufgebaut. Es beginnt mit den Bedürfnissen im Bett, z.B. bei der Lagerung: Möchte ein Patient mit dem Kopfteil höher oder tiefer liegen, lieber auf dem Rücken oder auf der Seite liegen? Die Details sind in Bildern dargestellt, auf die der Patient deuten kann. Es gibt Abbildungen von Bett und Rollstuhl: Möchte der Patient im Bett liegen oder im

Stuhl sitzen? Weiter Abbildungen der einzelnen Kleidungsstücke, z.B. eine Jacke: Möchte der Patient eine Jacke überziehen? Ebenso sind die Badversorgung und Kosmetikartikel sowie Nahrungsmittel und Getränke abgebildet. Da die Frührehabilitations-Patienten jedoch oft noch unter Schluckstörungen leiden, müssen sie unter Umständen über eine Magensonde ernährt werden oder dürfen nur Diätkost erhalten (fein- bzw. grobpassiert). Aus diesem Grund verwenden wir Ringbücher, die speziell nach den persönlichen Bedürfnissen, Einschränkungen und Talenten der Patienten gestaltet werden können. Bei den Schluckpatienten werden die Seiten mit den Abbildungen der Nahrungsmittel und Getränke aus dem Ringbuch herausgenommen.

Wenn die Patienten sich soweit erholt haben, dass sie aus ihrem Zimmer kommen können und möchten, haben wir Bilder vom Aufenthaltsraum, dem Gangbereich und dem Park. Eine Skizze vom Park kann auch zeigen, wo der Patient genau hin möchte, z.B. zum Wasserbrunnen oder Tiergehege. Natürlich haben wir auch ein Bild für sein Zimmer, so dass er auch anzeigen kann, wenn er den Ausflug beenden möchte. Das Kommunikationsbuch stellt also grundlegende Bedürfnisse im Klinikalltag dar und kann darüber hinaus je nach persönlichen Anliegen ergänzt werden.

Dr. Carola Otterstedt: Mit Hilfe welcher Alternativen können Sie und Ihre Kollegen mit einem spracheingeschränkten Patienten kommunizieren?

Dr. Stefanie Böttger: Mit Patienten, deren Zustand weder einen verbalen noch einen nonverbalen Ausdruck gezielt zulässt, kommunizieren wir in einer konkreten Situation über die *konkrete Handlung*.
Zum Beispiel können Patienten mit Aphasie und Apraxie ihre körperlichen Grundbedürfnisse wie Wasserlassen und Stuhlgang, auch wenn sie das Bedürfnis spüren, nicht sprachlich mitteilen oder die Bettglocke zu diesem Zweck bedienen. Auf diese Patienten gehen wir regelmäßig zu, sprechen die Bedürfnisse an, trainieren mit ihnen die Bedienung der Bettglocke und versuchen, die Bedürfnisse mit Hilfe eines zeitlichen Strukturplans zu fördern.

Bei Patienten, die gut ansprechbar sind, aber Sprach- oder Sprecheinschränkungen haben, können wir häufig sehr lebendige *mimische und gestische Ausdrucksmöglichkeiten* beobachten.
Auch wenn noch keine artikulierten Wörter möglich sind, können bereits einfache *Lautäußerungen* zu einer verbesserten Kommunikation beitragen.

Dr. Carola Otterstedt: Inwieweit wird Ihrer Meinung nach eine Einschätzung der mentalen Fähigkeiten des Patienten durch dessen Kommunikationseinschränkung beeinflusst?

Dr. Stefanie Böttger: Kommunikationseinschränkungen können die Beurteilung der geistigen Fähigkeiten sowohl in Form einer Unterschätzung als auch einer Überschätzung ganz wesentlich beeinflussen.

Einer meiner Patienten hatte ein eingeschränktes Sprachverständnis und eine schwere Störung der Sprachproduktion. Mein erster Eindruck war, dass dieser Patient nur begrenzte mentale Fertigkeiten besaß. Als Hilfe zur Einschätzung der zeitlich-kalendarischen Orientierung dient uns ein Holzbrett, auf dem die Wetterlage, die Jahreszeiten, die Monate, die Wochentage und eine Uhr bildlich und verbal aufgetragen sind. Einen besonderen Schwierigkeitsgrad bilden die Zahlen von 1 bis 31, mit deren Hilfe man das aktuelle Datum angeben kann. Der Patient konnte mit seiner nicht-betroffenen Hand das Datum perfekt angeben. Dies hat mir erstmals ein ganz anderes Bild von dem Patienten vermittelt.

Ich sehe es als ein großes Problem, dass die Einschränkungen der Kommunikationsfähigkeit bei Angehörigen, aber auch bei uns Therapeuten dazu führen, die Patienten mental zu unterschätzen. Es ist daher wichtig, genau herauszufinden, welche Möglichkeiten der Kommunikationen zu fördern sind, damit eine reale Einschätzung der mentalen Fertigkeiten möglich wird. Nur so kann man den Patienten vor einer Unterschätzung, aber auch vor einer Überschätzung bewahren.

Auf Grund der schweren mimischen Störung haben vor allem die Locked-In-Patienten einen Gesichtsausdruck, der eine schwere mentale Beeinträchtigung vermuten lassen könnte. Spricht man jedoch Themen an wie die zeitliche und räumliche Orientierung oder die Interessen der Patienten, entdeckt man, welche geistigen Talente verborgen sind. Einer meiner Patienten interessierte sich für Rennsport, ein anderer für das politische Tagesgeschehen, ein dritter für Bauernmalerei. Spricht man zu den Patienten über ihre Lieblingsthemen und beobachtet dabei ihren Gesichtsausdruck, so lässt sich erkennen, dass sie die Erzählungen mit Interesse nachvollziehen können. Für die Einschätzung des Gedächtnisses hilft der Ja/Nein-Code, z.B. auf die Frage „Können Sie sich noch erinnern, was ich Ihnen beim letzten Mal erzählt habe?".

▶ Einschränkungen der sozialen Talente

Dr. Carola Otterstedt: Welche Auswirkungen haben die Kommunikationseinschränkungen auf die soziale Interaktion der Patienten?

Dr. Stefanie Böttger: Da soziale Handlungen eng mit der Kommunikationsfähigkeit verbunden sind, wirken sich Einschränkungen der Kommunikation meistens auch beeinträchtigend auf die sozialen Fertigkeiten aus. Dies kann sowohl für die Patienten als auch für ihr soziales Umfeld irritierend sein. Wenn trotz aller Bemühungen die Resultate der Sprachübungen zunächst erfolglos und enttäuschend bleiben, ziehen sich die meisten Patienten in sich zurück. Häufig reagieren sie mit Scham, die vor den Therapeuten noch intensiver erlebt wird als im Gespräch mit den Angehörigen.

Umgekehrt hatte einer unserer Patienten, der unter einer Störung des Sprachausdruckes bei gut erhaltenem Sprachverständnis litt, den ausgeprägten Willen sich mitzuteilen und nutzte alle Möglichkeiten der Interaktion. Er setzte intensiven Blickkontakt zu seinen Interaktionspartnern ein, um nicht nur den Angehörigen sondern auch uns Therapeuten sein Bemühen um Kommunikation zu signalisieren. Dieser Patient zeigte bereits in der Phase der Frührehabilitation ein besonderes Interesse an Kommunikation und Interaktion.

Wie ein Patient mit einer Kommunikationsstörung in der sozialen Interaktion mit anderen Menschen letztlich konkret umgeht, wird stark von seinen krankheitsunabhängigen (prämorbiden) Persönlichkeitseigenschaften beeinflusst.

Dr. Carola Otterstedt: Besteht die Gefahr, dass sowohl Begleiter als auch Angehörige dem kommunikationseingeschränkten Patienten seine mühsamen Anstrengungen nicht zumuten und ihn davor schützen wollen, so dass mitunter auch Freunde den Patienten erst gar nicht besuchen dürfen?

Dr. Stefanie Böttger: Es ist natürlich sehr wichtig, dass wir den Patienten weder über- noch unterfordern. In Gesprächen mit den Angehörigen versuche ich zu erklären, dass zu Beginn nicht nur die Kommunikationseinschränkung im Vordergrund steht, vielmehr auch der reduzierte Allgemeinzustand respektiert werden muss. In dieser Phase möchten die meisten Patienten keinen Besuch z.B. von Bekannten oder Kollegen. Es ist wichtig, dass sie sich vor neugierigen Blicken schützen können, wenn z.B. ihr Körper und Gesicht durch eine Halbseitenlähmung verändert sind. Wir empfehlen für diese Zeit nur den Besuch der engsten Angehörigen.
Haben die Angehörigen den Eindruck, dass ein nahe stehender Mensch dem Patienten gut tun könnte, schlagen wir einen Probekontakt vor und versuchen über Beobachtung herauszufinden, ob der Patient sich dabei freut, entspannt ist, Ruhe findet, vielleicht sogar auch lächelt. Diese Besuche unterstützen wir. Von Besuchen, die Unruhe und Abwendung erzeugen, raten wir eindeutig ab.

Wenn der Patient kommunikationssicherer wird, fördern wir weitere soziale Kontakte. Hierzu sind ausführliche Gespräche mit dem Patienten und seinen Angehörigen wichtig, um die Wünsche des Patienten zu erfahren, ihn auf den Besuch vorzubereiten und seine Reaktion auf die besuchende Person einschätzen zu können. Wirkt ein Patient unsicher, so empfehlen wir einen kurzen Besuchsversuch, bei dem sich der Besucher eventuell auf einen sehr kurzen Besuch einstellen muss. Ob und wann der Besuch wiederholt wird, entscheidet der Patient im Gespräch mit seinen Angehörigen und den Therapeuten.

Dr. Carola Otterstedt: Können die Patienten Fotos von ihren Angehörigen und ihrem eigenen Leben mitbringen?

Dr. Stefanie Böttger: Fast jeder Patient bekommt Fotos von seinem Zuhause mitgebracht. Dies betrifft nicht nur die Patienten mit Kommunikationseinschränkungen. Aber gerade für diese Patienten bitten wir die Angehörigen, die Fotos zu beschriften, damit wir die dargestellten Personen zuordnen und so konkret mit dem Patienten darüber sprechen können.

Dr. Carola Otterstedt: Wo werden die Fotos aufgestellt bzw. aufgehängt?

Dr. Stefanie Böttger: Das ist sehr unterschiedlich, da die Angehörigen dies oft selber gestalten. Wir haben für jeden Patienten eine Pinwand, an der die Fotos aufgehängt werden können. Manche Angehörigen bringen aber auch kleine Fotoalben mit.

Dr. Carola Otterstedt: Befindet sich die Pinwand am Kopfende des Patientenbettes, hinter dem Patienten?

Dr. Stefanie Böttger: Nein – sie ist an der Wand gegenüber im Blickfeld des Patienten aufgehängt.

Dr. Carola Otterstedt: Sind die Fotos dort von dem Patienten zu erkennen?

Dr. Stefanie Böttger: Das hängt davon ab, welche Fotos die Angehörigen mitbringen. Wir weisen immer darauf hin, dass es günstig ist, möglichst große Fotos mitzubringen.

Dr. Carola Otterstedt: Es ist leider in sehr vielen Krankenhäusern so, dass die Pinwände hinter den Patienten angebracht sind. Das sieht nett aus, wenn man als Besuch kommt. Aber der Patient hat selber keine Chance die Fotos zu betrachten.

▶ Komplexe Einschränkungen & Das Selbstbild

Dr. Carola Otterstedt: In welcher Form beeinträchtigen die Kommunikationseinschränkungen das Selbstbild der Patienten?

Dr. Stefanie Böttger: Das Selbstbild eines Menschen ist vielschichtig und umfasst verschiedene Ebenen. Grundlegend ist das *Körperbild*, das von der Körperwahrnehmung bzw. deren Beeinträchtigungen abhängt. Patienten mit einer Halbseitenlähmung können ihren Arm bzw. ihr Bein oft nicht nur nicht bewegen, sondern sie spüren ihre gelähmte Seite und deren Lage auf der sensiblen Ebene auch nicht. Patienten, die einen Sauerstoffmangel im Gehirn erlitten haben, können ihre Körperteile zwar spüren, haben jedoch auf der gedanklichen Ebene keine Vorstellung über die Anordnung der einzelnen Körperteile bzw. deren Lage an ihrem eigenen Körper sowie auch an dem von anderen Menschen (*Körperschemastörung*). Sie leiden unter der Angst vor Haltlosigkeit und Stürzen. Grundlegende Voraussetzung für jede Form der Kommunikation mit diesen Patienten ist eine sichere Lagerung bzw. Haltung im Bett oder Rollstuhl, die die Patienten ihre Körpergrenzen spüren lässt.

Patienten mit linksseitiger Hirnschädigung erleben in der Regel einen *Zerfall ihres körperlichen und geistig-seelischen Selbstbildes*. Sie haben eine rechtsseitige Halbseitenlähmung und Sprachstörungen, die die verbale Kommunikation einschränken. Gerade die Sprache ist ein wichtiges Talent, über das wir Menschen uns definieren. Die Patienten nehmen die Störungen auf den verschiedensten Ebenen wahr, was dazu führt, dass ihr früheres Selbstbild zerbricht. In der Phase der Frührehabilitation gelingt es in der Regel noch nicht wieder, ein neues Selbstbild aufzubauen. Der Aufbau eines neuen Selbstbildes ist vor allem Inhalt in den weiterführenden Phasen der Rehabilitation.

Viele Patienten mit rechtsseitiger Hirnschädigung sind sich ihrer Symptome, vor allem der linksseitigen Halbseitenlähmung sowie der Wahrnehmungs- und Aufmerksamkeitsstörungen krankheitsbedingt nur eingeschränkt bewusst. Im Therapieverlauf lernen die Patienten, diese Störungen besser wahrzunehmen, z.B. „Ich kann meine linke Körperseite nicht bewegen“, haben jedoch oft noch Schwierigkeiten, realistisch einzuschätzen, welche Auswirkungen dies für ihr Alltagsleben haben wird. Beispielsweise behandelten wir eine Patientin mit einem rechtsseitigen Schlaganfall und einer daraus resultierenden linksseitigen Lähmung. Die Patientin sprach immer wieder darüber, das Laufen neu lernen zu müssen. Sie registrierte also, dass sie dies mit ihrem gelähmten

Bein nicht konnte. Sie massierte ständig ihren linken Arm, den sie aktiv nicht bewegen konnte. Ihr war die motorische Behinderung bewusst und sie wusste, dass sie daran arbeiten musste. In den nächsten Sätzen sagte sie jedoch: „Ich werde allein in meiner Wohnung zurechtkommen, gehe wieder in die in die Kirche und zum Essen in die Rathauskantine". Die Patientin konnte die Konsequenzen ihrer körperlichen Behinderung auf diese Alltagshandlungen nicht einschätzen. Diese sogenannte *Anosognosie* und *Anosodiaphorie*, d.h. die fehlende Wahrnehmung der krankheitsbedingten Einschränkungen bzw. deren Auswirkungen, verfälscht natürlich auch das Selbstbild der Patienten. Einerseits bedeutet dies einen Schutz, ist jedoch andererseits gemessen an der objektiven Situation völlig unrealistisch. Dadurch wird die inhaltliche Kommunikation wesentlich erschwert. Themen wie die künftig mögliche Lebensgestaltung, z.B. die nötige Versorgung in einem Pflegeheim, sind äußerst schwierig mit den Patienten zu besprechen, die ja ansonsten völlig angemessen denken können.

Dr. Carola Otterstedt: Die örtliche und zeitliche Orientierung bestimmt ebenfalls unser Sein. Geht diese Orientierung verloren, sucht der Mensch nach Anhaltspunkten, die ihm vertraut scheinen und Sicherheit bieten. Der Tag ist für die Patienten strukturiert durch Pflege, Visite, Therapien, Mahlzeiten und Schlaf. Die zeitliche Struktur eines Krankenhausalltages orientiert sich an Arbeitsabläufen und Tarifverträgen. Einige Patienten sind auf Grund ihrer Erkrankung oft nur bedingt zeitlich orientiert. Mit welchen Mitteln können wir schwerkranken Patienten eine zeitliche Orientierung bieten?

Dr. Stefanie Böttger: Als erstes haben wir in jedem Patientenzimmer, im Aufenthaltsraum und auf dem Stationsgang Tages- und Therapiekalender, Monatskalender und große Uhren angebracht. Damit diese Hilfsmittel gut zu sehen sind, hängen sie an den Wänden, die gut in der Blickrichtung der Patienten liegen. Den Patienten, die schlecht sehen, lassen wir von ihren Angehörigen Armbanduhren mitbringen, die auf Knopfdruck eine akustische Zeitangabe signalisieren.

Wir besprechen die zeitliche Orientierung mit den Patienten täglich mehrfach. Wenn es möglich ist, gestalten wir in der Therapie persönliche Kalender, in denen die Patienten für die einzelnen Tage z.B. kleine zutreffende Zeichnungen anfertigen. Bei den Patienten mit schweren zeitlichen Orientierungsstörungen suche ich den Blick aus dem Fenster in die Natur oder fahre sie, wenn möglich, mit dem Rollstuhl in unseren Park. Dabei überlegen wir gemeinsam, welche Jahreszeit oder welcher Monat gerade sein könnte, je nachdem, ob die Blätter gerade grün, bunt oder die Bäume kahl sind, welche Blumen blühen, wie warm oder kalt es ist und welche Kleidung wir tragen.

Besonders Störungen der tageszeitlichen Orientierung führen häufig zu schwerwiegenden Kommunikationsproblemen, da die Patienten zeitliche Vereinbarungen nicht einschätzen können. Wenn beispielsweise vereinbart wurde, dass der Patient noch zwanzig Minuten im Rollstuhl sitzt und danach ins Bett begleitet wird, können die zwanzig Minuten für den Patienten mit einer tageszeitlichen Orientierungsstörung subjektiv wie zwei Stunden wirken. Verständlicherweise fühlen sich die Patienten schwer vernachlässigt. Oder wenn die

Zeit zwischen Frühstück und Mittagessen subjektiv wie acht Stunden erscheint, beschweren sich die Patienten bei ihren Angehörigen, dass sie keine Mahlzeit bekommen hätten.

▶ Verlust von Talenten & Die Trauer

Dr. Carola Otterstedt: Schwer kranke Patienten haben gerade überlebt, wenn sie auf Ihre Station kommen. Sie haben teilweise noch ein reduziertes Bewusstsein, eine eingeschränkte Konzentrationsfähigkeit. Wir erleben selten, dass in diesem frühen Stadium die Patienten den Verlust ihrer verschiedenen Talente reflektieren. Sind es nicht eher die Angehörigen, die von den vielen Verlusten erzählen, die die ganze Familie beeinflussen: Entsprechend der Rolle und Pflichten des Patienten in seiner Familie z.B. einkaufen, kochen, waschen, technische Geräte reparieren, behördliche Angelegenheiten erledigen oder Autofahren?

Dr. Stefanie Böttger: In der Mehrzahl der Fälle empfinden die Angehörigen unserer Patienten am Anfang eine große Erleichterung darüber, dass ihr akut schwer erkranktes Familienmitglied überhaupt überlebt hat. In dieser Phase können sie sich den Verlust bestimmter Fertigkeiten oft noch nicht vorstellen. Solange Bewusstsein und Kontaktfähigkeit eingeschränkt sind und der Patient im Bett oder Pflegerollstuhl gelagert ist, werden der Verlust von Bewegungsfähigkeit oder Sprache vor allem für Laien auch noch nicht so offensichtlich. Die Erwartung vieler Angehöriger ist: „Die Intensivstation ist vorbei, jetzt kommt die Rehabilitation, jetzt geht es wieder bergauf". Die Übernahme von Pflichten des Patienten in der Familie wird zwar als belastend empfunden, jedoch noch nicht als endgültig angesehen. Die Hoffnung überwiegt, dass sich alles wieder gut entwickeln kann.

Im Verlauf, wenn deutlich wird, dass doch wesentliche Einschränkungen bestehen bleiben werden, erleben wir alle Formen der Trauerarbeit: Unrealistische Hoffnung, hartnäckige Verleugnung, Forderung, Vorwurf, häufig Depression und in dieser frühen Phase eher selten Akzeptanz. Die Angehörigenarbeit, von der Information und Aufklärung über die Teilnahme an der Therapie mit dem Patienten bis hin zur psychotherapeutischen Begleitung der Angehörigen ist ein wesentlicher Bestandteil der neuropsychologischen Arbeit in der Frührehabilitation.

Dr. Carola Otterstedt: Die Patienten beginnen im Verlauf ihres Aufenthaltes in der Frührehabilitation eine Vorstellung zu gewinnen, welche Fertigkeiten sie durch den Unfall oder die Krankheit verloren haben. Dabei stehen oft so wichtige Funktionen wie z.B. Gehen zunächst nicht im Vordergrund. Möglicherweise stellvertretend für den Verlust einer Grundfunktion, werden zunächst vor allem jene Talente vermisst, die dem Patienten in seiner Situation Ablenkung, Kreativität und Freude schenken könnten, z.B.

- Hauswirtschaftliche Tätigkeiten: Saubermachen, Bügeln, Kochen
- Handwerken, Stricken, Basteln
- Familie: Enkel sehen, hochheben können, mit ihnen spielen

- Freizeit: Sport, mit dem Hund spazieren gehen, Schwimmen, Radfahren
- Arbeit: Bus- und Autofahren, Maschinen bedienen
- Sprechen im Rahmen sozialer Kontakte: Freunde, Stammtisch, Sportverein.

In welcher Form erleben Sie in der Frührehabilitation die Trauerarbeit um den Verlust der Körperfunktionen und Talente bei den Patienten?

Dr. Stefanie Böttger: Der Bereich, den die Patienten zuallererst und am intensivsten betrauern, ist der Verlust der Selbständigkeit bei der eigenen Körperpflege und vor allem beim selbständigen Gang zur Toilette. Die Abhängigkeit von anderen Menschen in diesem engsten Intimbereich löst intensive Scham und das dringende Bedürfnis nach Unabhängigkeit aus. Voraussetzungen hierfür sind Grundfunktionen wie Rumpfstabiliät, Gleichgewicht, freier Sitz und Stand sowie Transfer vom Rollstuhl auf die Toilette. Für die meisten Patienten ist es sehr schwer zu verstehen, dass zuerst diese Grundfunktionen wieder gegeben sein müssen, ehe die Selbständigkeit im Bad und auf der Toilette möglich ist. Diese zumindest wieder teilweise zu erreichen, ist ein Hauptziel der Frührehabilitation.

Die anderen Bereiche, die Sie genannt haben, kommen nachgeordnet. Am dringendsten erlebe ich bei unseren Patienten das Bedürfnis nach der Familie, danach folgen Haushalt, Arbeit und Freizeitbeschäftigungen. Vor der Entlassung aus der Frührehabilitation frage ich in der Regel unsere Patienten, was ihnen in dieser Zeit am meisten geholfen hat. Die übereinstimmende Antwort ist „meine Familie".

Dr. Carola Otterstedt: Kennen Sie ein Beispiel dafür, dass in dieser frühen Phase Patienten schon neue Talente entdeckt haben, etwas was ihnen hilft, sich mit der neuen Situation ein wenig zu versöhnen? Ein Beispiel hierfür könnte vielleicht sein zu entdecken, dass man seine Gefühle in einem Bild, mit Musik oder mit Tieren ausdrücken kann.

Dr. Stefanie Böttger: Das kommt selten vor. Der Einschnitt ins bisherigen Leben ist zu groß, geschieht meistens zu plötzlich, die Verluste sind zu weitreichend und die Zeit ist zu kurz, als dass sich bereits eine Art Versöhnung entwickeln könnte.

Wir setzten allerdings die Beschäftigung mit Malen, Musik und Tieren in unserer Therapie häufig ein und können damit „kleine Inseln" der emotionalen Entlastung aufbauen. Gelegentlich kommt es auch vor, dass wir damit einen Grundstein für die Neubelebung früherer Talente legen können. Vor einem Jahr behandelten wir zum Beispiel einen Patienten, der nach Herzstillstand und Wiederbelebung schwere Konzentrations- und Gedächtnisstörungen hatte. Dieser Patient malte bei den nachmittäglichen Spaziergängen mit seiner Ehefrau in unserem Park ein wunderschönes Bild von unserem Streichelgehege mit Schafen und Ziegen. Gleichzeitig trainierte er damit seine Konzentration.

Nach meiner Erfahrung bewirken Therapien, die die Gefühle der Patienten ansprechen, wesentlich mehr als neutrale Schulmethoden, die auf reine Funktionen wie Bewegung, Wahrnehmung, Gedächtnis oder Sprache abzielen.

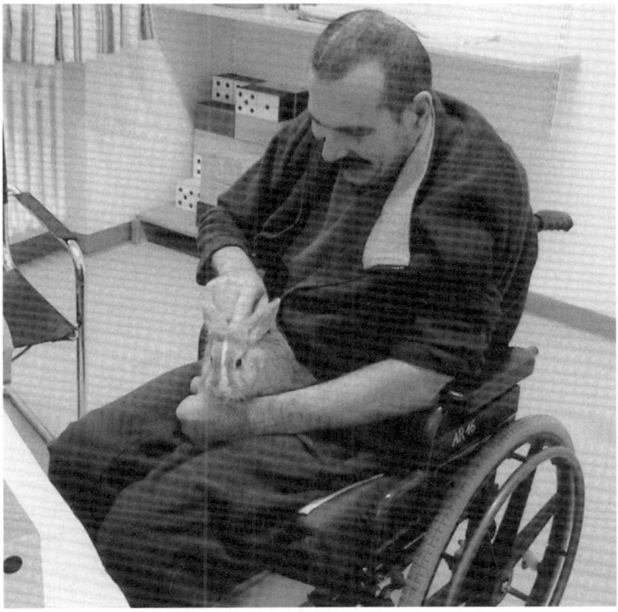

Abb. 55: Entspannung für die Seele bei einem Patienten nach rechtshirnigem Schlaganfall mit Hilfe des weichen, warmen Kaninchens

Einsatz kreativer Therapien

Dr. Carola Otterstedt: Welche kreativen Therapien setzen Sie im Rahmen der neuropsychologischen Betreuung ein?

Dr. Stefanie Böttger: Zur Förderung des emotionalen Ausdrucks arbeiten wir in der Neuropsychologie mit Hilfe des *kunsttherapeutischen Ansatzes.* Dies ist natürlich nur bei Patienten möglich, die bereits wieder sitzen können, mit Arm und Hand die Bewegungen zum Malen ausführen können und relativ aktiv in der Wahrnehmung sind.

Wir arbeiten auch mit *musiktherapeutischen Ansätzen.* Über die Einbeziehung der Lieblingsmusik unserer Patienten in die Therapie bieten wir auf dieser Ebene noch passiven Patienten eine Möglichkeit der Entspannung, aber auch der Konzentration. Wichtig ist allerdings, dass es nicht zu einer stundenlangen Berieselung mit Musik kommt. Wenn möglich arbeiten wir mit einfachen Musikinstrumenten, z.B. Tamburin, Triangel, Klangschale, Ocean Drum und Glockenspiel, mit denen die Patienten auch aktiv Klänge gestalten können.

Bei unseren Patienten konnten wir besonders gute Erfahrungen mit der *Tiergestützten Therapie* sammeln. Wir haben einen eigenen Raum für die Tiergestützte Therapie unmittelbar vor unserer Station in der Abteilung für Neurologie. In diesem Raum findet täglich Therapie mit unseren eigens dafür gehaltenen Kaninchen statt. Zusätzlich besteht die Möglichkeit, dass die Angehörigen die Haustiere der Patienten mitbringen. So hatten wird bereits nicht nur Hunde, sondern auch einen Kater zu Besuch. Die Interaktion mit dem eigenen Tier birgt einen noch höheren Aufforderungscharakter in sich. Bereits bei der passiven Wahrnehmung der Tiere wird die emotionale Ebene angesprochen, entspannen sich die Gesichtszüge, entsteht ein Lächeln. Ich denke, dass wir durch den Kontakt mit den Tieren eine sehr tiefe und ursprüngliche Ebene des Erlebens in den Patienten ansprechen. Man streckt einfach die Hand aus und versucht, wenn es möglich ist, in die Richtung des Tieres zu greifen oder das Tier zu streicheln. Wenn ich das Glockenspiel vor meinen Patienten stelle, ist es wesentlich schwieriger, den Schlegel zu nehmen und ein paar Töne anzuschlagen als die Hand auszustrecken und ein Kaninchen zu streicheln.

Dr. Carola Otterstedt: Der Impuls ist möglicherweise aus dem Grund weniger stark, weil das Glockenspiel unbewegt ist, keine olfaktorischen Reize anspricht und unberührt keine Laute von sich gibt. Aber das Tier spricht eben all diese Sinne an und bewegt sich auch noch.

Dr. Stefanie Böttger: Ja, das Glockenspiel ist statisch, das Tier bewegt sich, es hat Augen und ist bereits vertraut, wenn es das eigene Tier ist. Das Kindchenschema unserer Kaninchen mit ihren großen Augen spricht unsere Patienten auch sehr schnell an.

Dr. Carola Otterstedt: Wobei man zugunsten der Musiktherapie sagen muss: Wir können die Musikinstrumente so zum Schwingen bringen, dass auch diese Instrumente einen hohen Aufforderungscharakter haben. Es gibt viele schöne Möglichkeiten, mit Instrumenten den Dialog bereichernd zu gestalten. Wenn wir aber Ihre Patientengruppe betrachten, so glaube ich auch, dass die Tiergestützte Therapie eine optimale Ansprache für die meisten Ihrer Patienten bedeutet.

▶ Tiergestützte Therapie

Dr. Carola Otterstedt: Frau Dr. Böttger, Sie haben 2002 mit der Konzeptentwicklung Ihres Projektes *Tiergestützte Therapie* im Rahmen Ihrer Tätigkeit auf der neurologischen Frührehabilitation begonnen. Seit Herbst 2003 setzen sie die Kaninchen konkret täglich in der Therapie ein. Was hat Sie motiviert, Tiere in Ihre Arbeit professionell zu integrieren?

Dr. Stefanie Böttger: Ich habe eigene Erfahrungen mit Hunden, die ich im Laufe meines Lebens kontinuierlich als Begleiter, Tröster und Kameraden erlebt habe. Zum anderen habe ich erlebt, dass mein Vater vor allem im Alter sehr stark von der Anwesenheit unseres Dackels profitierte. Manchmal schaffte es nur der Dackel, meinen Vater zu entspannen, seine Stimmung aufzuhellen, ihn beim Füttern und Streicheln zu aktivieren und ihn für andere Menschen ein Stück offener zu machen.

Da mein Vater so stark von seinem Hund profitierte, habe ich ihn auf dem Arm versteckt mehrfach in Kliniken eingeschmuggelt, in denen sich mein Va-

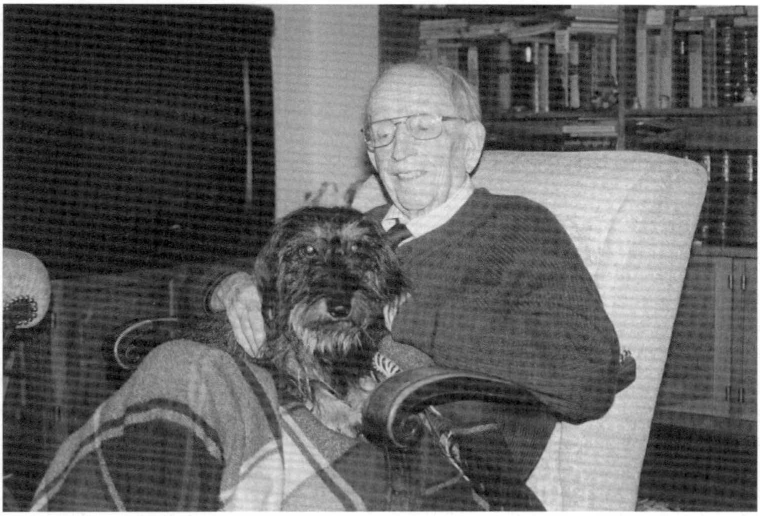

Abb. 56: Seelische Unterstützung durch den eigenen Dackel bei einem allein stehenden alten Herrn

ter zu orthopädischen und geriatrischen Rehabilitationen befand. Auf dem Gang wurde ich natürlich angesprochen: „Der Hund darf nicht in die Klinik!". Ich habe versprochen, der Hund würde sich nur auf dem Balkon des Zimmers von meinem Vater aufhalten. Die Schwester, die uns aus ihrer Sicht nachvollziehbar zunächst gemahnt hatte, hatte wohl weitererzählt, dass ein kleiner Hund im Hause sei. Es endete damit, dass mindestens fünf Schwestern in das Zimmer meines Vaters kamen und unser Dackel umfangreich gestreichelt wurde.

Dr. Carola Otterstedt: War diese Erfahrung für Sie der Impuls, darüber nachzudenken, inwieweit man Tiere in die Therapie integrieren könnte?

Dr. Stefanie Böttger: Damals war mir das noch nicht bewusst. Ich arbeitete auch noch nicht in meinem jetzigen Krankenhaus. Ich hatte einfach registriert, dass der Hundebesuch meinem Vater gut tat und ihm dadurch enorm viel Aufmerksamkeit geschenkt wurde. Die Schwestern kamen zu ihm und freuten sich mit ihm. Der Hund war immer wieder Thema in den Gesprächen zwischen den Schwestern und meinem Vater. Er war sehr natur- und tierverbunden, ich habe dies aber nicht auf andere Menschen und Patienten verallgemeinert. Dass Tiere auch eine teamverbindende Maßnahme sein können, habe ich damals auch noch nicht bewusst bedacht.

Eine weitere Motivation war das Schaf- und Ziegen-Streichelgehege im Park meines jetzigen Krankenhauses. Ich habe bemerkt, dass bei vielen Patienten Interesse dafür vorhanden ist. Und ich habe zufällig beobachtet, wie unsere Patienten davon profitierten, wenn ihre Angehörigen die Haustiere mitbrachten. Damals war dies jedoch nur bei schönem Wetter im Park möglich. Ich wollte, dass diese Begegnungen nicht mehr inoffiziell stattfinden mussten, sondern dass sie einen eigenen Raum im Rahmen der Therapie bekamen und die Tierbegegnungen systematisiert werden konnten.

Ehe ich begonnen habe, ein Konzept zu schreiben, habe ich zuerst die Idee grundlegend in unserer Abteilung angesprochen. Anfangs hatte ich nicht viel Hoffnung, dass sie realisiert werden könnte. Erfreulicherweise reagierten mein Chef und meine Kollegen jedoch sehr positiv. Ich bekam Kontaktadressen vermittelt, über die ich schnell auch Sie kennen gelernt habe. Nur mit Ihrer Hilfe bei der Beratung und praktischen Umsetzung konnte sich das Projekt so erfolgreich entwickeln.

Dr. Carola Otterstedt: Es war eine schöne Zusammenarbeit mit Ihnen und der Unterstützung von Seiten der medizinischen Leitung, der Verwaltung, der Hygieneabteilung, der Technik, der Klinikmitarbeiter, die für das Gehege tiefe Gräben in wurzelreichem Boden ziehen mussten, von Seiten der Mitarbeiter, die für die Tierversorgung zuständig sind, der vielen Tierpaten und ganz besonders auch von Seiten unseres Schreiners, der die Pläne des Kaninchengeheges mit professionellen Ideen und Liebe zum Projekt umsetzte. Bis die Kaninchen einziehen konnten, verlief ein Jahr mit Anträgen und Plänen, auch mit Fehlerquellen und Enttäuschungen, letztendlich aber mit einem gereiften Konzept und einem langen Warten auf die Kaninchen, die in diesem Jahr nicht recht geboren werden wollten. Alle Beteiligten mussten lange auf ihre Kaninchen warten. Und schließlich haben wir sechs wunderbare Tiere für diese Arbeit gefunden. Die Tiere haben die für die Arbeit so wichtigen Farbnuancen, sind von unterschiedlicher Größe und besitzen sehr unterschiedliche Wesen und Temperamente. Besonders freue ich mich auch, dass wir ein von Geburt an halbblindes Kaninchen haben, das den Patienten die Möglichkeit bietet, auch ihre eigenen körperlichen Einschränkungen meistern zu können. Fridolin zeigt ihnen, wie gut man mit einer Behinderung leben kann.

Als Projektleiterin mussten Sie viele Hürden nehmen und auch mit den Kaninchen während deren Pubertät harte Kämpfe durchstehen. Dass dies jedoch alles so machbar war, liegt sicher an ihrer ganz speziellen Ruhe und Kraft, so ein Projekt zu realisieren. Gemeinsam mit anderen Teammitgliedern versorgen Sie die Tiere, die artgerecht in einem weitläufigen separaten Außengehege gehalten werden. Die Tiere können sich so immer wieder nach den kurzen Therapieeinheiten im Therapieraum erholen und wirken jederzeit gesund und munter. Diese Tiere wurden bereits vor ihrer Ankunft in München mit einem Kosenamen belegt. Dass über die *Neuro-Hasen* nicht nur geschmunzelt wird, sondern dass diese Therapieform zunehmend als professionelle Arbeit anerkannt wird, liegt zum einen an Ihrer guten tiergestützten Arbeit, die Sie ja auch dokumentieren, zum anderen wohl auch daran, dass Sie und das Projekt von der medizinischen Leitung des Krankenhauses und von Ihrem Chef Unterstützung finden.

Auf dem Klinikgelände gibt es ein großes Gehege, das von Schafen und Ziegen bewohnt ist. Patienten der gesamten Klinik, die gehfähig sind oder im Rollstuhl gefahren werden, aber natürlich auch deren Angehörige und Besucher können durch einen Futterautomat Leckerlis für die Tiere erwerben. Sowohl das Betrachten der Tiere von der Bank aus als auch die kurze Berührung der Tiere beim Füttern oder das Streicheln scheint Patienten wie auch

Besucher zu entspannen und von ihren Ängsten vor Krankheit und der Zukunft kurzfristig abzulenken. Natürlich ist dieses Gehege auch eine besondere Attraktion für Kinder, die in der Regel nicht so oft zu einem Klinikbesuch mitgenommen werden.

Innerhalb dieses Geheges wurde das Gehege für die Kaninchen gebaut. Da die Kaninchen ausschließlich für die Frührehabilitation arbeiten sollen und wir unbedingt verhindern wollten, dass den Tieren von außen Futter zugesteckt wird, leben die Tiere nun mitten in der Schaf- und Ziegenherde, sind aber nicht so einfach aus der Ferne zu beobachten. Dies ist zweifelsohne schade, aber im Rahmen der tierartgerechten Haltung wollten wir den Kaninchen außerhalb der Tiergestützten Therapie optimale Erholungsmöglichkeiten ohne weitere Störung gewähren.

Frau Dr. Böttger, Sie arbeiten in einem interdisziplinären Team, dessen Mitglieder zum Teil eine kurze Einführung zum Einsatz der Kaninchen im Rahmen der Tiergestützten Therapie erfahren haben. Wann und wie setzen Sie und Ihre Teamkollegen die Kaninchen in den jeweiligen Therapieformen ein? Wie können Sie und Ihre Kollegen z.B. Patienten mit eingeschränkter Hand-Arm-Bewegung unterstützen?

Dr. Stefanie Böttger: Es ist natürlich selbstverständlich, dass wir nur mit Tieren bei Patienten arbeiten, die den Kontakt zum Tier wünschen und deren Gesundheitszustand dies zulässt.

Zur Unterstützung körperlicher Fertigkeiten setzen wir die Tiere im Rahmen der Physio- und Ergotherapie ein. Die Patienten mit einer Halbseitenlähmung werden zunächst motiviert, Bewegungen mit ihrer nicht-betroffenen Hand auszuführen. Dies kann z.B. durch Streicheln der Tiere und Bürsten des Kaninchenfells mit Hilfe einer weichen Babybürste, aber natürlich auch beim Füttern der Tiere mit Löwenzahnblättern geschehen. Wir beginnen zunächst mit großen, weiten Bewegungen bis hin zu feinmotorischen Übungen, bei denen der Patient z.B. ein kleines Leckerli für das Kaninchen aufnimmt.

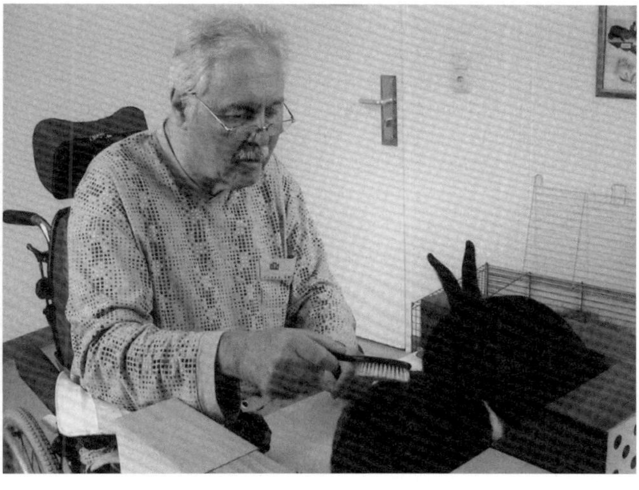

Abb. 56a: Üben von gleichmäßigen, weitläufigen Handbewegungen über das Bürsten des Kaninchens bei einem Patienten mit Parkinsonerkrankung

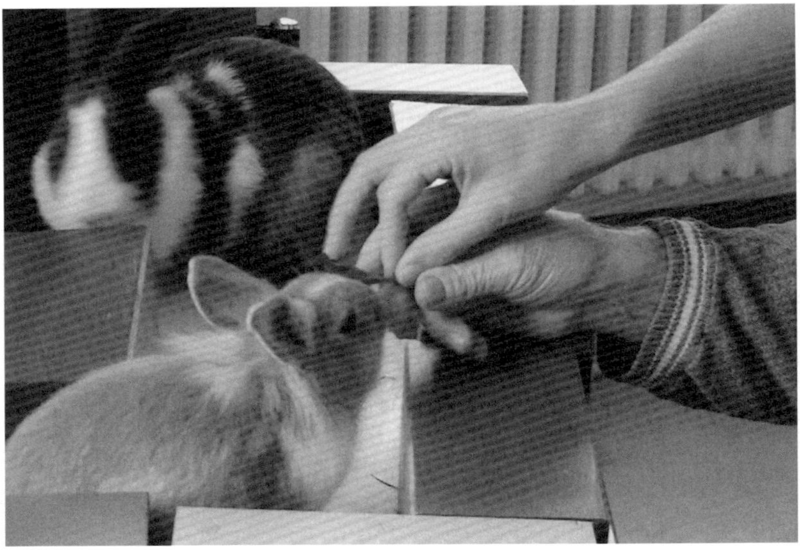

Abb. 57: Förderung der Feinmotorik beim Füttern der Kaninchen

Diese Übungen versuchen wir dann auf die betroffene Hand zu übertragen. Am Anfang wird die betroffene Hand noch durch die Therapeutin und die gesunde Hand des Patienten geführt. Bereits bei geführten Bewegungen erle-

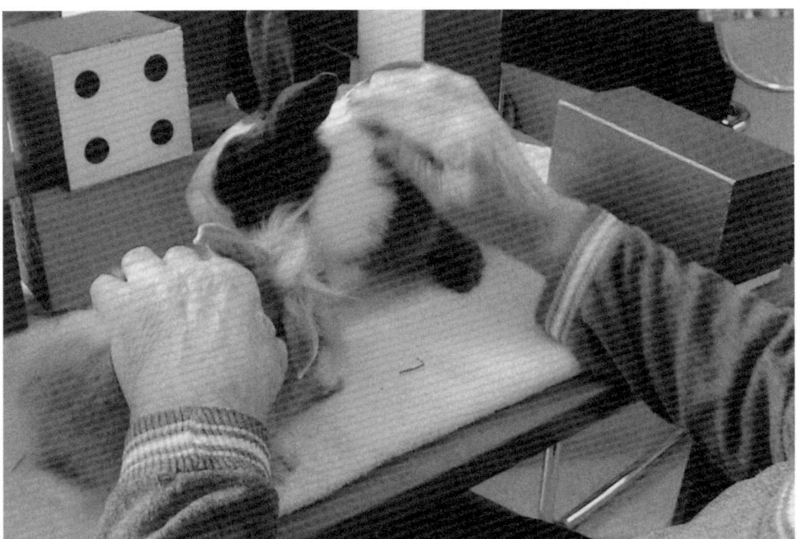

Abb. 58: Anregung der Sensibilität beider Hände bei einem Patienten nach rechtshirnigem Schlaganfall und infolgedessen linksseitiger Sensibilitätsstörung

ben die Patienten durch die taktilen Reize beim Streicheln ihre sensiblen Wahrnehmungen neu.

Patienten mit Parkinson-Erkrankung können meist nur sehr kleinschrittige Bewegungen mit ihren Händen ausführen. Beim Streicheln werden die Bewegungen jedoch erkennbar weiter und gleichmäßiger.

Dr. Carola Otterstedt: Welche tiergestützten Übungsformen werden auf Ihrer Station eingesetzt, um die Bewegung von Beinen bzw. Füßen sowie das Stehen zu trainieren?

Dr. Stefanie Böttger: Im Rahmen des Stehtrainings stehen die Patienten in einem sogenannten Stehständer, in dem die aufrechte Haltung mit Hilfe von Lehnen und Gurten unterstützt wird. Trotzdem bleibt das Stehen für die Patienten vor allem am Anfang sehr anstrengend. Um die Patienten von der Anstrengung ein wenig abzulenken, suchen unsere Therapeuten nach Beschäftigungen wie z.B. eine Zeitschrift anschauen. Diese Möglichkeiten sind jedoch zu alltäglich, als dass sie die Patienten für eine längere Zeit ablenken könnten. Oft erklären die Patienten bereits nach kurzer Zeit, dass sie das Stehen zu sehr anstrenge und sie sich lieber wieder hinsetzen wollten. Wir haben die Erfahrung gemacht, dass das Streicheln, Bürsten und Füttern der Kaninchen, die auf einem Tisch in Brusthöhe der Patienten sitzen, eine sehr gute Ablenkung bieten. Bei diesen Tätigkeiten vergessen die Patienten die Zeit. Sie stehen mit einem Kaninchen vor sich nicht nur länger, auch die Qualität des Stehens verbessert sich entscheidend.

Bei vielen unserer Patienten ist ein Arm durch die Lähmung betroffen, die andere Hand hält sich aus Unsicherheit heraus an einem Halt fest. Durch die Attraktion der Tiere greifen die Patienten häufig doch zu den Kaninchen und streicheln sie. Mit einem Tier vor sich entwickeln sich auch unsichere Patienten, die sich zunächst krampfhaft am Tisch festhalten, zu freier stehenden, beschäf-

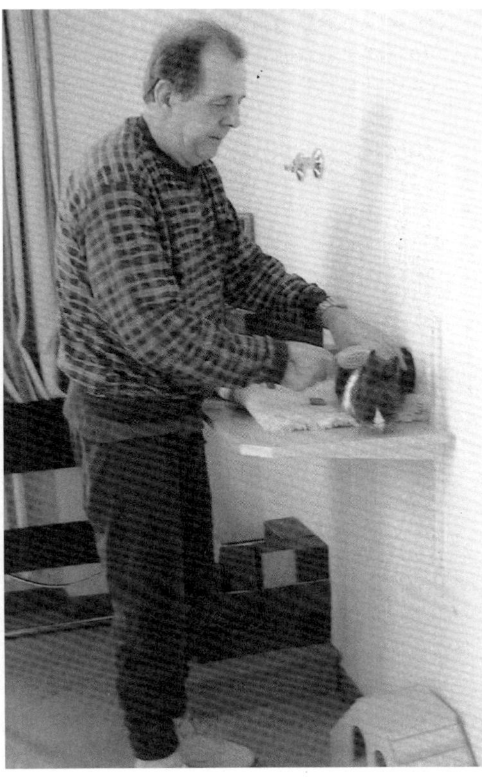

Abb. 59: Training von Stehen und Gleichgewicht während der Beschäftigung mit dem Kaninchen bei einem Patienten nach hypoxischem Hirnschaden

tigten Menschen. Die Patienten, die in der Lage sind, beide Hände einzusetzen, führen sie zum Tier hin und üben dadurch den freien Stand. Wenn das Kaninchen sich ein bisschen hin- und herbewegt, reagieren die Patienten instinktiv und folgen mit den Armen der Bewegung des Tieres. Diese Bewegungen sind von Drehungen des Rumpfes begleitet und fördern ein stabiles Gleichgewicht.

Dr. Carola Otterstedt: Wie können Sie Tiere bei der Förderung der Wahrnehmung einsetzen?

Dr. Stefanie Böttger: Patienten mit einem rechtshirnigen Schlaganfall leiden nicht nur an einer Lähmung der linken Körperhälfte, sondern vernachlässigen darüber hinaus die linke Raum- und Körperhälfte in ihrer Wahrnehmung und Aufmerksamkeit. Diese Störung wird als *Neglect* bezeichnet. In dem sogenannten Explorationstraining üben wir Augensuchbewegungen, Aufmerksamkeitszuwendung und Greifbewegungen zur linken Seite hin, z.B. über das Suchen und Einsammeln von Alltagsgegenständen auf dem Tisch. Wir führen auch Übungen mit Papier und Bleistift durch, z.B. das Markieren von bestimmten Symbolen auf einer Vorlage. Dies ist für unsere Patienten und die Therapeuten oft sehr mühsam. Setzen wir dagegen ein Tier ein, das sich auf der vernachlässigten Seite befindet, haben wir durch den bewegten Reiz, der ganz andere Bahnen im Gehirn anspricht als ein statischer Reiz, eine viel günstigere Aufmerksamkeitszuwendung.

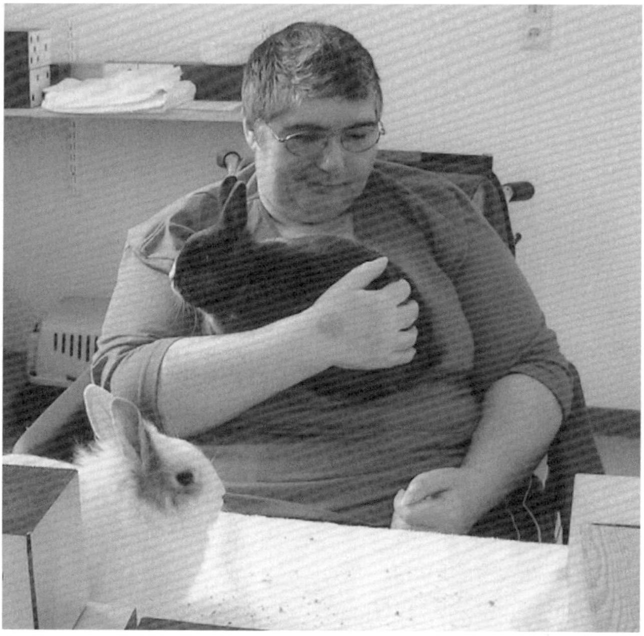

Abb. 60: Patientin mit linksseitiger Lähmung sowie Wahrnehmungsstörung für die linke Raum- und Körperhälfte nach rechtshirnigem Schlaganfall

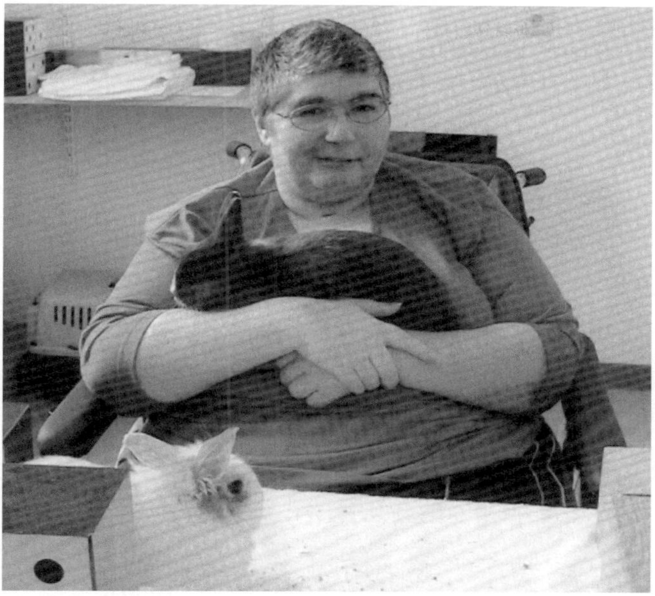

Abb. 61: Einsatz des linken, gelähmten Arms zum Halten des Kaninchens mit gleichzeitiger Förderung der Sensibilität durch das Spüren des warmen, weichen, sich leicht bewegenden Tieres

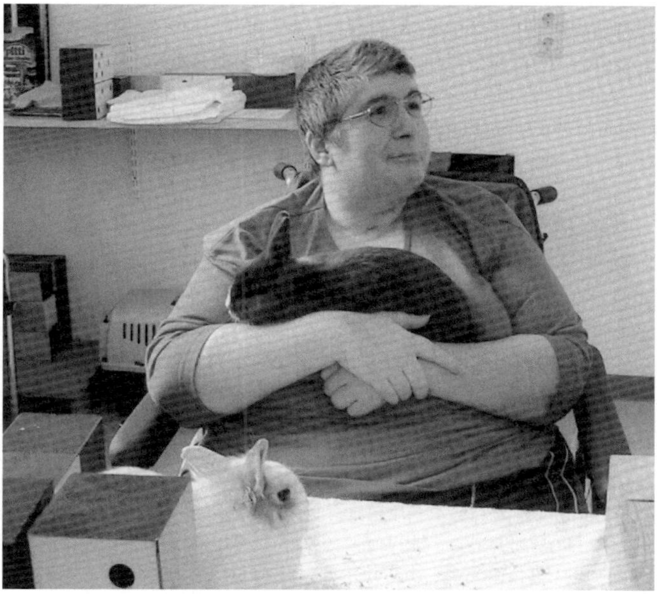

Abb. 62: Förderung der Raumwahrnehmung nach links durch den Blick auf die Therapeutin und das Hören der Erklärungen zu der Übung mit dem Kaninchen

Das Tier besitzt einen hohen Aufforderungscharakter und spricht auch die emotionale Ebene der Kommunikation an. Wir machen im Rahmen der Tiergestützten Therapie oft die Beobachtung, dass durch den Einsatz eines Tieres die Aufmerksamkeits- und Blickzuwendung sowie Handbewegungen zu der vernachlässigten Seite hin wesentlich gefördert werden.

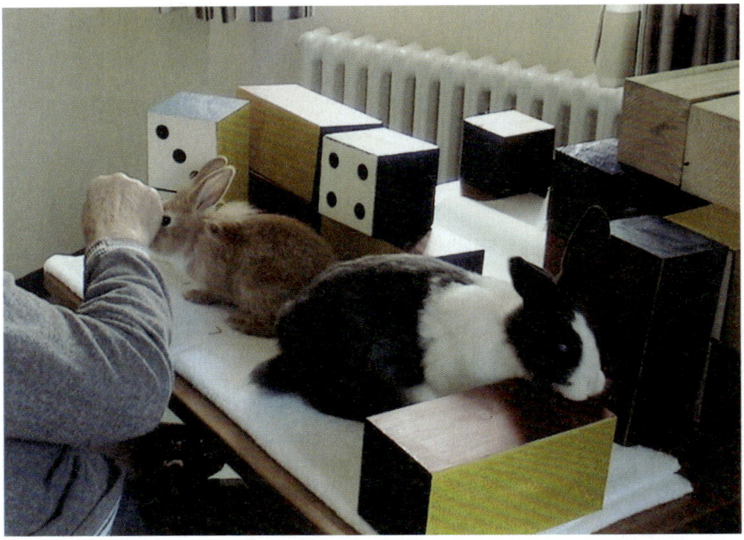

Abb. 63: Förderung von Handbewegungen zur linken vernachlässigten Seite durch die attraktive Aufforderung, das Kaninchen zu streicheln

Es ist erstaunlich, wie viel länger sich die Patienten auf der vernachlässigten Seite auf die Tiere konzentrieren und mit ihnen beschäftigen können als bei der Arbeit mit Gegenständen, Papiervorlagen oder am Computer.

Dr. Carola Otterstedt: Welche Möglichkeiten gibt es, Tiere im Rahmen des Gedächtnistrainings einzusetzen?

Dr. Stefanie Böttger: Im Rahmen des Gedächtnistrainings mit Tieren haben wir einige gute Resultate. Wir fördern die Gedächtnisleistungen dadurch, dass sich die Tierbegegnungen regelmäßig über mehrere Tage wiederholen. Dabei beobachten wir, dass sich die Patienten besser daran erinnern können, die Tiere schon einmal gesehen zu haben, oder auch ein bestimmtes Tier, z.B. das schwarze Kaninchen, wiedererkennen.

In einigen Fällen erlebten wir auch eine eindrucksvolle Realitätskontrolle der eigenen Orientierungs- und Gedächtnisleistungen. Ein Patient litt in der Phase des wiedereinsetzenden Bewusstseins unter Ängsten und Alpträumen. Als er das Foto seines Dackels auf dem Nachttisch sah, war er der festen Überzeugung, dieser sei erschossen worden. Der Besuch des Dackels in der Klinik verhalf ihm schnell zu einem angemessenen Realitätsbezug und zu einer Lösung seiner Ängste. Eine andere, alkoholabhängige Patientin mit noch schweren Gedächtnisstörungen, aber wiedergewonnener Orientierung über ihre Situation meinte lachend, wenn sie ihren Angehörigen erzähle, dass sie im Krankenhaus Kaninchen gesehen habe, würden diese meinen, sie habe wieder getrunken.

Patienten mit schwersten Gedächtnisstörungen können sich bereits wenige Minuten nach dem Kontakt mit den Tieren nicht mehr daran erinnern, dass das Ereignis stattgefunden hat, und die Erinnerung auch über viele Wiederholungen an mehreren Tagen nicht aufbauen. Hier gilt das Motto: Aus den Augen, aus dem Sinn. In diesen Fällen hat es sich bewährt, von den Patienten in der Begegnung mit den Tieren Fotos oder Videos anzufertigen. Auch bei schweren Gedächtnisstörungen erkennen sich die Patienten im Bild selbst wieder und reagieren oft mit intensiver Überraschung auf die bildhafte Rückmeldung über ihren Kontakt mit den Tieren. Dieses ausgeprägte Erstaunen unterstützt das Wiedererkennen in der realen Situation, in der sich die Patienten ja selbst nicht sehen können.

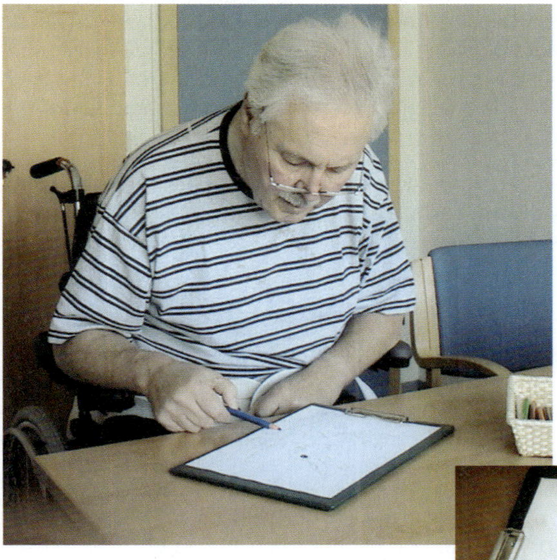

Wir können den Wiedererkennungseffekt auch über das Anfertigen von Zeichnungen von den Kaninchen erweitern. Zeichnen spricht vor allem das prozedurale, oft unbewusste Gedächtnis für eigene kreative Handlungen und Produkte des Patienten an: Im Verlauf von mehreren Therapiestunden unterstützen wir die Erkenntnis: „Was ich angefangen habe, kann ich jetzt fortführen.“

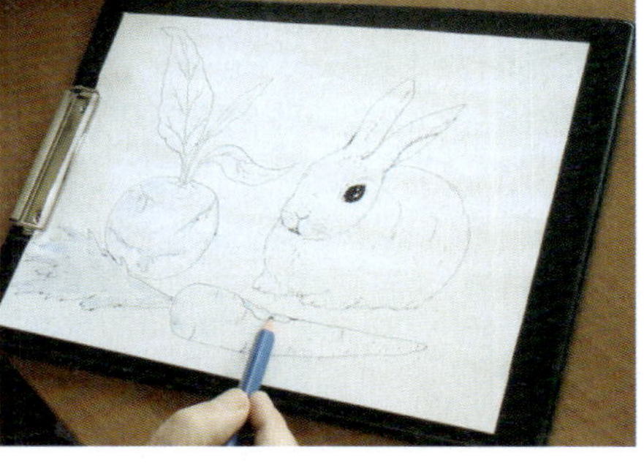

Abb 64a und b: Förderung von Feinmotorik, Aufmerksamkeit und Gedächtnis nach rechtshirnigem Schlaganfall während der Kaninchenzeichnung über einen Verlauf von drei Therapiestunden

Weiterhin können wir das bewusste Gedächtnis für sprachliche Informationen und Wissensinhalte fördern, indem die Patienten die Namen der Tiere kennen lernen und sich kleine Geschichten aus dem Leben der Tiere zu merken versuchen. Wir legen die Geschichten dabei so an, dass sich der Schwierigkeitsgrad für die Gedächtnisleistung steigern lässt.

Dr. Carola Otterstedt: Noch bevor Sie selber mit Kaninchen in Ihrer Klinik arbeiten konnten, hatte ich durch Zufall die Gelegenheit zu sehen, wie ein Kaninchen einer Ihrer Patientinnen praktisch zur Sprache verhalf. Es war ein schöner, warmer Tag und ich saß unweit von Ihrer Station im Park, als ich eine Ihrer Patientinnen in einem Rollstuhl sitzend beobachtete, wie ihr Sohn sich liebevoll um sie kümmerte. Ich saß mit dem Rücken zu ihr und hörte nur die Stimme der Patientin. Als ich mich umsah, war der Sohn dieser Patientin nicht mehr bei ihr, aber sie saß gebückt im Rollstuhl und redete vor sich hin. Da ich mich vergewissern wollte, dass es ihr gut ging oder ob sie Hilfe brauchte, ging ich auf die Patientin zu, begrüßte sie und stellte mich vor. Erst als ich ganz nah vor ihr stand, erkannte ich, dass sie ein weißes Kaninchen in den Armen hielt, dem es offensichtlich gut ging und dem die Reden dieser Patientin galten. Erst später erfuhr ich, dass dieser Tag ein Durchbruch in der Kommunikation mit jener Patientin war. Meiner Meinung nach bestätigt diese Begebenheit zwei wichtige Aspekte der Tiergestützten Begleitung: Tiergestützte Begegnungen haben nur Erfolg, wenn der Patient Tieren offen gegenüber steht, wenn eine emotionale Bindung zum Tier besteht oder sich entwickeln kann. Und: Tiere scheinen für tierinteressierte Patienten einen besonders hohen Aufforderungscharakter zu besitzen.

Dr. Stefanie Böttger: Richtig, Sprachanbahnung ist ein ganz wichtiges Thema. Die Patienten sind hoch motiviert, ihre eigenen Tiere oder unsere Kaninchen anzusprechen. Bei der von Ihnen beschriebenen Patientin, die vorher allenfalls einzelne Worte äußerte, war der Sprach- und Kommunikationsschub besonders eindrucksvoll.

Dr. Carola Otterstedt: Interessant ist bei dem Verhalten der beschriebenen Patientin auch, dass sie erst, als sich ihr Sohn kurz von ihr entfernt hatte und außer Blick- und Hörweite war, allein mit dem Kaninchen zu reden anfing, und überhaupt nicht leise, sondern so laut und einladend, dass ich mich zu ihr auf den Weg machte.

Dr. Stefanie Böttger: Bei der Patientin entwickelte es sich im Verlauf leider so, dass sie jeden auf das Kaninchen ansprach und sich nur noch über dieses Thema äußerte. Im Vergleich zu ihrer vorherigen Sprachlosigkeit war es natürlich gut, das sie die Sprache wieder für sich entdeckt hatte. Aber sie entwickelte einen unkontrollierten Redefluss. Es war, als hätte sich ein Ventil geöffnet, das nun auch wieder reguliert werden musste. Die Tierbegegnungen sind sehr gut zur Anbahnung geeignet, danach müssen jedoch Schritte der Weiterentwicklung folgen.

Wir müssen auch darauf achten, dass die Tiergestützte Therapie bei Patienten mit einem reduzierten Realitätsbezug und Neigung zu Halluzinationen keine negativen Effekte ausübt. Beispielsweise hatte eine unserer Patientinnen nach einem rechtshirnigen Schlaganfall, die Tiere sehr liebte, immer wieder Tierhalluzinationen. Die Patientin erzählte mir eines Tages, dass jetzt im Frühjahr die Dachse und Waschbären wieder unterwegs seien. Von ihrem Fenster aus konnte sie auf eine Wiese und ein anderes Klinkgebäude blicken. Die Patientin beschrieb mir detailliert, wie die Dachse und Waschbären auf der Wiese saßen oder an der Dachrinne und dem Abflussrohr des Klinikgebäudes hingen. Wir hatten mit der Patientin bei den Kaninchen gearbeitet und ich weiß nicht, inwieweit ein Zusammenhang zwischen unseren und den halluzinierten Tieren bestand.

Wir müssen sehr verantwortungsbewusst den Einsatz der Tiere bei unseren Patienten beobachten: Wo kann man durch den hohen Aufforderungscharakter der Tiere auch Symptome anbahnen, bei denen die Handlungskontrolle und der Realitätsbezug verloren gehen? Wir müssen negative Effekte durch die Tiergestützte Therapie auf die Weiterentwicklung der Patienten und folglich mögliche Probleme in der weiterführenden Rehabilitation unbedingt verhindern.

Dr. Carola Otterstedt: Ich denke auch, wir sollten sehr vorsichtig sein und die Tiergestützte Therapie nur professionell aus- und weitergebildeten Therapeuten vorbehalten. Wir haben eine große Verantwortung gegenüber Patient und Tier. Ehrenamtliche Tierbesuchsdienste können viel auf der sozialen Ebene leisten, auf der von Ihnen beschriebenen Ebene jedoch brauchen wir fachlich versierte Therapeuten, die den Patienten und neuropsychologische Entwicklungen richtig einzuschätzen wissen. Ich denke, der tiergestützte Einsatz darf nicht generalisiert werden. Vielmehr muss in jedem Fall individuell bewertet werden, ob zu diesem Zeitpunkt diese Art von Therapie für diesen speziellen Patienten gerade richtig ist. Vielleicht ist es auch wichtig, Informationen über die Art und die Effekte der Tiergestützten Therapie sowohl in der Patientenakte als auch in Arztbriefen für weiterführende Rehabilitationskliniken zu dokumentieren.

Dr. Stefanie Böttger: Das wird in unserem Team bereits realisiert. Wir verfassen zwar keinen eigenen Bericht zur Tiergestützten Therapie, erwähnen deren Wirkung jedoch im Rahmen unserer neuropsychologischen Befunde. Üblicherweise liest man z.B. in den Berichten über das Explorationstraining, dass die Patienten computergestützt trainiert wurden. In unseren Befunden kann man zusätzlich lesen, welche Erfolge die Patienten im Rahmen der Tiergestützten Therapie erzielen konnten.

Dr. Carola Otterstedt: Wir haben bereits zuvor angesprochen, dass Sie in Ihrer Klinik einen Raum extra für die Tiergestützte Therapie im Rahmen der neurologischen Frührehabilitation haben und diesen für verschiedenste Tierbegegnungen zur Verfügung stellen. Da Sie aus hygienischen Gründen mit Tieren nicht direkt auf die Station gehen dürfen, haben Sie die Chance, direkt neben der Station einen abgeschlossenen Raum für die Therapie zur Verfügung zu haben. Ursprünglich war es vorgesehen, auch mit Betten in den Raum fahren zu können. Dies ist aus architektonischen Gründen nun doch nicht möglich. Aber aus dieser Not haben Sie für die Patienten eine besondere Motivation entwickelt.

Dr. Stefanie Böttger: Bevor wir die Kaninchen und den Therapieraum besaßen, hatten die Patienten nur die Möglichkeit, im Park ihre Haustiere zu treffen.

Bereits damals musste ein Patient soweit belastbar sein, dass er im Rollstuhl sitzen konnte. Der Tierbesuch war eine große Motivation für die Patienten, aus dem Bett in den Rollstuhl zu kommen. Dieselbe Motivation besteht nun auch für unsere Patienten, die die Kaninchen treffen wollen.

Dr. Carola Otterstedt: Haben Sie in der Tiergestützten Therapie beobachten können, welche Erfahrungen Patienten auf der seelischen Ebene erlebt haben?

Dr. Stefanie Böttger: Viele unserer Patienten haben auf Grund ihrer Schwerstbehinderungen depressive Stimmungen. Mit der Möglichkeit der Tierbegegnungen können wir bei den Patienten eine Verbesserung ihrer psychischen Befindlichkeit erreichen. Wir beobachten, dass ein Lächeln aufkommt, dass die Stimmung zumindest für den Moment des Tierkontaktes entspannter ist.

Häufig entsteht ein Gespräch über die Tiere. Es wird über frühere Tiererfahrungen gesprochen und darüber kommt man zu Erfahrungen, die bereits früher belastend waren, wie man diese bewältigt hat und wie sich derzeit die Krankheitsverarbeitung entwickeln könnte. Als Therapeut braucht man dabei oft nicht viel sagen, die Gespräche entwickeln sich auf ganz natürliche Weise, entweder im Einzelgespräch mit dem Patienten oder auch in einem Gespräch zwischen zwei Patienten. Es ergibt sich gelegentlich, dass sich zufällig oder auch geplant zwei Patienten in unserem Therapieraum treffen. Dabei beginnt eine Kommunikation zwischen den Patienten, die oft viel eindrucks-

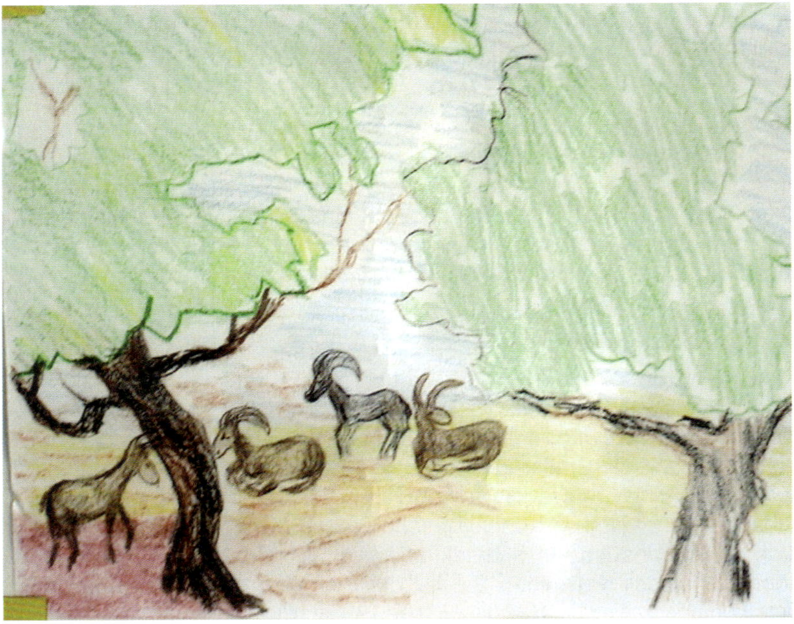

Abb. 65: Wiederaufbau der Konzentration nach einem hypoxischen Hirnschaden durch Malen der Tiere im Streichelgehege des Krankenhausparks

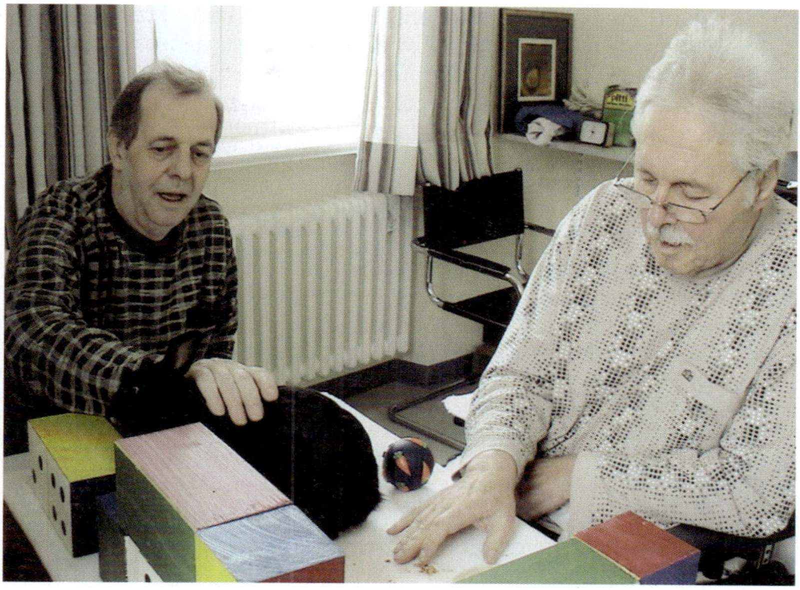

Abb. 66: Förderung des Kontakts zwischen zwei Patienten der neurologischen Frührehabilitation über die Verbindung zu dem Kaninchen.

voller ist, als wenn durch einen Therapeuten ein spezielles Gesprächsthema herbeigeführt wird.

Eine unserer Patienten hat mich besonders beeindruckt. Die etwa fünfzigjährige Patientin litt an einem bösartigen Gehirntumor mit einer sehr schlechten Prognose. Die Patientin betonte in unseren Gesprächen jedoch immer wieder, wie gut es ihr ginge. Ich war darüber verwundert, da die Patientin über ihren Zustand Bescheid wusste, und hatte Sorge, dass tief in ihrem Inneren doch unausgesprochene Ängste lebten. Ich habe sie vorsichtig auf das Thema angesprochen, worauf sie abwehrte und ich das Gespräch auch nicht vertiefte. Ich hatte das Gefühl, dass die starke Abwehr eine Bedeutung für ihr inneres Gleichgewicht hatte, woran ich nicht zu sehr stoßen durfte.

Im weiteren Verlauf hatten wir gemeinsam mit ihrer Tochter einen Kaninchenkontakt. Die Patientin und ihre Tochter hielten jeweils ein Kaninchen und waren ganz versunken ins Streicheln der Tiere. Es wurde fast nichts dabei gesprochen. Hinterher überlegte ich mir, was bei der Tierbegegnung abgelaufen sein könnte. Im ersten Moment war ich fast ein wenig enttäuscht. Die Erfahrung war noch ganz am Anfang von unserer Tiergestützten Therapie und ich dachte, dass sich während des Tierkontaktes überhaupt nichts entwickelt habe. Erst bei nochmaligem Überlegen wurde mir klar, dass letztendlich sehr viel geschehen war: Die Patientin musste endlich einmal nicht erzählen, wie gut es ihr ginge. Vielmehr durfte sie einfach zur Ruhe kommen und musste nicht reden.

Am nächsten Tag sprach sie mich an: „Kann ich mit Ihnen sprechen, ich habe da ein Problem ..." Möglicherweise war es ein Zufall, dass die Patientin sich gerade zu diesem Zeitpunkt traute, über ihre Sorgen zu sprechen. Auch bei anderen Patienten machten wir jedoch die Beobachtung, dass der Tierkontakt möglicherweise stärkt und motiviert, über Dinge nachzudenken und zu sprechen, die tiefe Emotionen berühren. Es wäre schön, wenn wir diese Erfahrungen noch besser systematisch erfassen und erklären könnten, wie die Tiergestützte Therapie wirkt.

Dr. Carola Otterstedt: Auch in Pflegeheimen haben wir beobachtet, dass durch offizielle Tierbesuchsdienste oder mitgebrachte Haustiere die Attraktivität der Bewohner bzw. Patienten steigt. Der Mensch wird für Angehörige und deren Kinder wieder attraktiv, es kann sich ein generationsübergreifender sozialer Kontakt entwickeln.

Dr. Stefanie Böttger: Die Tiergestützte Therapie ist nicht nur eine Unterstützung für die Patienten, sondern auch das soziale Umfeld profitiert davon. Da die Patienten den Tierkontakt ihren Angehörigen erzählen, sind die Tiere ein hilfreiches Gesprächsthema, das nicht nur von der körperlichen Befindlichkeit, den Mahlzeiten, der Therapie und Sorgen handelt. Die Tiere werden als etwas Außergewöhnliches erlebt. So überrascht es uns nicht, dass die Angehörigen oft selber den Wunsch äußern, unsere Kaninchen kennen zu lernen. Diesem Wunsch kommen wir gerne nach. Wenn die Angehörigen eigene Tiere mitbringen, lassen wir Patient und Angehörige auch gerne alleine. So können wir in dieser sehr strapazierenden Zeit den Patienten mit ihren Angehörigen ein gemeinsames und positives Erlebnis bieten. Beispielsweise hatte die Ehefrau eines unserer Patienten den Familienkater Romeo von zu Hause mitgebracht. Das Wiedersehen fand in unserem Raum für Tiergestützte Therapie statt. Der Patient, der unter einer schweren Sprechstörung litt, aber gerade lernte, sich über Schreiben mitzuteilen, drückte sein Empfinden über den Tierbesuch auf sehr anrührende Weise aus

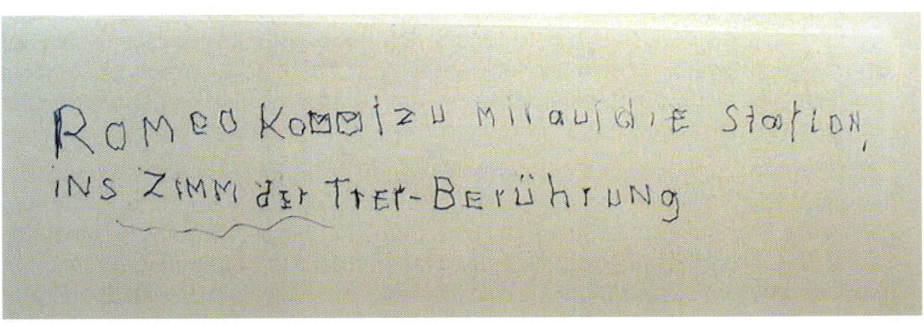

Abb. 67: „Romeo kommt zu mir auf die Station ins Zimmer der Tier-Berührung".

Wird das eigene Haustier mitgebracht, spielen sich über das Verhalten zum Tier alte Familienmuster und vertraute Gewohnheiten wieder ein.

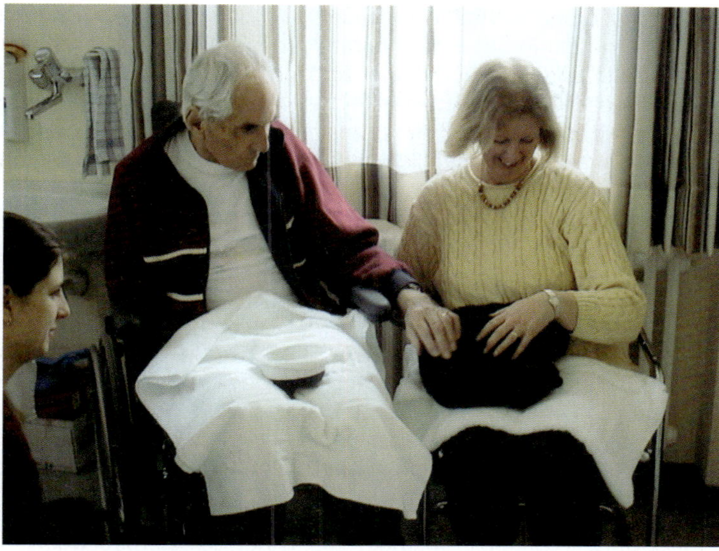

Abb. 68, 69: Freude über den Besuch des eigenen Katers auf der neurologischen Frührehabilitation bei einem Schlaganfall-Patienten und dessen Ehefrau.

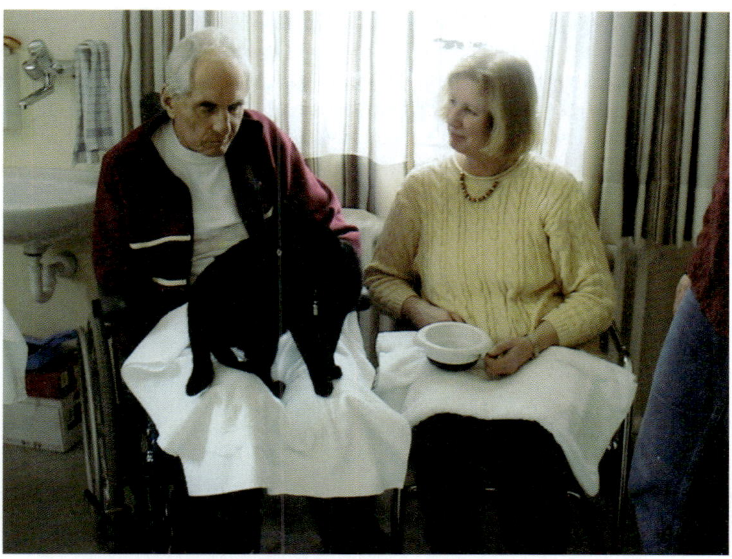

Was ich vorher nicht bedacht hatte, was sich aber auch sehr schön gezeigt hat, ist, dass wir vor allem den Kindern der jüngeren Patienten und den Enkeln der älteren Patienten, die von der Station mit den schwer kranken Patienten und all den medizinischen Geräten schwer belastet sind, mit den Tierbegegnungen auch Ruhe und positive Erlebnisse bieten können. Kinder, die regelmäßig auf unsere Station kommen und dabei oft sehr bedrückt sind, nehme ich gerne mit in das Kaninchenfreigehege. Dort gebe ich ihnen Aufgaben: „Du bist jetzt für die Fütterung zuständig. Und die Kaninchen müssen nach dem Fressen auch noch gestreichelt werden!“ Manche Kinder stehen bei jedem ihrer Besuche pünktlich vor meinem Zimmer: „Wann gehen wir heute ins Gehege?“, was mir gelegentlich auch zeitlichen Druck machen kann. Aber für die Kinder ist es wichtig, dass sie bei dem Besuch auch eine schöne Aufgabe haben. Dadurch lernen sie etwas leichter, mit der schweren Krankheit ihres Eltern- oder Großelternteils zu leben. Die Kinder kommen nach den Kaninchenbesuchen zu ihrem Patienten zurück und erzählen begeistert, was sie gemacht haben. Die Krankheit steht dabei auf einmal nicht mehr so im Vordergrund.

Dr. Carola Otterstedt: Sie haben das erste Modell des Spiel- und Therapie-Systems **partico**. Das System enthält bunt bemalte Holzwürfel und -quader, mit denen sich u.a. Raumstrukturen und Kaninchen-Laufsysteme bauen lassen. In welcher Form konnten Sie bisher die **partico**-Teile im Rahmen Ihrer Tiergestützten Therapie einsetzen?

Dr. Stefanie Böttger: Unsere Patienten sitzen bei der Tierbegegnung im Rollstuhl vor einem Tisch bzw. stehen am Stehbrett. Wir setzen die **partico**-Teile als Begrenzungsteile ein, damit die Kaninchen nicht vom Tisch fallen können. Im Rahmen des Wahrnehmungs- und Explorationstrainings können wir Dank der **partico**-Teile auf dem Tisch ein abgegrenztes Feld auf der vernachlässigten Seite des Patienten aufbauen. In dem Feld bewegen sich ein oder zwei Kaninchen. Auf der anderen Seite des Tisches liegt Futter. Wenn die Patienten die Kaninchen füttern wollen, müssen sie mit Augen-, Kopf- und Handbewegungen von einer Seite des Tisches zur anderen wechseln.

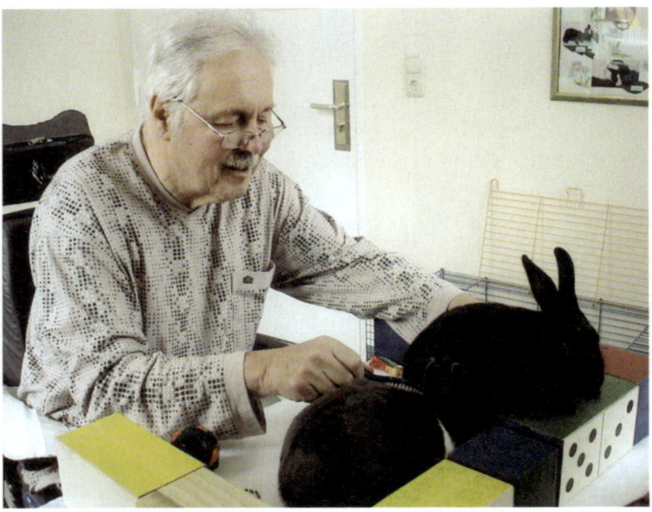

Abb. 70: Anregung von Konzentration und raschem Reaktionsvermögen, als ein Kaninchen weghüpfen möchte.

Die **partico**-Teile sind insgesamt wichtig, um Strukturen und Grenzen zu schaffen. Auf Grund ihrer Größe und bunten Farben werden diese von unseren Patienten gut wahrgenommen. Wenn ein Kaninchen eine Grenze überklettern will, reagieren die Patienten spontan und greifen mitunter auch mit der vernachlässigten Hand ein, um das Kaninchen zu halten. Hierdurch wird zusätzlich die gerichtete Aufmerksamkeit und das Reaktionsvermögen gefördert.

Wir haben die **partico**-Teile bisher nur eingeschränkt angewendet. Man könnte sicherlich noch viel mehr Möglichkeiten finden.

▶ Verhältnis zwischen Patienten & Arzt, Pfleger, Therapeuten

Dr. Carola Otterstedt: Welche korrespondierenden Effekte in der Kommunikation zwischen dem Patienten und den Mitarbeitern können sich nachteilig auswirken? Sie haben vorhin schon erzählt, dass manche Pfleger vielleicht im Laufe der alltäglichen Routine möglicherweise zu laut oder zu leise sprechen.

Dr. Stefanie Böttger: Ich bin häufig sehr positiv überrascht, ich denke wir sind ein gutes Team. Viele Schwestern und Pfleger lassen sich speziell für ihre Arbeit in der Frührehabilitation weiter ausbilden. Das ganze Team profitiert durch neue Anregungen von den Weiterbildungen und Qualifizierungen einzelner Teammitglieder.

Sicher müssen wir immer wieder neu darauf achten, im Rahmen der alltäglichen Routine nicht in Fehler zu verfallen, die den Patienten nicht gerecht werden. Ein nachdrückliches Beispiel dafür ergab sich bei einem unserer Patienten mit Sprachstörungen. Er sprach nach langer Zeit sein erstes Wort: „Hallo!" Wir nahmen an, dass dieses Wort für ihn eine besondere Bedeutung hatte. Von seiner Ehefrau wurde er immer mit „Hallo" begrüßt. Wir machten den Fehler, dass wir das Grußwort einfach übernahmen, so dass jedes Teammitglied ihn mit „Hallo" begrüßte. Gerade das verhinderte aber, dass der Patient auch andere Grußworte wieder lernte: „Grüß Gott", „Guten Morgen", „Auf Wiedersehen". Das *Hallo*-Sagen wurde von dem Patienten aufgenommen und unkontrolliert wiederholt. Wenn man ihn im Rollstuhl auf dem Gang traf, äußerte er einen kaum zu bremsenden Strom von „Hallo, hallo, hallo ...". So wurde dieser Ausdruck durch unser Verhalten bei dem Patienten verstärkt und in eine ihn schädigende Richtung gelenkt. Ihm wurde damit die Chance genommen, andere Wörter wieder zu lernen und auszusprechen, bis wir uns dessen schließlich bewusst wurden.

Dr. Carola Otterstedt: Welche korrespondierenden Effekte hat die Kommunikationseinschränkung des Patienten im Rahmen der Visite? Wie verhalten sich die Ärzte gegenüber dem Patienten, wenn dieser sich nicht verbal ausdrücken kann?

Dr. Stefanie Böttger: Es besteht die Gefahr, dass man über den Patienten hinwegredet, vor allem wenn bei der Visite Mitarbeiter aus allen Bereichen anwesend sind, wie es bei unserer Oberarztvisite üblich ist. Wenn man in das Zimmer kommt und den Patienten sieht, gelingt die Begrüßung meistens noch gut. Danach beginnt der Informationsaustausch, der eigentlich mit dem Patienten stattfinden sollte: „Wie geht es Ihnen?“ „Was hat sich in den Therapien entwickelt?“ „Wie schätzen Sie sich selbst ein?“ „Was haben Sie für weitere Ziele?“ Die Patienten, die sprechen können, sind dabei mit einbezogen und schalten sich auch von selber ein. Die Patienten, die nicht sprechen können, antriebsgemindert oder verlangsamt sind, Gedächtnisschwierigkeiten haben oder sich aus anderen Gründen nicht an dem Gespräch beteiligen können, werden leider häufig nicht in das Gespräch mit einbezogen. Das erlebe ich auch an mir, dass immer wieder die Gefahr besteht, über den Patienten und nicht mit ihm zu sprechen. Es gibt Momente, in denen eine Besprechung unter den Kollegen notwendig ist. Danach scheint es mir jedoch besonders wichtig, dass wir uns dem Patienten noch einmal zuwenden, um ihm Rückmeldung darüber zu geben, was man besprochen hat. Unser Chef macht es sehr schön, sich dem Patienten zuzuwenden, mit ihm über Blick und Handberührung Kontakt aufzunehmen und verbindliche Worte zu finden: „Wir haben gerade über Sie gesprochen und jetzt möchte ich es Ihnen auch noch einmal sagen“.

Dr. Carola Otterstedt: Mir ist aufgefallen, dass Ärzte sich bemühen, einen näheren Kontakt mit dem Patienten aufzunehmen, sich dabei aber direkt neben das Kopfteil des Bettes stellen. Will der Patient dem Arzt ins Gesicht sehen, muss der bettlägerige Patient seine Augen, der sitzende Patient seinen Kopf extrem drehen. Im Rahmen der Wahrnehmungssensibilisierung gibt es eine Reihe von Möglichkeiten, wie Pfleger, Therapeuten und Ärzte Möglichkeiten des Patientenkontaktes durch Perspektivenwechsel selbst ausprobieren können.

Dr. Stefanie Böttger: Unsere Teammitglieder haben selbst das Bedürfnis, einen direkten und entspannten Blickkontakt mit den Patienten aufzunehmen. Wenn wir den Blickkontakt zunächst nicht haben, weil wir an der falschen Stelle stehen, nehmen wir automatisch eine andere Position ein. Treffen wir beispielsweise bei der Visite einen Patienten im Rollstuhl auf dem Gang und kommen dort mit ihm ins Gespräch, kann es passieren, dass einige Teammitglieder im Rücken des Patienten stehen. Wenn diese sich dem Patienten gegenüber äußern, achten wir darauf, wieder in eine Stellung zu kommen, die einen entspannten Blickkontakt mit dem Patienten zulässt.
Am Ende des Visitengespräches besteht die Gefahr, sofort weiter zu gehen. Wir müssen unbedingt darauf achten, uns in Ruhe von dem Patienten zu verabschieden.

Dr. Carola Otterstedt: Der Abschied im Visitengespräch scheint mir auch sehr wichtig, denn gelegentlich werden in der Visite aufregende und manchmal schwerwiegende Entscheidungen getroffen oder dem Patienten bedrückende Informationen überbracht. Dann wäre es schön, wenn ein Bezugspfleger oder eine andere Bezugsperson aus dem Team für den Patienten da ist. Nach der Visite entstehen so viele Fragen.

Dr. Stefanie Böttger: Bedrückende Ergebnisse aus Untersuchungen oder schwerwiegende Entscheidungen werden bei uns in der Regel nicht in der Visite mitgeteilt. Wenn sich in einer Untersuchung ein schwerwiegender Befund ergeben hat, z.B. ein Tumor entdeckt wurde, besprechen die Ärzte dies im Einzelgespräch bei ausreichender Zeit mit dem Patienten. Solche Inhalte werden auch im Team besprochen, in die Therapie miteinbezogen und mit dem Patienten soweit wie möglich bearbeitet. Bei der Visite geht es auf unserer Station eher um den bisherigen Rehabilitationsverlauf und die weitere Therapieplanung. Da die Visite zwangsläufig zeitlich begrenzt ist, versprechen wir bei weiterem Bedarf den Patienten: „Ich komme später noch einmal zu Ihnen und wir bereden es dann in Ruhe."

Dr. Carola Otterstedt: Welches Verhalten hat sich auf Ihrer Station als besonders günstig erwiesen, wenn ein Patient scheinbar nicht ansprechbar ist, aber das Team pflegerische oder therapeutische Maßnahmen bei ihm ausführen muss, z.B. Blutdruck messen, Injektionen geben oder die Krankengymnastik durchführen?

Dr. Stefanie Böttger: Es gibt gewisse Grundregeln: Wir klopfen an die Tür des Patientenzimmers ...

Dr. Carola Otterstedt: ... und wir sollten nicht mit dem Klopfen schon im Zimmer stehen. Auch und gerade bewusstlose, bewußtseinsgetrübte und schwer kranke Patienten brauchen meiner Beobachtung nach Zeit, sich auf die Begegnung einzustellen.

Dr. Stefanie Böttger: Auch die Lautstärke des Klopfens ist wichtig. Es besteht immer wieder die Gefahr, dass wir im Eifer des Stationsalltags zu laut klopfen, so dass die Patienten erschrecken. Allerdings darf man auch nicht zu leise sein, weil viele Patienten das Klopfen und Eintreten ins Zimmer dann nicht wahrnehmen können. Das Klopfen sollte angenehm, aber auch deutlich sein.

Als erstes wird der Patient immer mit seinem Namen begrüßt. Dies wird von einem Blickkontakt begleitet, unabhängig davon, ob der Patient diesen erwidern kann. Bei den Patienten, die die sprachliche Begrüßung und den Blickkontakt nicht wahrnehmen können, wird eine speziell für diesen Patienten vereinbarte *Initialberührung* durchgeführt. Diese Initialberührung soll für den Patienten angenehm und so gestaltet sein, dass der Patient etwas wacher reagiert: z.B. eine Hand auf die Schulter des Patienten legen bzw. die eigene Hand unter die Hand des Patienten schieben. Für unsere Patienten hat die taktile Wahrnehmung einen besonderen Stellenwert, da dies oft der erste Sinn ist, der wieder erlebbar wird; der auditive und der visuelle Sinn folgen meist erst später nach. Anschließend beschreiben wir, welche Handlungen wir an dem Patienten ausführen werden. Selbst wenn der Patient uns noch nicht richtig verstehen kann, so wird ihm doch unsere Stimme vertraut. So lernen die Patienten zuzuordnen, welche Stimme mit welcher Tätigkeit verbunden ist.

Dr. Carola Otterstedt: Ich denke, dass diese Grundregeln auch für die Begleiter eine wichtige Funktion besitzen. Wir haben im Rahmen der Wahrnehmungssensibilisierung herausgefunden, dass ein Begleiter den Patienten um einiges sensibler berührt, wenn er zuvor Blickkontakt mit ihm aufgenommen und ihm darüber hinaus zuvor seine Handlung mitgeteilt hat. Ich halte es auch für besonders wichtig, dass dem bewusstlosen oder schwerstkranken Patienten nach der Ankündigung der Handlung Zeit gegeben wird, die anstehenden Handlungen in seine Realität zu integrieren.

Dr. Stefanie Böttger: Das wird sicher angestrebt. Es besteht immer wieder die Notwendigkeit, das Bewusstsein für die Realität des Patienten zu schulen. Letztendlich versuchen wir, uns entsprechend der individuellen Bedürfnisse der Patienten zu verhalten. Denn was sich bei einem Patienten als besonders günstig erwiesen hat, muss bei einem anderen nicht notwendigerweise genauso günstig sein.

Dabei ist die Qualität unserer Arbeit sowohl von der Erfahrung der Mitarbeiter als auch von Alltagsroutinen abhängig. Gelegentlich haben wir, z.B. bedingt durch gehäufte Komplikationen bei den Patienten, viel Unruhe auf unserer Station. Die Alarmglocken der Monitore, die auf Komplikationen der Patienten aufmerksam machen, läuten immer wieder, Ärzte und Pflegekräfte müssen schnell über den Gang laufen. In diesen Situationen können die Grundregeln nicht mehr eingehalten werden, Ärzte und Schwestern schaffen es z.B. nicht mehr anzuklopfen, bevor sie ein Zimmer betreten. Die Unruhe ist auch für die anderen Patienten belastend. Glücklicherweise kommen solche Situationen nicht alltäglich vor. Danach ist es wichtig, dem gesamten Team die Grundregeln wieder ins Bewusstsein zu rufen.

Dr. Carola Otterstedt: Welche fördernden Aspekte hat die interdisziplinäre Zusammenarbeit in der Betreuung Ihrer Patienten?

Dr. Stefanie Böttger: Unser interdisziplinäres Team umfaßt Ärzte, Pflegekräfte, Physiotherapeuten, Ergotherapeuten, Masseure, Logopäden und Neuropsychologen sowie eine Seelsorgerin und eine Sozialpädagogin. In der Betreuung unserer vielfach betroffenen Patienten hat jede Behandlungsgruppe einen besonderen Schwerpunkt: Motorik, Sensibilität, Wahrnehmung, Sprache, Schlucken, Gedächtnis, die Seele, den Glauben und den sozialen Hintergrund. Dies kann man sich wie ein Puzzle oder Mosaik vorstellen, dessen Steinchen sich gegenseitig ergänzen.

Jeder Behandlungsbereich spricht einen bestimmten Anteil des Patienten und seiner Persönlichkeit an. Wir sind darum bemüht, dass die einzelnen Bereiche untereinander gut abgestimmt sind. Diese Abstimmungen sind sehr wichtig, da sonst die Gefahr besteht, dass verschiedene Therapeuten oder Pflegekräfte unterschiedliche Methoden am Patienten einsetzen, z.B. bei der Art und Weise des Umsetzens vom Bett in den Rollstuhl. Dies würde die Patienten irritieren und verunsichern. Da viele Patienten mögliche Unterschiede in den Therapieverfahren auf Grund ihrer Kommunikationseinschränkungen nicht mitteilen können, besteht bei uneinheitlicher Arbeit die Gefahr, dass sich die Therapiefortschritte verzögern.

Dr. Carola Otterstedt: Ich erlebe immer wieder, dass sogar jene Patienten, die kommunizieren können, sich nicht trauen, ihre Beobachtungen und Verunsicherung mitzuteilen, da sie unter dem sozialen Druck der Abhängigkeit stehen: „Wenn ich etwas sage, befürchte ich, dass die Schwestern und Pfleger, die Therapeuten und Ärzte genervt reagieren und alles noch schlimmer würde. Sie haben aber ja auch so viel zu tun. Vielleicht wird es ja von selber wieder besser. Ich sage lieber nichts."

Dr. Stefanie Böttger: Ich frage meine Patienten, mit denen ich sprechen kann, regelmäßig: „Gibt es irgendetwas, was Ihnen auf der Seele liegt, wozu Sie Fragen, Beschwerden oder Wünsche haben?" Die meisten Patienten können daraufhin in der geschützten Therapiesituation ihre Anliegen ansprechen. Am Ende höre ich allerdings häufig: „Aber sagen Sie es nicht weiter!" Ich versuche zu erklären, dass es verschiedene Möglichkeiten gibt, das Thema zu besprechen, z.B. in der Teambesprechung die Kollegen zu fragen: „Wie macht Ihr denn das?" und dann eine gemeinsame Lösung zu finden.

▶ Zusammenarbeit mit den Angehörigen & Freunden

Dr. Carola Otterstedt: Welche korrespondierenden Effekte können durch Kommunikationseinschränkungen bei den Angehörigen der Patienten entstehen?

Dr. Stefanie Böttger: Bei den Angehörigen kann man vielfältige Reaktionen beobachten, deren Spektrum von eher hinderlichen Verhaltensweisen über neutrale Haltungen bis hin zu sehr konstruktiven Handlungen reicht. Glücklicherweise erleben wir nur in wenigen Fällen, dass Angehörige seltener zu Besuch kommen. Viele erklären, dass sie zu Hause doch keine Ruhe finden könnten. Wir beobachten bei den Angehörigen auf unserer Station jedoch häufig eine hohe Anspannung, die sie auch in der Interaktion mit ihrem Patienten nicht verbergen können. Dazu kommen die Hilflosigkeit, den Patienten nicht fördern zu können, Trauer um den Verlust des Gesprächspartners, Belastungen durch zusätzliche Aufgaben zu Hause und allgemeine Ohnmachtsgefühle.

Angehörige von verschiedenen Patienten nehmen häufig auch untereinander Kontakt auf. Sie lernen sich in den Patienten-Doppelzimmern kennen und kommen miteinander ins Gespräch. Gelegentlich verstärken sie sich in ihren unerfüllten Erwartungen, ihren Enttäuschungen, Beschwerdehaltungen und in ihrem Umgang mit den Patienten gegenseitig negativ. Ehefrauen übernehmen beispielsweise überfürsorgliche Verhaltensmuster voneinander, die die Patienten nicht fördern, sondern in eine Kindrolle zurückdrängen. Wenn möglich, legen wir in solchen Fällen die Patienten in getrennte Zimmer, um die nachteiligen Auswirkungen zu begrenzen.

Die Auswirkung einer Kommunikationseinschränkung hängt immer auch davon ab, wie die Beziehung in der Ehe vorher war. Beziehungen und Rollenverteilungen in den Partnerschaften sind ja nicht immer gleichberechtigt. Häufig höre ich von den Ehefrauen: „Das hat mein Mann immer alles gemacht". Durch die Erkrankung ihres Mannes sind sie auf einmal in der verantwortlichen Rolle gefragt: „Jetzt muss ich Angelegenheiten übernehmen und für sie sprechen, mit denen ich mich noch nie beschäftigt habe und mit denen ich mich überhaupt nicht auskenne." Dies überfordert die betroffenen Partner oft und löst Ängste aus.

Es gibt jedoch auch andere Wendungen, wie das Beispiel der Ehefrau eines Patienten mit einer schweren Aphasie zeigte: „Früher hat mein Mann immer geredet und jetzt kann endlich einmal ich reden!" Letztendlich müssen sich feste Rollenverteilungen umstellen und in der Regel wird lange Zeit dafür benötigt, ein neues Gleichgewicht zu finden.

Dr. Carola Otterstedt: Ihre Patienten haben auf Grund ihrer Erkrankung oder eines Unfalls oft lebenslang körperliche, seelische bzw. mentale Einschränkungen. Die Partner müssen sich vor diesem Hintergrund neu entdecken. Nicht selten beobachtet man, dass auf Grund der unterschiedlichen Lebensweg-Richtungen auch Partnerschaften auseinander gehen. Mir scheint, dass infolge des Erlebens der Endlichkeit unseres Seins die Betroffenen andere Lebensschwerpunkte setzen wollen bzw. müssen, als der mitten im Leben stehende Partner. Wenn hier nicht auf beiden Seiten ein großes Interesse am anderen und seiner Lebensweise erwacht, kann es für die Partnerschaft sehr schwer werden. Sie erleben die Partnerschaften noch in einem sehr frühen Stadium einer möglichen Neuorientierung. Haben Sie bereits zur Zeit der Frührehabilitation erlebt, dass eine Partnerschaft so aus dem Gleichgewicht geriet, dass sich die Partner für Distanz oder sogar Trennung entschieden?

Dr. Stefanie Böttger: Das erlebe ich in den verschiedenen Altersgruppen unterschiedlich. Bei unseren älteren Schlaganfallpatienten bin ich oft wirklich berührt. Egal, was passiert ist und wie eingeschränkt die Kommunikationsfähigkeit ist, diese Ehepaare halten zusammen. Von den Ehepartnern höre ich: „Wir sind doch schon vierzig oder fünfzig Jahre verheiratet und haben immer gesagt, wir stehen alles gemeinsam durch."

Unsere jüngeren Patienten, die beispielsweise ein Schädel-Hirn-Trauma oder nach Herzstillstand und Reanimation einen hypoxischen Hirnschaden (Sauerstoffmangel im Gehirn) erlitten haben, sind in der Regel schwer beeinträchtigt. Bei den Ehepartnern dieser Patienten beobachten wir gelegentlich ambivalente Gedanken: „Ich brauche doch jemanden, der mich unterstützt." Wir haben es auf unserer Station in diesem frühen Stadium jedoch noch nie erlebt, dass Partnerschaften auseinander gingen. Die meisten Angehörigen sind erst einmal erleichtert, dass ihr Partner überlebt hat.

Dr. Carola Otterstedt: Wie können Sie den Besuchern in der Kommunikation mit den Patienten helfen? Die Fragen: „Wie viel bekommt der Patient mit?" und „Wie kann ich mit ihm reden?" werden sicherlich oft gestellt.

Dr. Stefanie Böttger: In dieser Hinsicht unterstützen wir die Besucher gern und immer wieder. Angefangen dabei, ob ein Besuch im Moment für den Patienten günstig ist und wenn ja, welche Bezugspersonen zu Besuch kommen sollten. Wir informieren die Besucher darüber, über welche Kommunikationsfähigkeiten der Patient verfügt und wie der Besucher sich am besten verhalten kann. Die Kommunikationsmöglichkeiten wie sensible nonverbale Zeichen, Körperhaltung und Körperbewegungen, Mimik, Gestik, Ja/Nein-Code, konkrete Handlungen, Kommunikationsbücher, Schreiben und einfache Lautäußerungen habe ich oben ausführlich beschrieben.

Wir bitten die Besucher auch, darauf zu achten, ob der Patient entspannt und nicht überfordert wirkt. Ich höre öfters von den Patienten, die es verbalisieren können: „Die Freunde meinen es ja gut, aber der Besuch hat mich viel zu sehr angestrengt. Es waren zu viele auf einmal da und sie waren zu lange da." In solchen Fällen legen wir im Interesse der Patienten Besuchsregelungen fest.

Dr. Carola Otterstedt: Wir müssen davon ausgehen, dass einige Patienten nur ungenügend in der Suche nach ihrem neuen Selbstbild begleitet werden. Es wäre schön, wenn wir für die Patienten – entsprechend der Hospizhelfer – ausgebildete *Lebenshelfer* hätten, die Menschen nach schweren Krankheiten oder Unfällen wieder in den Alltag begleiten. Wenn wir einen Menschen begleiten, der eine bleibende Behinderung hat, sollten wir die Zeit nutzen und diesem Menschen Angebote einer kreativen Lebensgestaltung aufzeigen. Dies scheint mir nicht nur wichtig für ihn und die Akzeptanz seiner Situation, es hilft auch den Angehörigen, Freunden, eventuell Kollegen und auch den professionellen Begleitern, mit den täglichen Anforderungen der pflegerischen, therapeutischen und medizinischen Begleitung leben zu können. Es gilt, alle Beteiligten einzuladen, kreativ die Lebenszeit zu gestalten.

Liebe Frau Dr. Böttger, ich möchte mich ganz herzlich für dieses Gespräch bedanken.

7. Kreative dialogische Gestaltungsmöglichkeiten

In den vorangegangenen Kapiteln wurden Situationen dargestellt, die veranschaulichen, wie in Deutschland Begleitung von schwer kranken und sterbenden Menschen überwiegend gestaltet wird. Es gibt heute zunehmende Bestrebungen, die Lebensqualität schwer kranker Menschen sowie die letzte Lebensphase eines Menschen sensibel wahrzunehmen, dem Betroffenen, entsprechend seinen Bedürfnissen, in der medizinischen, pflegerischen und seelsorgerischen Betreuung entgegenzukommen.

Auf Grund der kulturellen und gesellschaftlichen Entfremdung gegenüber Themen wie *Krankheit, Sterben* und *Tod*, besitzen wir immer weniger die Gelegenheit unsere emotionellen und kreativen Fähigkeiten im Umgang mit Kranken, Sterbenden und Trauernden zu üben. Viele Menschen haben den Bezug zu kulturellen, religiösen und sozialen Ritualen verloren, die uns helfen, das Kranksein und das Sterben eines Mitmenschen oder auch unsere eigene Vergänglichkeit, unsere Trauer bewusst zu er*leben*. Heute gilt es daher, sowohl kulturell überlieferte Verhaltensweisen im Umgang mit den Betroffenen für sich wieder zu entdecken, wie auch neue Wege im Miteinander zu entwickeln.

In dem Kapitel *Kreative Gestaltungsmöglichkeiten* möchte ich Sie dazu einladen, sich durch die hier aufgezeigten Gestaltungsmöglichkeiten in der Begleitung von Schwerkranken und Sterbenden motivieren zu lassen, diese zunächst einmal im Alltag gemeinsam mit Personen ihres Vertrauens auszuprobieren.
Sind ihnen die Anregungen angenehm, können Sie sie dann vielleicht in Ihre Begleitung eines schwerkranken oder sterbenden Menschen mit einbeziehen. Trauen Sie sich ruhig die Anregungen aus diesem Buch je nach Bedarf so zu verändern, dass sie für die Ihnen vertraute Situation geeignet sind.
Vielleicht merken Sie auch, dass die hier gezeigten Gestaltungsmöglichkeiten Ihre eigene Phantasie anregen. Probieren Sie es, für Ihre spezielle Situation neue Gestaltungsmöglichkeiten zu finden. Nutzen Sie alle Ausdrucksmittel, die uns zur Verfügung stehen: die Sprache, die Körpersprache, die Bewegung, die Musik, die Malerei und das Basteln.

Das Bewusstsein um die eigene schöpferische Kraft ist eine lebensnotwendige Erfahrung.

Unser Erleben ist vielfältiger, als wir es manchmal mit Worten auszudrücken vermögen. Wir nehmen Licht und Farben wahr, spüren einen Windhauch, Kälte oder Wärme, hören angenehme Klänge und störende Geräusche, malen uns mit Hilfe dieser Eindrücke und unserer Phantasie Bilder und Geschichten aus.

Jeder Mensch bemüht vor allem dann seine Phantasie und Kreativität, wenn er an seine physischen, psychischen und mentalen Grenzen zu stoßen droht. Es sind die Kinder, die uns in ihrer Kreativität und Phantasie imponieren. Sie erleben häufig ihre Grenzen im körperlichen, seelischen, geistigen und sozialen Wachsen. Was die Kinder motiviert nicht an ihren Grenzen zu resignieren, ist ihre Neugierde und ihr Interesse am spielerischen Entdecken.
Was uns Erwachsene von den Kindern zunächst unterscheidet, ist die verlorene Erfahrung mit der eigenen Phantasie zu spielen und das tägliche Leben kreativ zu erleben und zu genießen. Das Bewusstsein einer individuellen und sozialen Verantwortung sowie individuelle Erfahrungen und Erkenntnisse unseres Lebens scheinen uns manchmal daran hindern zu wollen.
Mit dem Erwachsenwerden verlieren wir auch unsere Naivität gegenüber dem Leben. Denn nur der bedingte Verlust der kindlichen Naivität ermöglicht es uns, die Wirkung unseres eigenen Handelns abzuschätzen und damit Verantwortung übernehmen zu können. Und doch gibt es Möglichkeiten, auch als erwachsener Mensch seine Phantasie und Kreativität zu er*leben*. So wie wir uns erlauben, auf einem Fußball- oder Tennisplatz unsere körperliche Kraft zu messen, so ist es auch möglich, sich Zeit und Raum zu schaffen, um seine eigene schöpferische Kraft wieder zu erleben, zu pflegen und zu genießen.

Das Licht besteht aus Farbe

Erinnern Sie sich an einen Regenbogen? Seine Farben sehen wir nur, weil das Licht der Sonne sich in Regentropfen bricht. Wann können wir Licht sehen? Licht lässt uns sehen, aber wir können das Licht nur dann wahrnehmen, wenn beispielsweise ein Material (z.B. Glas) oder Rauch das Licht reflektieren.
Ohne Licht fühlen wir uns oft unwohl, in der Dunkelheit verloren. Licht kann Trost und Hoffnung bedeuten. Das Licht ist, unabhängig von Kultur und Religion, ein häufig zitiertes Bild für das Sterben (*ins Licht gehen, vom Licht umgeben sein*).

Übung

Vielleicht nehmen Sie sich einmal eine halbe Stunde Zeit für sich. Suchen Sie sich einen ruhigen Raum und legen Sie sich ein Papier und einen Stift bereit. Schließen Sie für eine Weile ihre Augen bis Sie merken, dass Sie zur Ruhe gekommen sind.

1. Welche Wörter fallen Ihnen spontan zum Begriff *Licht* ein?
2. Wenn Sie mögen, schreiben Sie diese Begriffe auf das Blatt Papier und kreisen jene Begriffe ein, mit denen Sie etwas Angenehmes verbinden.

Ein anderes Mal

1. Versuchen Sie, sich an Situationen zu erinnern, in denen Sie das Licht als besonders angenehm empfunden haben.
2. Was verbinden Sie heute mit dem damals angenehmen Licht? Vielleicht schreiben Sie Ihre Gedanken auf oder besprechen diese auch mit einer Person Ihres Vertrauens. Sie können diese Fragen auch einem Betroffenen vorstellen, fragen Sie aber zuvor, ob er Freude daran hätte und bedrängen Sie ihn nicht. Wie immer gilt: geäußerte Gedanken sollten nicht kommentiert werden.

Sicher werden Sie selber schon einmal erlebt haben, wie empfindlich und gereizt Sie auf helles Licht reagieren, wenn Sie starke Kopfschmerzen oder einfach einmal schlecht geschlafen haben. Vor allem wenn wir Schmerzen haben oder sehr erschöpft sind, ziehen wir gedämpftes dem grellen Licht vor.
Andererseits kann gerade Sonnenschein unser Gemüt aufhellen, während das graue Licht eines Regentages auch unsere Stimmung trübe erscheinen lässt. Das Licht kann sich sowohl fördernd, als auch belastend auf unsere körperliche und seelische Kondition auswirken. Schwerkranke und Sterbende reagieren sehr sensibel auf Lichtverhältnisse. Der Begleiter sollten den Betroffenen nach seinen Wünschen fragen und versuchen, bei unerklärlichen Stimmungsschwankungen auch den Einfluss des Lichtes zu berücksichtigen. Eine Bettleuchte, die den Betroffenen blendet oder ein Fensterrollo, das starke Licht-Schattenkontraste erzeugt, sind unbewusst wirkende Stressfaktoren. Respektieren Sie die Wünsche des Betroffenen und versuchen Sie, wenn gewünscht und möglich, ein ausgeglichenes, sanftes Lichtverhältnis zu schaffen, das je nach Stimmung verändert werden kann.
Wir Menschen reagieren nicht nur auf verschiedene Helligkeitsstufen des Lichtes. Ob ein Licht als angenehm oder unangenehm, als warm oder kalt empfunden wird, ist abhängig von seiner *Farbe*. Wir unterscheiden

nicht nur zwischen einem *gelben* oder einem *weißen* Licht. Es ist auch mittels Farbfilter möglich, Licht farbig zu verändern. Vielleicht möchten Sie sich auch einmal informieren, wie verschiedenfarbiges Licht auf den Menschen wirkt (s. Hunkel, 2000)?

Häufig ist es für den Betroffenen, der auch nachts längere Zeit wachliegt, besonders angenehm, wenn eine kleine Steckdosenlampe das Zimmer gerade so weit erhellt, dass der Raum mit seinen Konturen wahrgenommen werden kann. Zusätzlich kann durch horizontales Verhängen des Fensters dem Betroffenen die Sicht nach außen ermöglicht, der Sichtkontakt nach innen aber verhindert werden. So wird es ihm möglich sein, bei jeder Tageszeit das sich verändernde Licht wahrzunehmen.

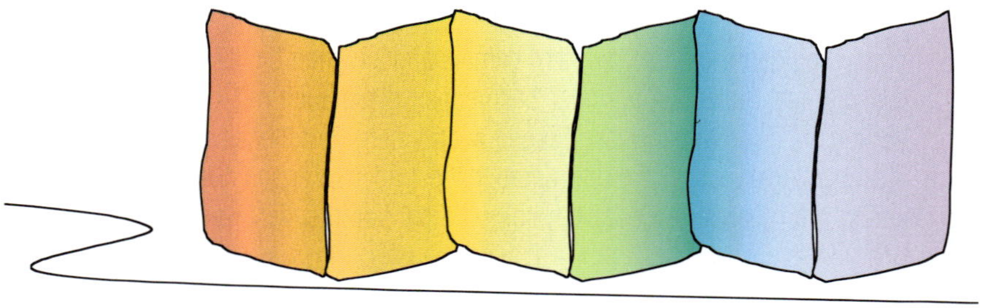

Abb. 71: Halbieren Sie drei DIN-A4-Blätter (dünnes weißes bzw. Pergamentpapier) und falten Sie die so gewonnenen sechs Blätter in ihrer Mitte. Jeweils eine Hälfte der Blätter bemalen Sie mit Wasserfarben in verschiedenen Nuancen der folgenden Farben: Rot, Orange, Gelb, Grün, Blau, Violett. Kleben Sie die getrockneten Blätter so zusammen, dass immer eine unbemalte Blatthälfte die bemalte Hälfte eines anderen Blattes stabilisiert. So entsteht eine Ziehharmonika mit der o.g. Farbreihenfolge. Das Farbspektrum leuchtet besonders schön, wenn von hinten das Sonnen- oder ein Lampenlicht das bemalte Papier durchleuchtet. Ist dem Patienten je nach Tagesverfassung eine Farbe unangenehm, kann man diese einfach mit Hilfe einer Büroklammer hinter ein Nebenblatt fixieren.

Mit Farben das Leben ausmalen

Haben Sie schon einmal erlebt, wie unterschiedlich wir auf Farben reagieren? Dem einen gefällt der rote Pullover, weil dessen Farbe für ihn ein *warmer* Farbton ist. Ein anderer schaudert und behauptet, es sei eine *aggressive* Farbe. Farben nehmen wir je nach Stimmung ganz unterschiedlich wahr und mit Farben haben wir auch die beste Gelegenheit uns emotional auszudrücken, aber vor allem auch uns etwas Gutes für unsere Seele zu tun.

Es gibt hervorragende Erfolge in der kunsttherapeutischen Begleitung von chronisch Kranken, Schwerkranken und Betroffenen. Im Anhang finden Sie zur Mal- und Kunsttherapie einige Literaturhinweise und Adressen. An dieser Stelle möchte ich jedoch in erster Linie zum Spiel mit Farben anregen. Vielleicht entdecken Sie beim Malen für sich auch eine neue Kraftquelle.

Haben Sie sich schon einmal eine der folgenden Fragen gestellt?

- Welche Farben tragen Sie gerade an ihrem Körper?
- Sind es heute ihre Lieblingsfarben, die sie tragen?
- In welchen Farben fühlen Sie sich besonders wohl?
- Welche Farben stehen Ihnen besonders gut?
- Und welche Farben machen Sie fröhlich?

Vielleicht können Sie diese Fragen gar nicht so einfach beantworten. Vielleicht wechselt ihr Empfinden gegenüber der einen oder anderen Farbe. Wie auch in unserer körperlichen und geistigen Entwicklung, so verändern wir uns im seelischen Erleben. Und so fühlen wir uns mal zu der einen, mal zu der anderen Farbe mehr hingezogen. Häufig nehmen wir diese Veränderungen dann wahr, wenn wir die Gegenstände in unserer Wohnung oder unsere Kleidung auszutauschen beginnen, weil uns deren Farbe nicht mehr gefällt (s.a. Hunkel, 2000).

Das Mal-Tagebuch

Wenn Sie mögen, kaufen Sie sich doch einmal in einem Zeichenfachhandel ein Ringbuch mit weichem Papier (24x32 cm) und einen kleinen Kasten Pastell-Ölkreiden. Nehmen Sie sich am Anfang jeden Tag zehn Minuten Zeit und ziehen Sie sich in einen ruhigen Raum zurück. Öffnen Sie das Ringbuch, legen Sie es quer, aber belassen Sie das Malblatt im Buch. Schauen Sie in den geöffneten Kreidekasten und wählen Sie spontan die Farben aus, die Sie heute als besonders angenehm empfinden. Vielleicht sehen Sie auch solche Farben, die Ihnen heute kraftvoll erscheinen. Malen Sie mit jeder der von Ihnen ausgewählten Farben ein oder mehrere gleichgroße Kästchen, so dass am Ende ein Bild von verschiedenfarbigen Kästchen entstanden ist. Tauchen Sie ein in die Farben und nutzen Sie alle Möglichkeiten, mit den weichen Kreiden auch einmal kräftig in das Papier zu malen oder Farben übereinander zu mischen.
Gönnen Sie sich nach dem Malen noch die Zeit zur Betrachtung und genießen Sie Ihre Farben. Legen Sie ihre Kreiden wieder in den Kasten zurück. Mit dem nächsten Tag und einem neuen Blatt Papier beginnen Sie wieder neue Farben auszusuchen, die Ihnen speziell am diesem Tag besonders gut gefallen. Seien Sie großzügig und verwenden Sie nicht die

Rückseiten, sondern genehmigen Sie sich ein ganz neues Blatt Papier. Wenn Sie jeden Tag ein *Mal-Tagebild* gestalten, dann werden Sie nach kurzer Zeit ein persönliches Bilderbuch geschaffen haben. Schauen Sie sich, wenn Sie mögen, auch immer wieder einmal Ihre alten Bilder an:

- Gibt es Veränderungen in den Farben?
- Welche Farben bevorzugen Sie besonders häufig?
- Gibt es ein Lieblingsbild unter den vielen Bildern?
- Welches Bild tut Ihnen besonders gut, wenn Sie einmal sehr erschöpft sind?

Haben Sie Verständnis für Ihre Mitmenschen, die beim Betrachten Ihrer Bilder nicht in jedem Fall denselben Enthusiasmus entwickeln können wie Sie. Bedenken Sie, dass Sie diese Bilder vor allem für sich geschaffen haben. Genießen Sie das Malen und das Betrachten.
Sie möchten auch andere zum Malen animieren? Tun Sie das, aber respektieren Sie auch, wenn jemand es lächerlich findet mit Farben zu spielen oder auch einfach keine Lust zum Malen hat.

Farben legen

Wenn Betroffene Farbstifte nicht mehr in der Hand halten können oder das Malen zu anstrengend wird, könnte das *Legen von Farben* eine Alternative sein. Vielleicht gibt es Kinder oder Erwachsene, die Freude dabei hätten aus weißem Schreibpapier Kreise (Durchmesser 5 cm) und Dreiecke (5 cm) auszuschneiden und diese dann anschließend mit kräftigen klaren Farben anzumalen. Besonders günstig ist es, wenn von Kreis und Dreieck pro Form und Farbe mindestens 8 Teile produziert werden. Wenn mit Wasserfarben gearbeitet wird ist es vorteilhaft, mit wenig Wasser zu arbeiten und die Fläche mit verschiedenen Farb-Helligkeitsstufen und -variationen zu gestalten.
Bieten Sie Betroffenen die Teile form- und farbsortiert, leicht erreichbar an. Auf einem Bett-Tablett können z.B. Mandalas mit Dreiecken und Kreisen gelegt werden. Die Farbteilchen bieten sich auch an, Stimmungen mit Farb- und Formauswahl darzustellen, möglicherweise auch Alternativen zu den Stimmungen zunächst mit Farb- und Formvarianten sichtbar zu machen. Farben und Formen können für verschiedene Emotionen, Menschen, Erlebnisse stehen. Oder man gestaltet mit Hilfe der Farben und Formen ein Tagebuch, in dem täglich zur gleichen Zeit der Tag durch eine Form, eine Farbe symbolisiert wird. Wenn das auserwählte Farb-Form-Teilchen auf ein großes Poster geklebt wird, entsteht so nach und nach ein großes Bild mit verschiedenen Formen und Farben.

Das Gestalten mit Farbteilchen kann zu Gesprächen zwischen Betroffenem und Begleiter führen. Lassen Sie dem Betroffenen Zeit, in Muße die Teilchen zu gestalten. Fragen Sie den Betroffenen nicht über seine Gestaltung aus. Einfühlsam können Sie ihm bei Unterbrechungen weiterhelfen: „Sie haben zuletzt blaue Kreise gelegt. Haben diese Teilchen für Sie eine bestimmte Bedeutung?“
Runde oder dreieckige Farbteilchen mit Farbnuancen bieten vielfältige Methoden für Farb-Meditationen, aber auch für diagnostische und therapeutische Ansätze.

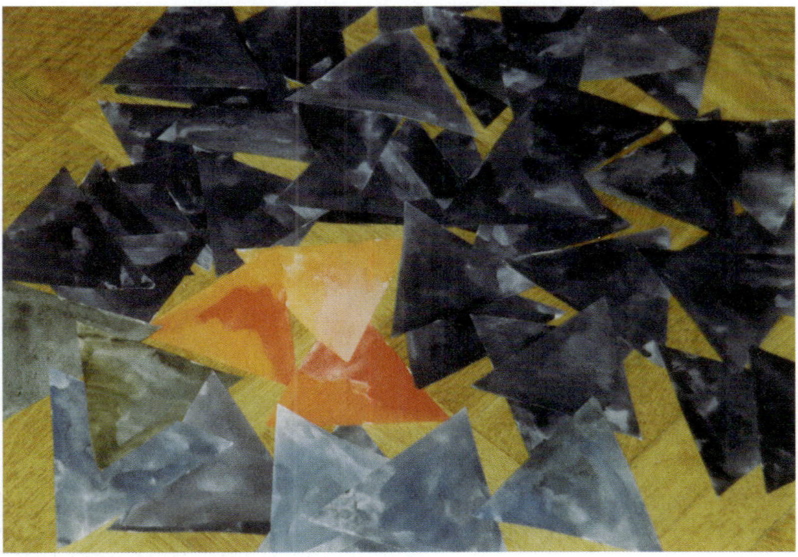

Abb. 72: Der Patient hatte einen schweren Unfall und sah zu diesem Zeitpunkt keine hoffnungsvolle Zukunftsperspektive. Bei der Gestaltung mit Farbteilchen arbeitete dieser Patient zunächst allein mit anthrazitfarbenden und schwarzen Dreiecken, die er scheinbar ungeordnet vor sich mischte. Als er das Mischen dieser Dreiecke abgeschlossen hatte, lagen die helleren Teilchen im unteren Drittel, nahe beim Patienten.
Der Patient suchte dann noch drei orange-rote kräftige Farbdreiecke und platzierte diese zwischen den schwarzen und den anthrazitfarbenen Dreiecken. „Das bin ich und meine Wut im Bauch“, meinte der Patient „Es sieht nicht rosig aus in der Zukunft, aber vielleicht bleibt es nicht immer so dunkel, wie die letzten Monate ...“ Mit Hilfe der Farbteilchen hat dieser Patient Zugang zur eigenen Wut bekommen, konnte diese sogar mit Hilfe der Farbdreiecke öffentlich zeigen und entdeckte für sich, dass Gegenwart und Zukunft nicht ganz so dunkel wie die Vergangenheit sein werden.

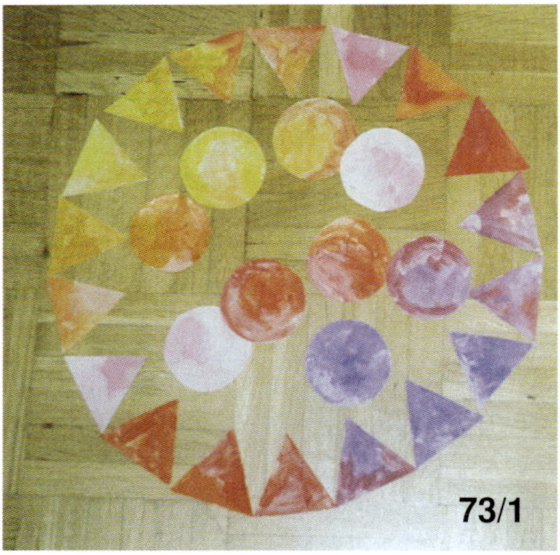

Abb. 73: Das 1. Bild zeigt durch den Kreis mit Dreieckspitzen die Angst einer Patientin, die kurzfristig von einem erneuten Rückfall ihrer Krebserkrankung erfuhr. Sie selber hat zunächst ihre eigene Person durch einen blaß-rosa Kreis gezeigt, dann aber die Kreise als ihre Talente dargestellt und so nach und nach Kreise auch mit unterschiedlichen Farben zugefügt.

Das 2. Bild entstand nach einer weiteren halben Stunde, in der die Patientin für sich entdeckte, dass ihre Lebenssituation nicht so eindimensional ist, wie in Bild 1, vielmehr hatte sie das Bedürfnis die bedrohlichen Dreieckspitzen (Angst) aufzuheben, indem sie immer wieder noch andere Stimmungen (entsprechende Farben) diesem Kreis zufügte und so die Spitzen der Dreiecke mit Dreiecken aufheben konnte. Den Innenkreis mit ihren Talenten fügte sie so zusammen, dass dieser Kern stimmig und kraftvoll wirken konnte.

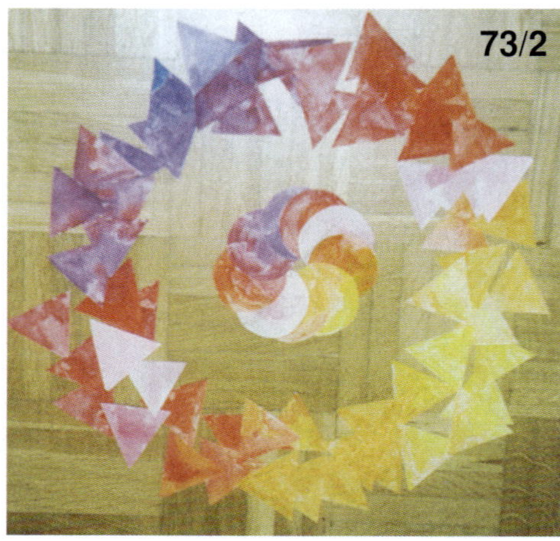

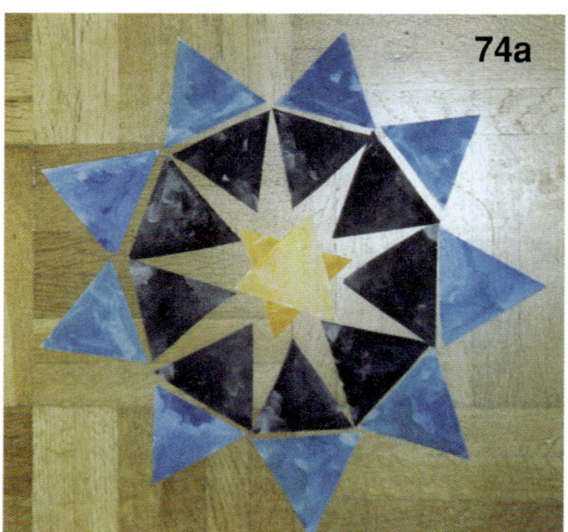

Abb. 74a und b: Eine Patientin mit starken Kopfschmerzen und einer langjährigen Diagnostikgeschichte mit starkem Vertrauensverlust gegenüber Ärzten und Therapeuten, sprach das Angebot mit Farbteilchen zu gestalten besonders an. Sie begann mit stark organisierten Formen, die klare Strukturen aufwiesen. Farbteilchen, die etwas von der Norm abwichen, wurden von ihr zurückgelegt. Zunächst legte sie einen Kreis von schwarzen Dreieckspitzen Rich-

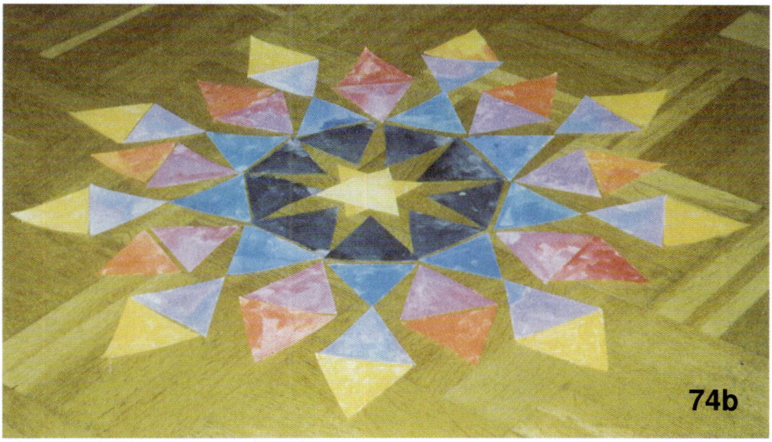

74b

tung Innenraum und legte dann zwei blasse gelbe Dreiecke so zusammen, dass sie einen Stern bildeten und knapp von den schwarzen Spitzen berührt wurden. Nach einiger Zeit der Betrachtung hob sie mit Hilfe von tief blauen Dreiecken die massive Bedrohung der schwarzen Dreiecke auf, indem nun Schwarz und Blau die Form eines Sternes entwickelte. Die Patientin empfand Freude an der weiteren Entwicklung des Sternes, die Farben wurden immer heller und heiterer und der Stern wurde immer größer und offener.

Sprechende Bilder

Wenn wir *sprachlos* scheinen, suchen wir nach anderen Wegen uns mitzuteilen. Das erleben wir, wenn wir uns in einer anderen Kultur mit Hilfe der Körpersprache zu verständigen versuchen oder einige Zeichen und Bilder als Mitteilung aufmalen. Häufig kritzeln wir ganz spontan, wenn uns die Worte fehlen oder wir uns anders nicht verständlich machen können. Unsere Zeichen- und Malsprache hat mit akademischer Kunst nichts gemein, ist umso mehr eine *phantastische* Möglichkeit sich auszudrücken.

Übung

Vielleicht möchten Sie einmal wieder versuchen zeichnerisch tätig zu werden? Lassen Sie sich durch die folgenden Fragen anregen. Aber nehmen Sie sich für jede Frage genügend Zeit. Am besten lesen Sie nur eine Frage pro Tag.

1. Versuchen Sie einmal ganz spontan in einer kurzen Zeichnung auszudrücken, wie Sie sich heute morgen von Zuhause (oder am Abend von den Arbeitskollegen) verabschiedet haben.

2. Erinnern Sie sich an einen für Sie besonderen Abschied? Vielleicht möchten Sie diesen einmal zeichnerisch darstellen?
3. Gibt es zur Zeit einen Abschied, der Sie besonders beschäftigt? Versuchen Sie Ihre Gefühle in einem Symbol zeichnerisch festzuhalten.

Genießen Sie es Ihre Zeichnung in Ruhe zu betrachten und entdecken Sie die vielleicht überraschende Aussagekraft Ihrer Zeichnung.
Haben Sie in Ihrer Zeichnung vielleicht Symbole verwendet?
Welche Bedeutung haben diese Symbole heute für Sie?
Worauf haben Sie in der Zeichnung besonderen Wert gelegt?
Was finden Sie an der Aussage Ihrer Zeichnung besonders überraschend?
Was finden Sie an der Aussage Ihrer Zeichnung besonders treffend gelungen?
Vielleicht haben Sie auch die Möglichkeit, gegenüber einer Person Ihres Vertrauens Ihre Gedanken auszusprechen.

Möglicherweise haben Sie inzwischen größeres Interesse am Malen und Zeichnen bei sich (wieder)entdeckt. Das Papier Ihres *Mal-Tagebuches* ist natürlich auch gut für eine freie Bildgestaltung. Trauen Sie sich ruhig einmal, abstrakt mit Farben zu malen. Wählen Sie die Farben ganz nach Ihrem Gefühl aus und malen Sie solange mit einer Farbe, bis Sie meinen, dass diese Farbe nun genügend Raum auf dem Papier für sich beansprucht hat. Dann wählen Sie die nächste Farbe.
Vielleicht wenden Sie sich auch einmal an Ihr *Mal-Tagebuch*, wenn Sie sich nicht besonders gut fühlen. Dann scheuen Sie sich nicht, gerade auch die Farben zu wählen, die Ihre Stimmung heute am besten ausdrücken. Malen Sie ruhig stürmisch, aggressiv oder auch traurig vor sich hin. Versuchen Sie Ihre Gedanken, Sorgen und Probleme den Farben und dem Bild zu überlassen. Versuchen Sie sich Ihrem *Mal-Tagebuch* anzuvertrauen und sich beim Malen aller Gefühle auf dem Papier zu erleichtern. Bevor Sie jedoch das *Mal-Tagebuch* schließen, ... hätten Sie nicht Lust sich jetzt noch etwas Gutes zu tun? Welches Ihrer Bilder hat Ihnen sonst immer so gut gefallen? Welche Farben waren es noch mal, die Ihnen besonders viel Kraft gegeben haben? Betrachten Sie Ihre Bilder oder malen Sie doch einfach noch mal ein Bild mit den für Sie kraftgebenden Farben!

Vielleicht wird es nach einiger Zeit einen Moment für Sie geben, wo Sie sich Ihr *Mal-Tagebuch* anschauen mögen, vielleicht sogar mit jemandem über Ihre Gefühle, die die Bilder in Ihnen wecken, sprechen möchten. Wenn Ihnen dieses *Mal-Tagebuch* gut tut, erzählen Sie es ruhig Ihren Mitmenschen, aber seien Sie zurückhaltend und bedrängen Sie niemanden, es Ihnen gleichzutun. Einen Malblock und einen Kasten Pastell-Ölkreiden als Mitbringsel kann Ihnen dagegen keiner nachteilig auslegen. Seien Sie jedoch nicht enttäuscht, wenn der Beschenkte nicht gleich euphorisch zu malen beginnt. Und bedenken Sie auch hier, wie bei allen Geschenken: Ist der Betroffene in der Lage das Geschenk zu handhaben? Kann er beispielsweise die Kreidestifte in der Hand halten? Es wäre nicht nur für Sie als Schenkenden, sondern insbesondere auch für den Beschenkten eine große Enttäuschung und sehr schmerzvoll, wenn der Betroffene durch das Geschenk seine körperlichen Einschränkungen erneut erfahren muss.

Von Geräuschen und Klängen

Reagieren wir manchmal nicht auch besonders empfindlich auf Geräusche? Erinnern Sie sich an eine Situation, als Geräusche Sie über alle Maßen belasteten? Wie war Ihr eigenes körperliches Befinden damals? Hatten Sie vielleicht auch besonderen Ärger oder Stress? Insbesondere unsere körperliche und seelische Verfassung bestimmt auch unser subjektives Empfinden, das zu unterscheiden versucht, was für uns ein störendes Geräusch und was ein angenehmer Klang ist.
Oft ist es schwierig, störende Geräusche in der weiteren Umgebung abzustellen, und auch in der Klinik oder im eigenen Haushalt entstehen mitunter Geräusche, die nicht zu vermeiden sind, aber einen Betroffenen sehr belasten können. Als Begleiter können wir versuchen zu erkennen, wann ein Betroffener besonders unter den Geräuschen leidet:

- Ist es zu einer bestimmten Tageszeit?
- Ist es besonders dann, wenn er starke Schmerzen hat?
- Ist es wenn er sich alleine fühlt?

Es ist gut, wenn Sie gemeinsam mit dem Betroffenen über die Geräuschbelastung sprechen und gemeinsam mögliche Alternativen suchen. Manchmal hilft es, wenn der Betroffene, der ja häufig von den geräuschverursachenden Tätigkeiten ausgeschlossen ist, über die Ursache und den Zweck der Tätigkeit aufgeklärt wird. Vielleicht ist es auch möglich ihn beispielsweise im Rollstuhl mit in die Küche oder in den Garten zu nehmen, wo er neben dem Geräusch auch Ursache und Zweck der geräuschvollen Tätigkeit miterleben kann. Fern vom geräuschvollen Leben zu sein, ist manchmal viel belastender, als das Hören der Geräusche selber.

Wie aber kann man mit Situationen umgehen, in denen man sich einem Geräusch *ausgeliefert* fühlt? Die Ohren können wir nur unzureichend verschließen. Selbst wenn wir hohe Töne durch Ohrstöpsel kaum noch wahrnehmen, spüren wir mitunter die Schallwellen der tiefen Töne durch Vibrationen in unserem Körper.

Sollte es möglich sein, so bitten Sie den Verursacher der Geräusche zunächst ruhig um Nachsicht. Erklären Sie die Situation des Betroffenen und bitten Sie um Verständnis. Besprechen Sie Alternativen, wie man das Geräusch vermeiden, zeitlich oder räumlich begrenzen kann.
Oft kommt es jedoch vor, dass keine Alternativen gefunden werden können. In diesen Fällen kann der von Geräuschen Belästigte versuchen, sich mit Hilfe von Entspannungsübungen auf andere, ihm angenehmere Gedanken zu konzentrieren. Kennen Sie ein Gedicht, ein Gebet oder ein Lied, das Sie immer schon einmal auswendig lernen wollten? Nehmen Sie sich den Text vor und konzentrieren Sie sich darauf, ihn laut zu lesen oder ihn auswendig zu lernen. Ist es für den Betroffenen nicht möglich selber zu lesen oder strengt ihn das Sprechen zu sehr an, kann der Begleiter die Rolle des Vorlesers übernehmen, während der Betroffene sich auf den Text zu konzentrieren versucht. Wichtig ist, dass der Begleiter nach und nach das störende Geräusch weniger erwähnt, da mit jeder Bemerkung der Betroffene erneut mit seinen Sinnen auf die Störung gelenkt wird.

Vielleicht probieren Sie auch einmal aus, die Geräusche phantasievoll zu verändern. Sicher, es fällt Ihnen beispielsweise nicht schwer das Geräusch aus der Nachbarwohnung als einen Wecker zu identifizieren. Aber vielleicht hören Sie mit Ihrer Phantasie jetzt auch, dass es ein Vogel sein könnte, der zunächst sehr zaghaft, dann aber immer selbstbewusster und fröhlicher zwitschert.
Oder ist es nicht ein leiser Schlagzeugspieler? Hören Sie, wie er den Rhythmus eines Marsches schlägt? Eins, zwei, drei, vier. Eins, zwei, drei, vier ... Dann wechselt er die Betonung und spielt einen Walzer. Hören Sie, wie er jeden dritten Ton besonders stark betont? Vielleicht haben Sie Lust diesen Walzer einmal mit Ihren Händen zu begleiten. Natürlich können Sie auch Ihre Stimme benutzen und den drei Schlägen unterschiedliche *Namen* geben (z.B. *dam da da*). Irgendwann werden möglicherweise Ihre Stimmbänder des Sprechens müde sein und einfach anfangen zu schwingen und zu singen, was für sie sehr viel entspannender sein kann. Genießen Sie das Singen ruhig aus voller Kehle und stören Sie sich zunächst einmal nicht daran, dass nun vielleicht Ihr anderer Nachbar Sie selbst einen Lärmverursacher nennt.

Das Spiel unserer Phantasie kann bestimmen, wie wir mit einem leeren Raum, mit störenden Geräuschen oder angenehmen Klängen umzugehen pflegen. Wenn wir das Spiel unserer Phantasie üben, dann werden wir uns nicht immer unangenehmen Geräuschen hilflos ausgeliefert fühlen. Dass es uns aber nicht immer gelingt spielerisch mit Geräuschen umzugehen, kann zum einen an der speziellen Geräuschqualität liegen, aber zum anderen auch an einer umfassenden Erschöpfung, die uns eine Konzentration nur schwer ermöglicht. Manchmal kann dann ein Walkman mit leichten Kopfhörern eine Alternative bieten. Lassen Sie den Betroffenen eine ihm angenehme Musik oder ein Hörspiel aussuchen, das ihn von den äußerlichen Geräuschen ablenken kann (s. CD-Empfehlungen, Literatur).

Das gesellschaftliche Ereignis: Das Hauskonzert

Angenehme Klänge, wie auch angenehme Farben, können angenehme Gefühle und Gedanken erzeugen. Vielleicht mag der von Ihnen begleitete Betroffene eine Musikrichtung besonders gerne? Sind Schallplatten, CDs oder Kassetten vorhanden, die man gemeinsam hören kann?
Auch ein *Hauskonzert,* bei dem man selber das *Konzertprogramm* wählen kann, bietet beispielsweise eine nette Gelegenheit auch einmal Freunde einzuladen, die sonst vielleicht eher eine Scheu haben, einen Schwerkranken oder Sterbenden zu besuchen. Laden Sie doch, wenn es den Betroffenen nicht überfordert, zu einem *Hauskonzert* ein. Selbstverständlich sollte auf festliche oder der Musik entsprechende Garderobe geachtet werden. Getränke und einen kleinen Imbiss dürfen auch gerne die Gäste mitbringen, damit der Haushalt des Betroffenen nicht zu sehr belastet wird. Aber nehmen Sie sich Zeit, den *Konzertsaal* nett herzurichten. Beziehen Sie den Betroffenen in die Planung und Vorbereitung mit ein. Vielleicht gibt es sogar reservierte Plätze mit Namensschildern? Versäumen Sie es nicht eine kleine Pause im Programm einzuplanen, in der Zeit für Gespräche ist. Informieren Sie bereits auf der Einladung, wie lange in etwa die Veranstaltung dauern wird, damit der Betroffene nicht übermäßig belastet wird. Es hat sich in der Praxis als günstig herausgestellt, nicht zu lange Musiktitel zu wählen, denn Langeweile und Unruhe sollten nicht aufkommen

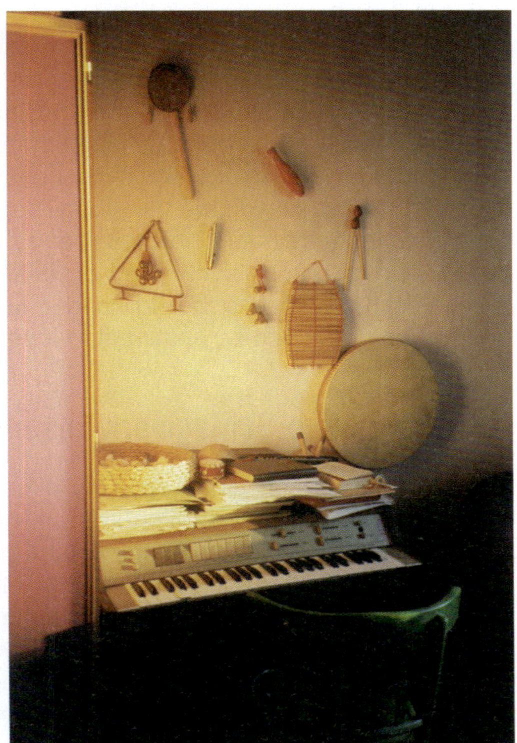

Abb. 75

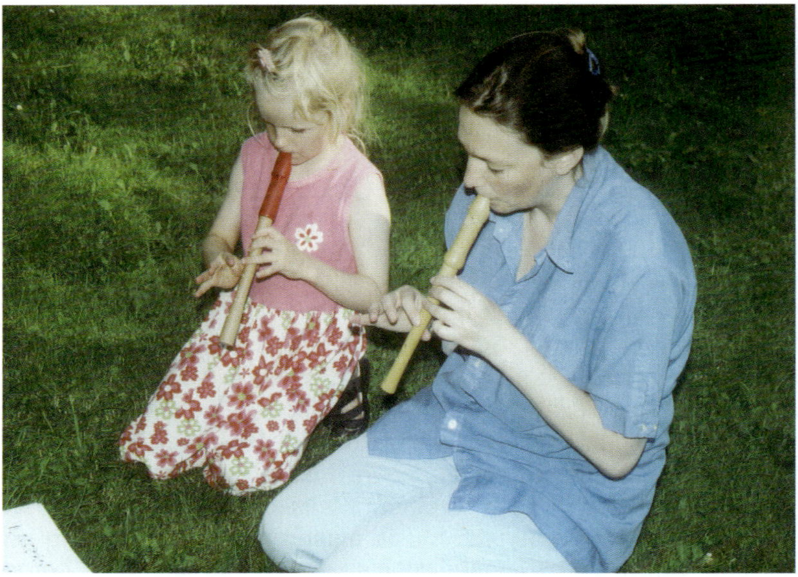

Abb. 76

Singen und Musizieren

Möglicherweise wird auch im sozialen Umkreis des Betroffenen gesungen und musiziert. Dies bietet natürlich ebenfalls Möglichkeiten, um einen Liederabend oder ein kleines Konzert zu gestalten. Kann der Betroffene vielleicht selber den Rhythmus vorgeben, begleiten oder ein Instrument spielen? Welches Instrument bevorzugt er zu hören? Gibt es Klänge, die ihm zur Zeit unangenehm sind? Mag er, dass man ihm etwas vorspielt? Hat er bestimmte Wünsche bezüglich der Musikliteratur? An welche Lieder erinnert er sich? Gibt es bestimmte Lieder, die er gerne singen würde?

Das alternative Schlagwerk-Ensemble

In vielen Haushalten sind keine Musikinstrumente vorhanden. Aber vielleicht haben Sie dem Betroffenen ein kleines Glöckchen an das Bett gestellt, mit dem er auf sich aufmerksam machen kann. Gut, da ist schon das erste Musikinstrument! Wenn Sie jetzt noch eine leere Kaffeedose mit einem Plastikdeckel als Trommel nehmen und sich einige kleine Filmdosen in einem Fotogeschäft erbitten sowie mehrere lange Bleistifte zur Hand nehmen, einen Teelöffel besorgen und einige Gläser mit unterschiedlich viel Wasser füllen, dann sind Sie bereits Besitzer eines gut sortierten alternativen *Schlagwerk-Ensembles*. Die kleinen Filmdosen können Sie zu Rasseln verändern, wenn Sie jede einzelne mit verschiedenen Hülsenfrüchten, Gewürzen oder Körnern, wie beispielsweise Linsen, Mais, Nelken, Teeblättern, füllen. Nehmen Sie nur kleine Mengen, damit der Klangeffekt erhalten bleibt.

Bauen Sie das *Schlagwerk-Ensemble* so auf, dass alle Mitspieler die Instrumente erreichen können bzw. verändern Sie deren Positionen während des Spieles so, dass jeder einmal die unterschiedlichen Instrumente spielen kann. Geben Sie nun jedem Spieler Zeit die Möglichkeiten seines Instrumentes zu entdecken.

- Wie kann ich das Instrument erklingen lassen?
- Benötige ich einen Teelöffel als Schlegel?
- Welche verschiedenen Klänge kann ich entlocken, wenn ich meine Technik verändere?
- Wie kann ich laute und leise Klänge erzeugen?
- Wie verändere ich den Rhythmus und die Geschwindigkeit auf dem Instrument?

Die Spielgruppe sollte sich einen Spielleiter, *einen Dirigenten*, wählen. Der *Dirigent* wird nach jedem gespielten Musikstück neu gewählt. Er ist es, der vorgibt, wann das gemeinsame Spiel beginnt und endet. Er kann auch den Musikern vorgeben, ob und wann Sie

- laut oder leise,
- schnell, normal oder langsam
- zusammen, in kleinen Gruppen oder nacheinander einzeln spielen sollen.

Vielleicht entscheidet sich der *Dirigent* auch für ein bestimmtes Thema und lässt seine Musiker beispielsweise

- einen Sommertag mit späterem Gewitter und erneutem Durchbruch der Sonne,
- einen Spaziergang durch den Zoo oder
- die verschiedenen Jahreszeiten

mit ihren Musikinstrumenten vertonen. Manchmal ist es einfacher, wenn alle gemeinsam zuvor auf Zettel notieren, welche Etappen in der Geschichte vertont werden: z.B. heller Sonnenschein, erste kleine weiße Wolken, eine kleine dunkle Wolke, leichter Wind, starker Wind, mehrere dunkle Wolken, der erste Regentropfen, usw. Es ist dann Aufgabe des *Dirigenten* während des Spiels die unterschiedlichen Begebenheiten laut anzusagen.

Laden Sie ruhig dazu Freude ein. Sie werden sich wundern, wie viele Menschen gerne mal mit Tönen und Klängen spielen. Vielleicht informieren Sie aber Ihre Nachbarn oder laden Sie sie gleich mit zum Spiel ein.

Stimme und Stimmungen wahrnehmen

Summen und singen Sie gerne unter der Dusche, im Auto an der roten Ampel oder beim Spaziergang durch den Wald? Manchmal ist uns einfach danach, unsere Stimmbänder schwingen zu lassen, die Resonanzen in unserem Körper zu spüren und unsere eigene Stimme zu hören. *Stimmungen* erzeugen Lust auf *Stimme,* und *Stimme* kann *Stimmungen* erzeugen.

Stimme kann man auch gemeinsam gut einsetzen, vor allem dann, wenn man angenehme *Stimmungen* erzeugen möchte. Probieren Sie einmal zu zweit oder mit mehr Personen, in mittlerer, für jeden angenehmer Tonlage ein *do* zu singen. Wenn Sie nicht singen mögen, dann sprechen sie zunächst einfach ein sehr langes *do.* Wenn jeder in der Gruppe an einer unterschiedlichen Stelle atmet, werden Sie bald einen gleichmäßigen Klang im Raum erleben. Sie brauchen gar nicht sehr laut zu singen. Hören Sie in Ruhe auf den Gesang Ihrer Sängerkollegen und vielleicht probieren Sie auch einmal nur den Ton zu summen.
Wenn Sie mehrere Personen sind, dann können sich die Sänger nacheinander auch mal aus dem Gesang ausklinken und einfach nur den Klang im Raum erleben. Gehen Sie dabei ruhig im Raum herum und erleben Sie, wie unterschiedlich der Ton sich in den verschiedenen Ecken des Raumes anhört. Wenn Sie den gleichen Eindruck auch dem bettlägerigen Betroffenen bieten möchten, sollten sich die mobilen Sänger während des Singens langsam im Raum bewegen, während der Betroffene an einem Ort verweilt.
Vergewissern Sie sich zwischendurch, ob der Ton und der Gesang für alle Beteiligten noch angenehm ist, wechseln Sie notfalls die Tonlage oder beenden Sie den Gesang. Vielleicht entwickelt sich im Nachhinein auch ein Gespräch darüber, wie jeder seine eigene Stimme und die der anderen erlebt hat:

- Gibt es eine Tonlage, die besonders angenehm ist?
- Welche Tonlage ist unangenehm, wirkt anstrengend, vielleicht auch bedrohlich?
- Welche Vokale sind in welcher Tonlage besonders angenehm zu singen?

Das Stimmen-Duett

Es sollten sich mindestens drei, besser aber mehr Personen an dem Spiel beteiligen. Zu Beginn des Spiels wird ein Zeichen, beispielsweise ein leichtes Augenzwinkern, vereinbart. Es beginnt einer der Spieler einen Vokal zu singen. Mit Hilfe des Zwinkerns fordert er einen der Mitspieler zu einem Duett auf. Dieser übernimmt Vokal und Tonlage des Vorsängers. Nach einem kleinen gemeinsamen Duett, beendet der Vorsänger seinen Gesang und überlässt es seinem Duettpartner, nun als neuer Vorsänger, einen neuen Vokal und einen neuen Ton vorzugeben sowie sich einen Duettpartner herbeizuzwinkern.
(Dieses Spiel kann selbstverständlich zuerst auch mit den Instrumenten des *alternativen Schlagwerk-Ensembles* probiert werden. In diesem Fall würde jeder Spieler ein persönliches Instrument besitzen, mit dem er das Duett gestaltet. Der erste Spieler gibt mit seinem Instrument einen einfachen Rhythmus an, der von dem zweiten Spieler übernommen wird, usw.)

Die Geselligkeit ins Spiel bringen

Einen kranken oder sterbenden Menschen zu begleiten, bedeutet häufig auch, dass uns die Worte fehlen, wir uns sprachlos gegenüber seiner Lebenssituation fühlen. Aber deshalb auf eine Begegnung mit ihm verzichten? Es gibt viele Möglichkeiten zusammenzukommen, ohne gleich

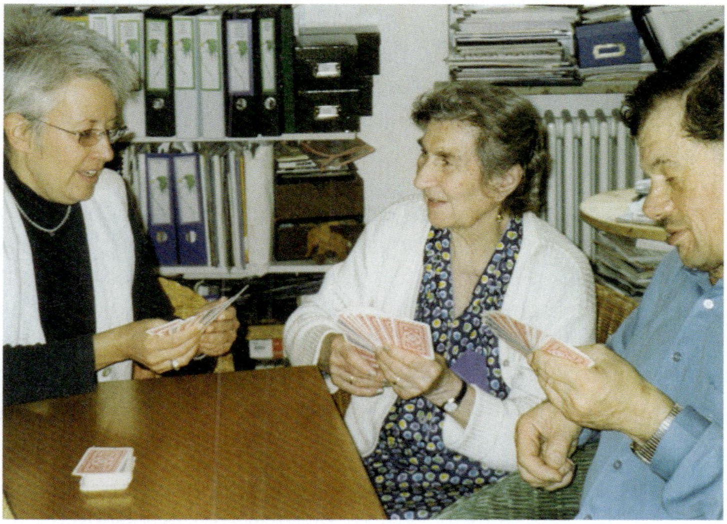

Abb. 77: Beim geübten Kartenspiel können Senioren so manch einen Jüngeren übertrumpfen.

alle Gedanken um Leben und Sterben besprechen zu müssen. Fragen Sie doch mal an, ob es dem Betroffenen Spaß machen würde, gemeinsam ein Gesellschaftsspiel zu spielen? Erkundigen Sie sich, ob der Betroffene einen besonderen Wunsch hat, was gespielt werden soll. Oft verlangen komplizierte Spielregeln viel Konzentration und ermüden schnell. Neue, unbekannte Spiele nehmen durch das Anlernen ebenfalls viel Energie, bevor es zum eigentlich Spiel kommt.

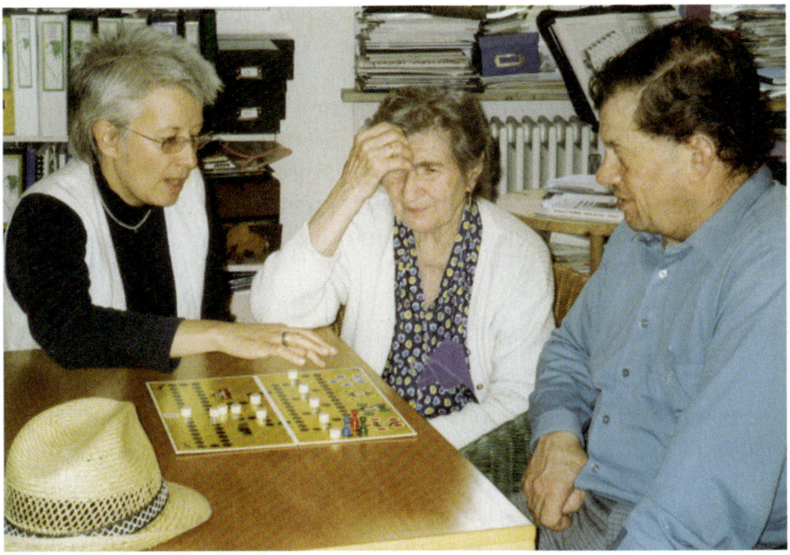

Abb. 78: Manchmal kann auch ein neues, leicht zu erlernendes Spiel durch die Konzentration von Schmerzen und anderen Beschwerden ablenken helfen. Das Spiel darf nicht zu kompliziert sein und ein schneller Spielverlauf ermöglicht auch kurzfristige Erfolge und viel Spaß.

Ein rasant gespieltes *Mensch-ärgere-dich-nicht* oder leichte Spiele, wie beispielsweise *Das verrückte Labyrinth* oder *Malefiz* sind vor allem deshalb so beliebt, weil neben dem Spiel auch noch Zeit zum Scherzen und zum Lachen bleibt. Achten Sie bei der Auswahl des Spieles darauf, ob der Betroffene das Spielfeld gut erkennen kann, die Spielfiguren für ihn manuell zu bewältigen sind, ob er vielleicht doch lieber ein anspruchsvolleres Spiel mag (z.B. *Scrabble*) oder auch einfach nur Lust hat, Ihnen bei einem Spiel und beim Schummeln über die Schulter zu schauen.

Es gibt auch Spiele, wie beispielsweise die sogenannten *Montagsmaler*, die schon bei der Gestaltung der Spielkarten Spaß bereiten. Besorgen Sie sich vier verschiedenfarbige DIN-A4-Kartons. Nehmen Sie die Kartons hochkant und schneiden Sie ca. 10 gleich große Streifen aus, die

Sie halbieren und so 20 kleine Kärtchen erhalten. Diese beschriften Sie, nach Farben sortiert, mit Begriffen aus den verschiedenen Begriffsgruppen: Tiere, Tätigkeitswörter, Dinge und Orte. Beispielsweise zur Begriffsgruppe *Dinge*: Hose, Tasche, Uhr, Kirchturm, Haus, Zahnbürste, etc. Versuchen Sie von jeder Begriffsgruppe zehn bis zwanzig Begriffe zu finden.

Beim Erstellen dieses Spieles kann der Betroffene gut miteinbezogen werden. Insbesondere im Suchen von verschiedenen Begriffen. Beraten Sie sich auch mit ihm, welche Farbe zu welcher Begriffsgruppe passen könnte.

Mischen Sie die Karten und legen Sie sie verdeckt auf den Tisch. Jeder der Mitspieler erhält Papierbögen und einen Stift. Der erste Spieler zieht verdeckt eine Karte und versucht nun den Begriff zu malen, während die anderen diesen Begriff erraten müssen. Die Farbe der gezogenen Karte verrät ihnen bereits die Begriffsgruppe. Derjenige, der den Begriff errät, erhält als Preis die Karte. Nacheinander ist jeder Spieler mit Malen an der Reihe. Nach einer zuvor festgesetzten Zeit wird das Spiel beendet und derjenige, der die meisten Begriffe erraten hat, also die meisten Karten sein Eigen nennt, hat gewonnen.

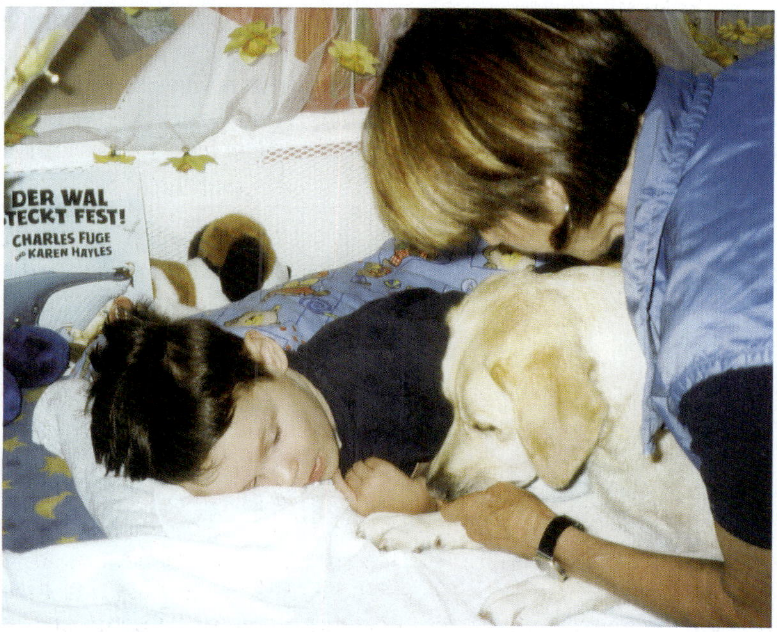

Abb. 79: Gut ausgebildete Teams (Tier und Tierhalter) besuchen auch schwerstkranke Patienten, wie diesen im Wachkoma lebenden Jungen. Menschenbezogene Hunde (und andere Tierarten) nehmen über ihre Körpersprache Kontakt mit dem Patienten auf.

Der Tierbesuchsdienst

Der Tierbesuchsdienst ist eine ehrenamtliche Tätigkeit, die sowohl Menschen in Alten- und Pflegeheimen, aber auch in Kliniken und daheim betrifft. Wenn der Patient einen Besuch durch ein Tier wünscht, kommen Tierhalter gemeinsam mit ihrem Tier zu Besuch. Organisiert werden die Tierbesuchsdienste in regionalen und überregionalen Vereinen. Welche Vorrausetzungen Tierhalter und Tier für einen Tierbesuchsdienst mitbringen müssen und wie ein Tierbesuchsdienst aussieht, erfahren Sie ausführlichst und mit Beispielen illustriert in den Büchern *Tiere als therapeutische Begleiter* und *Menschen brauchen Tiere* (s. Otterstedt, 2001; Olbrich/Otterstedt, 2003). Adressen von Tierbesuchsdiensten erfahren Sie unter der Homepage www.tiergestuetzte-therapie.de. Alternativ zum Tierbesuchsdienst ist es für den Betroffenen, der im Rollstuhl sitzen kann, vielleicht auch eine schöne Abwechslung einen Ausflug zum Zoo und zum Streichelgehege mit Ziegen zu machen.

Von Lesereisen und Hörspielen

Lesen, so haben Sie sicherlich bereits bei einer Ihrer Lektüren erfahren, kann die eigene Phantasie anregen. Jeder Autor einer Geschichte ist auf die Mithilfe seines Lesers angewiesen, denn nur durch die Phantasie, die Bilder im Kopf des Lesers, werden Personen und Szenerie der Geschichte lebendig. Auch wenn der Autor beispielsweise eine grüne Landschaft

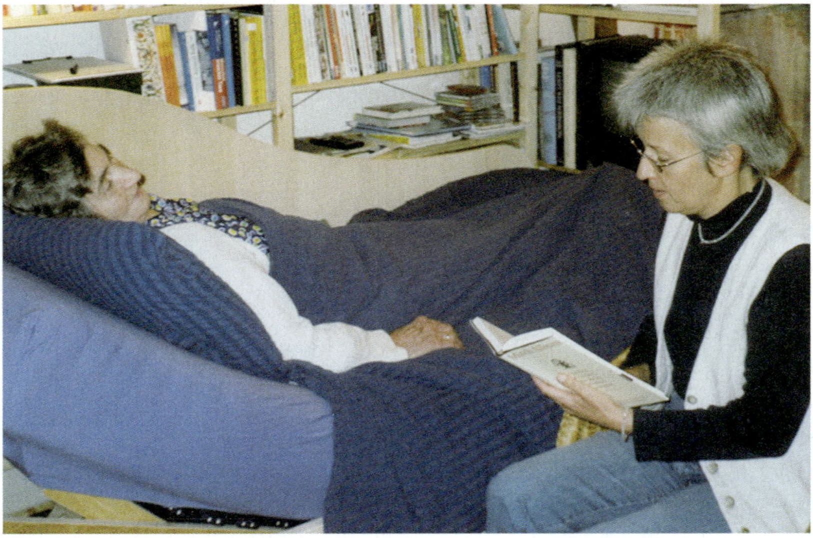

Abb. 80

noch so gut beschreibt, es ist der Leser, der sich die verschiedenen Grüntöne vor seinem geistigen Auge ausmalt. Und gerade diese persönlichen Grüntöne sind es, die den Leser in eine ganz besondere Stimmung versetzen können. Und der Autor kann noch so eifrig versuchen durch genaueste Beschreibungen beispielsweise einen alten Mann mit einer gebrochenen Stimme sprechen zu lassen, es wird der Leser sein, der auf Grund seiner Phantasie die Stimme des alten Mannes zu hören vermag. So, wie jeder Betrachter eines Bildes eben dieses Bild und seine Farben für sich entdeckt, so entdeckt jeder Leser für sich auch eine geschriebene Geschichte. Ein Autor legt dem Leser mit seiner Geschichte nur ein Blatt Papier mit einigen Skizzen vor, das der Leser selbst in seinen ganz persönlichen Farben auszumalen beginnt. Dabei wählt der Leser ganz persönlich die für ihn wichtigen Bilder aus und bestimmt, in welchen Farben, in welchen atmosphärischen Stimmungen er die Bilder und Geschichten erleben möchte.

Es ist einem Schwerkranken und Sterbenden nicht immer möglich selber zu lesen. Fragen Sie ihn aber, ob es ihm angenehm wäre, wenn Sie ihm etwas vorlesen:

- Gibt es ein Lieblingsbuch, das er gerne einmal wieder lesen würde?
- Hat er einen Lieblingsautor, dessen Bücher er noch nicht alle kennt?
- Welche Art von Literatur bevorzugt er?
- Sind es romantische Geschichten, ein guter Krimi oder vielleicht Gedichte?

Nehmen Sie sich Zeit die passende Lektüre auszusuchen. Oft wird Ihnen der Text nicht bekannt sein. Vielleicht finden Sie sich in Ihre neue Rolle als Vorleser oder Vorleserin erst einmal Zuhause ein und lesen den Text für sich selber laut vor? Wenn Sie mit dem Stil des Autors *warm* geworden sind, können Sie sicherlich auch den Text ohne Vorbereitung in aller Ruhe dem Betroffenen vorlesen. Suchen Sie vielleicht zunächst kürzere Texte aus, die immer wieder zum Innehalten verleiten. Lassen Sie sich und dem Betroffenen Zeit, ihren Gedanken nachzuhängen, bevor Sie erneut mit dem Vorlesen fortfahren. Eine kleine Auswahl geeigneter Lektüre für das Vorlesen finden Sie im Anhang.

Als Alternative zum eigenen Vorlesen kann man auch im Buchhandel oder in den Bibliotheken erhältliche Kassetten und CDs erwerben, die verschiedene Literaturgattungen in Form von Hörspielen oder Lesungen anbieten. Oder vielleicht bietet sich auch die Gelegenheit aus dem Hörfunk Sendungen mitzuschneiden. Bitten Sie ruhig einmal bei Ihren Rundfunkanstalten um detaillierte Beschreibung zu Hörspielen, Lesungen, Funk- und Studienkollegs, damit Ihnen die Planung und Auswahl der Sendungen erleichtert wird.

Tonträger bieten vor allem dann eine Alternative, wenn das Vorlesen von Texten schwer fällt, das konzentrierte Hören über Kopfhörer von Schmerzen ablenken hilft oder aber auch ein gemeinsames Hören als geselliger Anlass verstanden wird. Eine Tonaufnahme bietet auch den Vorteil, dass jederzeit das Hören für ein Gespräch oder eine Ruhepause unterbrochen werden kann.

Geschichten im Schreiben erzählen

Uns etwas von der Seele schreiben, kann manchmal eine gute Möglichkeit sein, mit Problemen des Alltags leben zu lernen. Ein *Schreibbuch* ist ein geduldiger Zuhörer, dem wir uns auch Gedanken mitzuteilen trauen, die wir gegenüber anderen nicht auszusprechen wagen. Wir können anklagen, was wir erleiden mussten und wir können Phantasien entwickeln, die noch nicht Wirklichkeit werden konnten. Dabei haben wir nicht nur die Möglichkeit unsere eigene Geschichte in der *Ich*-Form aufzuschreiben, darüber hinaus ist es auch möglich, diese und andere Geschichten einmal durch Phantasiefiguren erzählen zu lassen.

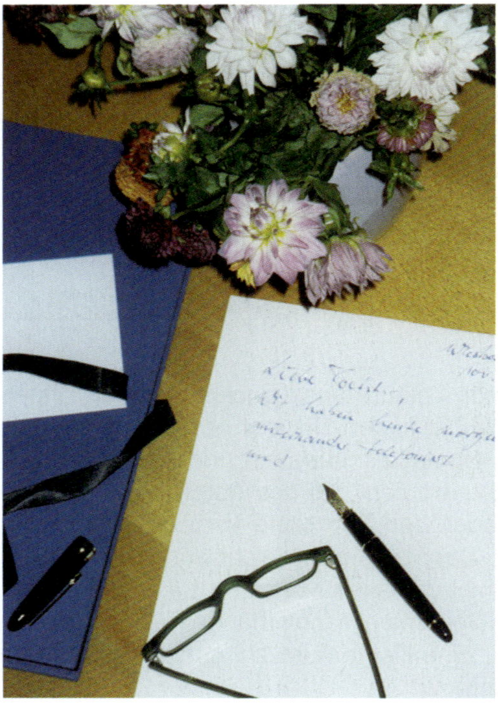

Abb. 81

Es wird einem Schwerkranken nicht immer möglich sein mit einem Stift zu schreiben. Sollte er gerne seine Gedanken aufzeichnen wollen, kommt er vielleicht mit der leichten Tastatur einer elektrischen Schreibmaschine oder eines Computers besser zurecht. Möglicherweise möchte er aber auch seine Gedanken auf ein Tonband diktieren.

Bitten Sie den Betroffenen um ein Gespräch über die Verwendung seiner Aufzeichnungen und stellen Sie sehr sensibel die Ihnen wichtig erscheinenden Fragen. Bitten Sie auch den Betroffenen, wenn er mag, Fragen anzusprechen, die ihm in diesem Zusammenhang wichtig sind.

- Braucht er irgendwelche Hilfen bei seinen Aufzeichnungen?
- Möchte er beim Schreiben/Diktieren lieber ungestört und alleine sein?
- Möchte er, dass seine Aufzeichnungen so aufbewahrt sind, dass andere sie nicht lesen können?
- Hat er einen Wunsch, was mit seinen Aufzeichnungen in der Zukunft geschehen soll?
- Sollen die Aufzeichnungen nach seinem Tod vernichtet werden oder wem möchte er sie gerne übergeben sehen?
- Sind die Aufzeichnungen für die Hinterbliebenen bestimmt?
- Hat er Verständnis dafür, dass seine Aufzeichnungen vielleicht von den ihm Nahestehenden möglicherweise nicht sofort gelesen oder angehört werden können?

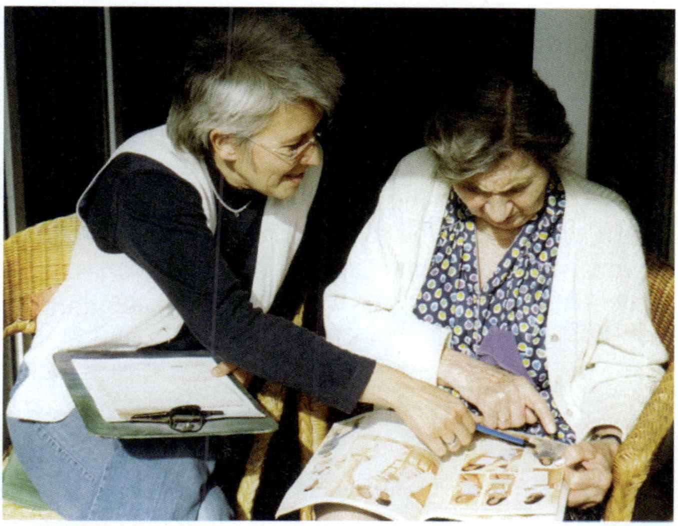

Abb. 82

Betrachten von Katalogen und Einkaufen auf Bestellung

Oft ist das Betrachten von Freizeit-, Hobby-Katalogen für den Betroffenen sehr unterhaltsam. Auch wenn das Kaufinteresse oft nicht vorrangig ist, beim Betrachten der Bilder können Geschichten und Wissenswertes erzählt werden.
„Ach nee, ich werde ja doch überwiegend im Bett liegen, da brauch' ich keinen neuen Bademantel ...". Sicher geht es nicht darum, Patienten zum Einkaufen zu überreden, wenn sie sich damit überfordert fühlen. Und auch sollten Begleiter sich absichern, dass ein Einkauf nicht über die finanziel-

len Möglichkeiten des Patienten hinausgeht. Sind diese Überlegungen angestellt, dann gehört zum Leben auch, dass man sich schön anziehen kann (egal ob im Bett, auf dem Weg zum Bad oder beim kurzen Spaziergang im Rollstuhl auf dem Flur). Krank sein bedeutet nicht, dass man schluderig umherlaufen sollte. Zum Wohlfühlen gehört auch in Zeiten der Krankheit und in der letzten Lebensphase, dass man sich erlaubt, nette und bequeme Kleidung zu tragen. Es ist aber immer vorteilhaft, wenn ein Begleiter dem Betroffenen zur Seite steht, ihn berät, die Bestellung ausfüllt, die Ware annimmt und ggf. wieder zurücksendet.
Sollte der Betroffene aber gerade an seiner gewohnten Kleidung, Bettwäsche, etc. hängen, so gilt es dies ebenfalls zu akzeptieren, mit der Ausnahme, wenn aus hygienischen Aspekten gehandelt werden muss. Aber versuchen Sie auch in diesem Fall, neue Kleidung etc. sensibel einzuführen.

Bilder anschauen und Geschichten lauschen

Das Betrachten von Fotos ist eine Erlebnisreise. Oft aber haben wir im Alltag zu wenig Zeit und Muße die Bilder eines Urlaubs gleich im Anschluss an die Ferien in ein Album zu kleben. Oder die Fotos, die wir beim letzten Besuch der Freunde aufnahmen, befinden sich immer noch im Fotoapparat, denn schließlich bot sich im letzten halben Jahr keine Gelegenheit, die noch verbleibenden drei Bilder zu knipsen. –
Fragen Sie den Betroffenen, ob er nicht Lust hätte, die in einem Karton aufbewahrten Fotos einmal gemeinsam zu sortieren und in Fotoalben zu

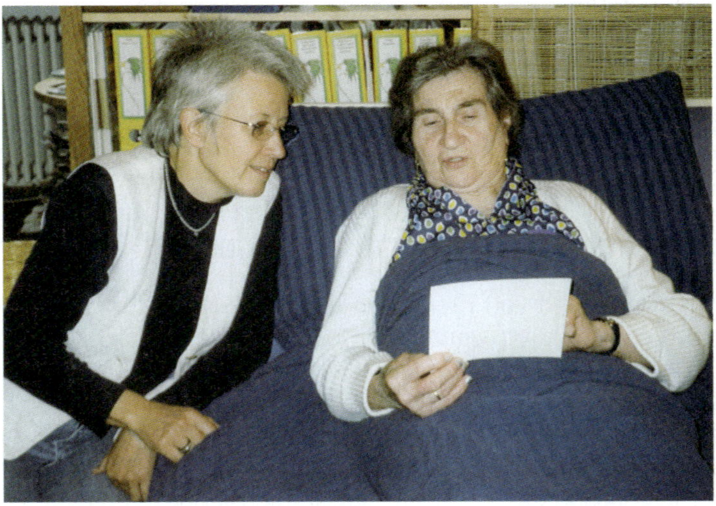

Abb. 83

kleben. Besorgen Sie am besten Fotoalben, die klein und handlich sind, damit der Betroffene sie später jederzeit leicht handhaben kann, wenn er sich die Fotos wieder einmal anschauen mag. Nehmen Sie sich Zeit für das Vorsortieren der Fotos und planen Sie ein, dass dieses Vergnügen nicht bei einem Besuch schon zu beenden ist.

Gerade das Verweilen bei dem einen oder anderen Bild, das gemeinsame Erinnern an die damalige Situation oder das Erzählen der erlebten Begebenheit, ist das eigentliche Vergnügen dabei, Fotografien für sich wiederzuentdecken.
Wenn der Begleiter an den Geschichten, die aus den Fotos heraus wieder lebendig werden, ehrlich interessiert ist, dann kann diese Begegnung für den Betroffenen und den Begleiter ein erlebnisreicher Ausflug in die Vergangenheit werden. Aber versuchen Sie den Betroffenen nicht zu drängen Fotos zu betrachten, Geschichten zu erzählen, wenn es ihm unangenehm scheint. Wir sollten akzeptieren, dass es auch Bilder gibt, die den Betroffenen an sehr private, mitunter auch an traurige Momente seines Lebens erinnern. Wir können ihm unser Ohr leihen, wenn er darüber sprechen, aber wir sollten tolerieren, wenn er diese Erinnerungen für sich behalten möchte.

Bereits gestaltete Fotoalben liegen manchmal lange Zeit unbeachtet im Schrank. Vielleicht können Sie den Betroffenen motivieren, wieder einmal die alten Bilder anzuschauen und ihnen Geschichten zu erzählen, die er, seine Verwandten oder Freunde erlebt haben. Zeigen Sie als Begleiter Interesse, nie aber Neugierde. Versichern Sie ihm, dass Sie sich freuen würden die Fotos zu sehen, ihn aber nicht dazu drängen möchten.
Und wenn Sie und der Betroffene plötzlich entdecken, dass am Ende vielleicht viel zu wenig Fotos zum Betrachten vorhanden sind: Warum bringen Sie nicht einmal den Fotoapparat mit und machen ein paar neue Bilder? Fragen Sie den Betroffenen was sie gemeinsam fotografieren wollen: die Wohnung, den Garten, und natürlich den Betroffenen. Vielleicht ist es auch einmal wieder ein schöner Anlass, das Lieblingskleid oder den guten Anzug anzuziehen, einen Friseur zu bestellen und das Gesicht zu schminken?

Die Foto-Session

Haben Sie und der Betroffene Lust auf Fotografieren, aber gerade keine Idee, was man alles Schönes fotografieren könnte? Wie wäre es eine *Foto-Session* zu veranstalten? Eine *Foto-Session* bedeutet eine *Sitzung*, während der man zu einem ausgewählten Thema Fotos macht. Bereiten Sie eine Kamera und einen Farbfilm vor. Legen Sie am besten noch gleich ein paar Extrafilme parat, damit Sie in jedem Fall gut vorgesorgt haben.

Wenn Sie im Raum fotografieren, sollten Sie zuvor das Blitzlicht aufladen oder eine Reservebatterie besorgen. Wenn Sie ein Stativ besitzen, fixieren Sie die Kamera so auf dem Stativ, dass der Bildausschnitt das ganze Gesicht bzw. den Kopf und den Oberkörper des *Fotomodells* erfasst. Der Bildhintergrund sollte möglichst ruhig sein. Am besten ist eine schlichte Wand. Um dem *Fotomodell* die Arbeit zu erleichtern, suchen Sie nach einer einfachen, aber bequemen Sitzmöglichkeit. Natürlich kann man das *Fotoatelier* mit einfachen Mitteln auch um ein Bett herum aufbauen.

Dann überlegen Sie doch gemeinsam mit dem Betroffenen, welches Thema Sie vor der Kamera gestalten wollen. Einige Beispiele, die sich leicht vor der Kamera umsetzen lassen:

- *Gefühle:* Darstellung verschiedener Gefühle mit Hilfe des Gesichtsausdruckes.
- *Grimassen:* Darstellung verschiedener Charaktere mit Hilfe der Mimik und Gestik.
- *Masken:* Darstellung phantasievoller Masken mit Hilfe von Faschings- oder Theaterschminke bzw. fantasievolle bunte Bilder malen, als Dia fotografieren und dieses dann mit dem Projektor auf das Gesicht projizieren (s. Abb. 84).

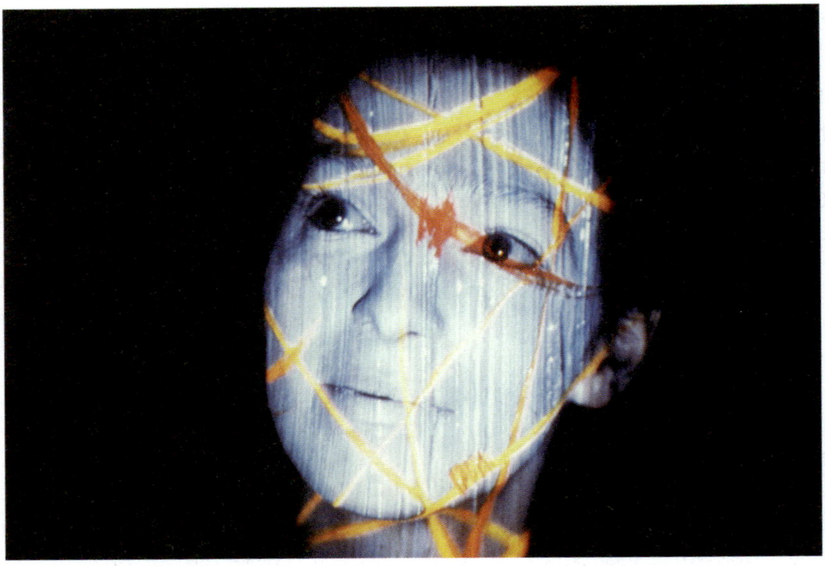

Abb. 84

Schreiben Sie sich vielleicht zunächst einmal alle Ideen zu dem von Ihnen gemeinsam ausgewählten Thema auf ein Blatt Papier. Für das Thema der *Masken* müssten Sie sich noch die Farben und Abschminkcreme besorgen. Legen Sie sich in jedem Fall auch einen Spiegel zur Seite, aber dann kann es auch schon losgehen.
Jeder Anfang als *Fotomodell* ist schwer, aber vielleicht bringen Sie sich durch beschwingte Musik etwas in Stimmung. Sie können *Fotograf und Modell* spielen oder auch mit Hilfe eines Selbstauslösers den *Fotografen* einsparen. Manchmal ist es einfacher, erst einmal vor dem Spiegel einige Gesichtsausdrücke zu probieren. Wenn Sie beispielsweise das Thema *Gefühle* gewählt haben, stellen Sie sich vor, Sie seien eine Comicfigur, dessen Zeichner etwas übertrieben hat. Wie würden Sie aussehen, wenn Sie ausgelassen jubeln, wenn Sie erschrocken oder überrascht sind? Denken Sie sich Situationen aus, in denen die gewählten Gefühle stimmig sind. Das erleichtert es ebenfalls den passenden Gesichtsausdruck zu finden. Vergessen Sie einmal alle guten Vorsätze, sich wohlerzogen und differenziert ausdrücken zu wollen und übertreiben Sie einfach maßlos. Vergessen Sie beim Fotografieren auch das Zählen der Bilder. Leisten Sie sich das Vergnügen einmal voller Spielfreude einen Film zu verknipsen. Und denken Sie daran, ein direkter Blickkontakt mit der Kamera wirkt am Ende wie ein wirkungsvoller Flirt mit dem Betrachter des Bildes. Versuchen Sie den begonnenen Film zu beenden und die Bilder bald zu entwickeln*. Das gemeinsame Betrachten der Resultate der *Foto-Session* wird bestimmt ebenso Freude bringen, wie die *Session* selbst.

Selbstverständlich sind anstatt Fotografieren auch Film- und Videoaufnahmen möglich. Häufig aber scheuen wir es, uns vor laufender Kamera darzustellen, während das Foto nur einen Augenblick lang ein Bild von uns einfängt.
Das bewegte Bild ist uns auch später in der Betrachtung emotional viel näher, als eine, dazu möglicherweise noch stilisierte, Fotoaufnahme. Auch wenn wir uns über das tollpatschige Herumlaufen von Kleinkindern in Videofilmen freuen, das Betrachten von einem uns Nahestehenden, dessen abnehmenden Kräfte durch bewegte Bilder besonders deutlich werden können, kann eine große emotionale Anforderung für alle Beteiligten werden. In der Realität nehmen wir mit unseren Sinnen selektiv wahr. Wir sehen zunächst nur das, was wir auch im Moment als wichtig erachten. Das technische Auge einer Kamera nimmt dagegen jedes Detail auf und als Betrachter werden wir teilweise unvorbereitet mit Einzelheiten konfrontiert, die wir im Alltag ganz anders wahrnehmen, die für uns im realen Leben auch eine andere Gewichtung besitzen.

---

* Eine Digitalkamera und ein Fotodrucker bieten heutzutage natürlich noch schnellere Ergebnisse.

Mit der Filmkamera auf Erlebnisreise

Gerade Videofilme bzw. DVDs können eine große Hilfe bedeuten, wenn der Betroffene sich gerne ausgesuchte Filme ansieht. Vielleicht haben Sie die Möglichkeit im laufenden Fernsehprogramm eine Auswahl guter Spiel- und Naturfilme auf Video aufzuzeichnen. Die Aufzeichnung würde dem Betroffenen ermöglichen, jederzeit den Film zu unterbrechen und zu einem späteren Zeitpunkt weiter zu verfolgen. Bei den Rundfunkanstalten können Sie um ein kommentiertes Monatsprogramm der Spielfilme bitten. Gemeinsam mit dem Betroffenen wird sicher schon das Auswählen des individuellen Filmprogramms Spaß bereiten. Natürlich gibt es auch die Möglichkeit Filme auszuleihen oder im Handel zu kaufen. Und natürlich besteht auch die Möglichkeit, wie bei einem *Hauskonzert,* einmal einen geselligen *Filmabend* anzubieten.

Sicher ist die Auswahl von Filmen Geschmackssache, aber bedenken Sie, dass die sensible emotionale Situation eines Schwerkranken und Sterbenden, auch durch das Erleben von Dramen, Thriller und action- oder problemreichen Filmstoffen eher negativ beeinflusst wird. Und interessiert sich beispielsweise ein Krebskranker für einen Film über Krebserkrankungen, versuchen Sie dem Betroffenen anzubieten, gemeinsam den Film anzuschauen. Die Möglichkeit zu einem anschließenden Gespräch kann hilfreich sein, die durch das Thema ausgelösten Gedanken und Gefühle besprechen zu können.

Die Spazierfahrt

Mit Hilfe eines Rollstuhls ist vieles möglich: auf den Balkon fahren, eine kleine Fahrt zum Wohnraum, Speisezimmer, auf den Flur der Klinik oder des Pflegeheims machen, mit dem Fahrstuhl hinunter auf die Terrasse, in den Garten und zum nahe gelegenen Park, zum Fluss fahren um die Enten zu füttern.

Es ist Schwerkranken nur selten möglich, sich über längere Strecken selber zu bewegen. Und auch das Sitzen in einem Rollstuhl fällt möglicherweise schwer. Aber wenn Sie als Begleiter ein Auto haben, könnten Sie vielleicht den Betroffenen zu einer kleinen Spazierfahrt animieren, eine Spazierfahrt mit dem Auto, bei der der Betroffene einfach nur die Aussicht vom Beifahrersitz genießen lernt. Es gibt keine Notwendigkeit auszusteigen, ein bestimmtes Ziel erreichen zu müssen, aber es wird neue Eindrücke vom Leben geben. Um die Art der neuen Eindrücke ein wenig mit zu beeinflussen, gilt als Regel:

1. Wohin möchte der Betroffene fahren?

2. Welche Art von Natur mag der Betroffene?
3. Welches Ausflugsziel ist der Natur am nächsten und hat Übereinstimmungen mit den Interessen des Betroffenen?

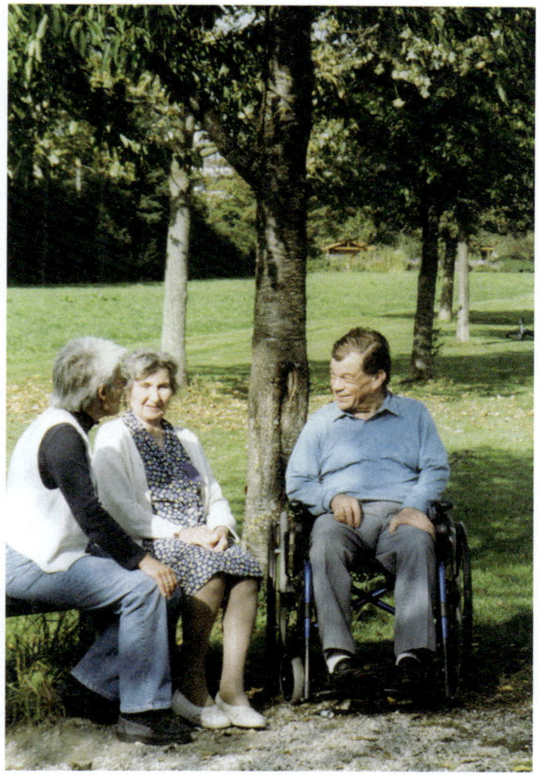

Abb. 85

Mit einem Ausflug in die Natur verhindert man eine zu große Überforderung des Betroffenen, die er empfinden würde, würde man aus dem Ruhe- und Schutzraum *Klinik* bzw. *Zuhause* direkt in die Innenstadt oder an andere belebte Plätze fahren. Die Natur bietet ein ruhiges Maß an Erlebnissen und vermittelt innere Kraft und Ruhe.

Die Spazierfahrt sollte gut geplant sein. Probieren Sie zunächst auf sehr kleinen Strecken (z.B. einmal um den Häuserblock), ob es dem Betroffenen angenehm ist im Auto zu sitzen. Manchmal können Erkrankungen unseren Gleichgewichtssinn stören, wir empfinden Schwindel oder eine bereits vorhandene Übelkeit wird durch die Autofahrt verstärkt.

Wenn der Betroffene sich jedoch bei der kleinen Probefahrt wohlfühlt, dann besprechen Sie gemeinsam mit ihm, wie die Spazierfahrt gestaltet werden soll:

- An welchem Tag und zu welcher Tageszeit soll die Fahrt beginnen? Versichern Sie dem Betroffenen, dass, sollte er sich an dem vereinbarten Tag gerade nicht wohl fühlen, die Spazierfahrt auf einen anderen Tag verlegt werden kann.
- Wie lange soll die Fahrt in etwa dauern? Versichern Sie, dass die Fahrt jederzeit unterbrochen oder abgebrochen werden kann, sobald der Betroffene dies wünscht.
- Gibt es bestimmte Wünsche für das Fahrziel? Z.B. ein Waldstück, einen Fluss, einen bestimmten Stadtteil?

- Fühlt der Betroffene sich stark genug zwischendurch ein Picknick im Auto mitzumachen?

Wenn der Betroffene sehr schnell erschöpft, dann fragen Sie ihn, ob es ihm recht ist, über seine Hauskleidung einfach angenehm warme Sachen anzuziehen. Aber in der Regel ist es auch für den Betroffenen schön, wenn er sich extra für den Ausflug ein schönes Kleid, einen guten Anzug anzieht, die Haare nett frisiert oder das Gesicht schminken kann. Planen Sie für die Vorbereitungen zum Ausflug genügend Zeit ein, denn auch die Vorbereitung entscheidet, ob der Ausflug ein gelungenes Unternehmen wird, ob Sie gemeinsam bei dem Unternehmen Spaß und Freude haben.

Schieben Sie den Beifahrersitz ganz nach hinten, legen Sie die Rückenlehne ein klein wenig schräg und polstern Sie den Sitz und die Rückenlehne mit einer weichen Decke.
Bitten Sie jemanden um Hilfe, um den Betroffenen sicher auf den Beifahrersitz tragen zu können. Um die Haltegurte angenehm zu machen, können Sie sie einfach mit kleinen Kissen oder Frotteehandtüchern polstern. Fragen Sie den Betroffenen, an welchen Stellen ihn noch etwas drückt oder wo er noch eine Stütze gebrauchen könnte: Vielleicht beispielsweise ein Kissen im Nacken? Und gehen Sie in keinem Fall das Risiko ein, als Fahrer für einen nicht angeschnallten Passagier haftbar gemacht zu werden.

Einige Kleinigkeiten sollten unbedingt auf die Spazierfahrt mitgenommen werden:

- Straßenkarte
- Uhr
- Fotoapparat, Filme
- Sonnenbrille
- Taschentücher, Bedarf für die Hygiene
- Proviant (nach Wünschen des Betroffenen)
- Medikamente
- Adresse und Telefonnummer vom behandelnden Arzt
- Plastiktüten (u.a. für Abfall, bei Übelkeit)

Sollte kein Privatauto zur Verfügung stehen, fragen Sie bei einem privaten Taxibetrieb an, ob man für einen Ausflug einen Pauschalpreis ausmachen kann. Besprechen Sie vor der Fahrt das Fahrziel und ob Sie bestimmte Wünsche an den Fahrzeugtyp haben: z.B. keinen tiefliegenden, weichgepolsterten PKW, einen Kombi oder Kleinbus, ein rollstuhlgerechtes Auto oder ein spezielles Nichtraucher-Taxi.
Manchmal findet man auch über Kleinanzeigen oder in Ihrer Nachbarschaft Menschen, die Sie gerne auf einer Spazierfahrt chauffieren. Be-

sprechen Sie in aller Ruhe vorher das Fahrtziel, den Versicherungsschutz und die Bedingungen für die Spazierfahrt. Vielleicht machen Sie erst einmal eine kleine Probefahrt, um einen Eindruck von der Fahrweise des Fahrers zu erhalten. Neben einer umsichtigen und vorausschauenden Fahrweise, sollte der Fahrer vor allem langsam und vorsichtig bremsen und anfahren können, damit dem Betroffenen eine Übelkeit erspart bleibt.

Wenn die Spazierfahrt einen Spaziergang ersetzen soll, so ist eine gemächliche, ruhige und gleichmäßige Autofahrt sicher einem hohen Fahrtempo vorzuziehen. Suchen Sie sich eine Fahrtstrecke, wo Sie nicht andere im Verkehr behindern und alle Muße haben, Umgebung und Natur wahrzunehmen, vielleicht auch eine spontane Rast einlegen können. So eine Spazierfahrt ist natürlich auch bestens geeignet, nicht nur den Film im Fotoapparat endlich einmal zu beenden, sondern auch gleich noch einen nächsten Film zu beginnen und ein neues Fotoalbum mit schönen Erinnerungen an die Spazierfahrt zu gestalten.

Die Phantasiereise

Reisen belebt unsere Sinne. Wir nehmen Licht und Farben, Geräusche und Klänge, Düfte wahr und entwickeln Bilder, die wir in der Erinnerung wieder vor unserem *geistigen Auge* entstehen lassen können. Mit Hilfe unserer Phantasie erinnern wir uns nicht nur an vergangene Reisen, wir können uns auch auf Reisen begeben, die wir real nicht erleben werden. Aber mit Hilfe unserer phantasievollen Vorstellungskraft glauben wir, das Licht zu spüren, die Farben zu sehen, Geräusche und Klänge zu hören und Düfte zu riechen.

Viele Schwerkranke und Sterbende haben keine Möglichkeit eine Spazierfahrt zu unternehmen und neue Eindrücke von außen in sich aufzunehmen. Mit Hilfe ihrer Erinnerungen aber können sie bereits Erlebtes wieder phantasievoll neu erleben. Und mit Hilfe ihrer Vorstellungskraft ist es auch möglich, sie erneut mit auf eine Reise zu nehmen. Eine solche *Phantasiereise* bedeutet, dass beispielsweise mit Hilfe eines Textes unsere Vorstellungskraft, Gedanken und Gefühle angeregt werden. Der verwendete Text sollte die positiven Stimmungen des Betroffenen unterstützen helfen und daher keine aufregenden und evtl. ängstigenden Inhalte besitzen. Im Buchhandel sind auch Kassetten/CDs mit Texten für *Phantasiereisen* erhältlich. Wenn Sie selber einen Text vorlesen möchten, dann sprechen Sie gleichmäßig ruhig und ausgeglichen in angenehmer mittlerer Stimmlage. Machen Sie nach jedem Gedanken eine Pause, die dem *Reisenden* die Möglichkeit gibt, entstehende Bilder phantasievoll auszumalen und mit all seinen Sinnen zu erleben.

Übung

Vielleicht möchten Sie als Begleiter zunächst gemeinsam mit einem Menschen Ihres Vertrauens eine *Phantasiereise* unternehmen, bevor Sie dem von Ihnen betreuten Betroffenen eine Reise anbieten. Sollten Sie keine Kassette mit einem Text zur Verfügung haben, können Sie den folgenden Text verwenden. Bitten Sie Ihren Partner sich bequem hinzusetzen oder hinzulegen und, wenn er mag, die Augen zu schließen. Versichern Sie ihm, dass Sie, sollte er dies wünschen, jederzeit die Reise unter- oder abbrechen können. Manchmal wird es als angenehm empfunden, wenn der *Reisende* zunächst für etwa 5 Minuten zur Ruhe kommt, vielleicht dabei ruhige, klassische Musik hört, bevor Sie gemeinsam die *Reise* beginnen.

Ein Text zur Reise-Begleitung

1. Stellen Sie sich vor, Sie unternehmen einen gemütlichen Spaziergang.
   Von einer lauten großen Straße biegen Sie in einen kleinen und ruhigen Feldweg ab.
2. Links und rechts von Ihnen erstrecken sich weite Wiesen, auf denen Kühe grasen.
3. Eine der Kühe beginnt zu muhen.
4. Sie bleiben stehen und entdecken bunte Wiesenblumen und Gräser.
5. Nach einiger Zeit gehen Sie gemächlich weiter.
6. Ihr Weg führt in ein kleines Wäldchen.
   Das gedämpfte Licht des Wäldchens wird von einigen Sonnenstrahlen erhellt, die durch das Dickicht brechen.
7. Sie spüren den weichen Waldboden mit den Tannennadeln unter ihren Füßen.
   Tannenzapfen liegen am Boden und Baumwurzeln kreuzen ihren Weg.
8. Irgendwo ist ein Specht bei der Arbeit.
9. Sie erreichen eine kleine Lichtung.
10. Auf dieser Lichtung finden Sie einen trockenen, mit grünem Moos bedeckten Platz.
11. Sie legen sich nieder, schließen die Augen und nehmen die Gerüche ihrer Umgebung auf: Das Moos, die Erde, das Harz der Tannenzapfen, kleine Blümchen ...
12. Sie nehmen die Geräusche um sich herum wahr:
    Das Klopfen des Spechtes, die Eichhörnchen, die an den Zapfen knabbern, den leichten Wind in den Zweigen, einen fallenden Tannenzapfen ...
13. Sie spüren, wie Sie die Sonne wärmt:
    Das Gesicht, die Arme und Hände, den Körper und die Beine ...

14. Sie spüren, wie diese Wärme von ihrer Vorderseite zum Rücken hindurchströmt und wie es ihnen am ganzen Körper angenehm warm wird.
15. Sie spüren ihren Atem, der ihren ganzen Körper zu füllen versucht. Der Atem fließt über die Nase ein und streicht sachte über die leicht geöffneten Lippen aus dem Körper.
16. In der Ferne hören Sie das sanfte Fließen eines Baches.
17. Sie bewegen langsam ihre Zehenspitzen, streicheln mit den Händen das Moos auf dem Sie liegen und beginnen sich zu räkeln.
18. Langsam öffnen Sie die Augen.

Manchmal dauert es erst eine geraume Zeit, bis der *Reisende* wieder in der Realität angekommen ist. Lassen Sie sich und dem *Reisenden* für die Ankunft Zeit. Vielleicht mag der *Reisende* später über seine Reiseeindrücke erzählen, aber drängen Sie ihn nicht. Nur wenn der *Reisende* von sich aus Gesprächsbereitschaft signalisiert, können Sie auch mal die eine oder andere der folgenden Fragen an ihn stellen:

- War die Reise für ihn angenehm?
- Wie sah die Landschaft aus? Ist es ein ihm bekannter Ort?
- Erinnerte dieser Spaziergang ihn an bereits erlebte Spaziergänge?
- Welches Licht und welche Farben hat er wahrgenommen?
- Welchen Tieren oder anderen Lebewesen ist er begegnet?
- Welche Gerüche hat er wahrgenommen?
- War es angenehm auf dem Moos zu liegen?
- War die Sonne warm genug oder war der Waldboden noch zu kühl?
- Hatte der fließende Bach für ihn eine besondere Bedeutung?

Phantasiereisen können dabei helfen zu entspannen. Wenn wir uns auf etwas bewusst und gerne konzentrieren, treten unangenehme Empfindungen, wie beispielsweise störende Geräusche oder Schmerzen, vorübergehend in den Hintergrund. So ist es uns möglich durch die bewusste Konzentration auf angenehme Dinge auch angenehme Empfindungen hervorzurufen. Wenn wir die in der Phantasie erlebten Empfindungen als wertvolle Erfahrungen für uns entdecken können, besteht die Möglichkeit, auch in der Erinnerung an sie, für uns ein positives und angenehmes Lebensgefühl zu erwecken.
Eine *Phantasiereise* sollte vor allem die angenehmen, ausgeglichenen und kraftspendenden Gefühle zu wecken versuchen. Nur dann kann sie so-

wohl für den Schwerkranken eine erfreuliche Abwechslung im Erleben seines Alltages bedeuten, als auch durch die Entdeckung eigener farbenfroher und metaphorischer Phantasien eine wichtige Hilfe für den Sterbenden im Umgang mit dem Abschiednehmen werden.

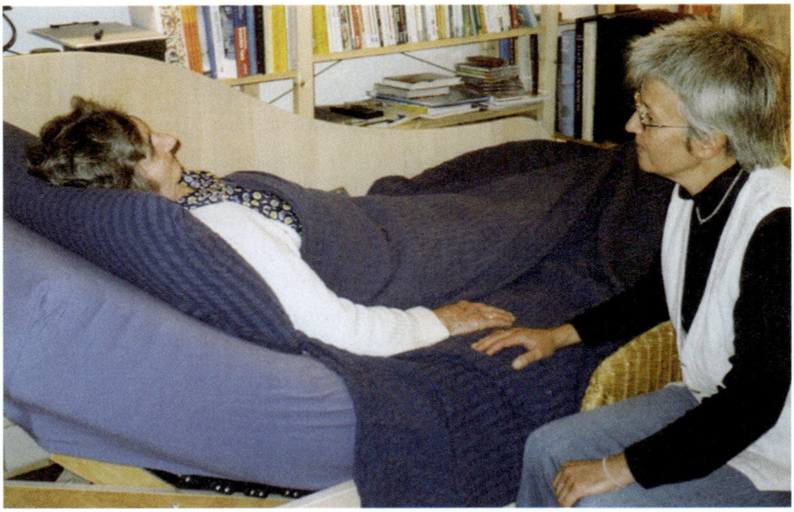

Abb. 86

Meditation und Gebet

So wie die *Phantasiereise* mit Hilfe der Konzentration auf eine Geschichte unsere Vorstellungskraft mobilisiert, so ist die Konzentration auch für Meditation und Gebet wichtig.
In der Meditation und im Gebet richten wir unsere Gedanken auf ein Wort, einen Spruch oder einen Text. Mit Hilfe der Konzentration versuchen wir unser Bewusstsein ganz auf den *Sinn* dieses Wortes, des Spruches oder des Textes zu lenken und merken nach einiger Zeit, dass dieses gerade dann besonders gut gelingt, wenn unser Kopf ganz *leer geworden* ist, wir uns vom Alltag *gelöst* haben und *ganz bei der Sache sind*. Und erst, wenn wir nicht mehr *emsig* und *verbissen* versuchen nur den Sinn des Textes zu erfassen, entsteht in uns eine *Klarheit*, eine *Gelöstheit*, die uns den für uns wichtigen Sinn *hinter dem Text* erlebbar werden lässt. *Meditation und Gebet sind Wege zum Gelöstsein.*

In jeder Kultur, in jeder Religion gibt es viele verschiedene Wege der Meditation und des Gebetes. Jeder Mensch hat seine ganz persönlichen Erfahrungen mit Meditation und Gebet. Diese Erfahrungen können positiv oder negativ geprägt sein, durch Kindheitserlebnisse oder auch durch die

Schwierigkeiten im Wechsel vom Kinderglauben zum Glauben eines erwachsenen Menschen. Aber jeder Mensch hat auch zu jeder Zeit seines Lebens immer wieder die Chance erneut Glaubenserfahrungen zu erleben. Manchmal werden uns Erlebnisse *geschenkt*, die für uns eine *Glaubenserfahrung* bedeuten. Oft aber ist es gerade *der Weg* der Suche nach dem persönlichen Glauben, der für uns *Glauben* bedeuten kann.

Glauben ist Dialog und Vielfalt. Meditation und Gebet ist ein Dialog. Ein Dialog mit sich, gemeinsam mit anderen Menschen, mit einem Schutzengel, mit Jesus, mit dem Herrn. Der Dialog in der Meditation und im Gebet unterliegt keinem Reglement. Es gibt keine Sprache, keine Form, die vorgeschrieben ist und ein freies, persönliches Gebet findet ebenso Verständnis, wie ein Gebet in traditioneller Form. Traditionelle Gebetsformen können, durch Konzentration auf den bekannten Text und die wiederkehrenden Rhythmen, helfen, sich von alltäglichen Gedanken zu lösen. Auch ermöglichen sie es, dass Menschen gemeinsam das gleiche Gebet sprechen können.

Vielleicht ergibt sich für Sie als Begleiter die Möglichkeit mit dem Betroffenen über seine Erfahrungen zu Religion und Glauben zu sprechen. Drängen Sie ihn jedoch nicht dazu und erwarten Sie keine detaillierten Erlebnisberichte. Wir sollten akzeptieren, dass Glaubenserfahrungen für einen Menschen etwas sehr Wertvolles bedeuten können, dass man sie nicht jederzeit offen legen und mit jedem teilen möchte.
Gerade weil viele Menschen in der heutigen Zeit ihren Glauben ganz unterschiedlich er*leben*, haben auch Sie als Begleiter die Möglichkeit individuell auf die Wünsche des Betroffenen einzugehen. Oft sind gerade Schwerkranke und Sterbende offen, sich auf die Suche nach ihrem Glauben zu machen. Aber wie kann man die Suche beginnen, wenn man noch gar keine Vorstellung davon hat, was man eigentlich sucht?

Ein Glaubensbild

Zerteilen Sie ein DIN-A4-Blatt (durch fortwährendes Halbieren der Blätter) in 16 gleich große Teile. Legen Sie sich ein DIN-A3-Blatt sowie Klebstoff bereit und wählen Sie aus einem Kasten mit Öl-Pastellkreiden, je nach Stimmung, entweder alle gelben oder alle roten Farbtöne aus. Bleiben Sie bei der einen Farbe, die Sie jedoch mit Hilfe der verschiedenen Schattierungen, durch Mixen untereinander oder mit weißer Farbe, variieren können. Legen Sie sich die ausgewählten Farbstifte zusammen mit den Papierteilchen in einen eigenen Karton.
Nehmen Sie sich in den nächsten acht Tagen sowohl morgens, als auch abends 10 Minuten Zeit, in der Sie, wenn Sie mögen, immer dieselbe angenehme Musik hören und sich für ein paar Minuten einen Ausflug aus

dem Alltag gönnen. Vielleicht hilft es Ihnen, wenn Sie sich auf das Wort *Glauben* konzentrieren. Es ist aber nicht nötig, dass Sie sich Gedanken machen, was dieses Wort nun eigentlich für Sie bedeutet. Stellen Sie sich vielleicht einmal mit geschlossenen Augen vor, wie der Klang des Wortes *Glauben* den Raum um Sie herum angenehm füllt.
Nehmen Sie sich dann die Zeit, in Ruhe eines der 16 Papierteile mit Ihrer Farbe zu bemalen. Wählen Sie nur eine der Farbschattierungen oder mischen Sie die Farbnuancen, bis Sie das Papierteilchen in dem für Sie heute stimmigen Farbton malen können. Bleiben Sie während der acht Tage aber bei den einmal von Ihnen gewählten Farben Gelb bzw. Rot. Genießen Sie das Malen mit den Farbstiften, wie der weiche Stift über das Papier gleitet und die Musik vielleicht ihre Bewegungen begleitet. Legen Sie die Stifte und das bemalte Papier in den Karton zurück und wiederholen Sie diese kleine Meditation morgens und abends in den nächsten acht Tagen.
Sind alle Teilchen bemalt, so kleben Sie sie in lockerer Reihenfolge (4 x 4 Teilchen) auf dem größeren Blatt Papier so zusammen, dass sie ein ganzes Bild ergeben. Vielleicht möchten Sie dieses Bild so aufhängen, dass sie es jederzeit betrachten können?

- Besteht das Bild aus einer gleichen Farbe oder hat jedes Papierteilchen einen anderen Farbton erhalten?
- Strahlt dieses Bild für Sie Lebendigkeit und Kraft oder eher Eintönigkeit aus?
- Würden Sie lieber nur einzelne Teilchen aufhängen oder ist es gerade die Gesamtheit der verschiedenen Teilchen, die für Sie das Bild wertvoll machen könnte?

Die Vorstellung, *Glauben* sei eine homogene religiöse Erfahrung einer bestimmten Glaubensgruppe, ist weitverbreitet. Würde aber nicht ein Bild aus Teilchen, die alle dieselbe Farbnuance besitzen, keinerlei Bewegung zeigen, leblos wirken? Das Bild würde keine unterschiedlichen Farbnuancen besitzen, die sich *beißen* oder miteinander *reiben*. Das Bild würde fest und bewegungslos wirken: Ein Bild ohne Lebendigkeit und Ausstrahlung.
Aber gerade wenn wir in unserem eigenen Erleben erfahren, dass *Glauben* viele Facetten besitzen kann, dann ist es für uns auch vorstellbar, dass jeder Mensch mit seinen vielen Facetten zu einem gemeinsamen, farbenfrohen *Glaubensbild* beitragen kann. Dass erst die Farbenvielfalt und der Reichtum an verschiedenen Nuancen das Bild einer Gemeinschaft bewegt und lebendig werden lässt.

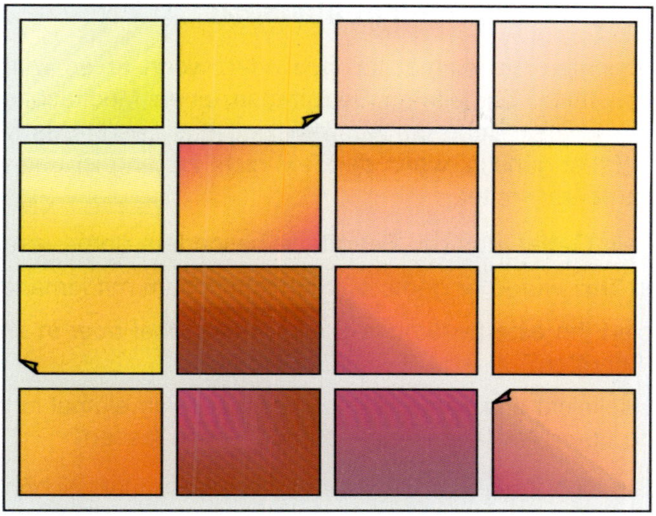

Abb. 87

Glaube meint Vertrauen und Hoffnung.
Glaube bedeutet Vertrauen. Ich vertraue mich an. Ich vertraue meine Gefühle, meine Nöte und Wünsche in Meditation und Gebet jemandem an, der mir nahe ist, den ich aber nicht sehen, nicht hören, nicht fühlen kann. Und Glauben bedeutet auch, ich vertraue auf mein Erleben, dass meine Worte, ob still oder gesprochen, von dem, der mir zuhört angenommen werden, dass *ich angenommen bin*.
Und Glauben meint auch Hoffnung. Ich hoffe, dass ich auf einen Dialog in Meditation und Gebet vertrauen kann. Ich hoffe, dass meine Worte und meine Gedanken *er*hört werden.

Glauben kann Alleinsein, eine zeitweise Zurückgezogenheit, bedeuten. Wenn Glauben jedoch einen Dialog meint, ist Glauben in Einsamkeit schwer vorstellbar. Vor allem aber ist Glauben in Gemeinschaft erlebbar, wenn wir mit Glauben eben einen Dialog meinen, der aus *Geben und Nehmen* besteht. Wenn wir Glauben als eine lebendige Vielfalt annehmen, dann kann ein Austausch mit anderen Gläubigen auch unseren eigenen Glauben bereichern.
Im Austausch eines Dialoges können wir die vielen Farbfacetten anderer Glaubensbilder, die Farbübereinstimmungen, aber auch die Lebendigkeit durch die sich unterscheidenden Farbnuancen, als eine Ergänzung und Bereicherung zu unserem eigenen Glaubensbild erleben.

Annäherung an einen Meditationstext

Vielleicht möchten Sie einmal für sich oder, wenn er es wünscht, auch mit dem von Ihnen begleiteten Betroffenen einen Meditationstext lesen. Bereiten Sie in aller Ruhe die Auswahl und das Lesen des Meditationstextes vor. Es ist günstig, wenn der Text nicht zu lang ist und etwa 20-30 Zeilen nicht überschreitet.

- Gibt es ein Gebet, das der Betroffene besonders gerne lesen möchte?
- Welchen Text würde er gerne einmal gemeinsam mit jemandem lesen?
- Interessiert ihn eine bestimmte Stelle in der Bibel oder in anderen religiösen Schriften?
- Gibt es vielleicht das gemeinsame Interesse, sich einmal in einer Buchhandlung über Meditationstexte informieren zu lassen?

Nehmen Sie sich Zeit, den Meditationsraum besonders schön herzurichten. Vielleicht hängen Sie an der Tür des Raumes ein Schild auf, das signalisiert, dass Sie für eine begrenzte Zeit einmal nicht gestört werden möchten. Vielleicht zünden Sie auch eine Kerze an oder stellen eine besonders schöne Blume auf den Tisch.
Und wenn Sie dann den Text in Ruhe lesen bzw. dem vorgelesenen Text in aller Ruhe zuhören, merken Sie sicher, dass wir oft spontan den Textinhalt, vielleicht auch einzelne Wörter oder Gedanken, mit unserem eigenen Erleben im Alltag, vielleicht auch ganz konkret mit unserer aktuellen Situation in Verbindung setzen. Darüber hinaus aber scheint es manchmal auch reizvoll, sich dem Text noch auf anderen Wegen zu nähern.

Übung

Probieren Sie einmal einen der folgenden Vorschläge zur *Annäherung an einen Meditationstext aus.* Vielleicht probieren Sie bei einer weiteren Meditation zu einem späteren Zeitpunkt eine Variante aus. Sie können dabei dann ruhig auch den bereits bekannten Text wiederverwenden.

- Wenn Sie sich einen Text ausgesucht haben, lesen sie ihn in Ruhe im Stillen und dann einmal laut vor. Kann der Betroffene nicht selber lesen, wiederholen Sie den Text nach einer kleinen Pause. Welche Assoziationen entstehen beim Lesen bzw. Hören des Textes? Möchten Sie sich im Anschluss über Ihre Assoziationen austauschen?
- Wenn verschiedene Personen in dem Text beschrieben werden, versuchen Sie einmal das dargestellte Geschehen aus der Perspektive der verschiedenen Personen in Ihren Worten wiederzugeben. Wer übernimmt welche Rolle? Lassen

Sie jedem die Zeit die Geschichte aus seiner Perspektive zu erzählen. Bleiben Sie zunächst einmal an den im Text festgelegten Aussagen.

- Probieren Sie nun in Ihren Rollen die Geschichte weiterzuerzählen. Was haben die Personen zuvor erlebt, dass es zu dieser Geschichte gekommen ist? Wie werden sie weiter miteinander leben? Der Phantasie sind im Erzählen keine Grenzen gesetzt. Hat sich für Sie durch das Rollenspiel die Aussage des Textes verändert? Welche Aussagen haben für Sie durch das Spiel an Bedeutung gewonnen?
- Vielleicht aber probieren Sie auch mal den Text so zu lesen, dass Sie nach und nach in jedem Satz ein anderes Wort betonen. Verändert sich dafür für Sie die Bedeutung des Textes? Mit welcher Betonung sagt Ihnen die Aussage des Textes besonders zu?

In dem Kapitel *Kreative Gestaltungsmöglichkeiten* wurden einige Anregungen gegeben, wie die Zeit der Begleitung kreativ gestaltet werden kann. Vielleicht motivieren die hier aufgezeigten Gestaltungsmöglichkeiten Sie als Leser, einmal selber mit Hilfe ihrer Phantasie und Spielfreudigkeit Ihren eigenen Alltag zu bereichern, und dadurch auch Ihren eigenen kreativen Fähigkeiten zu vertrauen und sie weiter zu entwickeln. Vor allem wenn man selbst an seiner Spielfreudigkeit Gefallen findet, wird man auch auf Bitten des Betroffenen phantasievolle und kreative Begegnungen in der Begleitung realisieren können.

Die Zeit der intensiven Lebenserfahrung, in der Schwerkranke und Sterbende sowie deren Begleiter sich befinden, fordert all unsere Sinne. Wir nehmen körperlich, geistig und seelisch verstärkt Reize wahr und können ihnen mit unserer eigenen *schöpferischen Kraft* so begegnen, dass diese Lebensphase für unseren Lebensweg eine besondere Bedeutung finden wird.

Die eigene schöpferische Kraft zu erleben ist
eine lebensnotwendige Erfahrung.
Das Bewusstsein um die eigene schöpferische Kraft
und ihre Weiterbildung
machen uns fähig eine menschliche Beziehung
lebendig zu gestalten
sowie eine Begleitung von Schwerkranken, Sterbenden
und deren Angehörigen professionell umzusetzen.

8. Miteinander Abschiednehmen

Füreinander *da sein* meint auch, miteinander Abschiednehmen. So, wie wir die gemeinsame Begegnung schätzen lernen, möchten wir auch versuchen im Abschiednehmen *das* zum Ausdruck zu bringen, was für uns die Zeit mit dem anderen, das *Da sein*, bedeutet hat. Abschiede werden gestaltet wie eine Begrüßung, nur dass die Inhalte, die Gefühle der Begegnung diesen Abschied zu etwas außerordentlich Besonderem machen. Je länger die Begegnung, desto unbegreiflicher füllt sich die kleine Geste des Abschieds mit all den Gefühlen, die eben die Begegnung, Beziehung, die Erlebnisse, Erfahrungen, Erinnerungen ausmachen.

Abschiednehmen ist die Summe aller Eindrücke einer Begegnung, welche wir mit unserer Sprache und Gestik versuchen zum Ausdruck zu bringen.

Abschiedsbilder

Nehmen Sie sich doch einfach einen weichen Bleistift oder einen schwarzen Filzstift. Stellen Sie einen Wecker auf 5 Minuten und trauen Sie sich ganz spontan das zu malen, was Ihnen zum Thema *Abschiednehmen* jetzt gerade einfällt:

Abschiedsbilder entwickeln meint, sich an eine Abschiedssituation zu erinnern. Dies kann ein Bild aus dem persönlichen Fotoalbum sein, oder ein Bild, das wir in Gedanken mit eben dieser Abschiedssituation verbinden. *Es kommen uns Bilder*, denken wir an die eine oder andere Situation, die wir mit *Abschiednehmen* assoziieren: Der Abschied heute morgen, als wir von zu Hause aus zur Arbeit gingen, der Abschied von guten Freunden nach einem geselligen Abend, der Abschied nach einem schönen Urlaub oder auch der Abschied von einem lieben Menschen, den wir durch Trennung oder Tod in unserem Leben vermissen.
Abschied ist etwas ganz Alltägliches und *Abschied* ist auch etwas ganz Besonderes. Was ein *alltäglicher* und was ein *herausragender Abschied* ist, wird durch die Abschiedssituation und unsere Gefühle bestimmt. Die Bedeutung eines Abschiedes wird von jedem ganz persönlich bemessen und verändert sich mitunter auch während des Abschiedsprozesses. Dieser Abschiedsprozess beginnt schon mit der Ahnung und Erwartung eines Abschiedes und dauert weit über die eigentliche Abschiedssituation hinaus. Die Bilder eines Abschiedes werden entscheidend dadurch bestimmt, wie wir Abschiede *gestalten*, mit Abschieden und den auftretenden Gefühlen *umgehen*, die Situation *meistern* und die Emotionen *bewältigen*.
Während der Abschiedssituation und in der Zeit der Abschiedsgestaltung entstehen Bilder, die durch unser emotionales Erleben und unsere Phantasie beeinflusst werden. *Wir machen uns ein Bild* von der erlebten Situation. Dieser Bilderreichtum hilft in der Zeit des Abschiednehmens mit unseren Emotionen umzugehen, indem wir unsere Gefühle auf ganz persönliche Weise *ausmalen*, Symbole und *visuelle Gleichnisse* finden für all jenes, das wir gerade erleben oder bereits erlebt haben.

Die *Abschiedsbilder* können sich entsprechend der persönlichen Lebenserfahrung und der gegenwärtigen Lebenssituation verändern und weiterentwickeln. Sie werden aus der Erinnerung an das Abschiedserlebnis heraus ergänzt oder durch neue Lebenseindrücke bereichert. *Abschiedsbilder* können aber auch verblassen, wenn neue Lebenserfahrungen die vergangenen Abschiedserlebnisse in ihrer Bedeutung ablösen. Das *Abschiedsbild* ist immer ein gegenwärtiges, ein die Gegenwart mit einbeziehendes Bild von einem Abschied, das exemplarisch für die Facetten des *Abschiednehmens* steht.

Die hier gezeigten Bilder und dokumentierten Bildkommentare entstanden im Rahmen zweier Studien zum Thema *Abschiednehmen*, die die Autorin in den Jahren 1990 und 1994 für wissenschaftliche Arbeiten in Hamburg und München durchführte. Teilnehmer der Studien waren Vertreter unterschiedlichster Gesellschafts- und Altersgruppen. Insgesamt nahmen 54 Personen an den Studien teil, so dass die Ergebnisse der Studien weniger einen statistischen, als einen exemplarischen Wert besitzen. Ausführliche Gesprächsprotokolle und umfangreiches Bildmaterial dokumentieren die *Abschieds*erlebnisse der Studienteilnehmer, die im Kontext dieses Buches nur auszugsweise wiedergegeben werden können (s.a. Otterstedt, 1993 und 1995).

Die hier gezeigten *Abschiedsbilder* sind Ausdruck individueller Abschiedserlebnisse, die im Moment des Malens visualisiert wurden. Ein Kriterium für die Auswahl der hier dargestellten Bilder war ihre Ausdruckskraft sowie ihr exemplarischer Charakter für das Thema *Abschiednehmen*, der über den subjektiven Bezug hinaus erkennbar bleibt.

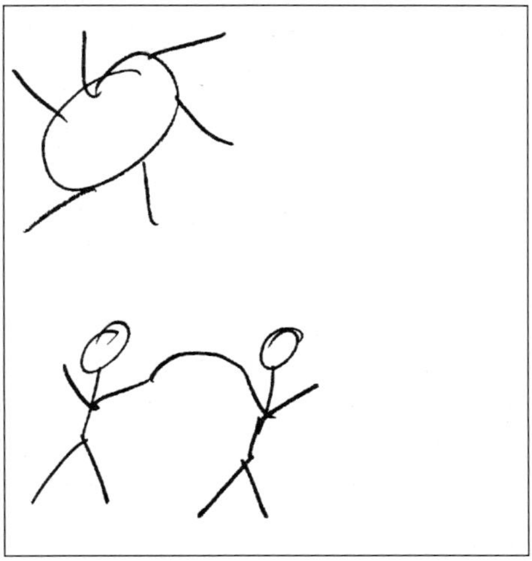

Abb. 89: „Abschiedssituation im Alltag heißt für mich, zwar im Moment Abschied nehmen, aber man kann wieder anknüpfen an was Neues. Nächste Woche oder so. Der Bogen ist das, was auch bleibt, wenn man getrennt ist. Der Bogen signalisiert: Es geht schon irgendwann weiter in der Beziehung." (Hans, 28, Betriebswirt)

Alltägliches Abschiednehmen bedeutet immer auch einen Hinweis auf ein Wiedersehen und die mögliche Fortführung der Beziehung zu einem anderen Zeitpunkt. Der Betriebswirt Hans hat zunächst zwei auseinanderstrebende Personen gezeichnet. Später fügte er ein Symbol der Beziehung hinzu, das sowohl das Erlebte auszudrücken versucht, als auch die Hoffnung auf eine Wiederbegegnung.

Unaufhaltsame Momente des Abschieds

Die Situationen, die wir wiederholt erleben und mit positiven Erinnerungen verbinden, die werden uns alltäglich, da wir ihre Struktur und unsere Emotionen wiedererkennen und unser Verhalten darauf einstellen können. Ganz anders ist es in Abschiedssituationen, die für uns eine besondere Bedeutung haben oder im Nachhinein erhalten. Wir versuchen unser Verhalten der emotionellen Stimmung anzupassen. Ein Abschied auf dem Bahnsteig kann dabei auch einen symbolischen Wert für die Beziehung der Abschiednehmenden bekommen. Die Fremdsprachenkorrespondentin Flora beschreibt ihr letztes Zusammentreffen mit ihrem später verstorbenen Vater, einen Abschied auf dem Bahnsteig. Die Trennung wird nicht allein durch den später abgefahrenen Zug deutlich. Schon die räumliche Trennung von Bahnsteig und Zugabteil durch die Glasscheibe des Abteilfensters, wird als Symbol der Beziehung zwischen Vater und Tochter empfunden.

Abb. 90: „Abschied auf dem Bahnsteig. Das ist halt diese Glasscheibe vom Zugfenster. Mein Vater saß schon und meine Mutter, meine Schwester und ich standen auf dem Bahnsteig. Der Kopf zeigt den von meinem sitzenden Vater. Die Scheibe ist eben diese Trennung zwischen meinem Vater und mir, weil wir eben keinen Kontakt hatten oder sagen wir mal, einen sehr, sehr gestörten Kontakt. Die Scheibe war auch so verschmutzt, dass die Sicht gestört war. Die Scheibe ist für mich auch Trennung, eben in Verbindung mit Tod. Und dann nach zwei Wochen war mein Vater tot. Ich hab mich später dann noch einmal an diese Szene auf dem Bahnsteig erinnert." (Flora, 53, Fremdsprachenkorrespondentin)

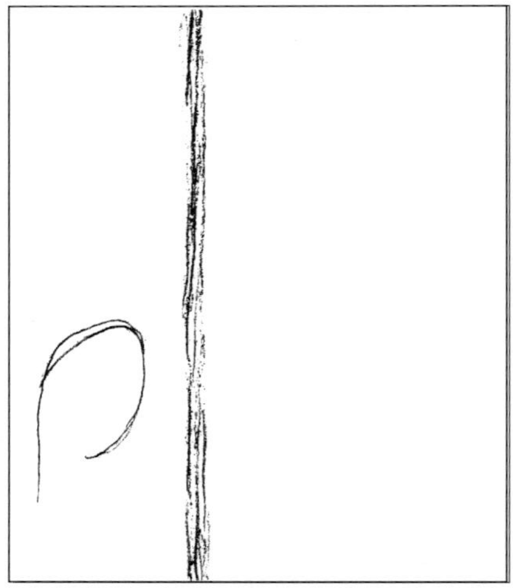

Der abfahrende Zug ist auch eine bekannte Metapher, als Bild für den unaufhaltsamen Moment eines Abschiedes.

Stimmungen und Emotionen um den Abschied

Wir stellen uns vor, dass das Bedürfnis, Tränen der Freude, der Trauer, des Abschieds und des Wiedersehens zuzulassen, bei den meisten Menschen vorhanden ist. Dass dieses Bedürfnis nicht immer gelebt werden kann, ist bedingt durch persönliche Erfahrungen mit den eigenen Emotionen. Diese für sich zu empfinden und gegenüber anderen zu zeigen wird insbesondere durch unser Selbstbild und unsere soziale Umgebung beeinflusst. Gesellschaftsspezifisches Rollenverhalten hat ebenso Einfluss auf unser emotionales Verhalten, wie kulturelle und religiöse Vorgaben.

Abschied beinhaltet sowohl Stimmungen des Verlustempfindens und der Trauer, wie auch der Freude über ein mögliches nächstes Wiedersehen. Und war die Begegnung eher eine Last, denn eine Bereicherung, so trauen wir uns am Ende, den Abschied auch als eine Erleichterung zu empfinden. Insbesondere nach einer Zeit der Krankheit und des Leidens, trösten wir uns über den Tod eines Nahestehenden, indem wir den Abschied vom Leben auch als eine Erlösung akzeptieren.

Das Zeigen von Emotionen dient nicht nur der eigenen emotionalen Ausgeglichenheit, es besitzt auch einen wichtigen Informationswert für die soziale Umgebung. Der Ausdruck der emotionellen Befindlichkeit dient unseren Mitmenschen zur Einschätzung unserer Bedürfnisse. Je enger die soziale Beziehung zwischen den am Abschied Beteiligten ist, je besser werden die nonverbalen und verbalen emotionellen Äußerungen verstanden, und umso einfacher kann zwischen Hilfsappell und Wunsch nach Ruhe oder stiller Begleitung differenziert werden.

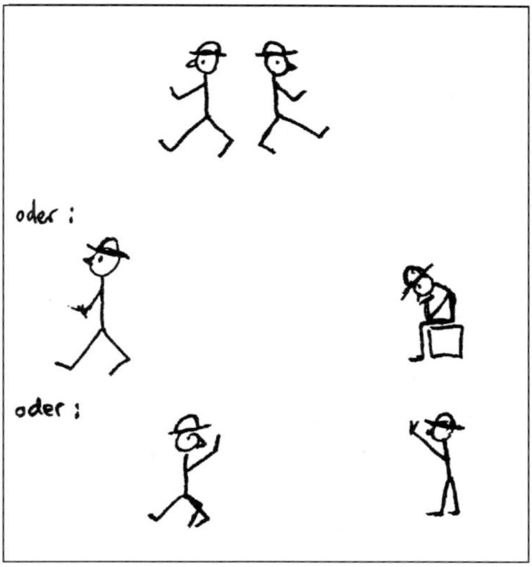

Abb. 91: „Es gibt eben verschiedene Arten, warum und wie man sich verabschiedet. Die erste Form ist, dass beide voneinander Abschied nehmen, beide aktiv sind und in verschiedene Richtungen gehen. Jeder strebt einer Richtung zu, und sie haben beide die gleiche Stimmungslage. Beide gehen und keiner bleibt zurück.
Die andere Möglichkeit ist, einer geht, und der andere bleibt zurück. Der ist dann entsprechend alleine und traurig.
Und die dritte Möglichkeit ist, einer geht, und der andere bleibt zurück. Aber der, der zurückbleibt, ist nicht so traurig, wünscht dem anderen alles Gute und freut sich auf ein Wiedersehen." (Eva, 26, Studentin der Humanmedizin)

Die Studentin Eva zeigt in ihrem Abschiedsbild zwei verschiedene Möglichkeiten des emotionellen Ausdrucks im alltäglichen Abschied. Durch das Aufzeigen zweier unmittelbar aufeinander folgenden Abschiedsphasen, des voneinander Abwendens und des Auseinandergehens, unterstreicht Eva die Bedeutung der dem Abschiedsgruß folgenden Momente für die emotionale Abschiedsgestaltung. In den zwei Variationen, die Eva aufzeigt, wird unterschieden zwischen einem Abschied ohne weiteren Sichtkontakt zwischen den Abschiednehmenden und einem Abschied, der begleitet ist von der nonverbalen Geste des Winkens, die es den Grußpartnern ermöglicht im Auseinandergehen noch einmal ihre Beziehung zu unterstreichen.
Ein weiterer Aspekt, den Eva in ihrem Bild anspricht, ist der Einfluss der aktiven und passiven Rolle auf die emotionelle Verfassung der Abschiednehmenden. In der ersten Variation dominiert die aktive Rolle des Ge-

henden und der Zurückbleibende stellt den rezessiven, passiven Part dar. Eine Verbindung zwischen der Rollenverteilung im Abschiedsprozess und der emotionellen Verfassung der Abschiednehmmenden wird in der Körperhaltung der Abschiednehmmenden dargestellt. Der Davonschreitende geht mit großen Schritten, selbstbewusst und aufrecht vorwärts, während der Zurückbleibende gebeugt sitzt und traurig seinen Kopf in seine Hände stützt.
In der zweiten Variation ist das Verhältnis zwischen den Abschiednehmenden ausgeglichen. Sowohl der Gehende, als auch der Bleibende, beteiligen sich durch ein möglichst langes Aufrechterhalten ihrer Beziehung durch nonverbale Verständigung am Abschied. Es ist der Gehende, der aktiv davonschreitet, nicht ohne den Kontakt zum Bleibenden aufrecht zu erhalten. Und es ist der Bleibende, dessen Körper anzeigt, dass er den Gehenden in Gedanken begleitet. Sein nach vorne gerichteter Körper und der Ausfallschritt kommen dem Gehenden entgegen, ohne ihn zurückhalten zu wollen.

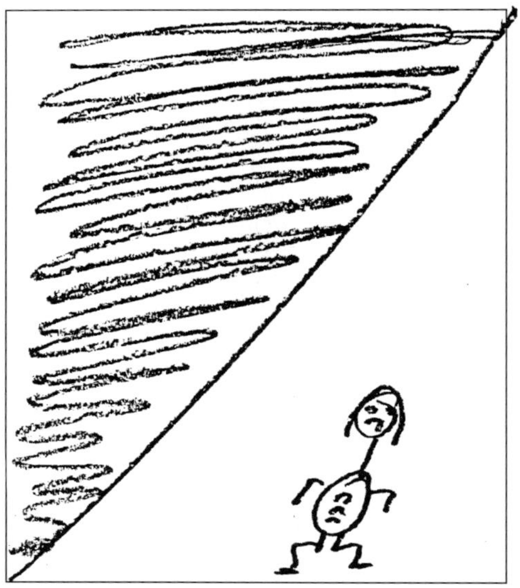

Abb. 92: „Das sind meine Gefühle nach dem Tod des Vaters. Mein Vater ist nach einer Gehirnblutung plötzlich und unerwartet nach 4 Wochen gestorben. Du konntest nicht mitgehen, du konntest nicht mitleiden. Es kam zu plötzlich. Für das Abschiednehmen war keine Zeit. Das war Dunkelheit, Nacht, Schwärze, Hoffnungslosigkeit, Sinnlosigkeit, Resignation und überhaupt nicht wissen, wie ich weiterleben soll. Mein Vater hat eben die wichtigste Bezugperson in meinem Leben dargestellt. Zwischen meinem Vater und mir hatte gerade so das erwachsene Verhältnis angefangen: nicht mehr Vater-Tochter, sondern Freund-Freundin. Wir hatten gerade begonnen eine sehr schöne, gleichwertige Partnerschaft aufzubauen, wo ich mit meinem Vater sehr gerne mal ausgegangen bin, ins Cafe oder Konzert gegangen bin. Und gerade als dieser Prozess anfing zu reifen, ist er gestorben." (Helga, 45, Krankenschwester)

Helga drückt ihre Gefühle von Hilflosigkeit und Ohnmacht durch die auf sie einstürzende und bedrängende Dunkelheit aus. Die Zeit des unerwarteten Abschieds ist für sie eine bedrückende Zeit gewesen, in der sie sich erlaubt hat, alles an sich einmal *hängen* zu lassen. Die von ihr im Bild dargestellte Person drückt die von Helga empfundene Resignation besonders durch ihre Körperhaltung und Mimik aus. Ihre Gefühle spiegeln nicht nur die Trauer über den Verlust einer wichtigen Bezugsperson wider, sondern verdeutlichen auch die Bedeutung der Eltern-Kind-Beziehung im Abschied, die nicht allein durch die einmalige verwandtschaftliche Verbindung Gewicht erhält, sondern auch durch die im Generationsunterschied angelegte zeitliche Begrenzung der Beziehungsentwicklung.

Die Studentin Lara sieht sich nach einem Abschied Anschuldigungen ausgesetzt, fühlt sich missverstanden. Hilflos sieht sie sich selber in eine Ecke gedrängt und von den Vorwürfen bedrängt. Sie beschreibt in ihrem Bildkommentar eindrücklich die Entwicklung ihres Selbst unter den Anfechtungen im Abschied.

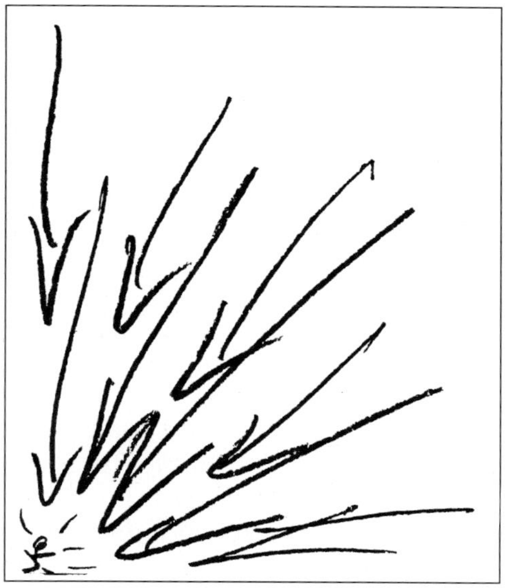

Abb. 93: „Ich fühlte mich missverstanden. Ich sollte schuldig, schlecht sein und jemanden verraten haben. Das hat mich dann ziemlich schwer belastet. Ich wusste, dass es anders war, aber diese Anschuldigungen drückten auch. Das Bild, was ich gezeichnet habe, das hat der, der mich schuldig sprach im Kopf und ich hab es geglaubt. Die kleine Person bin ich, die dicken großen Striche sind die Anschuldigungen und die kleinen zarten Striche sind meine Gegenreaktion: Ich weiß, dass es so nicht wahr ist. Das hat dann auch zur Motivation geführt, die Situation nicht so zu akzeptieren und ihn wieder aufzusuchen." (Lara, 26, Studentin der Sozialpädagogik)

Lara hat demonstriert, wie der Abschied und die Abschiedsemotionen von einer sozial intakten Beziehung der Grußpartner abhängig ist. In diesem Fall musste Lara nach dem Abschied aktiv werden und erneut die Begegnung suchen, um die gestörte Beziehung zu klären und einen Abschied in Frieden herbeizuführen.

Das *Anschauen von Gefühlen* beinhaltet auch das wiederholte Empfinden dieser Gefühle. So, wie wir uns gerne an schöne Erlebnisse erinnern und dabei erneut das Glücksempfinden spüren, so erinnern wir uns an die

Gefühle bei der Trennung, an unsere Gefühle des Alleinseins und der Ohnmacht. Wir sprechen manchmal davon *Gefühle verarbeiten zu müssen* und es ist uns nicht immer ganz klar, wie man das eigentlich anstellt. Die Sachbearbeiterin Margarethe plädiert dafür, nicht wegzuschauen oder die Gefühle einfach zu negieren. Mit ihrem Bild einer Trauerweide findet sie eine schöne Metapher dafür, sich einfach einmal hängen zu lassen.

Es gibt mannigfaltige Möglichkeiten sich mit seinen Gefühlen *auseinander zu setzen* oder sie einfach neben sich zu akzeptieren. Je nach Temperament schaut der eine seine Emotionen gleich im Abschied etwas genauer an, während der andere sie vielleicht im Leben *mitlaufen* lässt. Beide erleben, dass bei weiteren Abschiedserlebnissen, in denen man seine Gefühle nicht *einfriert* oder *auf der Strecke lässt*, der Umgang mit den eigenen Abschieds- und Trauergefühlen sicherer wird. Wir lernen uns durch unsere Gefühle besser kennen und unser Selbstbild wird durch jede gute Abschiedsgestaltung bereichert.

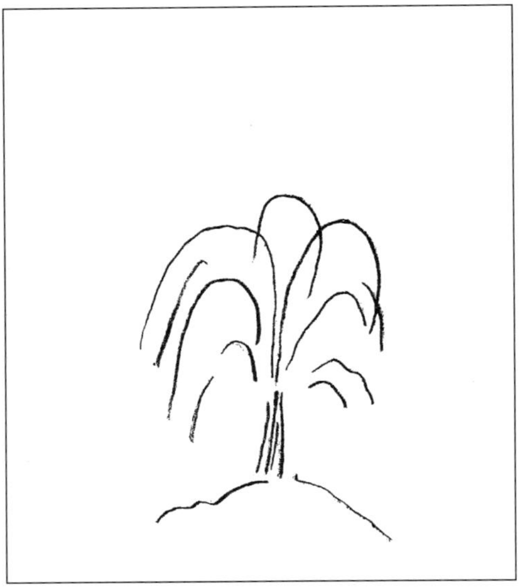

Abb. 94: „Das ist eine Weide. Das ist wie Haare, die so herunterhängen. Eine Situation, wo man sich einfach auch mal zur Erde neigt, sich hängenlässt und sich mal beugt. Und das Gefühl der Trauer muss man ja auch verarbeiten. Da kann man nicht sagen: Ach, das macht mir nichts aus." (Margarethe, 69, Sachbearbeiterin)

Die Studentin Jutta, als Oberstufenschülerin bei einer Bergwanderung verunglückt und seitdem querschnittsgelähmt, hat für sich eine Struktur der Abschiedsgestaltung entwickelt. Abschiedsgestaltung ist für sie Bewegung. Wenn Abschied Dunkelheit meint, so erlebt Jutta die Bewegung zum Licht als gelungene Abschiedsgestaltung (s. Abb. 95).

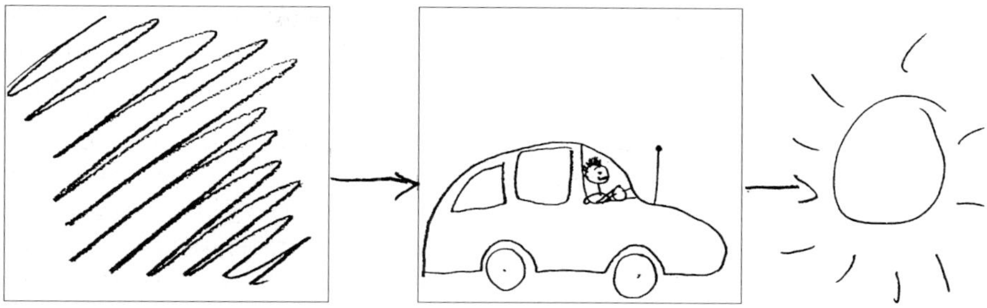

Abb. 95: „Also das ist ein Kadett-Diesel. Na ja, ist etwas rund geworden. Und das bin ich in meinem Auto. Ja, zum Thema Abschied: Abschied bedeutet ja, ich lasse etwas hinter mir, und vor mir gibt es etwas Neues, was toll ist ... meistens. Ich verlasse etwas, das ist die düstere Vergangenheit, dann fahre ich hierhin, und dann geht es weiter zur Sonne." (Jutta, 27, Studentin der Psychologie)

Symbolik in der Abschiedsgestaltung

Was bedeutet eigentlich *Abschiedsgestaltung*? Wir *gestalten* den Abschied, so wie wir auch die ganze Begegnung *gestaltet* haben: Wir nehmen an der Begegnung teil und sind in ihren verschiedenen Phasen mehr oder weniger aktiv. *Gestalten* meint kreativ auf einen Vorgang einzuwirken und seine Richtung mit zu beeinflussen suchen. *Abschiedsgestaltung* ist der kreative Umgang mit den mannigfaltigen Möglichkeiten Abschied zu erleben. Bereits in Erwartung eines Abschieds, wie auch in der realen Situation des Abschiednehmens und in der Zeit nach der Trennung sind wir mit unseren Erinnerungen an die Begegnung und unseren Gefühlen *beschäftigt*. Je nach persönlicher Neigung und Temperament suchen wir uns einen ruhigen Platz, gehen spazieren oder bevorzugen das Gespräch mit einem guten Freund, um über unsere Gefühle nachzudenken, den Abschied *zu verarbeiten*. Es gibt keine allgemeingültige Regeln, welcher Weg der Abschiedsgestaltung der beste ist. Da wir sehr persönliche Erlebnisse mit Abschiednehmen verbinden, diese auch einen entscheidenden Einfluss auf das emotionale Erleben des aktuellen Abschiedes haben, werden wir immer auch einen individuellen Weg der Abschiedsgestaltung suchen. Wird im Allgemeinen von *Verarbeitung eines Abschieds* gesprochen, so würdigt dies sicher, dass es uns manchmal schwer fällt unsere Abschiedsgefühle anzuschauen. Abschiedsgestaltung kann jedoch ein sehr phantasievoller und kreativer Weg sein, wenn wir beispielsweise für unsere Gefühle Bilder finden. Oftmals beinhalten diese Bilder uns bereits bekannte Symbole. Diese Vertrautheit mit der aus unserer kulturellen Erfahrung stammenden Symbolik kann uns helfen unsere Gefühle zu akzeptieren, wenn wir erkennen, dass diese in einem kulturellen und sozialen Kontext stehen. Es ist die Tradition und Solidarität – im Sinne, dass auch andere Abschiednehmende diese Gefühle kennen –, die uns die Abschiedsgestaltung möglicherweise etwas erleichtern hilft. Und es ist die Entdeckung unserer eigenen Kreativität im Umgang mit unseren Gefühlen, die uns im Erleben von Abschiedssituationen die Furcht vor unseren Gefühlen nimmt und das Selbst wachsen lässt.

Abschiede sind Übergänge. Übergänge, die unterschiedliche Lebensphasen markieren. Und so wie eine Türschwelle einen Übergang von einem Raum in den anderen markiert, finden sich auch andere Symbole für den Übergang im Abschied. Übergänge sind für uns, insbesondere unmittelbar in der Abschiedssituation, nicht immer klar zu erkennen. Und so finden wir Bilder, wie eine trübe Fensterscheibe, ein halboffenes Fenster oder eine noch verschlossene Tür. Die Sozialpädagogin Christiane hat ihrem Bild der Abschiedsgestaltung das Symbol des Fensters mit einem Fensterkreuz zugrunde gelegt. Das geschlossene Fenster zeigt die durch den Abschied *abgeschlossene* Beziehung, nicht ohne jedoch auf die Möglichkeit hinzuweisen, dass durch die Scheiben des geschlossenen Fensters der nonverbale Kontakt noch möglich ist. Auch die Möglichkeit des Öffnens des Fensters zeigt auf, wie wichtig es scheint, dass ein bereits vollzogener Abschied unter Umständen erneut zu einer Begegnung füh-

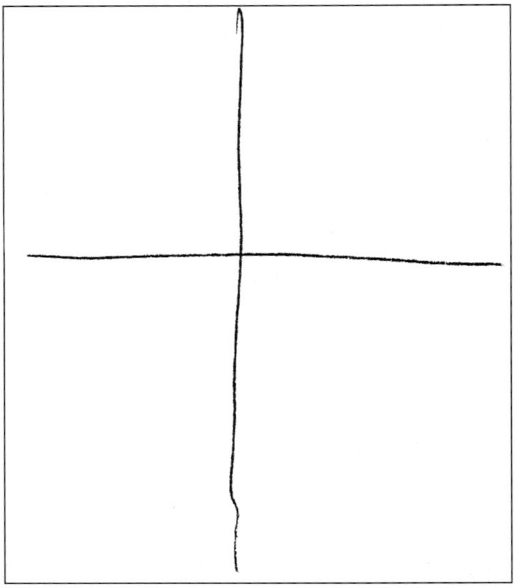

Abb. 96: „Ich hab da ein Fenster gemalt. Also man sieht da erst mal das Kreuz, das Fensterkreuz. Ich verbinde damit das Zuschließen, etwas beenden, die Fensterflügel zumachen, etwas abriegeln. Aber ich kann genauso gut auch das Fenster wieder aufmachen, oder ich kann da auch durchgucken. Wenn es der oder die andere sieht, kann ich durchs Fenster auch noch ein Zeichen geben.
Und ich verbind mit dem Fenster auch das Reflektieren über das, was war, in der Begegnung. Also wenn man all die Situationen durch das Fenster sieht, die da waren, dann wird man manchmal auch damit gar nicht fertig. Aber ich würde sagen, durch das Durchschauen ist es auch ein sich Bewusstmachen der Dinge.“ (Christiane, 35, Sozialpädagogin)

ren kann. Christiane geht in der Reflexion ihrer persönlichen Abschieds-Symbolik noch einen Schritt weiter und weist auf die Möglichkeit der Meditation hin, zu der uns mitunter das Sitzen an einem Fenster animiert. Christiane stellt sich vor, dass vor ihrem Fenster ihre Erinnerungen an die erlebte Beziehung vorbeiziehen und ihr die Möglichkeit geben, noch einmal ihre Gefühle zu erleben.

In dem Bild des Angestellten Max ist wie in Christianes Bild der Übergang von einem Raum in den anderen noch verschlossen. Max hat eine Tür gewählt, durch die man nicht wie durch ein Fenster hindurchschauen kann, denn Max erinnert sich an das Sterben seines Bruders. Den Übergang vom Leben in den Tod sah Max in dem kurzfristigen Öffnen der Tür, das das Sterben, das Davongehen beschreibt. Max sieht sich und seinen Bruder in zwei verschiedenen Räumen, wobei er darauf hinweist, dass dies nicht unbedingt eine Art von Verbindung ausschließt. Diese jedoch besteht nicht in Abhängigkeit von Sichtkontakt, Hörweite etc. Max empfindet die Beziehung zu seinem Bruder nicht als *ab*gebrochen, sondern vielmehr als *unter*brochen. Die Zeit der Trennung scheint begrenzt und für Max ist die Hoffnung, dass sich eines Tages die Tür wieder öffnen wird und beide Brüder erneut zusammenkommen, Teil der Abschiedsgestaltung.

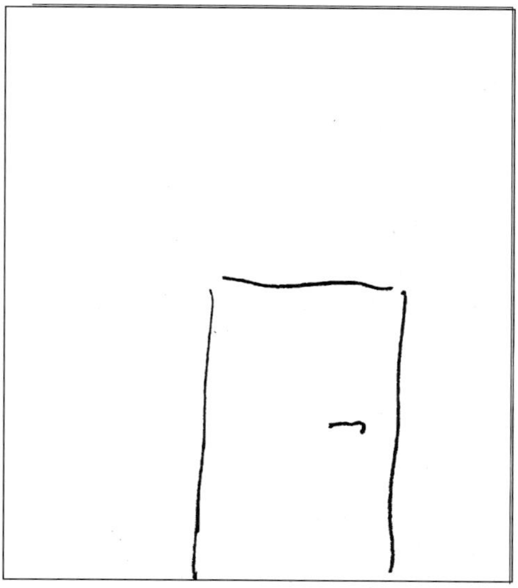

Abb. 97: „Durch eine Tür einem Wagnis entgegengehen. Noch ist die Tür geschlossen. Dabei hab ich an das Sterben meines Bruders gedacht. Er ist gegangen, aber die Tür ist wieder zu und noch zwischen uns. Wobei das nicht ausschließt, dass da noch Verbindungen da sind. Die Sichtverbindung, die räumliche Verbindung, ist nur unterbrochen." (Max, 47, Verwaltungsangestellter)

Im Gegensatz zu den von Christiane und Max visualisierten Übergängen mit der Möglichkeit der Kontaktaufnahme, malte die Lehrerin Melanie ihre Vision einer massiven, schwarzen Wand. In der Vorstellung, ihre Mutter könnte sterben, entstanden für Melanie Gefühle der Hilflosigkeit, wie sie einem entstehen, wenn man vor einer hohen Mauer kapitulieren muss. Und wie in dem Bild von der verschlossenen

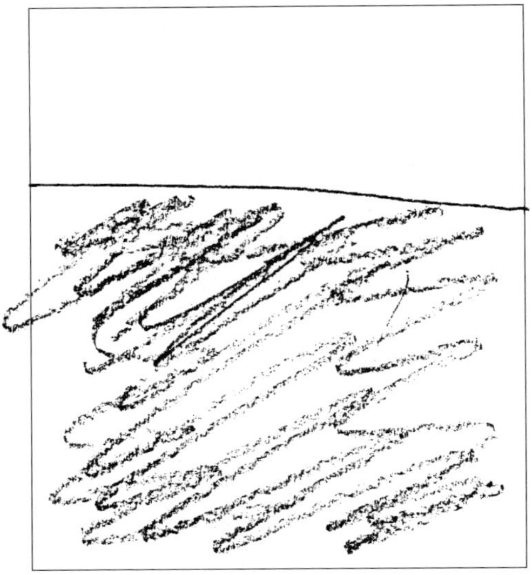

Abb. 98: „Das ist für mich eine schwarze Wand, wo ich davorstehe. Also zum Beispiel, wenn meine Mutter sterben würde, dass ich dann nichts machen kann." (Melanie, 38, Lehrerin)

Tür, das Max zeichnete, deutet Melanie auf die Trennung zwischen dem Raum des Lebens und des Todes hin, dass die Lebenden den Sterbenden nicht folgen, nicht einmal über die Mauer schauen können.

Nicht jeder Abschied, der uns emotional besonders berührt, betrifft den Tod eines uns Nahestehenden. Aber es sind wohl insbesondere jene Trennungen, die uns verbale und kontaktuale Beziehung vermissen lassen, die uns in der Abschiedsgestaltung besonders emotional fordern.

In der Abschiedsgestaltung wird uns besonders deutlich, welche Rolle wir im Abschied spielen, ob wir der Zurückbleibende oder der Gehende sind. In dem Bild der Studentin Bettina (Abb. 99) wird die Rolle des dominant Aktiven durch den Laufschritt des Gehenden verstärkt dargestellt. Den rezessiven Part des Passiven unterstreicht Bettina durch die Wurzeln, die den Zurückbleibenden zum einen daran hindern fortzugehen, zum anderen ihm aber auch Halt und Standvermögen in der Abschiedsgestaltung bieten.

Wurzeln können uns in unserer Beweglichkeit einschränken, aber sie symbolisieren auch eine Kontinuität in unserem Leben. Der *gewachsene Standort* kann uns in der Zeit der Abschiedsgestaltung helfen, nicht den *Boden unter unseren Füßen zu verlieren* oder *haltlos* in einer emotionellen Orientierungslosigkeit umhergetrieben zu werden. In der Abschiedsgestal-

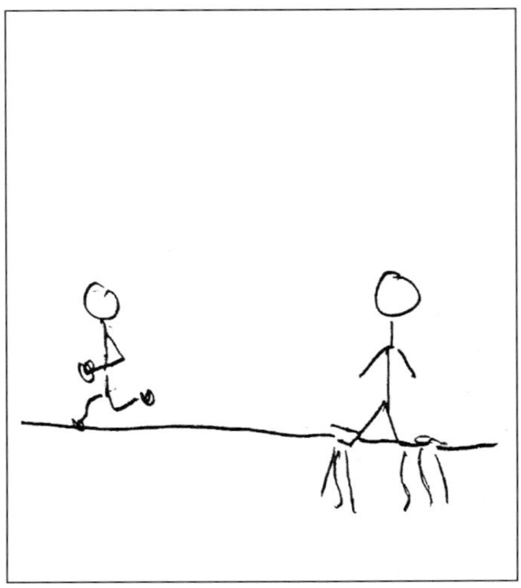

Abb. 99

tung sind wir einer starken emotionellen Belastung ausgesetzt, die uns manchmal dem alltäglichen und gewohnten Ablauf des Tages entzieht. Wir suchen nach Orientierung und gewachsenen Strukturen, Beziehungen zu Familie und Freunden, eingeübte Handlungen. Beispielsweise Gebete, Meditationen sowie alltägliche Arbeitsstrukturen erleichtern die Begegnung mit emotionellen Anforderungen.

Nicht immer ist es einfach eigene Bedürfnisse zur Abschiedsgestaltung zu formulieren und häufig erinnern wir uns eher an Dinge, die uns bei einem Abschied ängstigten oder unangenehm waren. Die Bibliothekarin Marion beschreibt in ihrem Bild die Abschiedssituation eines Sterbenden, wie sie sie von einer ihrer Kolleginnen erzählt bekommen hat. Aus Marions Worten spricht der Respekt und die Bewunderung für ihre Kollegin, die ihre sterbende Mutter zu Hause begleitete. Marion selber erkennt ihre Ängste in der Vorstellung, einer der um das Sterbebett Stehenden zu sein. Aber Marion formuliert auch ihre persönlichen Wünsche und entdeckt ihre Neugierde, Erfahrungen zulassen zu können.

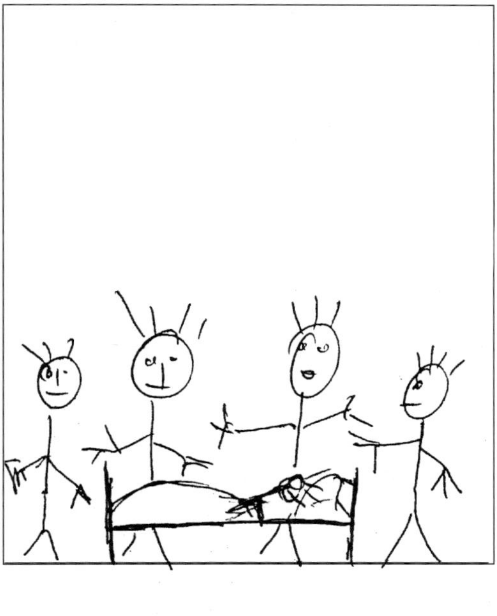

Abb. 100: „Das ist ein Mensch im Bett, eben der Sterbende. Und außen rum sind Menschen versammelt. Vielleicht hätte ich sogar das ganze Bild voll zeichnen sollen. Ich wollte damit sagen, dieser Mensch stirbt im Kreise seiner Freunde und Verwandten. Sie unterhalten ihn vielleicht noch oder er erzählt ihnen noch etwas. Es ist also ein geselliges Ereignis. Ich denke, dass ist sicherlich für die Umstehenden ganz traurig, aber für den, der darin liegt ist es vielleicht so ganz angenehm. Ich weiß nicht, ob ich einer von denen sein könnte, die so direkt am Bett stehen, ob ich mich da wohlfühlen würde oder mir komisch vorkommen würde. Also der, der im Bett liegt, dass kann ich mir in dieser Situation gut vorstellen. Das ist auch so ein Stück Geborgenheit. Ich bin in einer Gruppe, zusammen mit anderen Leuten. Der kann ja auch noch ein Glas Wein kriegen. Also da herumzustehen ist bestimmt nicht einfach, aber vielleicht ist es auch ganz spannend, man könnte bestimmt auch etwas dabei lernen, einfach das auch mal als Erfahrung betrachten." (Marion, 34, Bibliothekarin)

Insbesondere der Abschied von Sterbenden und die Abschiedsgestaltung nach dem Tod eines uns Nahestehenden, fordern uns auf, auch eigene Gedanken zu Leben und Tod zuzulassen. Das Sterben gilt als Abschluss des Lebens und so setzt der Tod Gedanken über ein *erfülltes* Leben und dem *Sein* nach dem Tod frei. Beeinflusst durch Kultur und Religion, aber auch durch unsere persönlichen Erlebnisse um Sterben und Tod, entstehen in uns Bilder und Vorstellungen, die als Metapher in der Abschiedsgestaltung helfen können mit der Trauer zu leben. Die Fremdsprachenkorrespondentin Claudia hat ihre Vorstellung von Abschied und Tod in ihrem Bild visualisiert. Sie zeigt ein von der christlichen Religion und Kultur geprägtes Bild, mit dem Abschiedsritual des Begräbnisses sowie der Hoffnung auf Auferstehung. In ihrem Kommentar ergänzt Claudia die ihr bewussten Abschiedsängste, die für sie jedoch, durch die Hoffnung einer Auferstehung nach dem Tod, keinen übergewichtigen Teil in der Abschiedsgestaltung einnehmen. Das *Dunkle* der Abschiedsgefühle verbindet Claudia mit unserem *am Leben orientierten Sein*, während sie die Auferstehung als *Sein* versteht, das *Erlösung*, losgelöst vom Leben, meint.

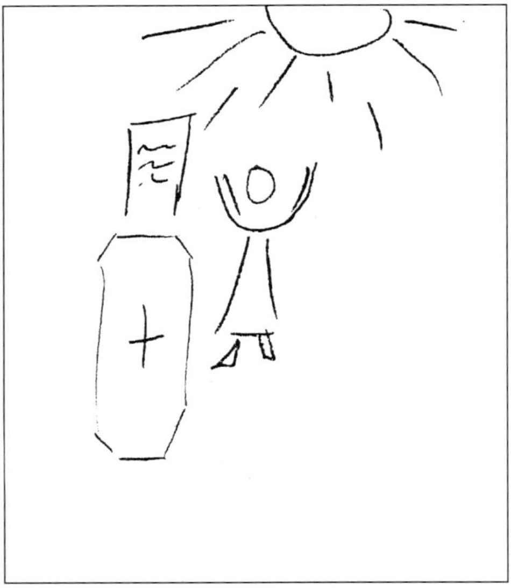

Abb. 101: „Mit dem Sterben verbinde ich Auferstehung. Das Bild zeigt einen Sarg, einen Grabstein und im Grunde diesen Toten, der rausgeht und die Arme nach oben streckt. Und auch die Sonne, viel Licht. Das heißt mit den Farben des Todes verbinde ich auch immer: Dieses Dunkle ist sicher auch da, da wir so unheimlich an unserem Leben hängen, aber dieses Licht ist auch da: der hat erfüllt, was er erfüllen sollte und jetzt kann er wirklich weitergehen.“ (Claudia, 33, Fremdsprachenkorrespondentin)

Der Graphiker Mark hat in seinem Abschiedsbild zu Sterben und Tod nicht allein das christliche Symbol des Kreuzes gezeichnet, das er mit seinen Erlebnissen in der Tätigkeit als Kreuzträger bei Bestattungen verbindet. Mark zieht einen Kreis um sein Abschiedssymbol, der Anfang und Ende des Lebens bezeichnet. Aus der Erinnerung an seinen Vater und das von ihm empfundene *voll*endete Leben, ist für Mark der *Lebenskreis* und das Kreuz Ausdruck für den Abschied vom Leben an sich.

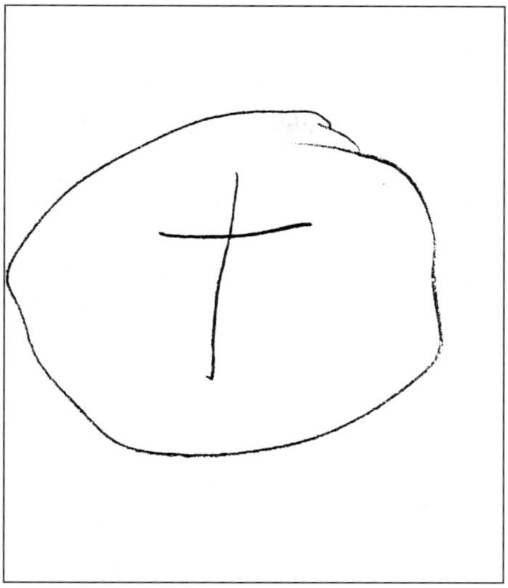

Abb. 102: „Kreis und Kreuz. Lebenskreis, Anfang ohne Ende. Und Kreuzsymbol als christliches Symbol. Das Leben meines Vater war ganz organisch beendet, darum Kreis. Und Kreuz, weil ich auch mal Kreuzträger bei Bestattungen war." (Mark, 42, Graphiker)

Das Bild von Mark zeigt den Respekt vor einem, wie er es bezeichnet *organisch beendeten* Leben. Dieses vollendete Leben hat das *Sein* seines Vaters zum Ende dessen Lebens bestimmt sowie Mark in seiner Abschiedsgestaltung beeinflusst. Das Bewusstsein, dass sein Vater *sein* Leben gelebt hat, erleichterte Mark das Abschiednehmen vom verstorbenen Vater. Mark, HIV-infiziert und in einer langjährigen homosexuellen Partnerschaft lebend, visualisiert seine Hoffnung auf ein ebenfalls vollendetes Leben und ein von der christlichen Religion gestaltetes Abschiednehmen nach den Tod.

Sterben bedeutet einen Übergang vom Leben in den Tod, vom *Hier-*Sein in ein, wie auch immer geartetes *Da*Sein. Ein umfassendes Bild von ihren Vorstellungen des Abschieds vom Leben, dem Übergang vom Leben in den Tod sowie vom *Da*Sein nach dem Tod, zeigt die Psychologin Agnes in ihrem Bild auf. Die Darstellung der Mimik und Gestik geben ihre Gefühle wieder, die sie mit der jeweiligen Station des Überganges vom Leben in den Tod verbindet.

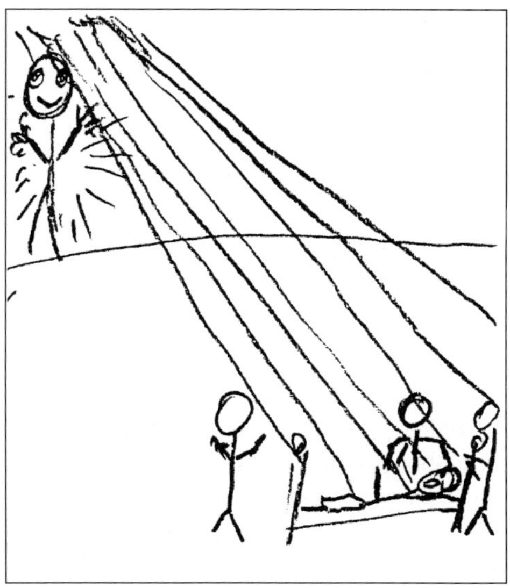

Abb. 103: „Also die Sterbende das bin ich hier, auf dem Bett. Ich würde mir halt wünschen, wenn meine engen Freunde um mich wären. Dann der weitgeöffnete Mund und die Augen bedeuten eigentlich schon auch noch Angst zu haben, den Tod abzuwehren: Ich bin noch

nicht soweit! Ich möchte noch nicht sterben! Ich hab hier noch viel zu tun! Also bleib weg von mir, Tod!
Und dann ist da noch das Licht, was kommt. Eigentlich das sich Ergeben in das Sterben, weil es ist nicht zu Ende, es gibt ein Weiterleben, wobei das nicht unbedingt die Inkarnation sein muss. Darüber konnte ich mir noch keine Meinung bilden, aber Gewissheit, dass einiges weitergegeben wird. Das bedeutet für mich das Licht. Die Figur oben, das bin ich. Da habe ich ein lächelndes Gesicht. Also, dass ich überzeugt bin, dass es mir dann gut geht, im Weiterleben. Diese kleinen Strahlen zeigen dann, dass es mir besser geht. Und der Strich dazwischen bedeutet den Abschied, das Hinübergehen." (Agnes, 50, Psychologin)

Agnes beschreibt ihre sich verändernden Gefühle im Prozess des Sterbens und dem *Sein* nach dem Tod. Für sie bleiben Fragen offen, wie das *Sein* nach dem Tod gestaltet ist, jedoch die Hoffnung, dass es ihr nach dem Tod gut gehen wird und dass ein Teil ihres *Seins* weitergegeben wird, sind Teil ihres kreativen Umgangs mit dem Abschied vom Leben.

Agnes hat von der Gewissheit gesprochen, dass es ihr nach dem Sterben *gut gehen* wird. Dass Abschied Erleichterung und Erlösung meinen kann, erleben wir insbesondere, wenn der Sterbende beispielsweise durch eine Krankheit sehr leiden musste. So empfinden wir nicht nur den Tod für den Patienten als Erlösung, auch die Zurückbleibenden, erschöpft von einer möglicherweise langen Begleitung eines Schwerkranken und einer vom Mitgefühl geprägten Zeit, werden den Tod, trotz aller Trauer, sich als eine Erleichterung eingestehen dürfen.
Die Weberin Effi hat in ihrem Abschiedsbild zum Thema Sterben diese Erleichterung visualisiert. Sie selber sieht sich als Sterbende, die im Moment des Überganges all die Probleme ihres Lebens abgeben kann. Die Last des Lebens *fällt* von ihr ab und die Sterbende geht unbeschwert in den Tod.

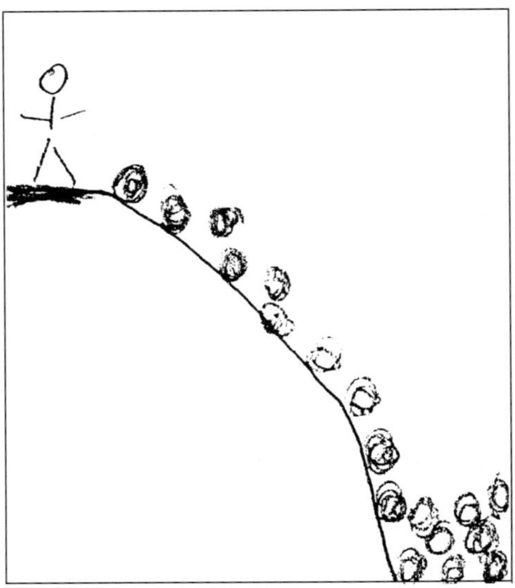

Abb. 104: „Da steh ich auf einem Berg und es plumpsen so alle Probleme des Lebens herunter, fallen von mir ab. Ich sag mir manchmal, dann hast du keine Probleme mehr. Dann bin ich frei von allen Problemen." (Effi, 51, Weberin)

Das Bild von Effi bezeichnet sowohl die Reflexion ihres jetzigen Lebensgefühls, als auch ihre Wünsche an die Situation ihres eigenen Sterbens. Die Hoffnung, im Sterben Erlösung von ihren jetzigen Problemen zu finden, erleichtern es ihr, sich mit dem Gedanken des Sterbens konfrontieren zu lassen.

Erleichterung und *Erlösung* sind Schlüsselwörter, wenn Wünsche bezüglich des eigenen Sterbens formuliert werden. Die Sachbearbeiterin Margarethe ist in der Darstellung ihres Abschiedsbildes noch einen Schritt weitergegangen. Das Bild, das den Übergang vom Leben in den Tod beschreibt, stellt die Dominanz des zukünftigen *Da*Seins deutlich in den Vordergrund. Margarethe konzentriert sich auf das Ziel des Überganges, indem sie einen Vogel und den von ihm angestrebten Himmel zeichnet. In dem Aufsteigen des Vogels, der die sich vom Körper *lösende* Seele symbolisiert, beschreibt Margarethe metaphorisch die *Loslösung* vom Leben.

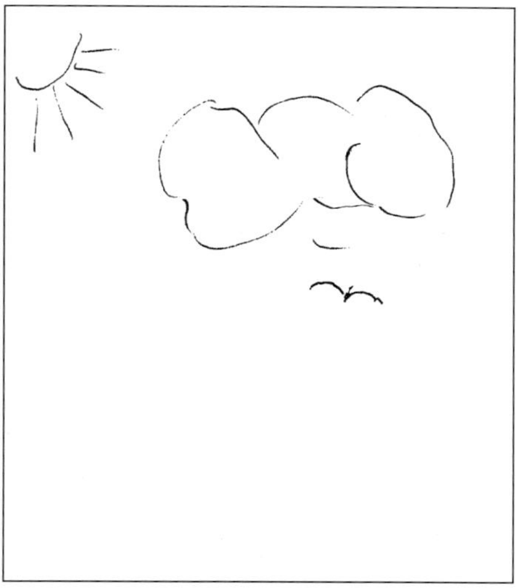

Abb. 105: „Ich finde, das ist wie ein Vogel. Die Seele, die sich aufmacht den Körper zu verlassen und dann hoch in die Lüfte oder sonst wohin. Die Seele löst sich vom Körper." (Margarethe, 69, Sachbearbeiterin)

Die *Loslösung* vom *Hier*Sein thematisiert auch die Hausfrau Karin, indem sie ein bekanntes Bild von der Puppe und dem Schmetterling visualisiert (Abb. 106, S. 332). Das sich mitunter auch sehr mühsame Loslösen aus dem Puppenmantel, endet für den Schmetterling in einer Befreiung von seinem eingeschränkten Lebensraum. Karin vergleicht das *Sein* der Raupe mit unserem *Sein* im Leben. Und entsprechend dem veränderten *Sein* des Schmetterlings nach dem Entschlüpfen aus dem Puppenmantel, entwickelt Karin ihre Vorstellung von einem veränderten und befreiten *Sein* nach dem Sterben.

Gegenüber der Vorstellung einer generellen *Erleichterung* und *Erlösung* durch den Übergang vom Leben in den Tod, hat Karin den Gedanken noch weiterentwickelt und den *erweiterten Horizont* eines Schmetterlings als Bild für eine in ihren Vorstellungen existierende Bereicherung der Möglichkeiten des *Seins* nach dem Tod verwandt. Nach der *Befreiung* besteht die Möglichkeit der *Entfaltung.*

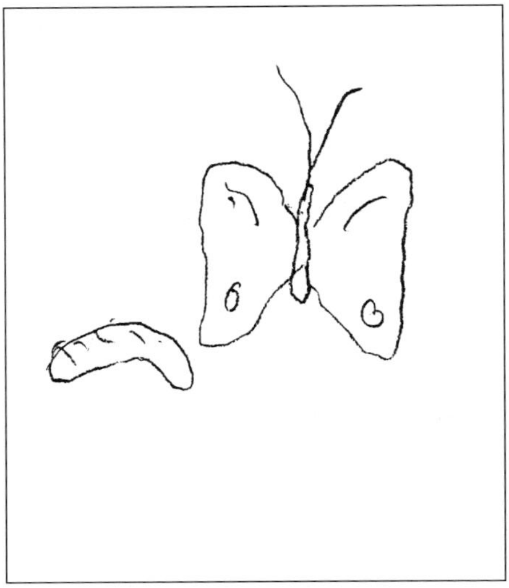

Abb. 106: „Das ist das Bild von der Puppe und dem Schmetterling. Gut, die Puppe ist nicht das Leben, sagen wir mal die Raupe ist das Leben. Und es gibt eben für mein Gefühl eine gewisse Wahrscheinlichkeit, dass es nach diesem Leben irgendeine Form der weiteren Existenz gibt, die man vielleicht mit dem Bild des Schmetterlings ausdrücken könnte. Der eben ja auch ganz anders aussieht wie die Raupe, überhaupt nicht mit dem jetzigen Leben vergleichbar. Aber eben ein befreiteres Leben gegenüber dem jetzigen Leben." (Karin, 57, Hausfrau)

Die Psychologin Lisa hat in ihrem Bild von Sterben und Tod die Vision eines beginnenden Wachstums dargestellt. Die Saat, die im Leben gesät wurde, erhält nach dem Tod die Möglichkeit zu reifen und sich zu einer Blüte zu entwickeln. In der Vorstellung von Lisa finden sich auch die Gedanken von Agnes wieder, die von der Gewissheit sprach, dass über den Tod hinaus etwas von unserem *Hier*Sein weitergegeben wird.

Die Vorstellungen von unserem eigenen Sterben beeinflussen auch das Erleben vom Sterben anderer, insbesondere von uns nahe stehenden Personen. Da wir nicht sicher wissen, was den Sterbenden nach dem Tod erwartet, sind wir auf unsere eigene Phantasie angewiesen, die von unseren Erlebnissen um Sterben und Tod, von unseren Ängsten und Wünschen geprägt ist. Wir versuchen zu imaginieren, wie die Situation des Sterbenden im Übergang sein wird. Diese Phantasie ist ein wichtiger Bestandteil der kreativen Abschiedsgestaltung, da sie Bilder in uns fördert, die von unseren Gefühlen und Bedürfnissen erzählen.

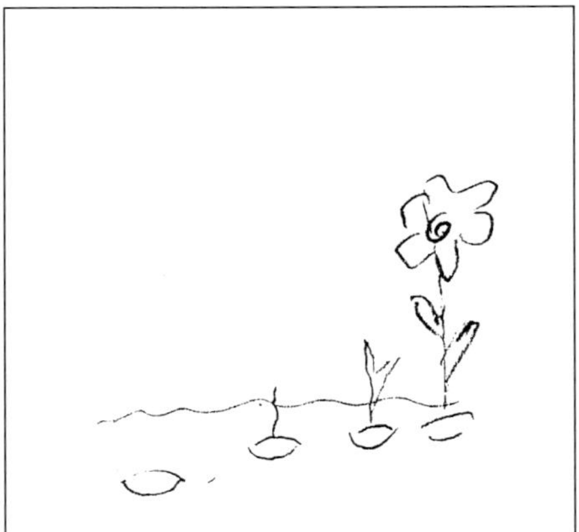

Abb. 107: „Im Leben wird gesät, was nach dem Tod keimt und zu blühen beginnt." (Lisa, 51, Psychologin)

So wie wir uns in der Phase der Annäherung und des Miteinanders Zeit geben, benötigen wir ebenso in den Zeiten der Trennung und der Abschiedsgestaltung genügend Zeit und Raum, unsere Gefühle zu erleben und Erinnerungen zuzulassen. Denn nur mit Hilfe unserer Gefühle und den Bildern aus den gemeinsamen Tagen, ergreifen wir die Chance, die vergangene Beziehung nicht *totzuschweigen*, vielmehr als Teil des gelebten Lebens in uns lebendig zu lassen. Diese Erfahrung aus einem guten Miteinander und eines gut gestalteten Abschiedes, kann Mut und Basis für eine mögliche nächste Begegnung sein.

Der Einfluss von Abschieden auf das Leben

Beim Abschied und ganz besonders in der Zeit der Abschiedsgestaltung werden uns jene Dinge bewusst, die wir an unserem Gegenüber so schätzen. In unseren Erinnerungen versuchen wir ein Stück von der Begegnung *mitzunehmen*.
Die folgenden Graphiken versuchen aufzuzeigen, wie Begegnungen und Abschiede uns beeinflussen und verändern können. Einfache Formen zeigen die verschiedenen Phasen der Begegnung und Trennung auf. Die Entwicklung der Farbverläufe sowie die Veränderung der Formen symbolisieren die stetige Bewegung in der Persönlichkeitsentwicklung.

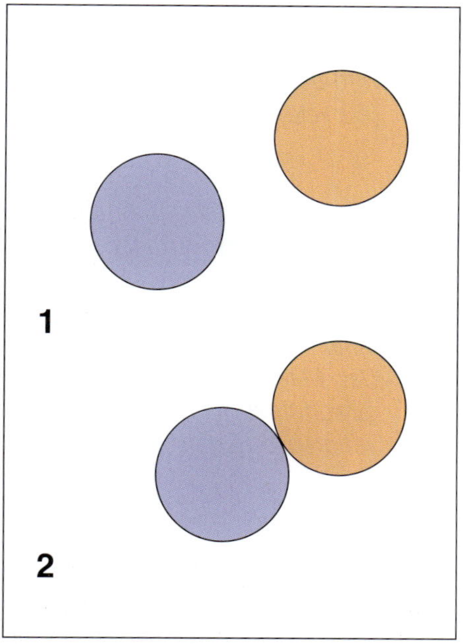

1. *Zwei Menschen zeigen ihr Interesse füreinander und gehen aufeinander zu.*

2. *Erste Begegnungen, erste Berührungspunkte auf sozialer, mentaler, emotionaler bzw. physischer Kommunikationsebene.*

Abb. 108

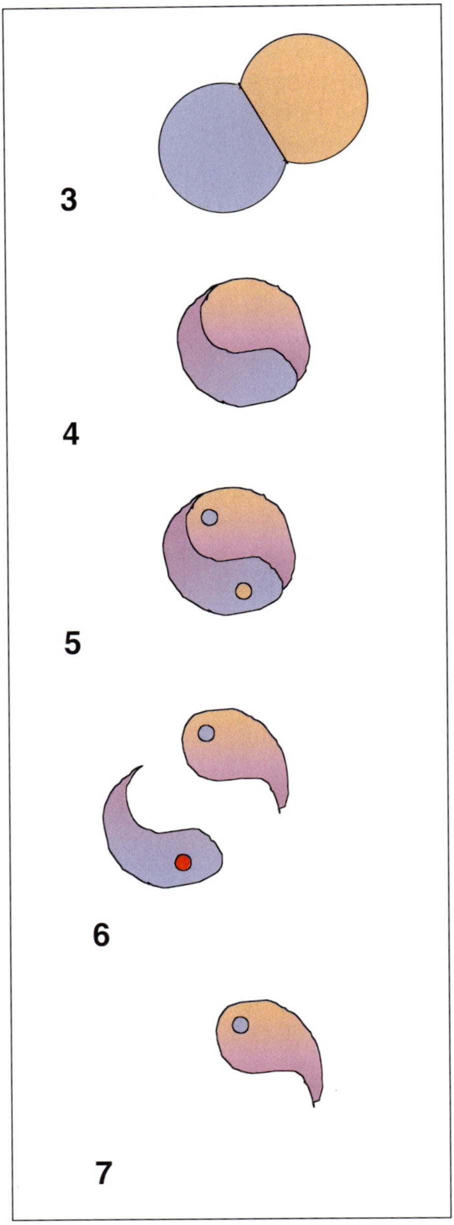

3. *Intensivierung der Begegnungen und Erweiterung der Berührungspunkte.*

4. *Bewegte Interaktionen, Austausch auf verschiedenen Kommunikationsebenen, u.a. Ich-, Du-, Wir-Identifikation, erste Orientierung in den Verhaltensweisen des anderen, z.T. intensiver Austausch (lila Feld), eigene Verhaltensweisen werden dadurch teilweise reduziert. Ein Teil des Ich bleibt neben dem Wir bestehen, Bildung einer Basis zur Partnerschaft.*

5. *Intensivierung der Partnerschaft und gemeinsame Erlebnisse prägen (Punkte), das jeweilige Ich wird durch das Wir weiter geprägt (lila Feld).*

6. *Eine unerwartete Trennung wird erlebt: Tod des Partners.*

7. *Einer der Partner bleibt zurück. Das Miteinander ist entzweit. Die gewohnte Ergänzung durch den verlorenen Partner fehlt.*

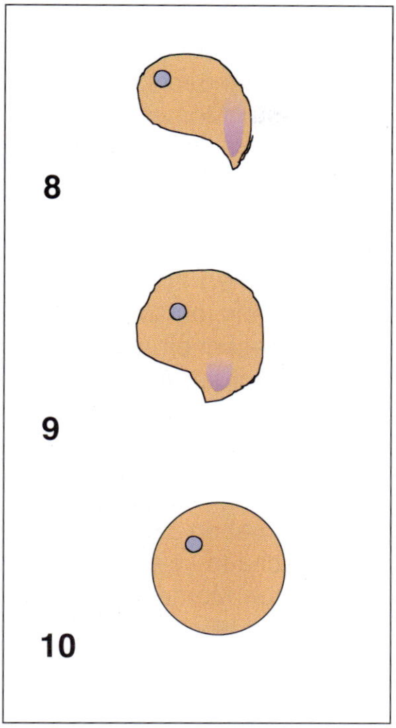

8. *Neuorientierung des zurückbleibenden Partners: Erinnerungen an den verstorbenen Partner verbleiben (blauer Punkt), Verhaltensweisen aus der gemeinsamen Partnerschaft (lila Feld) beeinflussen noch den Alltag. Erste Bestrebungen sind zu erkennen, das Ich wieder zu einem Ganzen zu entwickeln.*

9. *Die Erinnerungen an die Partnerschaft haben ihren Platz bewahrt. Die Ich-Anteile nehmen langsam zu, während die Verhaltensweisen aus der Partnerschaft sich entsprechend zurückbilden.*

10. *Der zurückbleibende Partner hat sich in einem Leben ohne einen Partner neu etabliert. Die Erinnerungen an die Partnerschaft konnten bewahrt bleiben. Die Ich-Anteile haben sich – für ein Leben ohne Partner – notwendigerweise gegenüber den Verhaltensstrukturen einer Partnerschaft behauptet.*

Die Zeit, die wir uns für Begegnung, Berührung, Austausch und Partnerschaft (Graphiken 1-5) nehmen, ist auch dann nötig, wenn wir einen herausragenden Abschied (er)leben (Graphiken 6-10) müssen. Nur wenn wir unseren Gefühlen und Erinnerungen Raum und Zeit geben können, sind sie nicht gefährdet weggeschoben oder totgeschwiegen zu werden, vielmehr haben wir die Chance ihnen einen angemessenen Platz in unserem weiteren Leben zu geben. Lebendige Erinnerungen und Erfahrungen aus einem guten Miteinander, können Mut und Basis für eine mögliche nächste Begegnung bedeuten.

Das Abschiednehmen in der letzten Lebensphase

Wenn wir einen Menschen in seiner letzten Lebensphase begleiten, haben wir vielleicht die Gelegenheit, gemeinsam mit ihm noch einmal Stationen seines Lebens nachzuvollziehen. Wenn wir Teil seines Lebens waren, sind einige seiner Stationen, ein Teil seines Lebens auch unsere. Gemeinsames Abschiednehmen heißt, sich auch noch einmal gemeinsame Wegstrecken ins Gedächtnis rufen zu können, über lustige Erinnerun-

gen gemeinsam lachen zu können, und auch sich zu trauen, über traurige Ereignisse gemeinsam zu weinen. Abschiednehmen bedeutet, in einer vertrauten Atmosphäre die Geborgenheit des Miteinanders zu erleben. Nehmen Sie sich Zeit und Muße, diese besonderen Momente des gemeinsamen *Daseins* zu erleben.
Kommen wir als Sterbebegleiter von außen in die Familie, so haben wir manchmal die Gelegenheit, insbesondere wenn sich eine vertrauensvolle Beziehung zu dem Betroffenen und seinen Angehörigen entwickeln konnte, ebenfalls ein intensives Miteinander-Abschiednehmen zu erleben. Oft ist es gerade der Sterbebegleiter von außen, der ein entspanntes Abschiednehmen in der Familie allein durch seine Anwesenheit unterstützen kann. Denn wenn die einzelnen Familienmitglieder in ihren Aufgaben entlastet und in ihrer Trauerarbeit unterstützt werden können, entsteht in ihnen die Kraft und der Wunsch, den Abschied ganz bewusst zu erleben und vielleicht sogar auch mitzugestalten.

Sterbebegleiter, die häufig Sterbenden begegnen, haben oft ein Gefühl dafür, wann Menschen sterben. Doch wäre es schade, wenn man als Angehöriger und Sterbebegleiter bis zu diesen letzten Momenten des Lebens mit dem Abschied warten würde. Abschiednehmen in der letzten Lebensphase muss nicht heißen, darauf zu warten, bis ein Arzt oder Pfleger sagt: *„In den nächsten Stunden wird Ihr Vater wohl sterben."*

Wenn wir davon ausgehen dürfen, dass es möglicherweise mehrere Bewusstseinsebenen gibt, dann ist es durchaus möglich, dass der Mensch während des Sterbens einen Weg durch diese Bewusstseinsebenen[15] zurücklegt. Der Mensch scheint, wie im Leben, so auch im Sterben nach *vorne* ausgerichtet. Sein Weg geht aus dem Leben ins Sterben und in dieser letzten Phase nimmt bei vielen Sterbenden das Interesse an der Umwelt Schritt für Schritt ab. Diese Loslösung aus dem Leben scheint sehr wichtig und hilfreich für die Sterbenden. Wenn wir sie aber erst in dieser wichtigen Phase auf uns und einen gemeinsamen Abschied lenken wollen, fordern wir ihre Aufmerksamkeit und unterbrechen sie in einem für sie wichtigen Schritt nach vorne.

Nehmen wir uns Zeit für den Abschied. Haben wir keine Angst Abschied zu nehmen, auch wenn doch der uns liebe Mensch noch lebt. Jeden Tag verabschieden wir uns beim alltäglichen Auseinandergehen von Menschen. Nehmen wir die Gelegenheit wahr und nehmen von einem Menschen, der im Sterben liegt, Abschied zu einem Zeitpunkt, wo es gut ist, der nach unserem Gefühl gut gewählt ist. Dieser Abschied wird etwas Besonderes sein, für beide, auch, wenn danach noch viele Wiedersehen mög-

[15] s. hierzu auch Otterstedt, *Der nonverbale Dialog*, 2005.

lich sind. Und: Dieser besondere Abschied gibt auch den Sterbenden frei, frei für das Sterben.

Am Anfang stand der Alltag: Abschiede als Teil von alltäglicher Begegnung und Beziehung. Nach etlichen Umwegen und Lebensübergängen, steht am Ende des Lebens wieder ein Abschied ... und für viele Menschen auch die Hoffnung auf ein Wiedersehen.

Umgang mit Schuld und Vergebung

Als Kranken- und Sterbebegleiter gehen wir mit all unseren Sinnen in Dialoge, vor allem in jene, die von Ängsten und Sorgen sprechen: Wir nehmen unser Gegenüber, sein Gesicht, seine Augen, seine Hände, den ganzen Menschen wahr. Wir haben die Möglichkeit, bei aller Professionalität, Gefühle des Betroffenen mitzuleben: gemeinsam zu weinen und gemeinsam zu lachen. Wir haben die Chance zu einem Dialog, einem Dialog, der für uns unmittelbar erlebbar ist.

Traulichkeiten[16]

Nicht die Traurigkeit der anderen
riskieren wollen.
Sein wie ich bin, der ich bin.
Nicht sein, der,
der nur die Traurigkeit der anderen
nicht riskieren will.

Die Dialoge mit einem Sterbenden können von den Ängsten vor der Zukunft und den Sorgen um die Hinterbliebenen handeln. Gerade in Familien weiß man in der Regel gut über die Nöte des anderen Bescheid. Wie wird man, wenn die alten Eltern gestorben sind, vermissen, wenn keiner mehr *„Kind"* zu einem sagt? Und: Wie wird man die Familienfeste feiern können? Wie wird die Familie ohne den verstorbenen Vater auskommen, der bisher für das Einkommen gesorgt hatte? Wer wird sich weiter um die Familie kümmern? Wie sollen die wirtschaftlichen Probleme aufgefangen werden? Vor allem aber: Wie sehr wird man die Zärtlichkeiten des Partners vermissen. – Oder: Wie werden die noch kleinen Kinder den Verlust der Mutter verkraften? Aber auch: Wie sollen die Eltern, dessen

[16] Ausdruckskraft der Gefühle eines Betroffenen nachempfindend, C. Otterstedt, 1989

Kind im Sterben liegt, mit dem leeren Stuhl am Esstisch leben können? Wie soll man es ertragen, dass die Stimme des Kindes, sein Lachen nicht mehr zu hören sein wird?
Vielleicht entwickelt sich aus der gemeinsamen Trauer eine Vision, wie das Leben sich weiterentwickeln könnte. Aber Wünsche oder gar Erwartungen an das weitere Leben der Familie, die der Begleiter dem Betroffenen verspricht zu erfüllen, sind nicht unproblematisch. Wie die Familie den Sterbenden loslassen muss, so muss auch dieser versuchen sein Leben und seine Familie loszulassen. Er wird seinen Weg gehen. Die Familie wird versuchen ihren Weg im Leben zu gehen. Versprechungen können die Loslösung und den Trauerprozess sowie auch die weitere Lebensentwicklung erheblich behindern und Schuldgefühle provozieren.

Das Gespräch gibt beiden, dem familiären Sterbebegleiter, wie auch dem Betroffenen die Möglichkeit für zwei *lebens-* und *sterbenswichtige* Gesten: Wir, der familiäre Sterbebegleiter und auch der Sterbende, haben zum einen die Chance um Verzeihung zu bitten für Dinge, die wir dem anderen angetan haben; zum anderen ihm zu danken, für Dinge, die er uns im Leben geschenkt hat. Es ist nicht immer ganz einfach Worte für all dies zu finden, was wir gerne dem anderen sagen wollen: *„Du weißt, was ich dir jetzt sagen möchte ...“.* Aber wir spüren, wenn Augen und Herz sprechen, und durch die Wahrhaftigkeit wird Abschied möglich.

Während unseres Lebens begegnen wir Situationen, in denen wir durch unser Verhalten schuldig werden an einem anderen Menschen. Unser Handeln empfinden wir selber im nachhinein als nicht angemessen und immer dann, wenn wir uns an dieses Erlebnis erinnern, fühlen wir Scham. Gerade in der letzten Lebensphase bedrücken diese Erlebnisse von Schuld, insbesondere dann, wenn noch kein Weg der Vergebung gefunden werden konnte.

Manchmal ist uns nicht klar, ob wir nur *Schuldgefühle* entwickelt haben, die uns etwas über unser Selbstwertgefühl sagen wollen, oder ob eine *tatsächliche Schuld* vorhanden ist. So wichtig dieser Unterschied für das Zusammenleben und die Dialogfähigkeit sein kann, im Rahmen einer Sterbebegleitung besitzt dieser Unterschied nur einen relativen Wert. Wichtig ist: Hier ist ein Mensch, unabhängig von seiner subjektiv empfundenen oder objektiv existierenden Schuld, der angenommen sein möchte. Als Sterbebegleiter wollen wir nicht über die Art der Schuld werten, wir können aber das Gefühl des Betroffenen ernst nehmen. Am Ende des Lebens scheint nicht mehr die Differenzierung der Schuld vorrangig, vielmehr: einen möglichen Weg aufzuzeigen, der Mut macht, wie der Sterbende mit seiner Schuld und seinen Schuldgefühlen leben, vielleicht sogar Vergebung oder das Gefühl der inneren Ruhe finden kann.

Schuld ist nur zu ertragen,
wenn wir Hoffnung auf Vergebung haben dürfen.

Das Gefühl der Schuld ist für uns oft so schwer zu ertragen, dass wir uns versucht sehen, das Geschehene in Gedanken beiseite zu schieben, es zu verdrängen. Manchmal auch möchten wir uns selber nicht schuldig sehen und sind schnell dabei, wenn die Möglichkeit besteht, einem anderen die Schuld zuzuschieben. Oft erleichtert es uns bereits scheinbar, wenn wir dem anderen nur die Ursache des Schuldigwerdens vorwerfen können.
Der sterbende Ehemann zu seiner Ehefrau: „Hättest du damals nicht immer seine Partei ergriffen, ihm auch noch Geld zugesteckt, dann hätte ich gar nicht so weit gehen müssen, unseren Sohn aus dem Haus hinauszuschmeißen. Dann würde er mich jetzt vielleicht auch besuchen wollen."
Oder die sterbende Mutter zu ihrem erwachsenen Sohn: „Du musstest aber auch immer deiner Frau Recht geben. Vielleicht wäre alles anders gekommen und meine Enkelkinder würden mich auch mal hier im Altenheim besuchen. Jetzt kommst du auch nur noch einmal im Monat vorbei."

Schuld kann überall da gelebt werden,
wo Menschen miteinander in Beziehung kommen.
Mit jeder Begegnung kann auch ich schuldig werden,
aber das menschliche Handeln ist an sich auf ein Gelingen,
nicht auf ein Schuldigwerden ausgerichtet.

In einer Begegnung mit anderen Menschen gehe ich nicht nur das Risiko von Missverständnissen ein, ich kann durch mein Handeln auch jederzeit, bewusst oder zunächst unbewusst, schuldig werden. Erkenne ich eine Schuld, so ist es wichtig erneut in Beziehung zu treten mit jenem Mitmenschen, an dem ich schuldig geworden bin. Eine Verweigerung dieser Beziehung würde ein bewusstes Schuldigwerden bedeuten, denn ich weigere mich den anderen um Vergebung zu bitten. Der Verletzte kann erst durch eine erneute Beziehung mit dem Schuldner dessen Schuld verzeihen lernen.

Das menschliche Handeln ist an sich auf ein Gelingen, nicht auf ein Schuldigwerden ausgerichtet. Wenn wir nun doch einmal schuldig werden, dann stehen unserer Psyche verschiedene Schritte im Umgang mit der Schuld zur Verfügung:

1. Wir versuchen die Schuld von uns zu weisen, sie abzuschieben, ggf. auf andere Personen.
2. Wir versuchen immer wieder unsere Schuld zu verdrängen.

3. Wir beginnen und versuchen unsere Schuld zu verarbeiten.

Die Ziele einer *Verarbeitung der eigenen Schuld* könnten lauten:

1. Die Schuld fragt nach Vergeltung, nach einem angemessenen Ausgleich.
2. Die Schuld bittet um Vergebung, um Verzeihung für das Leid.
3. Die Schuld sucht nach Versöhnung, einem gemeinsamen Band des Friedens.

Warum aber sollte man sich nun auf den gar nicht so einfachen Weg der Schuldverarbeitung machen? Verantwortung für seine Schuld übernehmen heißt, als mündiger Mensch auch die Verantwortung für sein Handeln, und einen daraus entstandenen möglichen Schaden, zu übernehmen. Erst indem ich meine Verantwortung gegenüber der Schuld zeige, wird eine Versöhnung möglich und besteht die Hoffnung auf einen inneren seelischen Frieden.

Für einen sich schuldig fühlenden Menschen ist es nicht einfach, mit anderen Menschen über die Situation der Schuld zu sprechen. Vor allem wenn es Angehörige oder Freunde sind, verhindert oft die Scham, sich über seine Schuld auszusprechen. Gerade aber am Ende des Lebens kann die Schuld sehr bedrückend wirken. *Wie werde ich mit meiner Schuld sterben können?* Oder auch: *Könnte ich noch einmal diesen Menschen, an dem ich schuldig geworden bin, treffen, ihn um Verzeihung bitten?*

Eine einfühlsame Begleitung, ggf. durch einen professionellen Sterbebegleiter, kann bei der Verarbeitung von Schuld sehr hilfreich sein. Vertrauensvolle Gespräche über die Situation, die zur Schuld führte sowie weitere Lebensumstände können den Betroffenen helfen, für sich neue Wege im Umgang mit der Schuld zu suchen.

Schuld entsteht durch menschliche Beziehungen. Und Schuld kann vergeben werden durch eine wiederaufgenommene Beziehung der beteiligten Menschen. Vergebung und eine mögliche Versöhnung entstehen auf der Basis einer Wiederannäherung der zunächst noch gestörten Gemeinschaft. Dabei dürfen die Beteiligten allerdings nicht erwarten, dass die durch die Schuld entstandene Verletzung ungeschehen gemacht werden kann. Oder, dass durch eine Versöhnung die Beziehung zueinander wieder wie zuvor sein wird. Das Erlebte wird, im günstigen Verlauf, zu einer Reifung der Beziehung führen. Vergebung und Versöhnung können die Gemeinschaft wieder erlebbar machen und helfen, das Geschehene als einen Teil des gemeinsamen Lebens zu erkennen.

Der Weg der Schuldbewältigung ist ein partnerschaftlicher Weg, der den Menschen benötigt, an dem man schuldig geworden ist. Es ist ein Wagnis sich diesem Menschen anzuvertrauen.

Vielleicht ist es für den Betroffenen möglich, noch einmal dem für seine persönliche Schuldbewältigung wichtigen Menschen zu begegnen, ggf. auch über Brief oder Telefon. Da aber oft Menschen aus der ferneren Vergangenheit betroffen sind, kann es problematisch werden, ihren Aufenthaltsort ausfindig zu machen, möglicherweise sind sie bereits verstorben. Als Sterbebegleiter haben wir dann die Chance, dem Betroffenen durch die Meditation einen weiteren Weg der Schuldverarbeitung aufzuzeigen. In einem Gebet oder in einer Meditation können wir unsere Gedanken auf die Situation der Schuld richten, auf die beteiligten Menschen sowie auf unser eigenes schuldhaftes Handeln. Wenn wir den Menschen, an denen wir schuldig wurden, nicht mehr leibhaftig begegnen können, so können wir sie aber in unseren Gedanken um Verzeihung bitten.
Vielleicht haben Sie ja bereits in Ihrem Leben die Erfahrung gemacht, dass Ihre Gedanken auch andere Menschen erreichen. Wir wissen nicht, wie diese Gedanken Verstorbene erreichen können, aber wir können hoffen, dass unsere Gedanken und unsere Bitte um Versöhnung erhört werden.

Übung

Die folgende Meditation steht als Beispiel für viele hilfreiche meditative Wege, um Schuld zu bewältigen, wenn eine reale Zusammenkunft der Betroffenen ausgeschlossen ist. Bitte geben Sie nach jedem Punkt dem Betroffenen Zeit, das Bild zu entwickeln.

Kleine Meditation *Bitte um Vergebung der Schuld*

- Schließen Sie bitte die Augen.
- Sie sind nicht allein!
- Sagen Sie jederzeit, wenn Sie die Meditation unterbrechen oder beenden wollen.
- Das *Wort* für die Vergebung der Schuld heißt *„Bitte!“*.
- Nehmen Sie sich die Zeit und Ruhe, in sich hinein zu lauschen.
- Stellen Sie sich vor, Sie sind in einer großen Schlucht, umgeben von hohen grauen Felsen.
- Die Felsen sind so hoch, dass Sie den Himmel nicht sehen können.
- Sie haben keine Angst, aber Sie spüren Ihre Anspannung.
- Sie ahnen, dass am Ende der Schlucht ein Ausgang sein muss.
- Sie können das Ende der Schlucht aber nicht sehen.
- Sie setzen sich auf einen Felsbrocken und besinnen sich auf den Moment, in dem Sie schuldig geworden sind.

- Was war da um Sie herum? Sie hören wieder die Geräusche von damals.
- Sie sehen wieder das Licht von damals und nehmen Menschen, Gegenstände war.
- Welche Personen waren um Sie herum? Wo waren Sie selber?
- Wurde gesprochen? Sie hören einzelne Wörter, ganze Sätze.
- Sie sehen die Gesichtsmimik Ihres Gegenübers, seine Gesten.
- Erinnern Sie sich noch an Ihre Gefühle von damals? Was haben Sie gefühlt?
- Welche Wörter, welche Gesten haben Sie verwendet?
- Halten Sie bitte kurz inne, als würden Sie einen Film anhalten.
- Betrachten Sie die Szene!
- Gibt es irgend etwas, das Sie gerne wieder rückgängig machen würden?
- Trauen Sie sich, dies den beteiligten Menschen jetzt zu sagen!
- Schauen Sie dem betreffenden Menschen ins Gesicht.
- Versuchen Sie ihnen alles zu sagen, was Sie ändern möchten.
- Das Bild der vergangenen Szene wird langsam blasser und blasser.
- Sie sitzen auf einem Felsbrocken in der großen Schlucht.
- Sie fühlen sich matt und erschöpft, haben aber die Kraft sich langsam zu erheben.
- Sie gehen in die Mitte der Schlucht.
- Sie haben die ganze Schlucht für sich alleine.
- Versuchen Sie jetzt an die Menschen zu denken, an denen Sie schuldig geworden sind.
- Sie haben alle Freiheit, jetzt um Vergebung Ihrer Schuld zu bitten.
- Schreien oder rufen Sie, so laut Sie mögen. Es kann auch nur das eine Wort sein: *„Bitte!"*
- Horchen Sie in die Schlucht hinein.
- Wandern Sie langsam durch diese Schlucht. Nehmen Sie sich Zeit.
- Wenn ein belastender Gedanke vor Ihnen auftaucht, wiederholen Sie ruhig: *„Ich bitte um Verzeihung!"*.
- Schauen Sie nach oben, entdecken Sie ein Stück des Himmels über der Schlucht.
- Wandern Sie langsam bis zum Ende der Schlucht.
- Setzen Sie sich auf einen Felsbrocken.
- Und wenn Sie mögen, sagen Sie *„Danke!"*.

Durch die Begegnung mit unserer eigenen Schuld werden wir nicht zu Unschuldigen oder *Heiligen*. Durch den Mut, unserer eigenen Schuld begegnen zu können, werden wir zu *Menschen*. Wenn wir in uns das Vertrauen suchen, dieser Schuld zu begegnen, haben wir die Chance, um Versöhnung zu bitten.
Nicht immer ist für uns der Weg durch die *Schlucht*, die Verarbeitung unserer Schuld, einfach zu finden. Das Ende der Schlucht oder das Himmelslicht über uns können wir nicht immer erkennen. Aber mit jedem *„Ich bitte um Verzeihung!"* sind wir dem Ausgang aus der Schlucht und dem Blick in den Himmel ein Stück näher gekommen. Dabei kann keiner wissen, wie häufig ein Mensch um Verzeihung bitten wird, bis er diesen Punkt auf seinem Weg erreicht. Jeder Weg, auch der der Schuldbewältigung, ist ein sehr individueller Weg und ist Teil unseres gesamten Lebensweges.

Gehen wir eigentlich ganz alleine durch diese Schlucht? Woher nehmen wir die Kraft und den Mut diesen Weg auf uns zu nehmen? Vielleicht ist es das vertrauensvolle Wissen, dass über der Schlucht ein Himmel und am Ende der Schlucht ein Ausgang sein wird. Neben diesem vertrauensvollen Wissen steht die Hoffnung, dass jeder von uns den Himmel erblicken und das Ende der Schlucht erlangen kann. Dieses vertrauensvolle Wissen und diese Hoffnung bilden die Basis für einen ganz persönlichen Glauben. Einen Glauben, dass die Erlösung von der seelischen Not möglich ist.

Diese Meditation ist nicht geeignet als Beschäftigung, Unterhaltung oder Spiel. Auch kann sie nicht permanent angewendet werden, da sie seelisch und damit auch physisch erschöpfen kann. Der Begleiter, der diese Meditation anbieten möchte, sollte zunächst in einem Gespräch mit einem professionellen Begleiter erörtern, welche Gründe es für den Einsatz der Meditation gibt, in welcher seelischen und körperlichen, aber auch geistigen Verfassung der Betroffene sich befindet. Für Betroffene mit Halluzinationen, Demenz oder bei denen ein Verdacht auf eine psychische Erkrankung vorliegt ist die Meditation ungeeignet und ggf. sogar gefährlich.
Bieten Sie niemals die Meditation als „Ich kenne da einen Weg, wie Sie Ihre Schuldgefühle loswerden" an. Die Meditation kann immer nur ein sensibles Angebot für Betroffene bedeuten. Als Begleiter sollten Sie sich bereits vor der Meditation darauf vorbereiten, welche Gefühlswahrnehmungen entstehen können und wie man diesen hilfreich begegnen kann. Es gilt nicht, dem Betroffenen seine Last abzunehmen, jedoch sollte vom Begleiter erkannt werden, wenn die Meditation den Betroffenen zu sehr seelisch aufwühlt, so dass es z.B. zu starken Angstzuständen kommt. Wichtig ist, dass Sie immer wieder die Bindung zur Jetztzeit hörbar machen: „Sie sind nicht allein!".

Wenn Sie sich in der seelischen Einschätzung des Betroffenen unsicher fühlen, so ist diese Meditation für Sie nicht der richtige Ansatz einer Begleitung. Seien Sie getrost, es wird für den Betroffenen – auch ohne diese Meditation – einen guten Weg geben, mit seinen Schuldgefühlen zu leben und zu sterben.

Menschen, die wir aus den Augen verloren haben, neu begegnen können

Wie können wir eine Wiederbegegnung nach Jahren des Schweigens gestalten? Das Schweigen betrifft Menschen, die sich eine lange Zeit nicht begegnet sind, aber auch beispielsweise Familienmitglieder, die trotz der zeitweisen Begegnungen, z.B. auf Familienfesten, keine Möglichkeit fanden, miteinander über jene Themen zu sprechen, die ihnen nun vielleicht wichtig geworden sind.

Es ist nicht ganz einfach einem Menschen zu begegnen, den man lange Zeit aus den Augen verloren hat. Wie ist sein Leben seit der letzten Begegnung verlaufen? Wird er sich noch an mich erinnern? Hat er noch Interesse an einer Begegnung mit mir? Ist ihm eine bestimmte Situation, die mir so wichtig war, noch in seinem Gedächtnis, ihm vielleicht auch wichtig? Wie kann man so eine Begegnung überhaupt erbitten, beginnen?
Eine schöne Möglichkeit ist es, wenn man eine Einladung zu einer gemeinsamen Unternehmung mit Hilfe der Post versendet. Eine Postkarte oder ein kleiner Brief gibt dem anderen die Gelegenheit, in aller Ruhe auf die Einladung zu reagieren. Als Begleiter können wir beispielsweise eine Auswahl von schönen Post- oder farbigen Briefkarten sowie unsere Hilfe beim Schreiben anbieten.

Einige Tipps für eine erste Begegnung

Es ist einfacher, wenn die Begegnung zunächst zeitlich begrenzt ist.

- Ein wiederholtes Treffen und die Vorfreude darauf ist manchmal schöner, als sich bei einer Begegnung restlos zu verausgaben.
- Um eine seelisch belastende Wartezeit zu vermeiden, ist es besser einen nahen Termin der Begegnung vorzuschlagen.
- Die Zeit der Begegnung sollte in den Zeitraum fallen, in dem der Betroffene sich normalerweise am kräftigsten fühlt.
- Eine Begegnung ist zwangloser, wenn man sich auf *neutralem* Boden trifft, also nicht daheim, vielmehr besser einen kleinen Ausflug macht.

- Wenn man unsicher ist, ob man sich überhaupt noch etwas zu sagen hat, ist es besonders schön, wenn man das Treffen mit einer Unternehmung verbindet, wie einem kleinen Konzert, einem Besuch im Theater, Museum oder Tierpark, usw.
- Wenn der Betroffene Hilfe benötigt, ist ein kleiner gemeinsamer Spaziergang angenehm, bei dem z.B. während einer Pause auf Parkbänken, die Begleitung des Betroffenen sich auch einmal dezent entfernen kann.
- Wenn der Betroffene sein Heim nicht verlassen kann, ist es aber auch möglich spielerisch die Einladung so zu formulieren, als würde sein Besucher und er sich z.B. in einem Café treffen. Mit ein bisschen Hilfe und Lust am Spiel kann man mit einfachen Mitteln auch daheim eine Kaffeehaus-Atmosphäre basteln. Die veränderten Räumlichkeiten können dem Betroffenen und seinem Gast über eine mögliche anfängliche Befangenheit hinweghelfen. Und wenn jeder am Rollenspiel Gefallen findet, dann gibt es bestimmt viel zu lachen.
- Je phantasievoller eine Einladung zu einer gemeinsamen Begegnung ist, umso größer die Neugierde des Besuchers, und umso weniger groß sind möglicherweise die Bedenken bzgl. dieser Wiederbegegnung.

Vor einer Wiederbegegnung stehen eigene Wünsche und Erwartungen an das Treffen, die Vorfreude, aber auch Bedenken und Furcht, wie die Begegnung sich entwickeln wird. Als Begleiter haben wir die Möglichkeit, in der Zeit des Wartens auf die Begegnung dem Betroffenen unser Ohr zu *leihen*. Manchem Betroffenen hilft es, wenn er wiederholt Variationen einer möglichen Wiederbegegnungsszenerie durchspielen kann.

Das Abschiednehmen im Ordnen der persönlichen Dinge

Was machen wir, wenn wir auf eine Reise gehen? Wir planen, was wir mitnehmen, was wir zurücklassen, wer von unseren Freunden sich um das Haustier oder die Pflanzen kümmern soll. Wir schauen noch einmal nach, ob auch unsere persönlichen Dinge geordnet sind, ob wir Geld, den Pass und die Tickets für die Reise bereitgelegt haben. Das Ordnen unserer persönlichen Dinge ist eine wichtige Vorbereitung für den nächsten Schritt, den wir machen möchten. Wir bereiten uns im Ordnen unseres Lebensraumes auch seelisch auf die Reise und den Aufenthalt an dem anderen Ort vor. Wir entscheiden uns, was wir in der Zukunft benötigen und welche Dinge wir zurücklassen können, wen wir umsorgt haben möchten und was wir benötigen, damit wir uns selber umsorgt fühlen. Das Beschäftigen mit dem Ordnen unserer persönlichen Dinge ist ein wichtiger Schritt für die Zukunft, denn es bedeutet auch, in den vielen kleinen Entscheidungen Vergangenes im Guten, wenn auch nicht immer leicht zurückzulassen, verabschieden zu können, und sich dadurch für den weiteren Weg auch seelisch Erleichterung zu verschaffen.

Das Ordnen von persönlichen Dingen ist Teil des Lebens. Aber gerade in Zeiten der Krankheit, von persönlichen Krisen und insbesondere in der letzten Lebensphase erlangt die Beschäftigung mit persönlichen Dingen für viele Menschen eine große Bedeutung. Als Sterbebegleiter können wir die Betroffenen nur ermutigen, sich ihren persönlichen Dingen zu widmen, denn es ist eine Hilfe im Abschiednehmen. „Aber Mutter, für ein Testament ist es doch noch viel zu früh. Dir geht es doch zur Zeit wieder ganz gut." Es ist wichtig, dass die Angehörigen wissen, dass das Ordnen seiner persönlichen Dinge einer von vielen Schritten auf dem Weg der Akzeptanz des Sterbens bedeutet. Es wäre gut, wenn alle Beteiligten den Betroffenen in seinen Wünschen unterstützen würden. Versuchen Sie ihm Vertrauen und Unterstützung in seinem Handeln zu vermitteln[17].

Es gibt unterschiedliche Motive, um mit dem Ordnen seiner persönlichen Dinge zu beginnen:

- Vorsorge treffen für den Fall einer akuten Verschlechterung
- Ausdruck von Ängsten, durch eine mitgeteilte Diagnose oder durch eine aktuelle gesundheitliche Verschlechterung
- Fürsorge für die Familie und nahestehende Menschen, Tiere usw. (z.B. Testament)
- Fürsorge für die eigene Person (ärztliche Versorgung, Pflege, Betreuung, Bestattung)
- Fürsorge im Alltag: Umgang mit Verträgen und wirtschaftlichen Werten (z.B. Umschreiben von Mietverträgen, Krediten, Versicherungen, Hausbesitz, Bankkonto und Sparguthaben, usw.)
- Als Erinnerung an besondere menschliche Beziehungen, persönliche Geschenke und Andenken weitergeben wollen

Die größten Sorgen machen sich Betroffene, wie ihre Angehörigen weiterleben können, wenn sie selber einmal gestorben sind. Nicht nur finanzielle Probleme entstehen, vielmehr steht hierbei auch die soziale und emotionale Fürsorge im Vordergrund. Gerade wenn Elternteile schwer erkrankt sind und ihrem Sterben entgegensehen müssen, ist die Sorge um ihre Kinder ein wichtiges Thema in der Sterbebegleitung. Oft bestehen

[17] In der Begleitung von Menschen mit einer Demenz sind diese Handlungen in der Regel anders zu bewerten und werden v.a. von den langjährig begleitenden Angehörigen besonders gut verstanden.

die Kontakte zu den Pateneltern der Kinder nur noch sporadisch. Die durch private Interessen oder die Arbeitsmarktsituation bedingte Dezentralisierung von Verwandtschaft und Freundeskreisen, verursacht häufig die Entfremdung zwischen Pateneltern und Patenkindern. Wenn dann ein Elternteil erkrankt, sind es oft eher nahe Freunde im unmittelbaren Lebensumkreis, die sich den Kindern verstärkt zuwenden. Für die betroffenen Eltern ist es sehr wichtig, in dieser Zeit verbindliche Beziehungen zu erleben. So wie man sich auf einen Verwandten, die Großeltern oder auch die Pateneltern verlassen würde, so sind Freunde, die sich jetzt der Kinder verlässlich annehmen, wichtig. Ein Sterbebegleiter kann diese begleitenden Freunde ermutigen, sich als verlässliche Partner anzubieten. Es gilt hier, dem kranken Elternteil, aber auch dem begleitenden Elternteil zu versichern: „Ich bin für eure Kinder da. Ihr könnt sie mir anvertrauen, damit ihr für euch Zeit habt." Auch sollte später der trauernde Elternteil nicht alleine dastehen. Versuchen Sie behutsam in diese Entscheidungsprozesse die Kinder mit einzubeziehen. Die Zuneigung von Kindern zu der einen oder anderen Person sollte soweit es geht berücksichtigt werden. Günstig ist es auch, den *Paten* frühzeitig in die durch die Krankheit neu entstandene Familiensituation mit einzubeziehen. Motivieren Sie die beteiligten Erwachsenen zu Gesprächen, in denen sie versuchen, ihre Vorstellungen und Wünsche in Bezug auf die Gestaltung des gegenwärtigen und zukünftigen Alltags zu formulieren. Beziehen Sie immer wieder den erkrankten Elternteil in die Überlegungen mit ein, aber versuchen Sie auch Rücksicht darauf zu nehmen, wenn er sich auf Grund körperlicher und seelischer Erschöpfung aus dem Verantwortungsbereich mehr und mehr herausnimmt. Es wird zum einen für den kranken Elternteil nicht einfach sein zu sehen, wie die Menschen um ihn herum mehr und mehr auch ohne ihn das Leben zu meistern lernen. Auf der anderen Seite kann gerade daraus für ihn eine zusätzliche Hilfe bei der Loslösung entstehen.

In der Sterbebegleitung können wir Betroffene seelisch, aber auch durch die Vermittlung von sachkundiger Information beim Ordnen ihrer persönlichen Dinge unterstützen. Nicht wir Sterbebegleiter sind die Experten für die Testamentverfassung u.a., aber wir haben die Möglichkeit, den Betroffenen und seine Angehörigen auf fachkundige Berater aufmerksam zu machen. Oft können auch Hospizvereine Rat geben, bei welchen Stellen in Ihrer Region man welche spezielle Beratung erhält. Unterstützen Sie den Betroffenen, dass er sich mindestens zwei verschiedene Berater anhört, bevor er sich entscheidet. Dies kostet ihn mehr Kraft und Geduld, aber nur so können eventuelle Fehlinformationen und ungünstige Entscheidungen vermieden werden.

Wenn wir unsere persönlichen Dinge zu ordnen beginnen, entdecken wir oft liebgewonnene Gegenstände, die wir gerne anderen Menschen ver-

machen möchten. Aber auch finanzielle oder materielle Werte wollen wir uns nahe stehenden Menschen oder vielleicht auch karitativen Verbänden zukommen lassen. Vom Gesetzgeber ist eine Erbverteilung vorgegeben, wonach dem Lebenspartner und den Kindern ein bestimmter Pflichtteil zusteht. Darüber hinaus aber kann der Betroffene jederzeit ein Testament aufsetzen, in dem er seine Vorstellungen formuliert. Dieses Testament sollte möglichst handschriftlich verfasst werden und mit Ort, Datum und Unterschrift versehen an einer auffindbaren Stelle abgelegt werden. Vielleicht möchte auch der Betroffene ihm nahe stehende Menschen über den Ort, wo das Testament abgelegt ist, informieren. Wenn der Betroffene nicht in der Lage ist das Testament mit der Hand zu verfassen, kann dieses auch im Diktat per Maschine geschrieben werden. Orts- und Datumsangabe sowie Unterschrift dürfen nicht fehlen. Diese Angaben müssen durch die Unterschrift von zwei Zeugen bestätigt werden. Noch sicherer ist ein Testament, das ein Notar überprüft hat und verwahrt.
Bestehen größere wirtschaftliche Werte, oder stellt sich der Betroffene eine außergewöhnliche Verteilung seines Erbes vor, dann ist es in jedem Fall gut, sich durch einen Notar beraten zu lassen und ihm die Aufsetzung des Testamentes zu überlassen. Es ist durchaus auch möglich, dass der Notar einen Hausbesuch macht bzw. den Betroffenen in der Klinik aufsucht.

Jeder von uns hat wohl einige sehr persönliche Dinge, die wir hier unseren ganz *persönlichen Schatz* nennen wollen. Dieser *persönliche Schatz* besteht oft aus Briefen oder den Eintragungen in einem Tagebuch. Da gerade schriftlich niedergelegte Gedanken und Gefühle, wie in Briefen und Tagebüchern, unser ungeschütztes *Sein* wiedergeben, sollten wir als Sterbebegleiter den Betroffenen auch motivieren darüber nachzudenken, was mit diesen Schriftstücken geschehen soll. Diese Gespräche bedürfen ein großes Einfühlungsvermögen, um dem Betroffenen zu zeigen, dass Sie als Sterbebegleiter nicht am Inhalt, wohl aber an dem Schutz der Intimität seiner niedergeschriebenen Gedanken interessiert sind. Machen Sie ihm Mut, in Ruhe darüber nachzudenken, wem er diese Schriftstücke später zum Lesen geben möchte, ob sie verschlossen aufgehoben werden sollen oder ob sie beispielsweise bei seiner Bestattung im Rahmen eines Rituals mit ihm gehen sollen.

Oft möchten Menschen in ihrer letzten Lebensphase ihren Angehörigen, Freunden und Begleitern ein persönliches, nicht notwendigerweise wertvolles Andenken als Abschiedsgeschenk und Erinnerung an den gemeinsamen Weg übergeben. Dies können Gegenstände sein, die diese Menschen miteinander verbinden, sie an besondere Momente des Zusammenseins erinnern oder aber auch für den Empfänger einen persönlichen Wert besitzen. Sterbebegleiter kommen manchmal in die Verlegenheit, dass sie ein Geschenk von dem Sterbenden als Dank für ihre Begleitung erhalten. Dieses Geschenk kann einen beträchtlichen finanziellen Wert darstellen oder für die Familie des Betroffenen ein persönliches Andenken bedeuten. Nimmt der Sterbebegleiter ein Geschenk an, so kann es manchmal zu unschönen Auseinandersetzungen mit der Familie um eben dieses Geschenk kommen. Lehnt er das Geschenk ab, so wird er den Schenkenden enttäuschen, ihm die Gelegenheit zum Dank verwehren und die vertrauensvolle Beziehung möglicherweise gefährden. Gute Erfahrungen haben Sterbebegleiter gemacht, wenn sie stattdessen dem Betroffenen wahrhaftig erklären können, dass bereits die Begegnung mit ihm ein Geschenk ist. Als Erinnerung an Ihrer beider Begegnung würden Sie sich über ein Foto sehr freuen. Wenn er damit einverstanden ist, bitten Sie ihn um ein bereits vorhandenes Foto von ihm oder fragen Sie ihn, ob es ihm recht ist, wenn Sie ihn fotografieren oder ein Foto von ihnen gemeinsam machen lassen.

Das Ordnen persönlicher Dinge umfasst auch die Person des Betroffenen selber. Wir können ihn als Kranken- und Sterbebegleiter frühzeitig auf Hilfen hinweisen, die ihn in seiner Fürsorge um sein Leben und Sterben unterstützen. Neben dem Betreuungsrecht und der Patientenverfügung, sind es vor allem die ausführlichen Gespräche mit den Angehörigen und ihm nahe stehenden Menschen. Informationen durch eben diese Vertrauenspersonen, erlauben es dem Arzt im Notfall, dem Willen und den Bedürfnissen des Betroffenen entsprechend zu handeln (s. *Betreuungsrecht und Patientenverfügung*).

Gerade ältere Menschen lassen sich frühzeitig in einem Bestattungsunternehmen beraten und entwickeln ihre persönlichen Vorstellungen, wie sie bestattet werden wollen. Viele haben bereits einen Vertrag mit einem Unternehmen abgeschlossen, oft aus der Fürsorge ihren Verwandten gegenüber, die sie nicht mit der Zahlung der Bestattung belasten wollen. Familien, die das Sterben als einen Teil des Lebens für sich entdecken konnten, werden in Gesprächen ihre Vorstellungen zusammentragen. Wenn die Trauerfeier und die Bestattung als eine Feierlichkeit eines sehr bedeutsamen Überganges am Ende des Leben eines Menschen erlebt wird, dann werden alle Beteiligten, getragen von ihren Gefühlen füreinander, diese Feierlichkeit gemeinsam vorbereiten wollen. Es gilt auch hier sensibel und einfühlsam die Bedürfnisse aller Beteiligten zu erfassen und unterstützen zu helfen. Versuchen Sie von dem Bild des *Übergangs vom Leben in den Tod*, das der Betroffene und seine Familie entwickeln, auszugehen und planen Sie dann gemeinsam mit ihnen einen Ablauf der Feierlichkeit, in der dieses Thema immer wieder auftaucht und alle Beteiligten (durch Lesungen, Lieder, Musik, usw.) mit eingebunden sind. Ermutigen Sie auch den Pfarrer, der die Trauerfeier begleiten wird, frühzeitig an der Gestaltung mitzuwirken. Wenn es eine kirchlich ungebundene Trauerfeier werden soll, fragen Sie beim Friedhofsamt an, ob ihre Vorstellungen von der Trauerfeierlichkeit realisierbar sind. In der Mitgestaltung der Feierlichkeit wird allen Beteiligten erlebbar, dass der Betroffene seinen Körper, aber nicht uns verlassen wird. Er wird mit uns und unter uns an diesen Feierlichkeiten, die auch durch sein Mittun leben, teilnehmen.

Traditionelle Rituale als Hilfe in der Abschiedsgestaltung

Traditionen entstehen und werden gebildet innerhalb einer starken und engen sozialen Gruppe, wie beispielsweise der Familie und der sozialen Gemeinschaften. Traditionen sind Teilformen von Ritualen, die aus der sozialen Bindung von Lebensgemeinschaften entstehen und ihrem Schutz dienen. Sie geben der Gruppe Halt und leiten sie in schwierigen Situationen. Rituelles Verhalten ist eine ganz ursprüngliche Art der Kommunikation. Wir setzen heute Rituale ein, wo der Mensch seelisch besonders gefordert ist. Rituale helfen uns, die Übergänge in unserem Leben zu meistern: Wenn ein Kind geboren wird, bei der Namensgebung, der Reife des jungen Menschen, der Partnerbindung bis hin zum Übergang vom Leben in den Tod. Der Aufbau von Ritualen wird verglichen mit denen von Dramen. Wie auch das Theater, versuchen Rituale den Menschen *betroffen zu machen*, ihn in seinem Sein *zu berühren*. Rituale wollen den Menschen auffordern, sich emotionell zu beteiligen und als Akteur Teil des Ritus zu werden. Trauerrituale werden v.a. dann erfolgreich für die Abschiedsgestaltung, die Trauerarbeit gelebt, wenn wir selber nicht nur distanzierter Zuschauer bleiben, vielmehr uns vom Geschehen emotional ansprechen lassen und selber zum Akteur werden. Rituell eingebundene Abschiedsgestaltung bedeutet darüber hinaus immer auch mitfühlende Geborgenheit durch die soziale Gemeinschaft, die den Trauernden trauern lässt, ihn aber aus seiner Vereinsamung heraushol. Durch das gemeinsame Erleben einer rituellen Handlung entsteht eine besondere soziale Bindung zwischen den am Ritus Beteiligten. Das rituelle Trauerverhalten besitzt seine Wurzeln in alten Gruppentraditionen. Die Teilnehmer an Trauerzeremonien sind nicht notwendigerweise im einfachen Sinn des Wortes *traurig*, vielmehr nehmen sie im Rahmen der gemeinschaftlichen Tradition an den Handlungen teil und zeigen durch ihre Teilnahme ihre Sympathie für die Hinterbliebenen. Gemeinschaftliche Trauerrituale, wie beispielsweise die Trauerfeiern oder Beerdigungen, unterstützen die sozialen Bindungen und bekräftigen den Zusammenschluss der Hinterbliebenen (s.a. Otterstedt, 2001).

Bei allen Ritualen, auch besonders bei jenen, die im Folgenden beschrieben werden, ist es gut, wenn wir uns jederzeit vergegenwärtigen, für wen diese Zeremonie gestaltet wird. Lassen wir den Betroffenen, seine Angehörigen und Freunde nicht außen vor, integrieren wir sie, nehmen wir sie in unsere Mitte. Wenn wir ein Bett nicht verschieben können, dann *verschieben* wir uns. Lassen Sie uns flexibel sein. Es kommt nicht so sehr auf das Äußere an, vielmehr darauf, dass die Gemeinschaft mit allen Beteiligten die rituelle Handlung trägt.

Fürbitten als Begleitung

Jeder gute Gedanke *für* einen Menschen ist eine *Fürbitte*. Ein Gedanke, der gemeinsam mit anderen Menschen ausgesprochen wird, besitzt die Kraft und die Geborgenheit der Gemeinschaft. Religiöse Glaubensgemeinschaften haben diese gemeinsame Kraft erlebt und die *Fürbitten* als Teil ihrer Feiern aufgenommen. *Fürbitten* sind jedoch nicht religiösen Glaubensgemeinschaften vorbehalten, vielmehr jeder Einzelne und jede Gemeinschaft kann einen Raum *für* eine aufrichtige *Bitte* schaffen. Auch können wir andere darum bitten eine *Fürbitte* für einen bestimmten Menschen auszusprechen.

Eine schöne Idee ist es, jene Menschen, die für das Leben des Betroffenen und seiner Familie wichtig sind, einzuladen eine Fürbitte zu senden. Vielleicht erklären Sie durch einen Brief: Da es nicht allen Verwandten, Freunden, Bekannten und Arbeitskollegen möglich ist, die Familie zu besuchen, wäre es schön, wenn sie auf diesem Wege einen Gedanken senden. Sie können beispielsweise darum bitten, dass die Gedanken auf einen dem Brief beiliegenden Stern (etwa 10 cm groß und aus schönem gelben Karton von Ihnen bereits vorbereitet) geschrieben werden. Berichten Sie auch in dem Anschreiben, dass die Sterne als Girlande im Zimmer des Betroffenen eine *Milchstraße* bilden und Sie die Fürbitten immer wieder einmal vorlesen werden. Alternativ können Sie natürlich auch die Sterne auf einem schönen Teller für den Betroffenen sichtbar präsentieren.

Fürbitten zeigen Sympathie und Solidarität mit den Menschen, die die Kraft und Geborgenheit durch die Gemeinschaft in dieser Zeit besonders stark

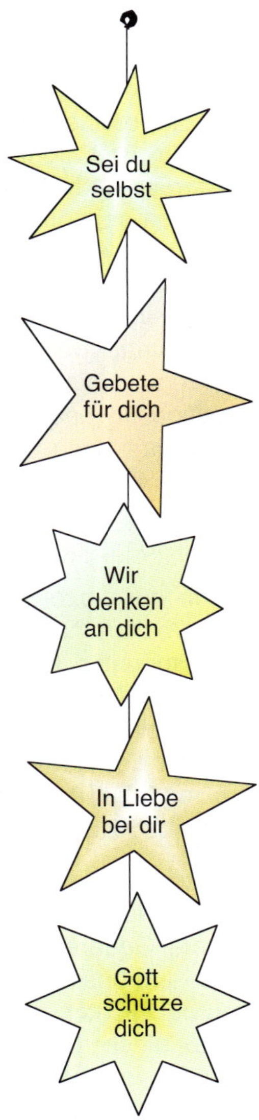

Abb. 109

benötigen. Um die Gemeinschaft spüren zu können, ist es schön, wenn einer aus der Gemeinschaft die Fürbitten einzeln vorträgt und die übrigen Mitglieder der Gemeinschaft den Gedanken der Fürbitte beispielsweise mit *Amen* oder *Wir bitten darum!* oder *Herr wir bitten dich!* bekräftigen. Lassen Sie sich für jede Fürbitte Zeit, damit ihr Sinn und Gedanke von der Gemeinschaft in Ruhe aufgenommen werden kann.

Vielleicht aber möchten Sie auch die Gemeinschaft noch stärker mit einbeziehen. Stellen Sie auf einem Tisch viele Teelichter bereit. Zünden Sie eines der Lichter an und legen Sie ein langes Streichholz oder ähnliches zum Weiterreichen der Flamme auf den Tisch. Die Stühle für die Gemeinschaft können beispielsweise um den Tisch platziert werden. Wollen Sie den Betroffenen in die Gruppe integrieren, so ist dies im Rollstuhl oder auch im Bett möglich. Ein Betroffener, der noch im Alltag steht, sollte am besten in der Nähe der Kerzen platziert, aber unbedingt noch in die Gruppe integriert sein. In dieser Lebensphase werden die Fürbitten ihren thematischen Schwerpunkt in dem Annehmen der Krankheit, in der Unterstützung durch die Gemeinschaft, u.a. bestehen. Befindet sich der Betroffene bereits in der Sterbephase, so werden es Themen sein, wie Abschied vom Alltag, von Angehörigen und Freunden, vom Leben sowie der weitere Weg. In dieser Situation sollte der Patient auch entsprechend seiner Position im Leben positioniert werden: Kontakt zur Gemeinschaft, aber auch eine Seite frei für den Übergang vom Leben in den Tod. Dabei ist es vorteilhaft, wenn der Betroffene zur einen Seite Kontakt zu seinen Begleitern hat, zum anderen aber auch die Wärme der Lichter spüren kann – ohne dass diese auf ihn bedrohlich wirken.

Wenn die einzelnen Mitglieder der Gemeinschaft nicht eigene Fürbitten vorformuliert haben, verteilen Sie an diejenigen, die eine Fürbitte sprechen möchten kleine Zettel bzw. Sterne mit den Fürbitten. Und nehmen Sie sich wieder alle Ruhe und Zeit, wenn Sie nach und nach zum Tisch treten, ein neues Licht anzünden, die Fürbitte vorlesen und sie durch die Antwort der Gemeinschaft bekräftigen. Vielleicht begleiten Sie die Fürbitten mit leiser Musik oder singen ein bekanntes Lied zur Begleitung bzw. zum Abschluss.

Wir können auch auf einem unserer vielen Wege durch die Stadt einmal in eine der Kirchen treten, auf einer der Bänke zur Ruhe kommen und unsere Gedanken schweifen lassen. In den katholischen Kirchen hat jeder – unabhängig von seiner Glaubensausrichtung – die Möglichkeit, eines der Lichter, die vor einem kleinen Altar aufgereiht sind, anzuzünden. Jedes dieser Lichter meint ein Gebet, einen Gedanken oder eine Fürbitte für einen anderen Menschen.
Wenn wir eingebunden in unseren christlichen Glauben leben, werden wir die Fürbitten auch gerne religiös gestalten wollen. Wir erinnern uns an

das Leiden von Jesus Christus, und in dem Gedenken an sein Leid fühlen wir Sympathie und Geborgenheit. Die Überwindung seines Leids im Tod gibt uns Hoffnung für unser Leben und unser Sterben. Fürbitten können für uns Hilferufe sein, in Zeiten des Glaubens und in Zeiten, in dem unser Glaube durch Zweifel geprüft wird. Die Fürbitte setzt nicht einen unabdingbaren Glauben voraus. Die Fürbitte kann auch als Frage gestellt werden, eine Frage nach Glauben, transzendenter Stärke, Hoffnung und Liebe. Und wie bei jedem Dialog, können wir auf unsere Frage nur im sensiblen, wahrhaftig interessierten Hinhorchen Antworten wahrnehmen.

Der Wortlaut einer Fürbitte kann frei gestaltet werden oder sich auch an einer geeigneten Bibelstelle orientieren. Wir erinnern uns an das Leben Jesus Christus und bitten um seine Anteilnahme an unserem Leben, unserem Leid, um seine *Solidarität* mit uns. Wir bitten darum, mit Jesus eine Gemeinschaft bilden zu können, die Kraft dieser Gemeinschaft zu spüren. In Gemeinschaft mit Jesu meint aber auch, in Gemeinschaft mit den anderen Menschen, mit unseren Nächsten, so wie es Jesus vorlebte.

Jesus Christus,

Du hast Leid erlebt und bist uns daher auch in unserem Leid nahe.
Wir bitten dich, Herr, schenke .... (Name) Kraft und Mut,
sein/ihr Leben in der Krankheit, in Geduld
und mit einem Körnchen Freude zu tragen.
Schenke deine Liebe allen Menschen,
die Momente der Einsamkeit erleben,
jenen, die an ihrem Leben leiden,
jenen, die ohne Hoffnung sind
und jenen, die Menschen in Not begleiten.
Amen.

Entwicklung persönlicher Riten

Jede Familie hat auch die Möglichkeit eigene Abschiedsrituale zu entwickeln. Vielleicht haben Sie bereits für den alltäglichen Abschied an der Haustür ein kleines Ritual, das Sie bisher noch gar nicht so bewusst als solches erkannt haben. Das täglich gleiche Verhalten entwickelt sich nicht allein aus einer Art Bequemlichkeit. Wir würden etwas vermissen, wenn sich der tägliche Ablauf verändern würde. Das Eingeübte gibt uns Sicherheit und Geborgenheit. Jeder weiß, was er in welchem Moment zu tun hat.

Wenn aber jemand aus der Familie schwer erkrankt, verändert sich nicht nur für ihn der Alltag, sondern für die ganze Familie. Eingeübte Rituale sind oft nicht mehr aufrecht zu erhalten. Die Sicherheit des alltäglichen

Ablaufs wird bedroht. Das Gefühl der Geborgenheit muss dann auf anderen Ebenen gesucht werden. Je mehr wir unsere Phantasie und schöpferische Kraft spielen lassen, je besser werden wir mit fremden und unvorhergesehenen Situationen leben können.

Wenn wir persönliche Rituale entwickeln wollen, dann sind zwei Aspekte wichtig: Zum einen versuchen wir, uns darauf zu besinnen, was wir als Familie als Basis unseres Zusammengehörigkeitsgefühls erleben. Zum anderen orientieren wir uns an einem bestimmten dramaturgischen Ablauf, dem auch die gewachsenen traditionellen Rituale folgen. Dieser Ablauf unterstützt unsere emotionellen Bedürfnisse und fördert somit auch das Gefühl der Geborgenheit und der Solidarität.
Was könnte die Basis der Familie in den letzten Jahren gewesen sein? Das ist manchmal gar nicht so einfach herauszufinden. Oft scheint man einfach so miteinander zu leben. Aber fragen Sie sich einmal gemeinsam, ob Sie vielleicht ein gleiches Hobby hatten oder welche Unternehmungen Sie gemeinsam gemacht haben? Manche Familien finden im religiösen Glauben eine gemeinsame Basis, andere haben über Jahre hinweg ein gemeinsames *Projekt* (z.B. das eigene Haus bauen) oder leben die Gemeinschaft in einer Freizeitaktivität (z.B. Reittuniere). In einigen Familien ist eine bestimmte Mahlzeit am Tag ein wichtiger Treffpunkt: z.B. das Tee-Trinken am Nachmittag. Das Essen wird zelebriert und die wichtigen Themen des Lebens werden besprochen. Es gibt viele, sehr familienspezifische Situationen, in denen sich Gemeinsamkeiten ausdrücken. Wenn man diese Gemeinsamkeiten als Basis eines persönlichen Rituals nimmt, so beginnt das Abschiedsritual in vertrauter Umgebung.

Der Ablauf eines Rituals ist bestimmt durch eine Einleitung sowie die Darstellung der Vergangenheit und der Gegenwart mit ihren emotionellen Höhen und Tiefen (z.B. Lesung, Bildpräsentation (Dias)). Es folgt eine Reflexion, an welcher Stelle des Lebens man derzeit steht und welchem Übergang in welche Phase des Lebensweges im Ritual gedacht werden soll. Nach einer Zeit der Stille wird mit Hilfe einer symbolischen Handlung die vergangene Lebensphase verabschiedet (z.B. Pflanze, Blume von einer Schale mit Erde in eine andere umpflanzen). In einer weiteren Zeit der Stille haben wir Zeit, uns neu auf die Zukunft zu orientieren (z.B. durch Musik begleitet). Es werden Wünsche für die nächsten Schritte auf dem Lebensweg und darüber hinaus gesammelt. Mit diesen Fürbitten und einem Zeichen des gemeinschaftlichen Miteinanders (z.B. Luftballons mit Fürbitten in den Himmel entlassen, Papierschiffchen mit Fürbitten auf einem Fluss forttragen lassen, ein Lied gemeinsam singen) findet das Ritual sein Ende.
Die ersten Teile des Rituals ermöglichen es uns, im geschützten und geborgenen Raum unsere rückwärts gerichteten Gedanken und Gefühle zu

erleben, und uns von ihnen symbolisch zu verabschieden. Auf dem Höhepunkt vertrauen wir uns der Stille an. Wir versuchen unsere Ohren zu öffnen und in die Zukunft zu *hören*. Das Formulieren unserer Wünsche und die gemeinschaftliche Bestärkung wird uns Kraft schenken, um bedrängende Gefühle der Vergangenheit und Gegenwart loszulassen und Hoffnung für die Zukunft schöpfen zu können.

Zyklus für die Entwicklung persönlicher Riten

1. Einleitung
2. Darstellung der Vergangenheit und Gegenwart mit ihren emotionellen Höhen und Tiefen
3. Gedenken des Übergangs von einer Phase des Lebensweges in die nächste
4. Symbolisches Verabschieden der bedrängenden Gefühle der Vergangenheit und Gegenwart
5. Zeit der Stille und Neuorientierung in die Zukunft
6. Sammeln von Gedanken und Wünsche für die Zukunft
7. Zeichen des gemeinschaftlichen Miteinanders
8. Ausklang

Beispiel für die Gestaltung eines persönlichen Abschiedsritus

1. Gemeinsames Singen und Spielen eines Liedes bzw. Spielen von Musik von einem Tonträger.
2. Jeder schreibt im Vorfeld auf einen Zettel eine schöne und eine nicht so schöne, aber gut gemeisterte Begebenheit aus dem Leben der Familie (oder aus dem Leben des Betroffenen). Danach werden die Zettel neu verteilt und in Ruhe vorgelesen.
3. Die Familienmitglieder erinnern sich an die einzelnen Stationen und Übergänge im Leben des Betroffenen.
4. Nach einem Moment der Stille verabschieden sich alle symbolisch von den bedrängenden Gefühlen der Vergangenheit und Gegenwart; mit Hilfe einer symbolischen Handlung, die sich aus ihrem Leben, ihrer gemeinsamen Basis entwickeln lässt oder die durch eine der weiter unten vorgestellten Möglichkeiten angeregt wird.
5. Am Ort der symbolischen Handlung verharrt jeder für sich in einer Zeit der Stille und Neuorientierung. Dafür ist es notwendig, dass sich jeder warm, wohl und geborgen fühlt sowie ggf. eine Sitzmöglichkeit hat.
6. Mit der Neuorientierung entstehen Wünsche an die Zukunft. Diese kann man in Fürbitten sammeln (s.o.) und in der gemeinsamen Runde vor-

tragen. Nach jeder Fürbitte und einer kleinen Zeit der Stille spricht die Gemeinschaft zur Bekräftigung das *Amen* o.ä.

7. Als Zeichen der Gemeinschaft können sich alle umarmen oder ein anderes Zeichen der Nächstenliebe (z.B. die Hand reichen) geben.
8. Zum Ausklang ist es schön, erneut ein Lied zu singen bzw. von einem Tonträger spielen zu lassen.

Einige Themen und Bilder, die zu persönlichen Riten anregen möchten, werden im Folgenden vorgestellt. Sie sind auch für eine kleine Meditation während eines Ausfluges oder einer Mußestunde geeignet.

Das Licht

Auch ein kleines Kerzenlicht ist über eine weite Distanz hinweg zu sehen. Unten im Tal können wir das einzelne Licht einer Hütte oben auf dem Bergkamm erkennen. Oder von einer Insel, weit vor der Küste, sind die Lichter des Festlandes in der Nacht gut wahrzunehmen.
Das Licht symbolisiert den Wechsel von Tag und Nacht. Und nach der Nacht, wie lange sie uns auch vorkommt, haben wir die berechtigte Hoffnung auf einen nächsten Tag und ein neues Tageslicht.
Geben wir jemandem ein Licht, schenken wir ihm eine Kerze, so schenken wir ihm Wärme und Hoffnung. Mit jedem Entzünden einer neuen Kerze können wir mit diesem Licht gute Gedanken an einen uns lieben Menschen senden.

Die Blume

Aus einem kleinen Samenkorn, vom Wind auf die Wiese geweht, wächst ein kleiner Trieb, grün, wie jeder Grashalm um ihn herum. Aus vielen grünen Blättern, einem Stängel, einer Knospe, erblüht nach und nach eine schöne, bunte Blume. Ihre farbigen Blütenblätter verändern sich durch Regen, Wind und Sonne. Mit dem Lauf der Sonne öffnet und schließt sich der Blütenkelch. Und mit der Zeit verblassen ihre Farben, trocknen ihre Blätter, verwelkt ihre Blüte. Die Blume, ihre Blätter und ihr Stängel zerfallen und werden zu Humus, der den Boden nährt und einem neuen Samenkorn Nahrung bieten wird.

Der Wasserkrug

Aus einem tiefen See entnehmen wir mit einem Krug Wasser. Wir lassen das Wasser langsam über einen Holzsteg fließen und geben es dem See zurück. Mit der Sonne und ihrer Wärme verdampft das Wasser im See und steigt hinauf in die Atmosphäre. Eine Wolke bildet sich am Himmel und entlädt sich in einem Regenguss wieder über dem See.

Der Krug ist wie unser Körper: Er leiht sich für kurze Zeit die Lebenskraft, das Wasser, und während des Lebensweges entlässt er wieder diese Kraft, bis all seine Kraft zurück in das ursprüngliche Ganze geflossen ist. Nichts geht verloren.

Der Flug des Luftballons

In Kaufhäusern und Dekorationsläden ist es manchmal möglich, in der Papier- oder Geschenkabteilung einen mit Helium gefüllten Luftballon zu kaufen. Oder Sie gehen mit eigenen Luftballons direkt zu einem Fachbetrieb für Gase, wo Ihr Luftballon mit Helium gefüllt werden kann. Wählen Sie Luftballons in mehreren Farben. Metallic-Farben oder Blau sind nicht so günstig, da der Luftballon später vor dem Licht des Himmels nur schwer zu erkennen wäre. Sichern Sie die mit Gas gefüllten Ballons durch lange Schnüre ab, damit sie nicht versehentlich wegfliegen. Wenn Sie die Ballons im Auto transportieren wollen, nehmen Sie z.B. einen Bettbezug als *Tasche*. Die Ballons sind in ihm leicht zu verstauen und zu transportieren. Bei der Fahrt fixieren Sie die Ballons im hinteren Teil des Autos, damit sie Ihnen in keinem Fall durch Eigenbewegung die Sicht beim Fahren nehmen können.

Bereiten Sie Papier und Schreibzeug vor. Sie können farbige Pappen in Postkartengröße zuschneiden oder Briefpapier in Kuverts stecken. Mit einem Locher stanzen Sie bei den Karten, bzw. Briefumschlägen an der oberen Ecke ein Loch, in dem später der Ballon mit Hilfe einer Schnur befestigt werden kann.

Für einen stärkeren Auftrieb nehmen Sie am besten drei aneinander gebundene Ballons.
Ganz wichtig ist, dass vor dem Flug des Ballons ge-

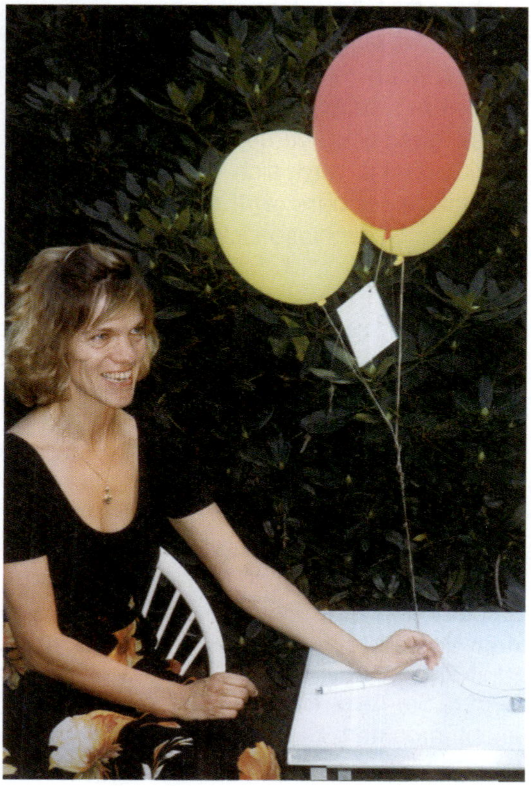

Abb. 110

prüft wird, von welcher Richtung der Wind kommt und ob in Flugrichtung keine Bäume oder andere Hindernisse den Ballon behindern könnten. Da der Ballon erst langsam steigt, lässt man ihn am besten auf einem freien Feld steigen. Dann hat man die Gelegenheit, seinen Flug besonders lange zu verfolgen.

Seifenblasen von Luft getragen

In Kaufhäusern oder Spielzeuggeschäften sind kleine Flaschen mit einer speziellen Seifenlösung erhältlich. Wenn man die Seifenlösung langsam durch den Ring bläst entsteht eine große Seifenblase. Auf einer Brücke oder einem Balkon stehend, fern von Bäumen, fliegen die Seifenblasen bei mäßigem Wind besonders schön und lange. Jede dieser Seifenblasen kann mit einem schönen Gedanken auf die Reise geschickt werden. Dieser Gedanke wird sich noch einmal besonders entfalten, wenn die Seifenblase sich aufgelöst hat.

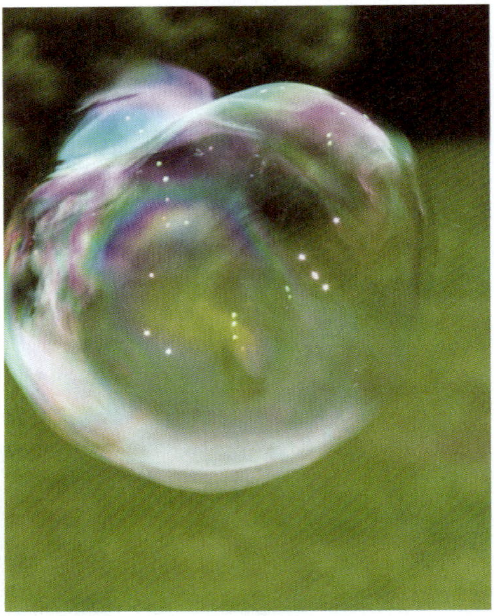

Abb. 111: Auch die scheinbar runde Seifenblase zeigt im Wind ihre individuelle Form. Die zarten Gebilde zu beobachten, regt an und entspannt zugleich.

Das Schiff auf dem Weg zum Meer

Mit einem kleinen Schiff können wir unsere Gedanken, unsere Wünsche und Hoffnungen auf den Weg schicken. Wenn wir mit Hilfe von Papier ein Schiffchen basteln, so können wir auf ihm unsere Gedanken aufschreiben. Von einem Flussufer aus schicken wir dann dieses Schiffchen auf seine Reise. Wie auch unsere Gedanken, darf das Schiff auch mal auf seiner Fahrt eine Pause machen. Seine Bewegungen, sein Auflösen, mit dem Wasser eins werden, wird Teil seiner Bestimmung sein.

Legen Sie zwei DIN-A4-Blätter aufeinander und senkrecht vor sich. Vielleicht möchten Sie farbiges Papier nehmen, dann legen Sie bitte den helleren Farbton zuoberst. Falten Sie das Papier einmal quer, so dass die obere Hälfte auf Sie zukommt. Falten Sie dann das Papier einmal längs und klappen es wieder auf. Falten Sie nun die oberen beiden Ecken an den Längsknick und klappen dann den vorderen unteren Querstreifen nach oben. Nachdem sie das Papier gewendet haben, wiederholen Sie dort dasselbe mit dem anderen Querstreifen. Sie haben nun einen so genannten *Malerhut*. Gehen Sie von unten mit Ihrem Daumen in den Malerhut, klappen ihn auf und verstecken die abstehenden Streifenecken. Wenn Sie den Hut nun so drehen, dass Sie die versteckten Streifen vorn bzw. hinten haben, legen Sie den Hut platt vor sich. Knicken Sie zunächst die zu Ihnen zeigende untere Dreieckshälfte nach oben, wenden dann das Papier und wiederholen Sie das mit der anderen unteren Dreieckshälfte. Sie können jetzt die beiden entstandenen Dreiecke gleichzeitig und vorsichtig auseinanderziehen und es entsteht das Schiff. Möglicherweise müssen Sie von unten das Schiff etwas auseinander drücken, um eine bessere Stabilität zu erhalten.

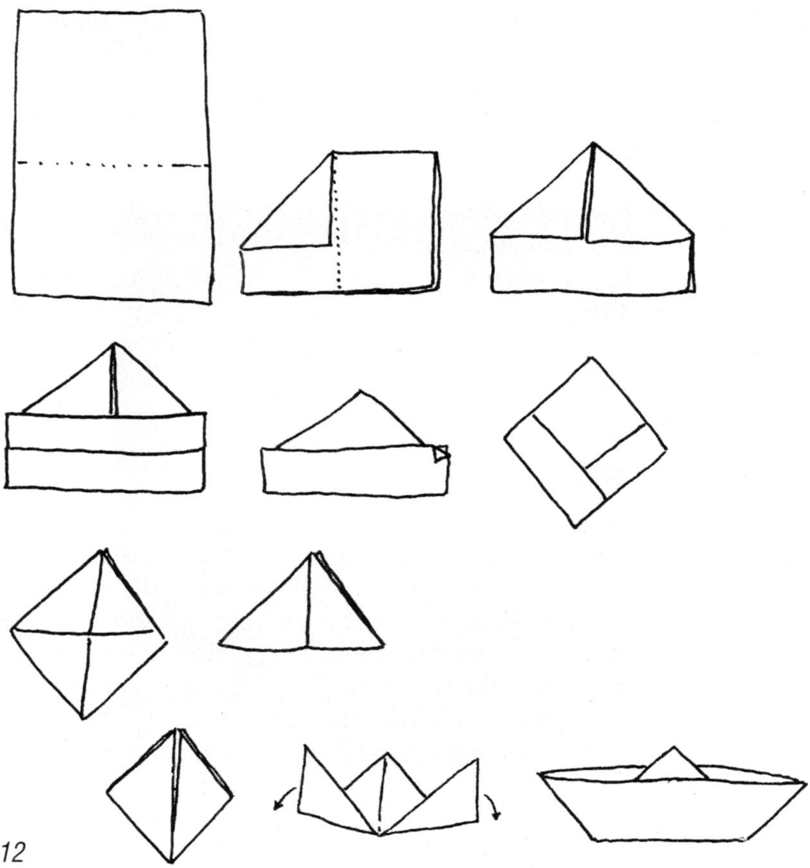

Abb. 112

Ein Lebenswäldchen

Das Lebenswäldchen *Bärenherz* bei Wiesbaden bietet trauernden Eltern die Möglichkeit, für ihr verstorbenes Kind einen Baum zu pflanzen. In der Zeit der Trauer scheint nichts mehr zu sein wie es war. „Die Seele, das Gemüt ist wie gelähmt. Körper und Geist versinken in Trauer und Stillstand. Gerade dann ist es wichtig, Zeichen des Lebens und der Hoffnung zu setzen. Das Pflanzen eines Baumes lässt hoffen. Ein Baum wächst, treibt Knospen und Blüten. Kein Baum steht für sich alleine." Das ambulante und stationäre Kinderhospiz *Bärenherz* sieht den Baum als Symbol des Lebens und des Wachstums, als Zeichen dafür, dass nach dem Tod immer Leben folgt. „Ein verschlungener Pfad führt zu der Waldneuanlage zwischen Wiesbaden-Auringen und Wiesbaden-Kloppenheim. Dort öffnet sich ein halbrundes Natursteinrondell zum Panorama des östlichen Taunus. Bänke laden zum Verweilen ein und der Besucher kann sich von der Ruhe und dem Frieden, den dieser Platz ausstrahlt, berühren lassen. Den Initiatoren, dem Kinderhospiz Bärenherz und dem Caritasverband Wiesbaden, war es wichtig, dass dieser Platz keinen Friedhofscharakter hat, nicht das Ende, sondern einen neuen Anfang verkörpert. Dies soll ein Ort der Ruhe und des Gedenkens sein, vor allem ein Ort, an dem Hoffnung und Zuversicht möglich sind."[18] Finanziert werden die Anlage, ihre Pflege und die Bäume durch die Initiative Bärenherz.

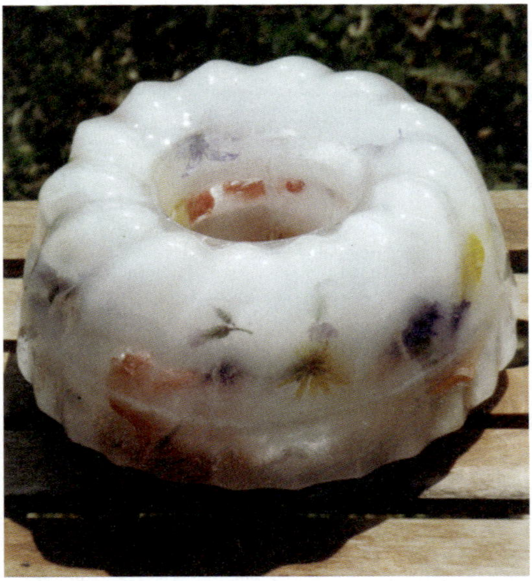

Abb. 113

[18] aus. www.baerenherz.de

Der Kreislauf des Lebens in einem Gugelhupf

Themen der Deko	Beispiele für die Dekoration
Jahreszeiten	Frühling: Frühlingsblumen, -blätter, kleine Schokoladen-Ostereier, grünes Gras, Löwenzahnblätter Sommer: Gänseblümchen, Sommerblumen, verschiedenfarbige Rosenblätter Herbst: verschiedenfarbige rote, grüne und orange Beeren, verschiedenfarbige Blätter Winter: Sonnenblumenkerne (u.a. Vogelfutter), grüne Tannennadeln, Tannenzapfen, Nüsse
Früchte & Nüsse (essbare Deko)	Himbeeren, Stachelbeeren, Kronsbeeren, Orangenscheiben, Mandarinen, Mini-Orangen (Kumquats), Sternfrucht-Scheiben (Karambole), Kapstachelbeeren (Physalis), Weintrauben (grüne, blaue), Mirabellen, Datteln, Walnüsse, Erdnüsse, Haselnüsse
Kräuter & Gemüse (frische Kräuter)	Cocktailtomaten, Petersilie, Schnittlauch, Rosmarin, (Zitronen)Melisse, Minze, Basilikum, Lorbeer, Dill
Gemüse (Trockenware zum Kochen)	Mais, Linsen (grüne, rote, schwarze), Erbsen, Bohnen
kleine pastellfarbige Zettelchen, wasserfester Filzstift	Gedanken und Fürbitten auf kleine Zettelchen schreiben und in den Gugelhupf Schicht für Schicht einfrieren. Den gefrorenen Gugelhupf dann wie ein Schiffchen in einen fließenden Bach geben.

Je nach Jahreszeit sammelt man verschiedenfarbige kleine Blüten, Blätter und Beeren. Eine Gugelhupfform wird nun mit kaltem Wasser ca. 1 cm hoch gefüllt und in das Gefrierfach gestellt. Nach etwa 45 Min. holen Sie die Form heraus und füllen sie erneut mit einer 1 cm dicken Wasserschicht. Jetzt werden z.B. Blütenblätter in das Wasser gelegt und die Form erneut in das Gefrierfach gestellt. Bei einer mittleren Größe der Gugelhupfform sind sieben Wasserschichten nötig. Jede zweite Schicht wird mit Blüten, Beeren etc. dekoriert. So erhalten wir am Ende einen Gugelhupf mit drei dekorierten Schichten. Wenn alle Schichten gut gefroren sind, stürzt man den Eiskuchen vorsichtig, indem man kaltes Wasser kurz über die Eisoberfläche laufen lässt und ein wenig warmes Wasser über die Gugelhupfform leitet. Aus der Form kommt dann ein wunderschöner Gugelhupf aus Eis und natürlicher Dekoration. Der Gugelhupf wird auf ein Holzbrett gestellt und in der Mitte des Gugelhupfs wird ein Teelicht entzündet. Eine besondere Stimmung erhält man in vollständig dunklen Räumen, in denen allein der aus sich heraus leuchtende Gugelhupf Farben und Licht verbreitet. Es macht Spaß, die unterschiedlichen Deko-Materialien und ihre Anzahl zu erraten, nicht immer ganz einfach bei den teilweise weißen Eisschichten. Nach und nach, viel langsamer als man zunächst annehmen mag, rinnt das schmelzende Eiswasser dahin. Der Gugelhupf wird kleiner, unförmiger und hinterlässt Blüten, Blätter und Beeren. Der Eisberg schmilzt und schmilzt, rinnt in einen Eimer als zukünftiges Blumenwasser, rinnt in das Erdreich ein oder wird von der Sonne verdunstet. Der Kreislauf des Wassers, das kurzfristig zum reich verzierten Gugelhupf wird, ist nicht nur Symbol des natürlichen Kreislaufs, es kann auch symbolisch den Verlauf eines Lebens darstellen.

Das Bild

Mit einem großen gemeinschaftlichen Bild entsteht noch einmal ein Erleben des gemeinsamen Weges.

- In Läden für Zeichenbedarf erhalten Sie eine weiße Pappe (DIN-A2 oder DIN-A1-Format)
- Teilen Sie die Pappe mit Bleistift in ungefähr gleich große Quadrate (ca. 8 cm x 8 cm) ein.
- Die Beteiligten (Betroffener, Familienmitglieder, Freunde usw.) sitzen um einen Tisch bzw. um das Bett mit Tischauflage, auf dem die Pappe liegt.
- Jeder, der sich an ein bestimmtes Ereignis auf dem gemeinsamen Weg erinnert, nimmt eine Farbe (z.B. Pastellkreiden), die er mit diesem Ereignis in Verbindung bringt, und malt eines der Kästchen aus. Wenn er mag, kann er über dieses Ereignis sprechen.
- Natürlich kann die Vorgabe der Kästchen auch durch ein freies Malen ersetzt werden. Abstraktes Malen ist oft leichter mit unserem emotionalen Erleben in Verbindung zu bringen. Aber auch gegenständliches Malen kann zu einem wunderschönen Gemeinschaftsbild führen.

Der Brief

Es gibt viele Gründe, warum wir manchmal unsere Gedanken im Gespräch gegenüber einem uns lieben Menschen nicht aussprechen können. Auch wenn wir vielleicht schon lange keinen Brief mehr geschrieben haben, können wir jetzt in einem Brief das ausdrücken, was uns gerade in den Sinn kommt oder uns bereits seit langem auf der Seele liegt. Dieser Brief kann, muss aber nicht dem Adressaten sofort übergeben werden. Unsere Gedanken sind mit dem Schreiben bereits auf dem Weg.

Kleine Texte

Mit wenigen Worten können wir manchmal gerade *das* zum Ausdruck bringen, was wir einem uns lieben Menschen wünschen, ihm mit auf den Weg geben möchten. Oft ist es aber nicht einfach, einen Anfang oder eine Form für einen Text zu finden. Wenn wir beispielsweise mit dem Namen des Angesprochenen beginnen und dann mit einer Reihung fortsetzen, dann ist ein erster Anfang gemacht.

Lieber ....,

Ich wünsche und hoffe für dich,
dass ....
dass ....
dass ....
Amen (So sei es.)

Liebe ....,
Ich danke Ihnen für die gemeinsamen
Stunden.
Danke Ihnen für ....
Danke Ihnen für ....
Danke Ihnen für ....
Diese Erinnerungen werden
in meinen Gedanken weiter lebendig
bleiben.

Liebe .....,

Es ist schön mit dir ..... zu teilen.
Es ist schön mit dir ..... zu teilen.
Es ist schön mit dir ..... zu teilen.
Aber es ist auch schön mit dir
über .... zu streiten,
und sich hinterher wieder
versöhnen zu können.
Es ist schön mit dir Momente
des Lebens zu teilen.

Lieber ....,

Hab Dank für diesen Tag,
die heutige Begegnung
und die gemeinsame Wegstrecke.

Trauen Sie sich einfach einmal mit verschiedenen Stilformen zu spielen. Vielleicht liegt es Ihnen zu reimen? Besonders schön sind Texte, die auch Humor zeigen, über die man liebevoll lachen kann, auch und gerade, wenn die Begegnung für die Beteiligten einen tiefen Sinn, wichtige Momente ihres Lebens berührte.

Begleitung von Sterbenden: Über das Loslassen und das Gelöstsein

Wie in anderen Phasen des Lebens, so nehmen wir auch die Entwicklung des Sterbens als Schübe der Veränderungen wahr. Als Begleiter scheinen uns dann mitunter die Wünsche und Bedürfnisse des Betroffenen überraschend, die sich zunehmend mehr auf das Annehmen des Sterbens ausrichten. Diese nun plötzlich existierende Akzeptanz des Sterbens wird aber oft von den Begleitern seelisch nur schwer verkraftet. Bisher haben wir einen Menschen gepflegt und begleitet, der in lebendiger Unruhe war, nun werden für ihn innere Besinnung und Ruhe vorrangig. Die Ambivalenz, die Doppelwertigkeit des gelebten Sterbens: Leben wollen, aber sich auch nach Erlösung im Sterben sehnen, ist in diesem Moment überwunden. Der Sterbende scheint sich von dem Alltag, der Umwelt abzukehren: Der sterbende Familienvater interessiert sich nun plötzlich kaum noch dafür, was in der Familie passiert. Oder: Das im Sterben liegende Kind hat das Interesse an den Berichten seiner aus der Schule kommenden Geschwister verloren. Auch: Die Mutter nimmt ihre sie pflegende Tochter kaum noch wahr. Diese selbstbezogene Besinnung ist ein weiterer und entscheidender Schritt für den Sterbenden, um sich von seinem Leben lösen zu können. Im Tod lassen wir alles zurück. Es sind Übungen des sich Loslösens aus diesem Leben, die der Sterbende in dieser Zeit vor dem Übergang in den Tod vollzieht. Für die Angehörigen, die Begleiter scheint es wie eine emotionale Abkehr von ihnen. Das Desinteresse des Betroffenen am Leben um ihn herum, seine weggedrehte Schulter oder die geschlossenen Augen, sein zugekniffener Mund, sind uns bekannte körpersprachliche Zeichen der Abkehr. Und doch zeigt die Erfahrung in der Begleitung von Sterbenden, dass diese Abkehr für den Sterbenden eine lebens- vor allem aber auch eine *sterbens*notwendige Selbstbezogenheit ist, die letztlich erst eine Loslösung von seiner Umwelt ermöglicht.

In dieser Zeit ist der Begleiter besonders gefordert, sich mit seinen persönlichen Erwartungen an das Leben und das Sterben des Betroffenen auseinander zu setzen. Als Begleiter sind wir in dieser Situation auf einen guten Gesprächspartner angewiesen, der auch unsere eigenen Erwartungen und Enttäuschungen, unsere Wut, Angst und Trauer annehmen kann. Es steht uns als Begleiter nicht an, den Lebens- und Sterbeprozess des Betroffenen zu diskutieren. Gestehen wir ihm zu, dass auch er die Bewegungen und die Ruhephasen seines Lebens, aber auch die Besinnung und die Ruhe in seinem Sterben wahrnehmen und leben möchte. „Ich kann nicht mehr." ist nur *ein* Ausdruck des Betroffenen, der mit Liebe und Zuneigung, nicht mit Diskussionen und Vorwurf beantwortet werden möchte.

***Leben*[19]**

Ich kann nicht mehr.

Kind, das darfst du nicht sagen,
noch nicht einmal denken.

Aber irgendwann hat man
durch das Leben
das Recht sagen zu dürfen:

Ich kann nicht mehr.

„Ich kann nicht mehr! Ich will sterben!" Ausdruck von Erschöpfung, Lebensmüdigkeit oder Sehnsucht nach Erlösung? Wir werden oft auch unerwartet mit Bitten konfrontiert wie: „Ich kann so nicht mehr weiterleben!" oder „Mach, dass ich nicht mehr weiterleben muss!" Es ist wichtig, den Sinn dieser Bitten zu erkennen. Versuchen Sie als Begleiter ein Gespräch zu diesem Thema nicht zu verschieben, sondern versuchen Sie dem Betroffenen eine Atmosphäre des Vertrauens zu schaffen, in der er über seine Bedürfnisse und möglichen Ängste sprechen mag. Oft hat der Betroffene große Sorgen, wie das Sterben im Übergang vom Leben in den

[19] Carola Otterstedt, 1989 (Aufzeichnung der Gedanken der Mutter, die ihre schwerkranke Tochter im Leben halten möchte und Gedanken der Tochter, die für sich *Leben* neu formuliert: auch *Gehen* dürfen)

Tod für ihn erlebbar wird. Aktuelle Ängste können sich auch aus einer Furcht vor möglicherweise starken Schmerzen und Symptomen (z.B. Atemnot) entwickeln. Aber auch soziale Befürchtungen, wie beispielsweise „Werde ich sterben können, mich lösen können, wenn meine Ehefrau mich weiter besucht, immer an meinem Bett sitzt?", können Ursache für den Wunsch nach einem schnellen Tod sein. Als Sterbebegleiter haben wir die Möglichkeit dem Betroffenen zu zeigen, wie wir ihn schätzen und wie wichtig und wertvoll er als Person bis zum letzten Augenblick seines Lebens ist. Wir können dem Betroffenen versprechen, für ihn da zu sein, auch weiter mit ihm über dieses Thema zu sprechen. Leihen wir ihm unser Ohr, damit er seine Erwartungen an das Sterben, an den Tod und seine Wünsche für diesen Sterbeprozess formulieren kann. Bitten Sie ihn um Erlaubnis, ob Sie gemeinsam mit dem Team aus Begleitern, Angehörigen, Freunden, medizinischem und pflegerischem Personal über seine Gedanken sprechen dürfen. Die Behandlung der körperlichen Schmerzen kann möglicherweise noch optimiert werden und manchmal können dem Patienten durch wiederholte Aufklärungen über die medizinische und pflegerische Unterstützung im Sterbeprozess Ängste genommen werden.

Wann dürfen wir als Begleiter es *zulassen*, dass der Betroffene nicht mehr leben will? „Man darf ihn doch nicht verhungern lassen!" Als Sterbebegleiter, medizinisches und pflegerisches Personal sollten wir uns fragen: „Für wen ist es wichtig, dass dieser Mensch weiter isst?" Wenn wir, Sterbebegleiter, Angehörige und Freunde, den Betroffenen motivieren wollen: „Komm, iss doch eine Kleinigkeit!", dann ist es an uns zu hinterfragen, ob wir das Abschiednehmen von diesem Menschen akzeptieren können. Muss der Betroffene für uns weiteressen, da wir ihn noch nicht *loslassen* können?

Wann darf ein Mensch auf Nahrung und Flüssigkeit verzichten? Sterbende Menschen spüren für sich den richtigen Moment. Oft ist es aber für uns Außenstehende schwer diesen Moment als Teil der letzten Lebensphase zu akzeptieren und so geschieht es, dass Sterbende mit Hilfe von Infusionen flüssige Nährstoffe erhalten. Jede invasive Methode, wie z.B. eine möglicherweise schmerzende Infusionsnadel im Arm oder in der Hand, ist eine *Manipulation* am Sterbenden und kann den Sterbeprozess in seinem emotionellen und physischen Erleben ungünstig beeinflussen. Mit dieser Art von Ernährung erzielt man nicht unbedingt eine Gewichtszunahme. Sie kann aber zu Problemen wie erhöhtem Hirndruck, Wassereinlagerungen, Erbrechen usw. führen. Der folgende Spruch ist unter Krankenschwestern und Pflegern bekannt, wird aber leider aus Gründen, wie alltagsfremde Organisation der Station, fehlende Kommunikationskompetenz unter Pflegern/Schwestern, zwischen Ärzten, Therapeuten und pflegendem Personal, auf Grund unproduktiver Verteilung der Finanzen und dadurch Unterbesetzung des Pflegestands etc. im Alltag der Kliniken, der ambulanten und stationären Pflege nicht umgesetzt: *Lieber einen kleinen Bissen einer Lieblingsspeise im Mund genießen, als gutgemeinte Sonderkost wieder von sich geben zu müssen.*

Es gilt für uns Begleiter sowie für das medizinische und pflegerische Personal, behutsam zu entscheiden, welche Methode für den Betroffenen eine geeignete Unterstützung in seinem persönlichen Sterben bedeutet. Je flexibler Mediziner in ihren Entscheidungen auf die individuellen Bedürfnisse der Betroffenen eingehen können, umso besser können wir dem Sterbenden ein Sterben in seinem Sinne ermöglichen. Es wäre schön, wenn wir als Sterbebegleiter uns trauen würden, nicht nach sogenannten allgemeinen vorbestimmten Regeln des Vorgehens zu handeln, vielmehr dem Betroffenen ins Gesicht zu schauen und vor seinen Bedürfnissen Achtung und Respekt zu haben sowie mit Courage und Feingefühl in seinem Sinne zu handeln versuchen.

Loslassen heißt *hingeben können.* Kann ich als Begleiter den Betroffenen vom Leben loslassen und ihn dem Sterben und Tod hingeben? Gerade wenn man gemeinsam in der Familie und ganz besonders durch die Zeit der Begleitung eine intensive Beziehung zu dem nun im Sterben liegenden Menschen entwickelt hat, so fällt es schwer, diesen Menschen auch gehen lassen zu können. Vielleicht hilft es uns als Begleiter, einmal die letzten Wochen und Monate anzuschauen, den Weg des Betroffenen noch einmal nachzuvollziehen. Wo beginnt das Loslassen, das Hingeben, das Gehen vom Leben hin zum Sterben und zum Tod?

Mögliche Schritte des Menschen in seiner letzten Lebensphase

- Die körperlichen, vielleicht auch mentalen Kräfte nehmen schrittweise ab.
- Das Bewegungsumfeld engt sich ein. Verzicht auf Reisen und Spaziergänge. Begrenztes Leben in der Wohnung, dann im Sessel oder Bett. Bedürfnis, die Augen zu schließen und bei sich zu bleiben.
- Zunächst noch für das Gespräch mit anderen offen sein und Interesse für die Eindrücke anderer zeigen. Eindrücke noch von außen an sich herankommen lassen, sich dann aber von ihnen mehr und mehr gestört fühlen, und schließlich sie kaum noch wahrnehmen.

Im Betrachten dieser *Lebensschritte im Sterben* erkennen wir als Begleiter, dass uns der Betroffene bereits ein Stück vorausgegangen ist. In der Sterbebegleitung hatten und haben wir das Glück, auf seinem Weg eine Weile an seiner Seite zu sein. Nehmen wir uns jetzt die Zeit und Muße in aller Ruhe abzuwarten, wie seine nächsten Schritte sein werden, wie weit

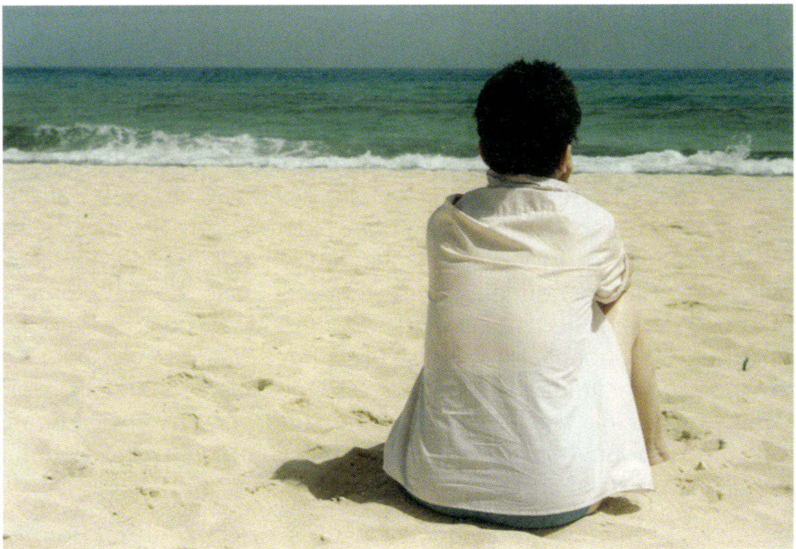

Abb. 114: Es sind vor allem Orte in der Natur, die unsere Gedanken und Gefühle stark ansprechen. Und es ist die Ruhe in der Natur, die uns immer wieder eins werden lässt mit den Naturelementen. Ebbe und Flut können Sinnbild von Abschied und Wiedersehen sein. Die Wellen, die an den Strand gespült werden, scheinen keine der anderen zu gleichen. ... Der unendliche, nie zu erreichende, aber immer anwesende Horizont. ... Da wo Meer ist, ist der Mensch auf sich reduziert. Nicht ein Mehr erhält man am Meer, aber das scheinbar Wenige aus dem Meer scheint mehr als für einen genug zu sein.

wir ihm noch folgen können und wo wir ihm eine Hilfe sind und ihn in seinem Loslassen unterstützen können.

Einige Sterbende berichten in den letzten Lebenswochen von nächtlichen Träumen, oder auch Visionen im Wachzustand, die sie auf ein baldiges Sterben vorbereiten. Der Besuch von einem *Sensenmann* oder anderen Überbringern einer Todes-Botschaft bewirken eher Angst und Unruhe. Symbolische Bilder, wie beispielsweise schwarze Vögel, werden ebenfalls von den Betroffenen oft als Ankündigung eines baldigen Sterbens empfunden. Berichte von blühenden, lichtdurchströmten Landschaften oder anderen Orten und Räumlichkeiten, orientieren sich oft an den persönlichen Vorstellungen vom Jenseits des Betroffenen. Sterbende erzählen auch von Wach-Träumen, in denen sie vertrauten Verstorbenen begegneten, die sie auf ihr baldiges Sterben vorbereiten. Diese Art der Begegnungen wird von den meisten Betroffenen als sehr beruhigend empfunden, da sie sich nach dem Sterben, auch im Tod von einem ihnen bekannten Menschen liebevoll erwartet wissen.

Wir können annehmen, dass es ein Wissen gibt, das dem Menschen zuteil wird, das ihm sagt, jetzt geht es zum Sterben.

In einem stillen und besinnlichen Moment kann das Abschiednehmen erfüllt sein von Ruhe und Muße, von Gedanken und Aussprachen, die dem Betroffenen signalisieren: *Ich bin freigegeben, mein Partner kann mich loslassen* ... Gemeinsame Erinnerungen an gelungene Abschiede und wichtige (Wieder-)Begegnungen können auf die *Hoffnung eines Wiedersehens* gerichtet sein. In der letzten Lebensphase, in der Zeit des Sterbens, wird noch einmal die große Bedeutung des individuellen Lebensweges ersichtlich. Und wir im Leben Verweilenden geben den Sterbenden für seinen weiteren Weg frei.

Es gibt Momente unseres Lebens, in denen wir mit all unseren Sinnen das Leben erfahren, seinen Sinn aufspüren und zu einer Klarheit unseres Lebens gelangen. Dies ist nicht in erster Linie ein aktiver Akt unseres Selbst, vielmehr erfahren wir diese Klarheit wie ein Geschenk: Ein Gedanke, der uns *zufliegt*, prägt diesen Moment unseres Lebens. Diesem Gedanken der Klarheit möchten wir dann Zeit und Raum geben, ihn in Ruhe und Besinnung wahrhaft werden lassen können.
Dieser Moment der Klarheit ist Teil unseres Lebens. Manche Menschen erleben diese Momente der Klarheit wiederholt im Leben, andere erinnern sich kaum, jemals einen dieser Momente erlebt zu haben. Es scheint aber, dass gerade in der letzten Phase des Lebens, wo die Betroffenen sich mehr und mehr auf ihr sinnliches Erleben besinnen dürfen, viele Menschen diese Momente der Klarheit bewusst erfahren. Oft machen sie ihnen Angst, denn wir sind in unserem hektischen und von der Ratio beeinflussten Leben andere Sinneseindrücke nur wenig gewöhnt.
Als Sterbebegleiter haben wir in dieser Situation bereits durch das *aktive Zuhören* die Möglichkeit, dem Betroffenen hier ein vertrauensvoller Partner zu sein. Es wäre schade, wenn wir das Ereignis *zerreden* würden, gehen wir behutsam mit dieser Erfahrung des Sterbenden um und zeigen wir ihm durch unsere Achtung, dass er in diesem Moment etwas ganz Wertvolles erleben durfte.

Der *Gedanke der Klarheit* ist schwer mit Worten zu vermitteln, und so wird er vom Betroffenen in demjenigen Kontext auszudrücken versucht, in dem er auch seine wirkliche und spirituelle Umwelt erlebt. *„Mir wurde von einem Engel gesagt, ich werde jetzt sterben."* Oder: *„Ich habe ein* *helles Licht gesehen und eine Stimme sprach zu mir, dass es jetzt soweit ist."*

Gerade aber weil unsere Worte nicht auszureichen scheinen für diesen klaren Gedanken der Besinnung auf den Moment des Sterbens, vermitteln sich Sterbende auch auf andere Weise:

- Nachdrückliche Bitte um den Besuch eines besonderen Menschen (Partner, Kinder, usw.)
- Bitte an die Begleiter, den Raum zu verlassen (als hilfreiche räumliche Trennung)
- Nachdrückliches verbales Sich-Verabschieden (ggf. auch eine schriftliche Notiz)
- Körperliche Kräfte werden für einen Abschied noch einmal mobilisiert
- Erneutes *Aufwachen* aus einem komatösen Zustand
- Muskelanspannung (Augenbewegung, Handbewegung, usw.) eines komatösen Sterbenden

Selbst, wenn für den Betroffenen momentan kein Mensch erreichbar ist, versuchen einige Sterbende ihre Gedanken schriftlich in einer kleinen Notiz festzulegen: „Ich danke euch für alles", um sich so vom Leben und ihren nahen Menschen noch zu verabschieden.

Für den Betroffenen bedeutet Sterben das Bewusstsein: „Ich sterbe jetzt."

Wir Begleiter können mitunter eine Reihe von Anzeichen erkennen, die ein unmittelbar bevorstehendes Sterben ankündigen. Einige dieser Anzeichen können zum Teil auch Symptome einer Erkrankung sein und manche Sterbende verabschieden sich auch, ohne zuvor eines dieser Anzeichen entwickelt zu haben.

Mögliche körperliche Entwicklung zum Sterben hin

- Nahrung und Flüssigkeit werden nicht mehr vom Körper resorbiert. Der Betroffene verspürt kein Bedürfnis nach Nahrung. Er verschließt den Mund, verweigert die Nahrungsaufnahme. Er verspürt möglicherweise Durst, hat aber Schwierigkeiten beim Schlucken.
- Eingefallene Wangen, mitunter dunkelbraune Flecken auf den Zähnen und eine spitzer werdende Nase fallen auf.
- Äußere Körperpartien, Arme und Beine, können kalt werden, während der Rumpf in der Regel warm bleibt. Der Betroffene selber empfindet seinen Körper jedoch als warm, oft auch als überhitzt. Er hat dann das

Bedürfnis die Decke aufzudecken, sich von Kleidung und Überdecke zu befreien. Als Begleiter sollten wir keine Angst vor einer Erkältung haben. Es gilt hier unbedingt dem Bedürfnis des Sterbenden nachzugeben.

- Verlust der Kontrolle über die körpereigenen Flüssigkeiten. Spontane Blasen- und Darmentleerung.
- Der Atem wird schwächer, das Einatmen wird kürzer und das Ausatmen wird länger. Der Sterbende atmet oft sehr flach und im oberen Bereich des Brustkorbes. Das Atemgeräusch kann rasseln, muss aber nicht, oder kann auch ganz leise sein.

Wenn wir uns aber allein auf diese Anzeichen berufen wollten und gegenüber anderen, oder noch schlimmer dem Betroffenen gegenüber, äußern: „Jetzt geht's zum Sterben, weil diese bestimmten Anzeichen erschienen sind.“, dann wäre dies nicht nur emotionell für den Sterbe- und Trauerprozess sehr belastend, sondern auch voreilig, denn kein Mensch wird genau wissen können, wann ein anderer Mensch sterben wird. Die aufgeführten Anzeichen sind Praxiserfahrungen von Sterbebegleitern. Diese Anzeichen zeigen nur das körperliche Leben auf. Die geistigen, seelischen und spirituellen Kräfte können wir nicht erfassen. Die hier aufgezeigten Anzeichen können aber die professionellen Begleiter vorbereiten, dass sich der Körper nun schneller zum Sterben hin verändern wird. Und wenn wir auf diese Veränderungen vorbereitet sind, dann können wir vielleicht ohne Schrecken und Sorge diesen Körper gehen lassen und verstärkt unsere Gedanken und Wünsche auf den Menschen im Ganzen richten. In dieser Phase des Sterbens werden wir als Begleiter des Sterbenden oft *nur* bei ihm sitzen, für ihn da sein, vielleicht einmal seine Hand stützen und versuchen ihm eine gute Atmosphäre zu schaffen. Respektieren Sie die Bedürfnisse des Betroffenen, ob er jetzt noch gewaschen werden, noch essen oder trinken möchte. Es ist ganz wichtig, ihn jetzt in seinem Loslösungsprozess nicht mehr zu stören. Neben der Begleitung des Betroffenen, wird es in dieser Phase noch einmal besonders wichtig, auch die anderen Familienmitglieder in den Loslösungsprozess mit einzubeziehen, sie auf den bevorstehenden Abschied vorzubereiten, ihnen die Möglichkeit des Abschiednehmens aufzuzeigen. Versuchen Sie als Sterbebegleiter dem Betroffenen einen Raum der Ruhe zu geben und den Angehörigen und Freunden daneben einen eigenen Raum, wo sie zusammentreffen und reden können. Oft ist es besser, wenn der Betroffene in dieser Phase nicht zu viele Besuche bekommt, vielmehr sich ganz auf sich und seinen Weg besinnen darf. Aber natürlich gibt es auch Betroffene, die gerade gerne bis zum letzten Atemzug *mitten im Leben stehen* wollen und kein Bedürfnis nach Zurückgezogenheit haben. Wie immer gilt, die Bedürfnisse des Betroffenen herauszufinden und ihn so gut es geht zu unterstützen.

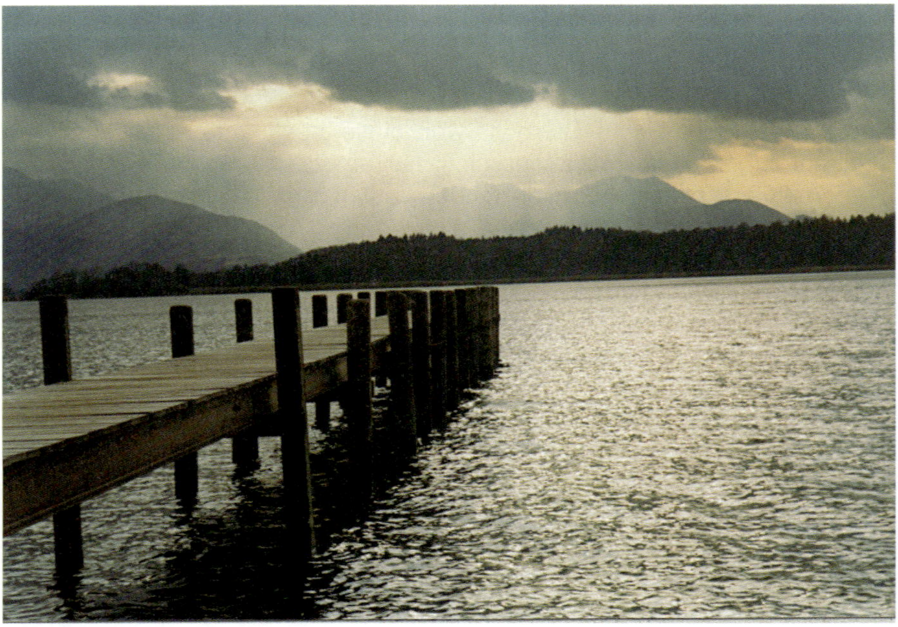

Abb. 115: In der Sterbebegleitung können wir nur ein Stück des Weges des Sterbenden mitgehen. Es wird die Zeit kommen, wo wir zurückbleiben und ihn weitergehen sehen.

Stilles Gespräch mit einem Sterbenden

von Carola Otterstedt

Ich möchte bis zum letzten Augenblick
dir gegenüber meinen Respekt zeigen
und dir deine Würde lassen.
Das heißt, ich würde dir gerne
die Möglichkeit geben,
wenn du es wünschst
und es sich verwirklichen lässt,
in vertrauter Umgebung zu sterben.

Ich würde dir gerne in Momenten
des Zorns, der Angst,
der Traurigkeit und
der Verzweiflung beistehen.
Und dich auf dem Weg
zu deinem persönlichen Frieden
begleiten.

Ich sehe die Trauer in deinen Augen,
der du dich vom Leben verabschieden musst.
Aber ich kann auch eine Vorfreude erkennen,
die sich nach Erlösung sehnt
und einem neuen Weg vorauseilt.

Meine Trauer
um den nahen Verlust um dich
ist überwältigend,
denn du gehst
und ich bleibe zurück.
Ich möchte dich aufhalten,
noch vieles mit dir gemeinsam erleben.

Aber wenn du gehen musst,
möchte ich dich
nicht ohne Abschied gehen lassen.
Darum werde ich Ja sagen
zu dem Weg, der vor dir liegt.

Ich versuche von der Trauer
über unsere bevorstehende Trennung zu sprechen.
Aber besonders oft möchte ich mit dir
über die schönen Erinnerungen,
die unseren gemeinsamen Weg begleiteten, plaudern.
Und auch dich in jene Pläne,
die meine Zukunft bedeuten können, mit einbeziehen.
Denn nur so wirst du meine Bemühungen
um eine Loslösung wahrhaftig erleben.

Ich möchte versuchen,
dich
für deinen persönlichen Weg
freizugeben.

Es wird Momente geben, in denen wir nur
auf unsere Gedanken vertrauen können.
Du bist mir ein wenig vorausgeeilt
und auf diese Entfernung können wir uns
mit Wörtern, Augen und Händen
nicht mehr verständigen.

Vielleicht erkenne ich einige Zeichen,
die du mir mit Hilfe deines Körpers signalisierst.
Ich möchte versuchen,
mich ganz auf dich und uns einzustellen,

um so deine Wünsche und Bedürfnisse
erfassen zu können.
Lass mich erkennen,
ob ich dir zu nahe trete,
ob du meine Hand gerne spürst.
Sende mir einen Gedanken,
ob ich dir mehr Raum geben soll
und wie ich dich weiter begleiten darf.

Immer weiter entfernst du dich
und mein Gang ist zu erdverbunden,
um mit dir Schritt halten zu können.

*Noch sehe ich dich,
auch wenn dein Blick bereits
nach vorne gerichtet scheint.
Ich versuche für deinen Körper zu sorgen
und ahne schon,
dass du ihn bald zurücklässt.*

*Ich möchte auch deinen Geist und deine Seele
auf ihrem Weg unterstützen
und hoffe auf deine Zeichen.
Hoffe, dass das was dir im Leben lieb war,
dir auch jetzt hilft mit Geist und Seele
deinen Weg zu gehen.
Die Musik, die spielt,
die Texte, die ich dir vorlese,
die Hände und die Stimme, die dich berühren,
mögen dir Kraft und Ruhe geben.*

*Ich möchte mir meine Hoffnung
und meine Phantasie
bewahren, die mir hilft,
den Übergang von Leben in den Tod
als Prozess zu empfinden.*

*Auch wenn du mir bereits vorausgeeilt bist
und ich auf dem Lebensweg zurückbleibe,
so kann ich doch annehmen,
dass du unsere Umgebung
für eine Zeit noch wahrnimmst.
Du schweigst, kannst aber doch hören.
Deine Augen scheinen gebrochen,
werden aber doch weiter sehen.*

*Ich möchte auch weiterhin
dir in meinen Gedanken,
durch meine Worte
und in meinem Verhalten
mit Respekt und Zuneigung begegnen.*

Literatur

Adams, I.; Struck, V.; Tillmanns-Karus, M. (1998[3]): Kunterbunt – Rund um den Mund, Materialsammlung für die mundmotorische Übungsbehandlung, verlag modernes lernen, Dortmund.

Alzheimergesellschaft Mittelhessen e.V. (Hrsg.), Ulmer, EM.; Margraf, K. (1999): Interaktion mit dementen Menschen, ein Lehrvideo, Brigitte Kunz Verlag, Hannover.

Anders, W.; Weddemar, S. (2001): Häute scho(e)n berührt? Körperkontakt in Entwicklung und Erziehung, verlag modernes lernen, Dortmund.

Andres/Straub u.a.: Alzheimer, Eine Krankheit verstehen und annehmen, Urban & Fischer

Ankermann, E.: Sterben zulassen, Selbstbestimmung und ärztliche Hilfe am Ende des Lebens, Ernst Reinhardt Verlag, München.

Antonczyk, E.; Dommach, Chr.: Was ich bei der Begleitung kranker und sterbender Menschen wissen muß, Gütersloher Verlagshaus, Gütersloh.

Arndt, M.: Pflege bei Sterbenden, Den Tod leben dürfen: Vom christlichen Anspruch der Krankenpflege, Schlütersche, 2002

Balgo, R. (1998): Bewegung und Wahrnehmung als System systemisch-konstruktivistische Position in der Psychomotorik, Reihe Motorik Bd. 21, Schorndorf.

Barloewen, C.v. (1996): Der Tod in den Weltkulturen und Weltreligionen, Diederichs Verlag, München.

Bauby, J.D. (1998): Schmetterling und Taucherglocke, München.

Beauvoir, S. de (1996): Ein sanfter Tod, Rowohlt, Reinbek b. Hamburg.

Becker, P. (1994): Ärztliche Erfahrungen mit Schwerkranken und Sterbenden, in: Becker, P.; Eid, V.: Begleitung von Schwerkranken und Sterbenden, Mainz.

Beilharz, G. (Hrsg.): Musik in Pädagogik und Therapie, Verlag Freies Geistesleben, Stuttgart.

Bell, V.; Troxel, D.: Richtig helfen bei Demenz, Ein Ratgeber für Angehörige und Pflegende, Ernst Reinhardt Verlag, München.

Benecke, P. (1998): Logopädie, Sprechübungen für Parkinson-Patienten (u.a. Atmung, Körperhaltung, Mimik), Pharmacia & Upjohn, Erlangen.

Bienstein, C.; Fröhlich, A. (1994): Bewusstlos – Herausforderung für Angehörige, Pflegende und Ärzte, Düsseldorf.

Bienstein, C.; Fröhlich, A. (1995[8]) Basale Stimulation in der Pflege, Düsseldorf.

Biermann, I.: Spiele zur Wahrnehmungsförderung, Herder Verlag, Freiburg

Bockemühl, J. (2004): Der Sinnesprozeß als Grundlage zum Verständnis von Wahrnehmungsstörungen, in: Umweg ins Leben, Erfahrungen aus der Kinder- und Jugendpsychiatrie, S. 53-63, Verlag Freies Geistesleben, Stuttgart

Bohnhorst, B.: Laß mich los – aber nicht allein. Ein Ratgeber zur Begleitung, Fischer Taschenbuch.

Böke, H.: Kranke und Sterbende begleiten, Psalmen, Gebete, Gedichte und Geschichten, Gütersloher Verlagshaus, Gütersloh.

Brandmayer, E.; Köhler, B.: Licht schenkt Leben, Lebensenergie und Gesundheit durch richtiges Licht, fit fürs Leben Verlag, Ritterhude.

Buber, M. (1995): Ich und Du, Stuttgart.

Bundesarbeitsgemeinschaft Hospiz, u.a. (Hrsg.)(2003): Schmerzpatienten zu Hause pflegen, Antworten auf die wichtigen Fragen von pflegenden Angehörigen, Niederzier. (s.a. Adr.)

Burger, H. (2001): Kommunikation und Gesprächsführung in der Seniorenarbeit.

Burgheim, W. (Hrsg.)(2004): Qualifizierte Begleitung von Sterbenden und Trauernden, Forum Verlag, Mehring

Clages, I. (2004): Immer mehr Ärzte in Deutschland richten sich nach Regeln der chinesischen Raum-Lehre ein Feng-Shui in der Arztpraxis, in: Ärztliche Praxis

Cham, L.K.: Das Feng Shui Handbuch, Wie Sie Ihre Wohn- und Arbeitssituation verbessern, Joy Verlag, Sulzberg 1996.

Claus, A. (2003): Tierbesuch und Tierhaltung als Therapiehilfe im Krankenhaus, in: Olbrich/Otterstedt (2003:199-213).

Daniel, W.&R.: Engel, Zweitausendundeins, Frankfurt.

Damaschke, S.; Scheffer, B.; Schossig, E. (2003): Arztpraxen, Planungsgrundlage und Architekturbeispiele, Stuttgart.

Decker-Voigt, H.H. (1991): Aus der Seele gespielt, Eine Einführung in die Musiktherapie, München.

Demartini, J. (1998): Genieße, was dir beschieden .... Die heilende Kraft von Dankbarkeit und Liebe, Aurum Verlag, Braunschweig

Denjean-von Stryk, B.; Bonin, D.von (2000): Therapeutische Sprach-Gestaltung, Urachhaus, Stuttgart.

Deutsche Gesellschaft zum Studium des Schmerzes e.V. (DGSS) u.a. (Hrsg.) (2003): Contra Schmerz, ZDF, Mainz.

Dießner, H. (1997): Gruppen-dynamische Übungen & Spiele, Ein Praxishandbuch für Aus- und Weiterbildung sowie Supervision, Junfermann, Paderborn.

Dießner, H.: Reisen ins Abenteuerland, Phantasiereisen für Erwachsene, Kinder und Jugendliche, Junfermann, Paderborn.

Dobrick, B. (1993): Wenn die alten Eltern sterben, Das entgültige Ende der Kindheit, Kreuz-Verlag.

Duda, D.: Für Dich da sein wenn Du stirbst, Irisiana Verlag.

Doering, W.; Doering, W.; Dose, G.; Stadelmann, M. (Hrsg.)(1996): Sinn und Sinne im Dialog, borgmann publishing, Dortmund.

Duxbury, J.: Umgang mit schrägen Klienten, Hans Huber Verlag, Bern.

Ebert, A.; Godzik, P. (Hrsg.)(1993): Handbuch zur Begleitung Schwerkranker und Sterbender, Rissen.

Ebert, A.; Godzik,P.: Verlaß mich nicht, wenn ich schwach werde, Handbuch zur Begleitung Schwerkranker und Betroffener, E.B.-Verlag Rissen.

Feil, N.: Validation in Anwendung und Beispielen, Der Umgang mit verwirrten alten Menschen, Ernst Reinhardt Verlag, München.

Felber, R.; u.a. (2000): Musiktherapie und Gesangtherapie, Anthroposophische Kunsttherapie, Bd. 3, Stuttgart.

Feldenkrais, M. (1978): Bewusstsein durch Bewegung, Der aufrechte Gang, Suhrkamp Verlag, Frankfurt.

Fell, N. + E.: Zwei Lehrfilme zur Validation, Ernst Reinhardt Verlag, München.

Fenske-Deml, S. (1998): Mein Gehirn kennt mich nicht mehr, Ganzheitliche Behandlung bei neuropsychologischen Symptomen, verlag modernes lernen, Dortmund.

Fenske-Deml, S. (2000): Alternativen und Altbewährtes für alte Menschen, ein therapeutisches Lehr- und Arbeitsbuch für Medizinalberufe, verlag modernes lernen, Dortmund.

Feuerstein, U.: Stimmig sein, Junfermann Verlag, Paderborn.

Fröhlich, A. (1998): Basale Stimulation, Das Konzept, Düsseldorf.

Fröhlich, A. (2001): Sprachlos bleibt nur der, dessen Sprache wir nicht beantworten, in: Orientierung, Fachzeitschrift der Behindertenhilfe, 2/2001:20ff, Bundesverband Evangelischer Behindertenhilfe, Stuttgart.

Gast: Glücklich sein mit Sisyphus, Vier-Türme Verlag, Münsterschwarzach.

Gatterer: Multiprofessionelle Altenbetreuung, Verlag Springer, 2003

Geiger, S. (1996): Grundlagen kommunikativer Entwicklung und kommunikativen Verhaltens, S. 29-41, Zieglersche Anstalten Behindertenhilfe, Wilhelmsdorf.

Geiger, S. (1999): Danke, dass ich Dich begleiten durfte – der therapeutische Prozeß mit einem kommunikationsgestörten Menschen, in: Komplexe Welt der Sinne, S. 37-59, Zieglersche Anstalten Behindertenhilfe, Wilhelmsdorf.

Geisler, L. (2002^4): Arzt und Patient – Begegnung im Gespräch. Wirklichkeit und Wege. Pharma Verlag, Frankfurt.

Gerhard, J.: Engel mögen mit Dir sein, Gütersloher Verlagshaus, Gütersloh.

Gershon, M.; Vogel, S.: Der kluge Bauch, Goldmann Verlag, München.

Geue, B.: Individuelle Patientenführung, Enke Verlag, 1993.

Gießler, J.F. (1990): Entwurf für den Innenausbau, Grundlagen und Arbeitsmittel, Stuttgart

Gilmore, D. (2000): Die Kraft des Lachens – Die Sprache des Narren, in: Komplexe Welt der Sinne, S. 23-38, Zieglersche Anstalten Behindertenhilfe, Wilhelmsdorf.

Gollwitz, G.: Die Praxis einer ganzheitlichen Sprachförderung, Gollwitz Verlag.

Grond, E.: Altersschwermut, Ernst Reinhardt Verlag, München.

Grossmann-Schnyder, M. (1996[2]): Berühren, Praktischer Leitfaden zur Psychotonik Glaser in Pflege und Therapie, Stuttgart.

Grotenhermen, F.; Huppertz, R.: Hanf als Medizin, Wiederentdeckung einer Heilpflanze, HAUG-Verlag.

Grün, A.: Du kannst vertrauen, Vier-Türme Verlag, Münsterschwarzach.

Grün/Hufeisen: Wenn Du Gott erfahren willst, öffne deine Sinne, Vier-Türme Verlag, Münsterschwarzach.

Grün: Du bist ein Segen, Vier-Türme Verlag, Münsterschwarzach.

Habbel, S. (1995): Praktisches Übungsbuch zur Kommunikation im Krankenhaus, Sprache und Schrifttum, Brigitte Kunz Verlag, Hannover.

Haferlach. T. (1994): Das Arzt-Patient Gespräch. Ärztliches Sprechen in Anamnese, Visite und Patientenaufklärung. Zuckschwerdt Verlag, München.

Hahn, M. Th. (1996): Vom Ursprung des Menschlichen in Wahrnehmung und Kommunikation, in: Komplexe Welt der Sinne, S. 1-10, Zieglersche Anstalten Behindertenhilfe, Wilhelmsdorf.

Hartzema, R.: Innere Kraftquellen, Verlag Urachhaus, Stuttgart, 2004.

Hausen, U.: Den Tod als Freund erleben lernen, Begleitung im Sterben und darüber hinaus, Verlag Urachhaus, Stuttgart, 2004.

Herrmann-Strenge, A. (2003): Laute Flaute – stiller Sturm, Praxisbausteine zum Hören und Hinhören für Kindergarten & Vorschule, verlag modernes lernen, Dortmund.

Herrmann, T.; Schweizer, K.: Sprechen über Raum Lokalisieren und seine kognitiven Grundlagen, Hans Huber Verlag, Bern.

Herzig, E.A. (1993): Das Verbalisieren von Gefühlen, in: Ebert/Godzik (1993:72-73).

Hinterleitner, R.: Mein Leben mit der Parkinson Krankheit, Diagnose – Umgang – Bewältigung, Urban & Fischer

Hömke, S. (2002): Kommunikation in Institutionen am Beispiel der Arzt-Patienten-Kommunikation im Krankenhaus, Ibidem Verlag.

Hörlle, A.: Leben mit dem ewigen Abschied, Zur Situation pflegender Angehöriger, Matthias-Grünewald-Verlag.

Huber, U.; Poeck, K.; Springer, L. (1991): Sprachstörungen, Stuttgart.

Hunkel, K.: Die Kraft der Farben, Gräfe und Unzer Verlag, München, 2000.

Jüdes, R. (1978): Werk und Zeit, Zeitschrift 3/1978

Jürgens, U. (1997): „Patientenzentrierte Kommunikation im Medikationsgespräch: Weg zu einer besseren Compliance?“ Unveröffentlicht, über Autorin erhältlich.

Kallis, H. (2004): Die Betreuungsverfügung, in: Pflegefreund, 1/2004, S. 24-25, Bad Liebenzell.

KDA, Farbe ins Heim, Konzepte und Vorschläge für die Farbgestaltung von einzelnen Räumen, Möbeln, Wänden und Decken in Alteneinrichtungen, Kuratorium Deutsche Altershilfe, Köln.

Keller, E. (1999): Die Welt der Düfte, Handbuch der Aromatherapie, Weyarn.

Kemper, J.: Schlafstörungen im Alter, erklären und behandeln, Ernst Reinhardt Verlag, München.

Kia, R.A.; Schulze-Schindler, R. (1999[3]): Sonne, Mond und Stimme, Atemtypen in der Stimmentfaltung, Braunschweig.

Kinder sterben anders, Eine Hilfe für Betroffene, Gütersloher Verlagshaus, Gütersloh.

Klare, K.J. (2003): Heimtiere als begleitende Hilfen bei der aktivierenden und fördernden Pflege alter Menschen, in: Olbrich/Otterstedt (2003:318-325).

Klein, K.; Esser, U. Moritz, S. (1993): Die effektive Kommunikation in der Arztpraxis.

Knöferl, M.: ATL-Folienvorlagen, Bd.7: Kommunizieren, Brigitte Kunz Verlag, Hannover.

Köckenberger, H.; Gaiser, G. (1996): Sei doch endlich still!, Entspannungsspiele und -geschichten für Kinder, borgmann publishing, Dortmund.

Kohl, F. (2004): Kurztherapeutische Intervention und Entspannungsverfahren bei Schmerzpatienten und chronischen Krankheiten, in: Symposium Medical, Interdisziplinäres Forum für Fortschritte in Diagnostik und Therapie, Berliner Medizinische Verlagsanstalt, Berlin, 6/2004, S.12-15.

Kostrzewa, St.; Kutzner, M.: Was wir noch tun können! Basale Stimulation in der Sterbebegleitung, Hans Huber Verlag, Bern.

Kroker, I. (1993[3]): Sprachverlust nach Schlaganfall, Ein Leitfaden für Aphasiker und deren Angehörige, Heidelberg.

Krüger, I.T. (1999): Das Leben meint es gut mit dir, Anregungen zur Lebenslust, Herder Verlag, Freiburg.

Kübler-Ross, E. (1989[10]): Über den Tod und das Leben danach, Verlag Die Silberschnur, Melsbach.

Kühne, T. (2004): Johanna, Das Leben eines besonderen Menschen (Leben mit einer geistigen Einschränkung), Verlag Urachhaus, Stuttgart.

Langfeldt-Nagel, M. (2004): Gesprächsführung in der Altenpflege, Lehrbuch, Gerontologische Reihe, Ernst Reinhardt Verlag, München.

Latz, I. (1993): Musik im Leben älterer Menschen, Bonn.

Levine, S. (1999[5]): Wege durch den Tod, Bielefeld.

Loebel, P. (1999): Die Kommunikation mit dem chronisch Schmerzkranken aus (haus)-ärztlicher Sicht. Ärztezeitschrift für Naturheilverfahren 40, 2 (1999), 76 – 82.

Loebel, P. (1999): Kommunikation und Hypnose – grundlegende Strategien in der Arzt-Patient-Interaktion am Beispiel chronisch Schmerzkranker. Ärztezeitschrift für Naturheilverfahren 40, 9 (1999), 638-646

Loebel, P. (2003): Nonverbale Faktoren in der therapeutischen Kommunikation am Beispiel chronisch Schmerzkranker, inkl. Kommentar R. Wörz. Ärztezeitschrift für Naturheilverfahren 44, 10 (2003), 671-681.

Loebel, P. (2004): Selbstmanagement – ein unbeachteter Königsweg in der Medizin, in: Symposium Medical, Interdisziplinäres Forum für Fortschritte in Diagnostik und Therapie, Berliner Medizinische Verlagsanstalt, Berlin, S. 4.

Loebel, P. (2004): Das Ganze ist mehr als die Summe seiner Teile und Ordnung ist das halbe Leben, in: Symposium Medical, Interdisziplinäres Forum für Fortschritte in Diagnostik und Therapie, Berliner Medizinische Verlagsanstalt, Berlin, 6/2004, S.3-4.

Lotz, M. (2000): Zur Sprache der Angst, Eine Studie zur Interaktion im pflegerischen Aufnahmegespräch, Frankfurt a.M..

Lückel, K. (1994[4]): Begegnung mit Kranken, Gütersloh.

Lutz, L. (1996): Das Schweigen verstehen. Über Aphasie, Wien.

Maijsers, P.: Wir verstehen uns ... oder? Gesprächskultur für Gesundheitsberufe, in: Keeken, P.v.; Kaemingk, M. (Hrsg.): Neurorehabilitation von Schlaganfallpatienten, Hans Huber Verlag, Bern.

Mall, W. (1984): Basale Kommunikation – ein Weg zum andern, Zugang finden zu schwer geistig behinderten Menschen, in: Geistige Behinderung, 1/84,

Marbacher Widmer, P. (1991): Bewegen und Malen, borgmann publishing, Dortmund.

Margraf, K.; Ulmer, E.-M.: Interaktion mit dementen Menschen, Video, Frankfurt. (Bezug s. Alzheimer-Gesellschaft Mittelhessen e.V.)

Mast, K. (1995): Kommunikation in Weiß, Junfermann Verlag.

May, S. (2000): Mit allen Sinnen Atem und Bewegung erleben, Klett Verlag, Stuttgart.

Mees-Christeller, E. (1995[2]): Kunsttherapie in der Praxis, Stuttgart.

Mees-Christeller, E.; u.a. (2000): Therapeutisches Zeichnen und Malen, Anthroposophische Kunsttherapie, Bd. 2, Urachhaus, Stuttgart.

Mende, G. (2003): Farbe und Feng Shui, Callwey Verlag (u.a. Praxisräume)

Menz, F. (1999): Der geheime Dialog. Medizinische Ausbildung und institutionalisierte Verschleierungen in der Arzt-Patienten-Kommunikation, eine diskursanalytische Studie.

Mertens, K. (2003): Snoezelen, Eine Einführung in die Praxis, verlag modernes lernen, Dortmund.

Mindell, A. (1999): Schlüssel zum Erwachen, Düsseldorf.

Mitch Albom: Die fünf Menschen, die dir im Himmel begegnen, Verlag Goldmann, München.

Morris, D. (1981): Der Mensch mit dem wir leben, Handbuch unseres Verhaltens, München.

Mündl, K.: Nachbarin Natur, Verlag Grüne Erde, www.grueneerde.de, München.

Olbrich, E.; Otterstedt, C. (Hrsg.) (2003): Menschen brauchen Tiere, Grundlagen und Praxis in der Tiergestützten Pädagogik und Therapie, Kosmos-Verlag, Stuttgart.

Otterstedt, C. (1993): Abschied im Alltag, Grußformen und Abschiedsgestaltung im interkulturellen Vergleich, iudicium Verlag, München.

Otterstedt, C. (1994): Comprehensive Care of People affected by HIV/AIDS in Uganda, Bericht der Evaluation zur sozial-medizinischen Versorgung in Uganda, im Auftrag der niederländischen NGO CEBEMO/MEMISA, Oegstgeest 1994.

Otterstedt, C. (1995): Abschiedsbilder, Visualisierung von alltäglichen und herausragenden Abschieden, (Manuskript).

Otterstedt, C. (1999): Abschied bis zuletzt, Kreative und einfühlsame Begleitung sterbender Menschen, Herder-Verlag, Freiburg

Otterstedt, C. (1999): The Hospice concept as an addition to care and counselling of people dying of HIV/AIDS in Africa, in: Hospice Bulletin, Research, Nov. 1999, Vol.7, no. 3, London.

Otterstedt, C. (2001): flute emotion, Zeitschrift der Spielmusik, Celle.

Otterstedt, C. (2001): Tiere als therapeutische Begleiter, Kosmos-Verlag, Stuttgart.

Otterstedt, C. (2001): Diagnostik, Therapie und Begleitung mit Hilfe von Tieren, in: Krankendienst, Zeitschrift des Kathol. Krankenhausverbandes Deutschland, Nr. 10/2001.

Otterstedt, C. (2001): Sterbenden Brücken bauen, Symbolsprache verstehen, auf Körpersignale achten. Kommunikation mit Schwerkranken und Sterbenden, Herder-Verlag, Freiburg.

Otterstedt, C. (2001): Tiere als therapeutische Begleiter, Gesundheit und Lebensfreude durch Tiere – eine praktische Anleitung, Kosmos-Verlag, Stuttgart.

Otterstedt, C. (2002): Vorbereitung auf den Dialog in der Kranken- und Sterbebegleitung, in: Burgheim, W. (Hrsg.): Qualifizierte Begleitung von Sterbenden und Trauernden, Forum Verlag, Mehring, (Kpt.4.4, S.1-4).

Otterstedt, C. (2002): Sterbebegleitung in anderen Ländern und Kulturen, in: Burgheim, W. (Hrsg.): Qualifizierte Begleitung von Sterbenden und Trauernden, Forum Verlag, Mehring, (Kpt.6.5, S.1-12)

Otterstedt, C. (2002): Der Dialog zwischen Mensch und Tier als Impuls für einen heilenden Prozeß, in: Tagungsband Tiere als Therapie – Theorie und Praxis, 1. Internationales TAT-Symposium TAT/ Veterinär Universität Wien

Otterstedt, C. (2002): Therapie mit Tieren, Tiere fördern unsere körperliche Gesundheit, in: CoMed, Magazin für Complementär-Medizin, Vol.2/2002, S.79-81, Hochheim-Massenheim.

Otterstedt, C. (2002): Hunde als therapeutische Begleiter – der funktionale und der therapeutische Aspekt, in: Unser Rassehund, 3/2002, S.102-105, VDH, Dortmund.

Otterstedt, C. (2003): Zum Einsatz von Tieren in Kliniken, in: Olbrich/Otterstedt: Menschen brauchen Tiere (2003:227-253).

Otterstedt, C. (2003): Wer spielt mit dem roten Hund?, psychosoziale Kriterien bei der Farb-Wahl von Hunden, in: Partner Hund, Nr.9, S.30-31, München.

Otterstedt, C.; Brixner, S. (2004): Schau mir (nicht) in die Augen ...., in: Partner Hund, Nr.5, S.44-45, München

Otterstedt, C.; Brixner, S. (2004): Welchen Hund würden Kinder wählen?, in: Partner Hund, Nr.6, S.36-37, München

Otterstedt, C. (2004): partico – das Spiel- und Therapie-System, in: praxis ergotherapie, verlag modernes lernen, Dortmund, 9/2004.

Otterstedt, C. (2004). Aspekte der Tiergestützten Therapie im Rahmen der Humanmedizin, in: Symposium Medical, Interdisziplinäres Forum für Fortschritte in Diagnostik und Therapie, Berlin, 9/2004.

Otterstedt, C. (2004): Die Symbolsprache Sterbender, in: Burgheim, W. (Hrsg.): Qualifizierte Begleitung von Sterbenden und Trauernden, Forum Verlag, Mehring, (Kpt.4.8, S.1-18).

Otterstedt, C. (2005): Der nonverbale Dialog mit Schwerkranken, Schlaganfall-, Komapatienten und Demenz-Betroffenen, mit Übungen zur Wahrnehmungs-Sensibilisierung, verlag modernes lernen, Dortmund.

Otterstedt, C. (2005): Tiergestützte Pädagogik/Tiergestützte Therapie, in: Pousset, R. (Hrsg.): Sozialpädagogik kompakt, Schlüsselbegriffe in Ausbildung und Praxis von Erzieherinnen, Beltz Verlag, Weinheim 2005.

Otterstedt, C. (2006): Die neuen Berufe der Tiere, Tiere als therapeutische Begleiter, Auswahl, Bedürfnisse, Umgang, Kosmos-Verlag, Stuttgart.

Otterstedt, C. (2006): Tiergestützte Begleitung in der letzten Lebensphase, in: Burgheim, W. (Hrsg.): Qualifizierte Begleitung von Sterbenden und Trauernden, Forum Verlag, Mehring.

Pantke, K.H. (1999): Locked-in, Mabuse-Verlag, Frankfurt a.M.

Patrzek, A. (2004): Fragekompetenz für Führungskräfte, Handbuch für wirksame Gespräche mit Mitarbeitern, in: Die lernende Organisation, Bd. 21, 8/2004, Rosenberger Fachverlag.

Paul, M. (2000): Zen – Wohnen und Leben in Harmonie, Edition Grüne Erde, Verlag Christian Brandstätter, Wien.

Pease, A.; Pease, B. (2004): Warum Männer nicht zuhören und Frauen schlecht einparken, ganz natürliche Erklärungen für eigentlich unerklärliche Schwächen, Ullstein Verlag, München.

Pease, A.; Pease, B. (2004): Warum Männer lügen und Frauen immer Schuhe kaufen, ganz natürliche Erklärungen für eigentlich unerklärliche Beziehungen, Ullstein Verlag, München.

Pease, A.; Pease, B. (2004): Die kalte Schulter und der warme Händedruck, ganz natürliche Erklärungen für die geheime Sprache unserer Körper, Ullstein Verlag, München.

Peinert, D.; Esan, S. (1998): Aus dem Gleichgewicht, Die Geschichte eines Schlaganfalls, Frankfurt a.M.

Pera, H.: Sterbende verstehen. Ein praktischer Leitfaden zur Sterbebegleitung, Herder-Verlag.

Piper, H.Chr. (1990[4]): Gespräche mit Kranken, Göttingen.

Piper, I. und H.Chr. (1993[6b]): Schwestern reden mit Patienten, Ein Arbeitsbuch für Pflegeberufe im Krankenhaus, Göttingen.

Pisarski, W.: Anders trauern – anders leben, Gütersloher Verlagshaus.

Pleterski, F.; Habinger, R. (1998): Wohnen mit allen Sinnen, Leben im Dialog mit der Natur, Edition Grüne Erde, Verlag Christian Brandstätter, Wien.

Pletz, M. (2004): Wege der Trauer, Gerstenberg Verlag, Hildesheim.

Pohl, R.: Lebensräume gestalten mit Feng Shui, Irisiana, München, 1998.

Popper, K.R.; Eccles, J.C. (1997[6]): Das Ich und sein Gehirn, München.

Powell, J.: Hilfen zur Kommunikation bei Demenz, Kuratorium Deutsche Altershilfe, Köln.

Rauschenfels, Chr.; Otterstedt, C. (2003): Chancen und Verantwortung im Tierbesuchsdienst, in: Olbrich/Otterstedt (2003:385-403).

Rodeck, B.; Meerwein, G.; Mahnke, F.H. (2002): Mensch-Farbe-Raum, Grundlagen der Farbgestaltung in Architektur, Innenarchitektur, Design und Planung,

Sachweh, S.: Noch ein Löffelchen? Effektive Kommunikation in der Altenpflege, Hans Huber Verlag , Bern.

Schönrade, S. (2001): Kinderräume – Kinderträume ... oder wie Raumgestaltung im Kindergarten sinn-voll ist, borgmann publishing, Dortmund.

Schulz, D.: Besondere Wege, Welche Bedeutung haben Kinder mit Behinderung für die Biographie ihrer Eltern, Verlag Freies Geistesleben, Stuttgart.

Schumm, C. (2004): Feng Shui im Krankenhaus, Architektur und Heilung, Räume für die Seele, Springer Verlag, Wien.

Schürholz, J.; Glöckler, M.; Kempenich, R.; Titze, O. (1999): Für eine neue Medizin, Stuttgart.

Schwabe, M. (1992): Musik spielend erfinden, Improvisieren in der Gruppe für Anfänger und Fortgeschrittene, Kassel.

Schwantes, U. (1998): Was wäre wenn ... beatmet werden müsste? Patientenverfügung aus ärztlicher Sicht, in: Sammelband zu einer Vortragsreihe der VHS Münster.

Schwantes, U. (1999): Gesundheitsorientierte Gesprächsführung (Plenarvortrag), März 1999, DKPM-Jahrestagung Aachen (Deutsches Kollegium für psychosomatische Medizin).

Schwantes, U. (1999): Hausärztliche Gesprächsführung (Workshop), März 1999, DKPM-Jahrestagung Aachen (Deutsches Kollegium für psychosomatische Medizin).

Schwantes, U. (2000): Gesundheitsorientierte Gesprächsführung (Vortrag), März 2000, 25. Westdeutsche Psychotherapeutentage Aachen.

Schwarzkopf, A. (2003): Hygiene: Vorraussetzung für Therapie mit Tieren, in: Olbrich/Otterstedt (2003:106-114).

Schwarzkopf, A.; Otterstedt, C.; Olbrich, E.; Rauschenfels, Chr. (2004): Einsatz von Tieren in Einrichtungen der Pädagogik und des Gesundheitsdienstes, Definitionen und Qualitätsanforderungen, in: Unser Rassehund, 6/2004, S., VDH, Dortmund.

Sohn, W.; Frey, Ch.; Hemming, B.; Schwantes, U. (1997): Wollen alte Patienten reanimiert werden?, in: Zeitschrift Allgemein Medizin 1997, Nr. 73:416-419.

Spintge, R.; Droh, R. (1992): Musik – Medizin, Physiologische Grundlagen und praktische Anwendungen, Stuttgart.

Spitz, R.A. (1992): Nein und ja, Die Ursprünge der menschlichen Kommunikation, Stuttgart.

Tausch-Flammer, D.; Bickel, L.: Wenn ein Mensch gestorben ist – wie gehen wir mit dem Toten um?, Herder.

Taylor, M. (1981): Mit Aphasikern leben, Information und Hilfen, München.

Thiele, S.; Börkircher, H.(2000): Der Zahnarzt als Praxis-Manager, Bd.4, Kommunikation, Quintessenz Verlag, Berlin.

Thomas, H. (Hrsg.)(1993): Menschlichkeit der Medizin, Herford. (vergriffen)

Tropp-Erblad, J. (1994): Katze fängt mit S an, Aphasie oder der Verlust der Wörter, Frankfurt a. Main.

Uffmann, A.: Trauern und leben, Kösel-Verlag.

Ulmer/Margraf (Hrsg.): Interaktionen mit dementen Menschen (Video), Verlag Schlütersche, 2001

Vermeulen, P. (2002): „Ich bin etwas Besonderes“, Arbeitsmaterialien für Kinder und Jugendliche mit Autismus/Asperger Syndrom, verlag modernes lernen, Dortmund.

Vollmar, K. (1992): Farben, ihre natürliche Heilkraft, München.

Watzlawick: Menschliche Kommunikation, Hans Huber Verlag , Bern.

Weber, A.; Schwarzkopf, A. (2003): Heimtierhaltung – Chancen und Risiken für die Gesundheit, Gesundheitsberichterstattung des Bundes, Heft 19, Robert-Koch-Institut (s. Adressen), Berlin.

Weinhold, C.: Kommunikation zwischen Patient und Pflegepersonal, Hans Huber Verlag, Bern.

Wiese, A.: Um Kinder trauern, Eltern und Geschwister begegnen dem Tod, Gütersloher Verlagshaus, Gütersloh.

Wingchen, J. (2000): Kommunikation und Gesprächsführung für Pflegeberufe, Brigitte Kunz Verlag, Hannover.

Wolf, D.: Einen geliebten Menschen verlieren, PAL Verlag.

Zieger, A. (1993): Dialogaufbau in der Frührehabilitation mit Komapatienten auf der Intensivstation. In: Neander, K.D., Meyer, G., & Friesacher, H. (Hrsg.). Handbuch der Intensivpflege. 1. Aufl. Ecomed-Verlag, Landsberg, S.1-24 (Kapitel IV-2.4.).

Zieger, A. (1996): Wieviel Gehirn braucht der Mensch – Dialogaufbau mit Menschen im Koma und apallischen Syndrom, in: Doering u.a. (1996:57-93).

Zieger, A. (1998): Grenzbereiche der Wahrnehmung. Über die ungewöhnliche Lebensform von Menschen im Koma und Wachkoma. Behinderte (Linz), 21(6): 21-40.

Zieger, A. (1998): Neue Forschungsergebnisse und Überlegungen im Umgang mit Wachkoma-Patienten. Rehabilitation, 37(4): 167-176.

Zieger, A. (19994): Informationen und Hinweise für Angehörige von Schädel-Hirn-Verletzten und Menschen im Koma und Wachkoma. Zu beziehen über Dr.habil.med. A. Zieger, Evangelisches Krankenhaus Oldenburg, Steinweg 13-17, 26122 Oldenburg.

Zieger, A. (2000): Menschen im Wachkoma. In: Dörr, G., Grimm, R., & Neuer-Miebach, T. (Hrsg.): Aneignung und Enteignung. Der Zugriff der Bioethik auf Leben und Menschenwürde. Verlag selbstbestimmtes Leben, Düsseldorf, S. 163-176.

Zieger, A. (2002): Der schwerstgeschädigte neurologische Patient im Spannungsfeld von Bio- und Beziehungsmedizin. Intensiv, 7(5).

Zieger, A. (2003): Erfahrungen mit Tieren in der Betreuung von schwersthirngeschädigten Menschen im Koma und Wachkoma und ihren Angehörigen, in: Olbrich/Otterstedt (2003:214-226).

Zürner, P.; Beckmann, J.A. (2000): Teamwork, Der blaue Ratgeber No. 31, Deutsche Krebshilfe, Bonn.

Bücher speziell für trauernde Eltern

Janssen, M.: Laß mich weinen. Ein Vater trauert um seine Tochter. Vandenhoeck & Ruprecht.

Schiff, H.S.: Verwaiste Eltern, mit einem Nachwort von Chr.Student, dtv. Student, J.C.; Student, U.: Trauern über den Tod eines Kindes, Broschüre zu beziehen über die Evangelische Fachhochschule Hannover, Blumhardstr. 2, 30625 Hannover.

Wolterstorff, N.: Klage um einen Sohn. Vandenhoeck & Ruprecht.

Bücher für Erwachsene, die Kinder begleiten

Brocher,T.: Wenn Kinder trauern, Wie Eltern helfen können, Rowohlt.

Fleck-Bohaumilitzky, Chr. (2004): Begleitung nach dem Tod des Bruders oder der Schwester, in: Burgheim; W. (Hrsg.): Qualifizierte Begleitung von Sterbenden und Trauernden, Forum Verlag, Mehring, (Kpt .5.10, S. 1-22).<?xthl:namespace prefix=ons=„urn:schemas-microsoft-com: office:office“/>

„Helft Kindern den Tod zu begreifen“, Broschüre zu beziehen über den Fachverband für das deutsche Bestattungsgewerbe, Schirmerstr. 76, 40545 Düsseldorf.

Kübler-Ross, E.: Kinder und Tod, Kreuz Verlag.

Leist,M.: Kinder begegnen dem Tod, Gütersloher Verlagshaus.

Otterstedt, C.: Trauerhefte für Kinder und Jugendliche, Begleitheft *Ich kann Dich gut verstehen*, in: www.carola-otterstedt.de (-> 4 kids, -> Kinder und Jugendliche trauern)

Schindler, R.: Tränen, die nach innen fließen, Ernst Kaufmann Verlag.

Tausch-Flammer, D.; Bickel, L.: Wenn Kinder nach dem Sterben fragen – Ein Begleitbuch

Bilderbücher für Kinder (ab 5 Jahren)

Heyduck-Huth, H.: Licht, Ein Bilderbuch zum Stillwerden, Kaufmann, Butzon & Bercker Verlag.

Holdau-Willems, G.: Abschied von Opa, Patmos Verlag, Düsseldorf. (Tod des Großelternteils)

McCardie, A.; Crossand, C.: Mach's gut kleiner Frosch, Sankt Gabriel Verlag.

Olbrich, H.; Leson, A.: Abschied von Tante Sofia. (Tod der Tante)

Otterstedt, C.: Trauerheft für Kinder (5-11J.), *Lea und Paul*, Deine Schwester oder dein Bruder ist gestorben:, in: www.carola-otterstedt.de (-> 4 kids, -> Kinder und Jugendliche trauern)

Otterstedt, C.: Trauerheft für Kinder (5-11J.), *Pia und Tom*, Deine Mutter oder dein Vater ist gestorben:, in: www.carola-otterstedt.de (-> 4 kids, -> Kinder und Jugendliche trauern)

Schindler, R.: Heyduck-Huth, H.: Pele und das neue Leben, Eine Geschichte von Tod und Leben, Verlag Ernst Kaufmann, Reihe Religion für kleine Leute.

Sommer-Bodenburg, A.; The Tjong Khing: Julia bei den Lebenslichtern, C. Bertelsmann Verlag.

Varley, S.: Leb wohl, lieber Dachs, Annette Betz Verlag.

Bücher für Kinder und Jugendliche (ab 10 Jahren)

Broekhoven, D.: Aufwiedersehen Vogelkind, Wittig Verlag. (Tod des Geschwister-teils)

Canacakis, J.; Bassfeld-Schepers, A.: Auf der Suche nach den Regenbogentränen, C.Bertelsmann Verlag.

Desrosiers, S.: Das lange Schweigen, Patmos Verlag, Düsseldorf. (Tod gleichaltriger jugendlicher Freundin)

Donelly, E.: Servus Opa, sagte ich leise, dtv. (Tod des Großelternteils)

Kranendonk, A.: Vom Weinen kriegt man Durst, Patmos Verlag, Düsseldorf. (Tod des jungen Onkels)

Otterstedt, C.: Trauerheft für Jugendliche (ab 12 J.), Ein leerer Platz in eurer Mitte, Deine Mutter oder dein Vater ist gestorben:, in: www.carola-otterstedt.de (→ 4 kids,→ Kinder und Jugendliche trauern)

Otterstedt, C.: Trauerheft für Jugendliche (ab 12 J.), Es ist so still in einem Zimmer, Deine Schwester oder dein Bruder ist gestorben:, in: www.carola-otterstedt.de (→ 4 kids, → Kinder und Jugendliche trauern)

Post, A.: Auf Wiedersehen Papa, Patmos Verlag, Düsseldorf. (Tod des Elternteils)

Zeevaert, S.: Max, mein Bruder, Arena Verlag. (Tod des Geschwisterteils)

CDs zur Anregung und Entspannung

Bundesarbeitsgemeinschaft Hospiz; IGSL-Hospiz; Trauernde Eltern Mainz e.V.; Verwaiste Eltern in Deutschland e.V. (Hrsg.)(2000): Gedanken – Schritte ins Leben, Sinn-Texte und Klang-Bilder (Panflöte, Harfe, Gitarre, u.a.), Bingen. Bestellungen z.B. unter IGSL-Hospiz, T. 06721-10318.

Buntrock, M. (1993): *Traumreise*: Musik- und Meereswelten, 1. Raum geistiger Stille, 2. weiche Klänge führen zur tiefen Ruhe, Verlag Grüne Erde, T. 089-1200990, www.grueneerde.de

Grün, A.; Hufeisen, H.J. (2003): Du bist ein Segen, Meditationstexte mit Flötenmusik, Vier-Türme-Verlag, Münsterschwarzach.

Grün, A.; Hennerfeind, B. (2003): Du kannst vertrauen, Ein Wegbegleiter in Zeiten der Krankheit, Meditationstexte mit Gitarrenmusik, Vier-Türme-Verlag, Münsterschwarzach.

Reckmann, H. (2002): Die Sinne wecken, mit dem Riesen Trau-mich-wohl, 38 Lieder zum Entdecken des Körpers und der Umwelt, Persen Verlag, Horneburg.

Adressen

Akademie der Sinne

Die Akademie bietet Seminare zur Wahrnehmungssensibilisierung für professionelle Begleiter aus dem medizinischen, psychologischen und pflegerischen Tätigkeitsbereich an. Die Akademie ist der Gesundheits- und Hygieneakademie Bad Kissingen angeschlossen. Weitere Informationen zu den Seminarangeboten: akademie-der-sinne@info.de, www.akademie-der-sinne.de

Aktion Lebensträume

www.lebenstraeume.info

Alzheimer Gesellschaft Mittelhessen e.V.

Videoproduktion zum Thema *Interaktion mit dementen Menschen*, Vertrieb: AXIS Kommunikation GmbH, Hudtwalckerstr. 31a, 22299 Hamburg.

Arbeitsgemeinschaft Cannabis als Medizin

Dr. med. Franjo Grotenhermen, Thielstr. 35, 50354 Hürth, Tel.: 0221-1392579, Fax: 0221-1300591

Beratung zur Raumgestaltung von Arztpraxen

Dr. Ursula Grambow, Marsstr. 14a/Rgb. rechts, 80335 München, Tel.: 089-553638, Fax: 089-54506950

beta Liste – Lexikon für Sozialfragen

Sozialrecht verständlich gemacht, Selbsthilfe-Organisationen sortiert nach Krankheitsbildern, betapharm Arzneimittel, Köbelweg 95, 86156 Augsburg, betafon Tel.: 01805-2382366, www.betanet.de, info@betapharm.de

Betreuungsrecht

Anregungen zum Thema gesetzliche Vertretung finden Sie unter den folgenden Internetseiten. Bitte lassen Sie sich auch von einem Notar individuell beraten.

Deutschland: www.betreuung-mit-zukunft.de; www.betreuungsrecht.org; www.betreuung.de

Österreich: www.help.gv.at/Content.Node/129/Seite.1290000.html; www.wachkoma.at; www.noelv.at/wasist1.html#wasist

Schweiz: www.socialinfo.ch; www.pro-senectute.ch/data/563/erwachsenenschutz_d.pdf

Bundesarbeitsgemeinschaft Hospiz

Wohnanlage Sophienhof, Am Weiherhof 23, 52382 Niederzier, Tel.: 02428-802937, Broschüre Schmerzpatienten zu Hause pflegen, Antworten auf die wichtigen Fragen von pflegenden Angehörigen

Bundesverband Deutsche Schmerzhilfe e.V.

Woldsenweg 3, 20249 Hamburg, Tel.: 040-465646, Fax: 040-4601719

Bundesverband Evangelischer Behindertenhilfe

Redaktion *Orientierung*, Sudentenweg 92 (Sonnenhof), 74523 Schwäbisch Hall, Tel.: 0791-500285, e-mail: Orientierung@t-online.de.

Bundesverband für die Rehabilitation der Aphasiker e.V.
Robert-Koch-Str. 34, 97080 Würzburg, weitere hilfreiche Adressen und Informationen in Kroker (1993).

Bundesverband für die Rehabilitation der Aphasiker
Würzburg, Tel.: 09312501300.

Bundesverband für verwaiste Eltern e.V.
www.veid.de

Bundesverband Körper- und Mehrfachbehinderter
Brehmstr. 5-7, 40239 Düsseldorf

Deutsche AIDS-Hilfe e.V.
Dieffenbachstr. 33, 10967 Berlin, Tel.: 030-690087-0, Fax: 030-690087 -42

Deutsche Alzheimer-Gesellschaft München e.V.
Kantstr. 152, 10623 Berlin, Tel.: 030-31505733, Fax: 030-31505735

Deutsche Gesellschaft f. künstlerische Therapieformen und Therapie mit kreativen Medien, Kühlwetterstr. 49, 40239 Düsseldorf, auch Adressen für Österreich und die Schweiz.

Deutsche Krebshilfe
Thomas-Mann-Str. 40, 53111 Bonn, Tel.: 0228-72 990-0, Fax: 0228-72990 -11, deutsche@krebshilfe.de

Deutsche Multiple Sklerose Gesellschaft e.V.
Vahrenwalder Str. 205-207, 30165 Hannover, Tel.: 0511-63 30 23, Fax: 0511-633887

Deutsche Gesellschaft zum Studium des Schmerzes e.V. (DGSS)
Klinik der Universität Köln, Gebäude 29, Joseph-Stelzmann-Str. 9, 50924 Köln, dgss@uni-koeln.de, u.a. Bezug der Broschüre *Contra Schmerz.*

Deutsche Hospiz Stiftung
Europaplatz 7, 44269 Dortmund

Deutsche Krebsgesellschaft
Bezugsadresse von *Teamwork – Krebspatienten und Ärzte als Partner*, Thomas-Mann-Str. 40, 53111 Bonn, Tel.: 0228-729900

Deutscher Blinden- und Sehbehindertenverband
Rungestraße 19, 10179 Berlin, Tel.: 030-285387-0, Fax: -20,
e-mail: info@dbsv.org, www.dbsv.org, u.a. Informationen und Handkarte zum Tastalphabet nach Hieronymus Lorm.

Deutsche Schmerzliga e.V.
Adenauerallee 18, 61440 Oberursel, info@schmerzliga.de, www.schmerzliga.de

Hilfreiche Alltagsgegenstände (Kataloge)
Biber Umweltprodukte Versand, Tel. 08382-946468, info@biber.com
Grüne Erde, Tel.: 089-1200990, www.grueneerde.de
MANUFACTUM, Tel.: 02309-939050, www.manufactum.de
Pro Idee, Tel.: 01805-109111, www.proidee.de, service@proidee.de

Kinderhospize – und andere Angebote an Kinder und ihre Familien

Ambulante Hospizarbeit Bochum, Wolfgang Schopp, Pfarrer, Tel: 02323-61000, Fax: 02323-620011

Arbeit mit Geschwistern von schwerkranken und verstorbenen Kindern, Marlies Winkelheide, www.geschwisterkinder.de

Arche Noah, Kinderhospiz-Initiative, Virchowstr. 120, 45886 Gelsenkirchen, Tel: 0209-172-3183, www.bistum-essen.de/arche

Bärenherz Stiftung, Kinderhospiz, Ehrengartstraße 15, 65201 Wiesbaden, Tel.: 0611-18283 -84, 0611-18283 -65, info@baerenherz.de und *Lebenswäldchen Bärenherz,* www.baerenherz.de

Beratendes Kinderhospiz, für schwerstbehinderte und sterbende Kinder und ihre Familien, Lerchenweg 37a, 27476 Cuxhaven, Tel.: 04721-711124, Fax/Voicebox: 0180-505259805898, www.kinderhospiz-cuxhaven.de

Bundesverband Kinderhospiz e.V., Martina Lehmann (Geschäftsführerin), Tel.: 02761-9695-55, Fax -56, Mobil: 0170-9349387, www.bundesverband-kinderhospiz.de

Das mobile Pflegeteam Wetter, Königstrasse 57, 58300 Wetter, Tel: 02335-1355, http://www.das-mobile-pflegeteam.de/

Deutscher Kinderhospizverein, www.deutscher-kinderhospizverein.de

Deutscher Kinderhospizverein e.V., Bahnhofstr. 7, 57462 Olpe, Tel: 02761-969555, http://www.deutscher-kinderhospizverein.de

eigenes leben e. V., Der Verein unterstützt kindgerechte Schmerztherapien und Schmerzambulanzen, sowie ganzheitlich ausgerichtete Teams, die schwerstkranken Kindern ein individuelles Leben ermöglicht. Die Homepage besitzt viele wichtige Informationen für Kinder und Eltern, sowie für Ärzte, Therapeuten und Pfleger. Der Verein zeigt Weiterbildungsmöglichkeiten auf, unterstützt und berät Ärzte und Pflegedienste bundesweit bei der Versorgung sterbender Kinder. Wilma Henkel, Leiterin der Geschäftsstelle, c/o Vestische Kinderklinik Datteln, Dr.-Friedrich-Steiner-Str. 5, 45711 Datteln, Tel.: 02363-975180, Fax: -64211, eigenes-leben@web.de, www.schmerzen-bei-kindern.de

Förderverein Kinderhospiz Düsseldorf e.V., Postfach 10 24 14, 40015 Düsseldorf, Tel: 0211-16 78 700, http://www.kinderhospiz-regenbogenland.de/

Evangelische Kirchengemeinde Herbede, Markuszentrum, Meesmannstr. 80, 58452 Witten-Herbede, Tel: 02302-73313, http://www.kgmherbede.de/

Evangelische Kirchengemeinde Wengern, Pastor Martin Treichel, Henriette-Davidis-Weg 5, 58300 Wetter, e-mail: treichel@kirche-hawi.de

Hospiz St. Hildegard, Königsallee 135, Wiemelhausen, 44789 Bochum, Tel: 0234-30790-02

Initiative Bärenherz Leipzig e.V., Kindstraße 6, 04177 Leipzig, Tel: 0341-480 01 -91, Fax: 0341-48627 -20, e-mail: baerenherz-leipzig@web.de, www.baeren herz.de

Kinderhospiz Balthasar, Maria-Theresia-Str. 30a, 57462 Olpe, Tel.: 02761-92 65 38, http://www.gfo-online.de/kinderhospiz/

Kinderhospiz-Initiative-Witten, Voestenstrasse 9, 58456 Witten, Tel: 02302-277719, Fax: 02302-277721, e-mail: webmaster@kinderhospiz-initiative-witten.de

Kinderhospiz Löwenherz e.V., Schützenstraße 17, 27232 Sulingen, Tel: 04271-952972, http://www.kinderhospiz-loewenherz.de/

Kinderhospiz Regenbogenland, Torfbruchstr. 25, 40625 Düsseldorf-Gerresheim, Tel.: 0211-1678-700, Fax: -702, kinderhospiz@aol, www.kinderhospiz-regenbogenland.de

Kinderhospiz Sonnenhof, Berlin, Tel.: 030-398998-50, Fax: -99, sonnenhof@bjoern-schulz-stiftung.de, www.sonnenhofberlin.de

Kinderhospiz Sterntaler e.V., Offenburger Str. 7, 68305 Mannheim, Tel./Fax: 0621-746097, info@kinderhospiz-sterntaler.de

Kinderhospizdienst, Häuslicher Kinderhospizdienst Kirchheim/Teck, Landkreis Esslingen/ Region Stuttgart, zentrale Anlaufstelle für Betroffene zum Thema *Kind und Tod*, Beratung, Hilfe bei der Trauerarbeit, Vermittlung von ehrenamtlichen Patinnen und Paten zur Begleitung von Familien (sterbenskranke Kinder, Geschwister, Eltern...) Begleitung für trauernde Eltern und Geschwister, Fortbildungsangebote, Tel.: 0175-9544964, Info@kinderhospizdienst.de, www.kinderhospizdienst.de

Kinderkrankenpflege Netz, http://kinderkrankenpflege-netz.de/.....

Kinderkrebshilfe e.V., www.kinderkrebshilfe.de

Trauernde Kinder, www.trauernde-kinder.de

Verein Kinderhospiz im Allgäu e.V., Königsgraben 21, 87700 Memmingen, Tel. 08331-9850-30 / Fax: -31, info@kinderhospiz-allgaeu.de, www.kinderhospiz-allgaeu.de

Kommunikation in der Medizin

Beratung, Seminare, Vorträge, Ute Jürgens, Dipl.-Erw.-Pädagogin, Peter-Sonnenschein-Str. 59, 28865 Lilienthal, Tel.. 04298-469977, Fax: 04298-469978, e-mail: KomMed@freenet.de, www. kommed.com

Musiktherapeutische Arbeitsstätte e.V.

Kladower Damm 221/8a, 14089 Berlin, u.a. Förderung und Entwicklung der anthroposophischen Musiktherapie.

NACOS – Deutsche Arbeitsgemeinschaft Selbsthilfegruppen e.V.

Albert-Achilles-Str. 65, 10709 Berlin, Tel.: 030-8914019, www.nacos.de

partico

Spiel- und Therapiesystem für den spielerischen Einsatz, Wartezimmer, sowie für pädagogische, psychosoziale und therapeutische Arbeit. Fachliche Beratung zum Produkt, Angebote und Vertrieb unter www.partico.de

Pflege

Ambulante Pflegedienste werden von verschiedenen Trägern, wie beispielsweise der *Johanniter Hilfe, Caritasverband* und *Rotes Kreuz* oder den Nachbarschaftshilfen und Alten- und Servicezentren, aber auch privaten Pflegediensten angeboten. Pflegeausbildungsstätten, Sozialstationen oder auch Krankenkassen können über Qualität und Professionalität Auskunft geben. Umfangreiche und differenzierte Informationen, sowie Antrag für Leistungen der Pflegeversicherung können direkt bei den Krankenkassen erbeten werden.

Kurse für pflegende Angehörige gibt es bei den Krankenkassen und z.B. bei der *Johanniter Hilfe* zum Thema *rückenschonendes Heben und Pflegen.*

Pflegeverbund aktuelle Infos u.a. über Pflegeversicherung, Aus- und Weiterbildungen, etc. in Deutschland, Österreich und der Schweiz, kostenfreier Bezug der Zeitschrift *Pflegefreund* (Tel.: 008000-7242424 (kostenlos), redaktion@wa-woto.de), www.pflege-rundum.com

Robert-Koch-Institut,

Redaktion Heftreihe *Gesundheitsberichterstattung*, Nordufer 20, 13353 Berlin, Tel. 01888-754-3400, gbe@rki.de, www.rki.de, u.a. zum Thema *Gesundheit und Haustierhaltung* (z.B. im Rahmen der *Tiergestützten Therapie*)

Sabine Bauer – Projekt Fabulus

Tiergestützte Therapie als kommunikatives Angebot für Betroffene (Behinderte, Schwerkranke, Schwerst-Demente, Schädel-Hirn-Verletzte, Patienten nach einem Schlaganfall), Dipl.soz.päd. Sabine Bauer (Absolventin der Tiergestützten Therapie, Institut für soziales Lernen mit Tieren, Wedemark), Hauptstr. 48, 86862 Lamerdingen, Tel.: 08248-968-200, Fax: -2001, www.projektfabulus.de, email: sabinebauer@projektfabulus.de

Seelsorge in akuten Situationen

Telefon-Seelsorge in Deutschland, Tel.: 111 01 und 111 02

Tiergestützte Pädagogik & Therapie

www.tiergestuetzte-therapie.de (mit vielen Links u.a. zur Fachliteratur, Weiterbildungsmöglichkeiten, Vereine, etc.)

Testament

Die Broschüre *„Ihr Vermächtnis für einen guten Zweck – Ratgeber zu den Themen Testament und Vermächtnis“* ist erhältlich über die Stiftung Deutsche Schlaganfall-Hilfe, Postfach 104,
33311 Gütersloh, Tel. 05241-9770-0, Fax: 05241-702071

ZÄN – u.a. Ärztliche Weiterbildungsmöglichkeiten

Zweimal im Jahr veranstaltet der Zentralverband der Ärzte für Naturheilverfahren und Regulationsmedizin e.V. (ZÄN) mehrtätige interdisziplinäre Fort- und Weiterbildung für Ärzte, u.a. Seminare zur Psychosomatischen Grundversorgung, Akupunktur, Schmerztherapie, Homöopathie, Naturheilverfahren, Hypnosetechniken, etc., ZÄN, Am Promenadenplatz 1, 72250 Freudenstadt, Tel.: 07441-91858-0, Fax: -22, ZAEN-Freudenstadt@t-online.de, http.//www.zaen.org

Weitere Adressen

Weitere Adressen für eine spezielle Begleitung erfahren Sie z.B. auch bei den Sozialstationen und der Krankenhausseelsorge in den Kliniken an Ihrem Heimatort.

Hilfreiche Internetseiten

www.carola-otterstedt.de
www.medicine-worldwide.de
www.tiergestuetzte-therapie.de

Index

A

Abführmittel 126
Abkehr 364
Ablehnung 110
Abschied 20, 67, 70, 155ff., 166, 371
Abschiednehmen 156, 315ff., 320, 335, 345
Abschieds, Vorbereitung des - 158
Abschiedsbilder 315ff.
Abschiedsemotionen 321
Abschiedsgeschenk 348
Abschiedsgestaltung 19, 168, 316, 323, 327ff., 332f., 350
Abschiedsgruß 68
Abschiedsrituale 353ff.
Abschiedssituation 316
Abwenden 218
Achtung 207
ADS 175
Aggression 236
AIDS 65
aktives Zuhören 144, 369
Akupunktur 54
Akutsituation 43
Akzeptanz gesundheitlicher Einschränkungen 37
Alibi-Antwort 151
Alibidiagnose 175
Alltag 17, 19f.
alltägliche Abläufe 19
Alten- und Pflegeheim 18
alternatives Schlagwerk-Ensemble 288
Alterungsprozess 108
Ambivalenz 45, 219
ambulanter Hospizdienst 63
Anamnesegespräch 168
Angehörige 61, 62, 64, 97
Angst 236
Angst der Patienten 218
Ängste 40, 44, 48, 96, 154, 237
Anmeldebereich 181
Anosodiaphorie 246
Anosognosie 246
Anreize für Auge und Ohr 105
Aphasie 240
Appetit 129
Apraxie 240
Arzt-Patienten-Beziehung 174
Arzt-Patienten-Dialog 161, 174, 195, 213
Arzt-Patientenverhältnis 172
Arztbesuch 162
Arzttermin 163
Atem 86
Atemfluss 87
Atemgymnastik 54
Aufforderungscharakter 258
Aufgaben 24
Aufmerksamkeit 140
Aufnahmefähigkeit 234
Augenkontakt 67, 141, 158
Ausdruckskraft des Körpers 115
Ausflug 303
Ausgeglichenheit 145
Ausgrenzung 115
Ausschlussdiagnostik 215
äußerer Heiler 212
außergewöhnliche Wahrnehmungen 153
Autofahrt 303
Autogenes Training 53

B

Babysprache 213
Bedürfnisse 70F., 74
Bedürfnisse von Sterbenden 128
Befund 208
Begegnung 46, 67, 70, 78, 121, 142, 345
Begleitung 60
Begrüßung 68, 166

Behandlungspflicht 93
Behinderung 119
Berührung 133
Berührungsängste 45
Berührungsqualität 122
Bestattungsunternehmen 349
Bestimmtheit 155
Besuchsdienst 18
Besuchstermin 143
Betreuer 91
Betreuungsrecht 91f.
Betreuungsvereine 91
Betroffenheit 81
bettlägerige Menschen 123
Bewegungstherapie 54
Bewusstseinsstörung 95
Beziehungspflege 44
Bezugsbegleitung 170
Bezugsperson 121
Bezugspflege 61, 64
Bilder anschauen 298
Blickkontakt 68, 121, 140, 169, 268f.
Blindheit 230
Blockaden 204
Botschaften 84
Brief 362

C

Cannabinoide 52
cerebrale Hörstörungen 231
Chemotherapie 52, 109
Compliance 173

D

dauerhafte Berührung 107
depressive Stimmungen 48
Desinteresse 205
Diagnostik 33, 169, 208
Dialog 161
Dialogangebot 211
Dialogbereitschaft 212
Dialogfähigkeit 177
Dialoggestaltung 275
Dienstleistungsgeschäft Medizin 211
Distanz 99, 115
Distanzverhalten 198
Doppel- oder Mehrfachfragen 204
Druckgeschwüre 125
Duftstoffe 231
Dysarthrie 240
dysfunktionale Gedanken 49

E

ehrenamtliche Helfer 19
einfache geschlossene Frage 200
einfühlendes Verständnis 206
einfühlsame Begleitung 178
Einfühlung 206
Einkaufen 297
Einschränkung der physischen Talente 27
Einschränkung der psychischen Talente 27
Einschränkung der mentalen Talente 27
Einschränkung der sozialen Talente 28
emotionelle Distanz 214
emotionelle Irritation 69
Emotionen 81
Empfehlungen 172
Entfremdung 275
Entscheidungen 44
Entscheidungspause 204
Erinnerung 132
Erlösung 343
Erotik 132
Erschöpfung 42, 103f., 109, 141, 365
Erwartungen 70f., 74
Essensplan 130

F

fachliche Kompetenz 176
Fachsprache, medizinische 170, 213
Familie 19, 21, 72
Farb-Meditationen 281
Farbe 276, 278
Farben legen 280
Farbgestaltung 181
Feinmotorik 254
Feldenkrais 54
Feng shui 181f.
Flüssigkeitsaufnahme 128, 131
Foto-Session 299, 301
Fotoalben 299
Fotos 298
Frauensprache 169
freie Gestaltung 77
Freiräume 99f.
Frührehabilitation 226f.
Funktion der Frage 200
Fürbitte 351ff.

G

Ganzkörperschwäche 104
Ganzkörperwahrnehmung 103
gate control-Effekt 58
Gebet 308f., 353
Geborgenheit 150, 153, 155, 179
Gedächtnisstörungen 248, 259
Gedanke der Klarheit 369
Geduld zum Zuhören 145
Gefühle 81
Gefühlsausbruch 84
Gefühlsäußerungen 82
Geist 114
Gelassenheit 155
Gelöstsein 364
gemeinsamer Lebensraum 104
Gemeinsames Schweigen 205
Geräusche 285, 286
Geräuschqualität 286
Geruchs- und Geschmackssinn 126, 136
Geruchsirritationen 128
Geruchssinn 231
Geruchswahrnehmung 127
Geschenk 238
Geschichten lauschen 298
Geschlossene Frage 200
Geschmacksirritationen 128
Geselligkeit 291
Gesellschaftsnormen 41
Gesellschaftsspiel 292
Gesichtsfeld 229
Gesichtsmassage 135
Gespräch 162, 196
Gesprächsangebote 40, 110
Gesprächsatmosphäre 141, 206
Gesprächsführung 196, 213
Gesprächsgestaltung 139, 158f.
Gesprächsinhalte 207
Gesprächsklima 179
Gesprächskompetenz 176
Gesprächspause 146, 204
Gesprächsthemen 148
Gestaltungsmöglichkeiten 36
gesteigerter Aktionismus 79
Gestik 139
Gezielte Frage 201
Glauben 219, 237, 310f.
Glaubensbild 309, 311
Grenzen 74, 76
Grenzverletzung 103

H

Haarpflege 123
Haarverlust 109
Halluzinationen 153, 260
Halt 150
Hanf 52
Hängematte 110
Harnverhalten 126
Hausbesuch 173, 177
Hauskonzert 287

Hautpflege 124
heilender Prozess 212
Heilung 210, 212
Heilung, ganzheitlich 211
Heilungsprozess 220
Helfer 35
Herzlichkeit 133
Hierarchie 221
Hierarchie der Ärzte 31
hierarchische Beziehung 46
Hilfe annehmen 24
Hilflosigkeit 29, 49, 146, 154
Hilflosigkeit der Helfer 28, 34
Hilflosigkeit gegenüber dem Patienten 175
hochtechnisierte Medizin 220
Hoffnung 89ff.
Höflichkeitsregeln 221
Hörkonzentration 141
Hörspiele 294f.
Hospiz 44, 60
Hospiz-Idee 18, 60
Hospiz-Vereine 19, 53
Hospizarzt 64
Hospizhelfer 62
Hospizteam 64
Humor 88f., 118, 132

I

individuelles Tempo 82
Informationsabend 207
Informationsbroschüre 192
Inhalt der Frage 203
Initialberührung 269
Inkontinenz 125
innere Unruhe 99
Innerer Heiler 212
intensive Begegnung 102
interdisziplinäre Zusammenarbeit 270
irritierende Bewegungen 122
Isolierung eines Kranken 116

K

Kataloge 297
Kind 21
Kinderhospiz 65
Klänge 285
Kleidung 193
kleine Texte 363
Klinikalltag 92
Kommunikation 35
Kommunikation unter Ärzten 194
Kommunikationsaufnahme 228
Kommunikationsblockade 239
Kommunikationseinschränkung 267
Kommunikationselemente 25
Kommunikationshemmung 195
Kommunikationsinhalte 168
Kommunikationskompetenz 194
Kommunikationsstörungen, Ursachen 227
Kommunikationsworkshop 180
kommunikative Kompetenz 41, 216
komplexe Einschränkungen 245
konkrete Handlung 242
Kontakt 44, 121
Konzentration 266
Konzentrationsstörungen 248
Kooperationsbereitschaft 26
Koordination 113
Körperausdruck 198
Körperbewegung 232
Körperbild 109f., 113
Körpergefühl 104, 133
Körperhaltung 206, 232
Körperkontakt 107, 114f., 117, 121
körperliche Einschränkungen 103
Körperliche Schmerzen 47
körperliche Wahrnehmung 113
körperliches Gleichgewicht 114
Körperlichkeit 108, 115
Körperpflege 117f., 120f.
Körperschemastörung 245

Körperselbstbewusstsein 109
körpersprachliche Zeichen der Abkehr 364
Körpertemperatur 107
Kraftquelle 155
Kranken- und Sterbebegleiter 40, 76
Krankenbegleiter 38
Krankenkasse 65
Krankenpflege 126
Krankheit und Sterben 72
Krankheitsbedingte Veränderungen 109
Krankheitsentwicklung 147
kreative Therapien 249
Kreislauf des Lebens 361
kunsttherapeutische Begleitung 279
Kunsttherapie 16, 249

L

Lachen 86, 88f., 132
Lagerung 107
Lautäußerungen 242
lautbegleitende Gebärden 197
Lebens- und Abschiedsphase 90
Lebenseinschränkung 96
Lebensende 30
Lebenshelfer 273
Lebenslust 78
Lebensmüdigkeit 365
Lebenspartner 132
Lebensperspektive 19, 38
Lebensqualität 24, 96, 120, 124f., 211, 275
Lebenssituation 148
lebensverlängernde Maßnahme 92, 95
Lebenswäldchen 360
Leere 72, 84
Leiden 90, 99
Lesen 294ff.
letzte Lebensphase 51, 367
Licht 181, 190, 278
Lichtquellen 189
Lichtverhältnisse 102, 277
Liebe 132
Lieblingsessen 129
Locked-In-Syndrom 234, 236
Loslassen 86, 364, 367f.
Loslösung 336
Loslösungsprozess 371

M

Mahlzeiten 129f.
Mal- und Kunsttherapie 55
Mal-Tagebild 280
Mal-Tagebuch 279, 284
Mandalas 280
Männersprache 169
Manuelle Therapie 54
Massage 54, 123, 133ff.
Massageöle 133
Massagetechnik 133
Medikamente 47ff.
Meditation 308f., 343
Meditationstext 152, 312
Medizinische Schautafeln 189
Medizintechnik 223
Mensch-Mensch-kommunikation 223
menschliche Würde 207
Merkzettel 169
Methoden der Gesprächsführung 208
Methodencharaktere 209f.
Mimik 139
mimische und gestische Ausdrucksmöglichkeiten 242
Minimally Conscious State 236
Missachtung 219
Misstrauen 23
Missverständnisse 82, 339
Miteinander-Abschiednehmen 336
mitfühlende Anteilnahme 223
Mitgefühl 75, 222

Mitteilungsbedürfnis des
Patienten 168
Möbel 189
Modelle der Trauerphasen 83
Momente des Abschieds 317
Morphium 50, 51
Motivation 174
motorische Ebene 233
Müdigkeit 103
Müdigkeitssyndrom 175
Mundfaulheit 26
Mundpflege 123
Musik 192
Musiktherapie 55, 249
Musizieren 288
Mutter und Tochter 149

N

Nachtpfleger 30
Näheverhalten 198
Natur 77, 368
Nebenwirkungen 50, 52, 174
Neglect 230
Nehmen und Geben 237
Nervenübertragungs-
schwäche 114
Neuorganisation 23
neurologische Akutstation 226
Nicht-Wiedersehen 69
nichtsprachliche Ausdrucks-
mittel 107
Niedergeschlagenheit 84
nonverbale Ausdruckskraft 177
Notfall 94

O

Oberarzt-Visite 221
Objektivität 223
Obst 128
offene Frage 201
Ohnmacht 29, 36, 72,
73ff.
Ordnen persönlicher Dinge 345f.
Orientierung 246

P

Palliativmedizin 47, 59
Palliativstation 53, 63
Panik 236
Parkinson-Erkrankung 255
partico 190ff.
Partnerschaft 19, 25, 40,
90, 132
passive Patienten 222
Paten 347
Pathologisierung 196
Patient im Dialog 212
Patient-Arzt-Kooperation 213
Patienten-Akte 219
Patientenbegleiter 177, 219
Patientenbegleitung 170
Patiententestament 93
Patientenverfügung 91ff., 131
Pause im Gespräch 204
Pausen 80, 107
persönliche Lebenszeit 102
persönliche Riten 353, 355
persönlicher Schatz 348
Persönlichkeitsentwicklung 333
Persönlichkeitssphäre 118
Perspektivwechsel 193
Pflanzen 190
Pflegegestaltung 122f.
Pflegemaßnahmen 17
Pflegeversicherung 21
Phantasie 152, 221
Phantasiereise 305, 307
Phase des Sterbens 371
Phasen des Abschieds 31
Phasenmodelle der
Trauerarbeit 84
Physiotherapie 54
Praxisteam 179, 193
Prioritäten 85
Privat- und Intimsphäre 121
Privatsphäre 133

Professionalität 223
Professionalität der Ärzte 220
Professionelle Begleiter 35, 42
Professionelle Berater 45
professionelle Distanz 216f., 219
professionelle Solidarität 178
professioneller Begleiter 171
Progressive Muskelentspannung 55
propriozeptive Ebene 229
Prosopagnosie 230
psychomotorische Unruhe 236
Psychosomatik 175

Q

Qi Gong 53
Qualitätsmanagement 180

R

Raum und Zeit 101
Raumgestaltung 181f., 189
Re-Integration 19, 22
Reaktionsvermögen 266
Realitätsbezug 260
Recht des Patienten 151
Regelmäßigkeit von Strukturen 15
Regenbogen 276
Reizangebote 105
Reizbarkeit 84
Resonanz 206
Respekt 118
Respektierung 207
Rituale 45, 132, 136f., 350, 354
Rollen 23
Rollenspiel 81, 193
Ruhe 155

S

Schädel-Hirn-Verletzung 225
Scham 248
Schamgefühl 125
Schatz, persönlicher 348
Schlaganfall 225
Schlaganfall-Spezialstation 226
Schlagwerk-Ensemble 289
Schmerz 49
Schmerz-Meditation 53
Schmerzdistanzierung 56
Schmerzempfinden 48, 50, 136
Schmerzen 131, 152
Schmerzmedikamente 51, 63
Schmerztherapeut 52
schmerztherapeutische Behandlung 47, 49
Schmerztherapie für Kinder 59
Schnuppern 129
schöpferische Kraft 275, 313
schöpferische Mitgestaltung 67
Schreibbuch 296
Schreiben 56
Schuld 337, 339f., 343
Schuldbewältigung 340f.
Schuldgefühle 338, 344
Schweigen 146f.
Schwerkranke 151, 225
schwerkranke Kinder 22
Schwimmen 56
Seele 114
seelische Not 29, 99
seelisches Gleichgewicht 222
Seelsorge 237
Seelsorgerische Begleitung 55
Sehnsucht nach Erlösung 365
Selbst- und Fremdwahrnehmung 216
Selbstbewusstsein 24, 114f.
Selbstbezogenheit 365
Selbstbild 245, 273
Selbsterfahrung 76
Selbsthilfegruppen 147
Selbstmanagement 49
Selbstvorwürfe 97
Selbstwertgefühl 16, 114, 211
Selbstzweifel 85
Sensibilitätsstörung 254
Sensible nonverbale Zeichen 232

sensibler Kontakt 113
sensibles Gesprächsangebot 148
Sexualität 131f.
Sicherheit 150, 179
Singen 288
Sinneseindruck 137, 195
Sinnesorgane 197
Sinneswahrnehmung 127
Sinnliches Erleben 131f., 136
sinnvolle Tätigkeit 16
Sitzpositionen 165
slow-motion 57
Solidarität der Gruppe 76
somato-sensible Ebene 229
sondierende Frage 202
Sorgen 91, 154
soziale Einsamkeit 48
soziale Funktion des
Gespräches 197
soziale Handlungen 243
sozialer Kontakt 17
Sozialkompetenz 211
Spannungen 23
Spasmen 52, 120
Spazierfahrt 30f., 305
Spiel 293
Spiritualität 152
sportliche Elemente 56
Sprache 26
Sprachfluss 198
Sprachlosigkeit 40, 146
Sprachrhythmus 198
Sprachstil 199
Sprechapraxie 240
Sprechdynamik 199
Sprechende Bilder 283
Sprechgeschwindigkeit 26, 141
Sprechmelodie 199
Sprechrhythmus 26
Sprechzimmer 164
stationäres Hospiz 63
Stehtraining 255
Sterbebegleiter 38, 73, 148,
336, 349
Sterbebegleitung 347
Sterben 30, 44, 60, 150,
275, 370
Sterben, körperliche Entwicklung
hin zum - 370
Sterbende 60ff., 64, 151
Sterbeprozess 366
Stimme 239, 290
Stimmen-Duett 291
Stimmhöhe 141, 198
Stimmlage 26
Stimmungen 290
Stimmungsschwankungen 277
Streicheln 107
Stressfaktoren 277
Stroke Unit 226
Strukturen 15
Studie 162
Suchtgefahr 50
Suggestivfrage 200
Supervisor 73
Symptome 99

T

Tabu 79
Tageslicht 189
Tagesstruktur 99
Teamwork 213
Telefongespräch 157
therapeutische Begleitung 165
Therapieplanung 269
Tierbegegnungen 258
Tierbesuchsdienst 294
Tiergestützte Begleitung 57
Tiergestützte Therapie 225,
249f., 261ff.
Tod 60, 150, 275
Todes-Botschaft 368
Toilettenstuhl 126
Tonlage 141, 290

Traditionelle Rituale 350
träger Darm 126
Trauer 31, 247
Trauerarbeit 97, 114
Trauerfeier 349f.
Trauergestaltung 86
Trauerphasen 82f.
Trauerprozess 29, 86
Trauerrituale 350
Träume 153f.
Traurigkeit 48
Trennung 67, 149, 157
Trost 172
Trostgesten 178

U

Überbelastung 25
Überforderung 36, 146, 236
überfürsorgliche Verhaltensmuster 271
Übung 80, 87, 100f., 113, 139, 277, 283, 306, 312, 341
Umgangsform 103
Unabhängigkeit 248
unkooperativ 236
Unterbrechungen 204
Unterdrücken von Themen 145
unvorhersehbarer Abschied 68

V

Vegetative Dystonie 175
vegetativer Status 234, 236
veränderte Lebenssituation 37
Verantwortung 24, 150
verbal-kommunikative Fähigkeiten 26
verbale Ausdruckskraft 26
verbale Blockade 239
Verdrängung 151
Verfassung 320
Vergebung 337
Verhaltensänderungen 125
Verlust 137
Verlust der Talente 247
Verlustempfinden 318
Verschwiegenheit 44
Versöhnung 341
Verstrickungen 40
Vertrauen 171, 173, 222f.
Vertrauen zwischen Arzt und Patient 174, 175
Vertrauensbruch 89
Vertrauensebene 45
Vertrauensverhältnis 42
Verunsicherung 103, 146
Verweigerung der Behandlung 173
Verzeihung 172, 340, 343
Verzweiflung 84
vestibuläre Ebene 229
Visitengespräch 268
Vollmachtsregelung 92
Vorbereitung 68
Vorlesen 106, 295
Vorurteile 116

W

Wahrnehmung 111, 154, 197
Wahrnehmungssensibilisierung 118, 268
Wahrnehmungsveränderungen 230
Wartezeit 163f.
Weinen 149
Wiederannäherung 340
Wiederbegegnung 344
Wiedersehen 68, 89
Willen der Patientin 31
Wohlbefinden 124, 135
Wünsche 70f., 74
Wünsche des Patienten 44
Wünsche, gute 156
Wurzeln der eigenen Kraft 76
Wut 29

Y

Yoga 53

Z

Zeitmaß 102
Zeitschriften 190
Zeitwahrnehmung 163
Zufriedenheit 210
Zuhören 145
Zurückgezogenheit 371
Zusammenarbeit 271
Zusammenleben 23
Zuversicht 151

Index der Übungen

Seite	Übung
80	Gefühle erspüren
87	Dem Atem nachspüren
100	Nähe und Distanz
111	Das persönliche Körperbild
113	Kleine Übung zum Körperkontakt
139	Gesprächsgestaltung
277	Lichtmeditation
283	spontanes Zeichnen
306	Phantasiereise
312	Annäherung an einen Meditationstext
341	Meditation: Bitte um Vergebung der Schuld

Raum für Notizen:

Raum für Notizen:

Raum für Notizen:

Raum für Notizen:

Raum für Notizen:

Raum für Notizen:

Raum für Notizen: